养生长寿红绿灯

李国华　编著

U0314648

中医古籍出版社

图书在版编目（CIP）数据

养生长寿红绿灯/李国华编著. －北京：中医古籍出版社，2012.7
ISBN 978－7－5152－0229－7

Ⅰ.①养… Ⅱ.①李… Ⅲ.①养生（中医）－基本知识②长寿－保健－基本知识
Ⅳ.①R212②R161.7

中国版本图书馆 CIP 数据核字（2012）第 131061 号

养生长寿红绿灯

李国华 编著

责任编辑 孙志波
封面设计 韩博玥
出版发行 中医古籍出版社
社　　址 北京东直门内南小街 16 号（100700）
印　　刷 北京金信诺印刷有限公司
开　　本 787mm×1092mm　1/16
印　　张 30.25
字　　数 742 千字
版　　次 2012 年 7 月第 1 版　2013 年 9 月第 2 次印刷
印　　数 2001~4000 册
书　　号 ISBN 978－7－5152－0229－7
定　　价 49.00 元

序

世界上最宝贵的是人的生命。对于生命，第一位是健康。没有健康，生命也就失去了应有的意义和价值。人生所有的努力、奋斗都是建立在健康的支点上的。没有健康，一切理想都只是泡影！所以，古往今来，生命和健康，是人类关注的永恒命题；科学战胜愚昧，是人类进步的历史阶梯。

白岩松说："孩子想聪明，女人想漂亮，人们想健康长寿，这是人之常情。"古人说："人之情，无不恶死而乐生。"所以说追求聪明、美丽、健康、长寿无可厚非，因此应该顺应全社会对于养生知识的需求。

养生保健旨在养生延寿，它是伴随人类生存的一种活动和实践，又是指导人类生存的一种思想和理论，同时还是人们自己的一种行为和方术。既涉及到人类的物质生活如"衣、食、住、行、用"，又涉及到人类的精神生活如"德、情、性、知、意"，它上至天文，下至地理，中至人事，最终是为了研究人在社会人际事务圈中如何生存养息，探索人类自我适应和协调发展的途径。养生保健可说是无人不为，无事不及，无处不有，无时不在，渗透在人们一切日常生活之中。

养生"治未病"，是中华民族在几千年生产生活实践和与疾病作斗争中形成并不断丰富发展的医学科学，是无数医道先哲养生思想、健康理念和临证经验高度浓缩的结晶。

"养生"最早见于《庄子·内篇》。（其实养生是伴随着人类的诞生而产生，伴随着人类的进步而演变）所谓养，即保养、调养、培养、补养、护养之意；所谓生，即生命、生存、生长之意。养生的内涵，一是如何延长生命的时限，二是如何提高生活的质量。

由于生活的大海总不是风平浪静，有时会波涛汹涌；人生的旅途也不尽是平川纵马，顺水行舟，也会有艰难曲折。只要能勇敢面对，积极地预防，提前就让身体上、精神上产生免疫力，能最大范围地防患于未然，就一定会摆脱"山重水复疑无路"的困境，迎来"柳暗花明又一村"的坦途。

预防胜于治疗，古人说"与其救疗于有病之后，不如摄生于无疾之前"。《黄帝内经》说："上工救其萌芽，下工救其已成。救已成者用力多而成功少，吉凶各半也。"又说："圣人不治已病治未病，不治已乱治未乱，此之谓也。夫病已成而后治之，譬犹渴而穿井，斗而铸锥，不亦晚乎？"

现代人说："治病是下游的抗洪抢险，预防是上游的植树造林。"聪明人投资健康，明白人储蓄健康，普通人忽视健康，糊涂人透支健康。工作没了可以再找，钱花光了可以再挣，情感没了可以再寻，幸福没了可以再觅；只有健康，是拿什么也换不来的！所以，珍惜我们的健康吧！健康是金钱买不到的商品，健康是神仙都练不出的境界。拥有健康，就拥有生活，就拥有幸福，就拥有了所有的希望，就拥有了一切！所以说，人类最大的财富并不是金钱，而是拥有健康。

养生长寿红绿灯

你知道人类缺少什么吗？

缺少健康能陪伴一生。

你知道人类还缺少什么吗？

缺少将健康知识贯彻始终。

如果多学些养生知识，做到红灯停，绿灯行，会大大提升自身健康及子孙后代健康的概率。对家庭、对社会也是一份贡献。

目　录

* * *养生·民歌·诗词篇* * *

* * *养生·哲理篇* * *

* * *养生·家长里短篇* * *

目　录

＊＊＊养生·情志篇＊＊＊

养生·心语篇

养生·知识篇

目　录

＊＊＊养生·妇幼篇＊＊＊

目　录

＊＊＊养生·男性篇＊＊＊

＊＊＊养生·饮食篇＊＊＊

目　录

＊＊养生·生活环境篇＊＊＊

＊＊＊认识常见病篇＊＊＊

目　录

＊＊＊常用食物的性能和功用篇＊＊＊

养 生 箴 言

现代人在高速发展的社会中，在紧张竞争的氛围里，不经意就忘了健康的重要性。"忙"、"累"、"烦"、"怕"、"急"构成了现代人忽视健康的共同特点。房子、车子、位子、票子……太多太多的目标要去实现，而健康却顾不上了。殊不知：人生最大的错误，是用健康换取生外之物；人生最大的悲哀，是用健康换取个人烦恼；人生最大的浪费，是用健康解决自己制造的麻烦。

但是，要想使每个人都明白一生保持健康的意义和价值既不可能，也不现实。故常有一些不该死亡、不该病残、不该痛苦的健康事件，由于缺乏基本的养生知识而走了弯路甚至铸成大错。

过去有句"人不可不知医"的说法。说明医道很重要，人人都应该懂点医道，大有大用，小有小用，急有急用。对一些常见病、多发病，或一些急症的处理，以及简单的诊疗方法，是可以掌握的。掌握一些养生保健知识，是十分有益的。假如人人学点医道，融入日常生活中，不知会有多少悲剧可以避免？不知会有多少国人得以健康长寿？

旧社会百姓贫困，衣食无着，有病也治疗不起，何谈预防？今天富裕了，要求健康长寿，活得充实。因此，提高养生保健知识，由医疗型向预防型转化是适时的、十分必要的。

人生在世，也许我们无法把握这世上许多山复水转的变迁，但我们可以把握自己。可以看淡人生的恩怨得失；可以有规律地学习、工作、起居；可以科学地饮食、补养、运动、休闲；可以让自己健康快乐地生活。因为只有身心健康地活着，才有本、才有源、才有福、才有资格直面纷繁的人生，才有机会去实现人生的理想，去创造并享受美好的生活！在漫漫的人生旅途中，悟出生活的含义是美好，人生的真谛是健康。

有些人总用工作忙、事情多来给自己不锻炼、不保养找理由，腾不出时间来养生的人，迟早会腾出时间去看病。

其实，养生并不复杂，一茶一饭，一坐一卧，都蕴含着道理。在寻常的日子里，用寻常的心态对身体进行滋养，适当锻炼，选择适合自己的饮食和补养品，疏通经络，平衡阴阳，逐渐便能达到最佳状态，从而远离疾病，收获健康。

养生需要智慧，但并不需要太高的智商，只需自己找出什么对自己有利，什么对自己有害就可以了。生命在于运动，但不能透支，任何运动形式都有最佳的频率和幅度；女人身材好，回头率高，但过瘦的身体有十大坏处，成天刻意养生，反而会害生。好日子谁都留恋，但一定要顺其自然。

中医拥有独特的养生理论和丰富、简便、易行的养生方法，是现代医学所不具备的，故受到历代养生医家及普通群众的重视。应该注意的是，中医的辨证论治思想告诉我们，无论是养生还是治病，都是因病证不同、因体质不同、因遗传基因不同、因季节不同、因地域不同、因环境不同、因性别不同、因年龄不同、因时间不同、因病因不同、因病种不同、因轻重不同、因职业不同、因家庭不同、因受教育程度不同、因道德修养不同等等而治法不同、养法不同。一方不能统治百病，一法不能适合百人。无论是药物还是食物，无论是哪种健身方法，过补或过泻，过逸或过劳都会导致阴阳失衡而加重或诱发疾病。所以饮食养生也好，运动健身也好，最好还是适合你的最好。

＊＊＊养生·趣味篇＊＊＊

你不妨先读读养生趣味篇，对养生知识产生些兴趣，也好步步深入，做到多读多得……

养生格言

养花就怕不浇水，养生就怕光动嘴，生活需要常更新，生命需要常健身，健身就像马拉松，意志毅力在其中。

儿童健身，活泼天真；青年健身，益气增神；老年健身，又逢二春。

养成好习惯是储存健康，放纵不良陋习是透支生命。借口腾不出时间去健身的人，迟早会腾出时间去看病。

腿懒、手懒、脑懒是衰老的催化剂；腿勤、手勤、脑勤是长寿的发动机。安逸和平庸的鸿沟只能用药物去填充，健康和多彩的生活必须用运动来打造。

（注意：运动健身是健康无病时才能做的，假如已得了严重疾病时最好是休息，再剧烈运动势必雪上加霜。养生做到心理、体能、营养和调补相结合，才是合理的养生，只有适合自己的养生方法才是最好的方法。所以养生不得法，也会养出病）

生命好比一棵树，从小到大得养护。

与其病后善服药，莫若病前善自防。

疾病有上千成万种，健康只有一种。

爱喜衣衫应从新时起，保养身体应从少时起。

今年笋子来年竹，少年强壮老来福。

惜衣莫等衣衫破，强身莫等病来时。

健康是件艺术品，损害容易修复难。

生命是条单行线，一江春水向东流，奔流到海不复还。

健康面前人人平等，财富、地位、权利都无济于事，谁顺应谁受益，谁违背谁遭殃。只有顺应客观规律的人才能一生平安。

透支健康就是浓缩生命，到头来一算总账是赤字。

不要先用命挣钱，后用钱买命。

少做多活是多做，多做少活是少做。

要以 40km/h 的速度开车到 80 岁，不要以 80km/h 的速度开车到 40 岁。"小炷留灯"是也。

生命只有一次，不要赢得了世界却失去了自己。

工作娱乐要常调，疲劳过度精气耗。

阳光空气和清水，身体健康三件宝。

呼吸新鲜的空气是生命的第一道补品。

呼吸被污染的空气是生命的第一大毒品。

警惕人类自己制造的有毒气体及其毒品也正在自己毒害自己。

（做事不要以牺牲生存环境为代价）

癌字的写法，就是一口污染了的空气，一口不清洁的水，一口有问题的食物。当这三口东西堆成山时，就成了"癌"。

缺什么别缺觉，多什么别多食。剥夺睡眠就是剥夺健康，增加体重就是增加危险。

充足睡眠是延缓衰老的灵丹妙药。

养生睡好子午觉，工作有序夜不熬。（其实很多人在为人类幸福而天天熬夜；也有很多人在为所谓的娱乐而天天熬夜。以牺牲健康为代价是一样的，但产生的社会效应是不一样的）

饮食少，休息好，快乐多，是祛病延年的良方。

乐观与健康成对，忧虑与疾病相通。

憔悴皆因心绪乱，从来忧虑最伤神。

多愁善感催人老，乐观开朗寿延年。

说出口的话是药，闷在心里的话是病。

多病常因想不开，自在养生寿常在。

运动是生命的发条，欢乐是长寿的妙药。

抑郁和悲伤是心灵的毒药，提心吊胆是致病的根源，无意识紧张偷走了我们的健康，学会放松才不病。

想象中的疾病往往比真正的疾病更可怕。

心灵上的疾病比肌体上的疾病更危险。

技术高的医生是治疗疾病，伟大的医生是治疗病人。

烦恼是自己想出来的，疾病是自己造出来的，肥胖是自己吃出来的，健康是自己走出来的。

戒酒、戒烟、戒狂喜、戒悲愤、戒空想、戒懒惰、戒空度。——齐白石。

面必净，发必理，衣必整，纽必结，头容正，肩容平，胸容宽，背容直，气象勿傲勿怠，颜色宜和宜静宜庄。——周恩来

基本吃素，坚持走路，心情舒畅，劳逸适度。——毛泽东

聪明的人总是把运动当作治疗。——赵朴初

我在坚持工作之外，还必须养成坚持休息的习惯。——梅兰芳

科学的基础是健康的身体。——居里夫人

不留块垒在胸中，此是养生第一功。——杨玉清

恨则易老；怒则易老；惑则易老；忧则易老；惧则易老；恋则易老；厌学则易老；教倦则易老；没有称心工作则易老；不看有益之书则易老；不跟少年学则易老；不站在前线而自甘落伍则更易老。——陶行知

心情愉快的人天天都是节日。

高薪不如高寿，高寿不如高兴。

什么都可不好，心情不能不好；什么都可缺乏，自信不能缺乏；

什么都可不要，快乐不能不要；什么都可忘掉，健康不能忘掉。

乐观的情绪可以美容，博爱使人健康，善良使人美丽，真诚使人快乐，友情使人宽容，亲情使人温馨，爱情使人幸福。

心理平衡是健康的金钥匙。

期望越高，失望越大。财多累心，欲多伤身。

把欲望降到最低点，把理想升华到最高点，你会体会到：平安是幸，健康是福，清心是禄，寡欲是寿。

贪婪是人生的大敌，心理平衡是长寿秘诀。

乐观的人天天都是"春风桃李花开日"，悲观的人天天都是"秋雨梧桐落叶时"。

风风雨雨人生路，成败得失是常事。

宠辱不惊，闲看庭前花开花落；去留无意，漫观天外云卷云舒。

哀愁百日不可有，喜乐不可一日无。

精神抑郁易得病，满怀希望体健康。

天天三笑容颜俏，七八分饱人不老，相逢莫问留春术，淡泊宁静比药好。

人生三乐：助人为乐，知足常乐，自得其乐。

怒从心头起，气从胆边生。

食后不可怒，怒后不可食。

没有紧张，没有烦恼，就没有高血压。

想要身心健康，勿犯国法刑伤。

生活中遇到不顺心的事，也要能举得起，放得下。

健康法则：快乐要加，悲伤要减，健康要乘，疾病要除。

做到一个中心——以健康为中心；两个基本点——糊涂一点，宽容一点。

四不易，要劳记：量大不生病，气大易生病；不争不生病，不让易生病；和气不生病，斗气易生病；助人不生病，伤人易生病。

舍得舍得，有舍才有得；得失得失，有得才有失。

小事常糊涂，大事不争吵。

养生三戒：大怒、大嗔、大醉。

清、平、山，保平安——清淡饮食、清洁居室、清净心智；平常饭菜、平和心态、平均身材；想想井冈山、看看普陀山、去去八宝山。

不平衡去看看水，滋万物做奉献，甘居人下永不悔。

管住嘴，迈开腿，三平四八要记准；平常饭菜：一荤一素一菇，燕麦瓜果豆腐；平衡心态：不争不恼不怒，爱心宽容大度；平均身材：不胖不瘦不赌；每天早晚走路，日行八千步，夜眠八小时，三餐八分饱，一天八杯水。

最好的医生是自己，最好的药物是时间，最好的心情是平静，最好的运动是步行。

医生能治百病，唯独不能治懒病。

有车不坐，有气不生，有烟不抽，医院不进。

危险三联征——饱食、酗酒、激动。

饱食难医，偏食不壮。潮湿毁墙，饱食毁人。

节欲是最好的药。

午饭后要坐，晚饭后要走。

须知一日之忌——暮勿饱食。

饱食即卧，乃生百病。

天天吃夜宵，少了年夜饭。

活着不是为了吃，而吃是为了活着。

一顿美味的大餐，就是一个美丽的麻烦。

管不住自己嘴巴的人，同样也管不住自己的健康。

五谷宜为养，失豆则不良；五畜适为益，过则害非浅；五菜常为充，新鲜绿黄红；五果当为助，力求少而数。

蔬菜的"蔬"字，下面是疏通的"疏"字，所以多吃蔬菜肠胃就疏通。

荤菜的"荤"字，下面是半个"晕"字，所以越吃荤越头晕。

食多伤肠胃，忧多伤精神。

饮食要吃暖，衣服要穿宽。

一杯酒是营养品，二杯酒就是药品，三杯酒就是毒品。

一醉解千愁，酒醒愁还在。酒不解真愁，药不治假病。

想要亲人无痛折，切勿酒后再驾车。

前车之覆后车鉴，惨痛教训多看看。

亲人盼着平安归，切忌驾车快如飞。

十次车祸九次快，驾车必须调心态。

吸烟有害健康，吸烟缩短生命，吸烟是导致肺癌、肺气肿、冠心病的重要危险因素。

吸烟多一倍，危险多四倍；使被动吸烟的人也同样无辜受罪。

读书健脑，运动健身。

运动可以代替药物，但没有一样药物可以代替运动。

汗水对皮肤的滋润，远远胜过任何包装精美的润肤膏。

一定要运动，并贵在持之以恒。

养生三个"半小时"，早上活动半小时、中午睡上半小时、晚上步行半小时。

走路可以减少糖尿病的发病，走路可以降低高血脂，走路可以使动脉软化，走路可以使脑子清楚，走路不容易摔跤，走路可防止痴呆，走路使人愉快——走路的好处多得不得了。

健康的十字路口——恶习是红灯，懒惰是黄灯，锻炼是绿灯。

养生三有：饮食有节，起居有常，劳逸有度。

健康三角：稳住心，管住嘴，勤动腿。

寿命是从嘴里省出来的。

好习惯是健康的银行，坏习惯是健康的赌场。

精神不用则废，用之则振，振则生，生则足。

精神不运则愚，血脉不运则病。

活动养身，静坐养神，少食养体，寡言养气，临帖养性，劳动养德，诚朴养品，宽厚养福，仁慈养寿。

戒浩饮，浩饮伤神。戒贪色，贪色灭神。戒厚味，厚味昏神。戒饱食，饱食闷神。戒多动，多动乱神。戒多言，多言损神。戒多忧，多忧郁神。戒多思，多思挠神。戒久睡，久睡倦神。戒久读，久读苦神。

营养是长寿的基础，乐观是养生的秘诀，运动是健康的法宝。

金钱半积半用，疾病半医半养。

不能靠吃药过日子，预防保健是好药。

第一代富人比肚子、比体重，第二代富人比房子、比车子，第三代富人比身材、比健康。

没有健康，家庭和事业往往一样也难完美。

事业很重要，但可以重来；家庭更重要，但难以重来；健康最重要，永不再来。

荣誉是过去的，权利是一时的，财产是社会的，生命是短暂的，健康才是自己的。

健康属于你和爱你的人。

养生谚语

没有云雾的天气好，没有疾病的身体好。

强身健体身体好，胸无名利烦恼少。

疾病能治，习惯难改。

治病一时，防病一生。

想无病，防在先；身有病，莫拖延。

生活饮食要卫生，一热二鲜三干净。

饭前洗手，饭后漱口。

饮食不洁，上吐下泻。臭鱼烂虾，得病冤家。不干不净，吃了生病。

生冷不尝，身体必强。

雨天未到先修房，病祸未来先预防。

机器不擦要生锈，卫生不讲要短寿。

大病要治，小病要养，无病要防。

有病早来医，迷信是自欺。有病早求医，瞒病害自己。

梳头十分钟，轻松防中风。

脑怕不用，身怕不动。

心胸宽，人快活；心胸窄，忧愁多；勤动笔，健头脑；读书报，记忆好。

树木就怕软藤缠，身体就怕不锻炼。

水停百日生毒，人停百日生病。

刀越磨越亮，人越炼越壮。

看人老不老，先看两只脚。

多散步，多做操，减肥强体为至宝。

运动好比灵芝草，何必苦把仙方找。

饭后散散步，不用进药铺。饭后不动，定要生病。

捂捂盖盖脸发黄，风吹日晒身体强。

竹从叶上枯，人从脚上老，天天千步走，药店不用找。

要想腿不废，走路往后退。

人勤病就懒，人懒病就多。

饭前忌动，饭后忌静。有动有静，无病无痛。

读书动脑，延缓衰老。

每天溜个早，保健又防老。

早睡早起，没病惹你。

搓胸捶背，活到百岁。

四肢不勤，百病缠身。

练一练，身强健；缩一缩，疾病多。

懒惰催人老，勤奋得高寿。

早起打打拳，去火又清痰。

常煅炼，抗衰老，量力行，勿过劳。

常走路，练练脚；身体健，体型俏。

想养心，盘盘脚；既安神，又益脑。

常洗衣服常洗澡，常晒被褥疾病少。

饭饱不洗澡，酒醉不剃头。

春不减衣，秋不加帽，冬不蒙首，夏不露背。

春捂秋冻，到老不病。冬不极温，夏不极凉。

汗水未干，凉水莫沾。

汗出不迎风，走路不凹胸。

日光不照临，医生请上门。

常开窗，透阳光，精神爽，身体壮。

浴霸暖身，易伤眼睛。消毒碗柜，要防臭氧。怀了宝宝，远离辐射。亲近电视，易起色斑。警惕室内氡，开窗多通风。

居室清洁勤通风，空气新鲜病不生。

呼吸到脐，疾病远离。

* * *

日三餐，量要限。吃杂粮，脂肪减。

先喝汤，后吃干；需细嚼，请慢咽。

不吃烫，少沾甜；多吃菜，少进盐。

贪吃贪睡，添病减岁。

一天两顿快餐，一周就会伤肝。

饭吃八成饱，到老胃口好。

贪多嚼不烂，胃病容易犯。

一顿吃伤，十顿喝汤。

三餐不合理，健康远离你。

穿衣要看天，吃饭要按时。

嘴不馋，口不贪，饭定时，肠胃安。

早饭要饱，午饭要好，晚饭要少。

少食一口，舒服一宿。

宁叫嘴受穷，不叫病缠身。

午饭后坐一坐，晚饭后走一走。

吃饱就上床，压断肝和肠。

吃饭七八分饱，走路爬楼慢跑。

每餐少一口，活到九十九。

要想长寿安，减少夜来餐。

由着肚子，穿不上裤子。

饥不暴食，渴不狂饮。

喝水别着急，吃饭别生气。

不求虚胖，但求实壮。

裤带越长，健康越短。肥胖是病，代谢失控。

坚持饭前喝汤，减肥稳稳当当。

饭前喝汤，苗条健康。

头要冷，脚要温，三餐吃七分。

寒从脚下起，火从头上升。

话多伤气，食多伤脾。

节食祛病，寡欲延年。

健康的不好吃，好吃的不健康。

饥饿是最好的调味品。

吃得过饱，加速衰老。

一个癌字三个口：海吃、傻喝加瞎抽。

吃得慌，吞得忙，伤了胃口害了肠。

细嚼慢咽，好处无限。

快吃吃出危险，慢吃吃出安全。

饭菜嚼成浆，身体永健康。

宁可食无肉，不可饭无汤。

吃得好，动得少，病魔早来找。

淡茶粗饭，吃出铁汉。

好吃不过粗茶饭，好看不过素打扮。

一把蔬菜一把豆，一个鸡蛋加点肉，五谷杂粮全要够。

粮食去了皮儿，病魔找上门儿。

米面又细又白，糖尿不请自来。

食品成了"精"，常吃会害生。（如味精、糖精、鸡精、酒精、瘦肉精等）

多吃"神造"的食物，少吃人造的食品，慎吃转基因食品。（大自然赐予的谓"神造"）

爱吃甜咸爱吃香，小心四高把人伤。（血压高、血脂高、血糖高、血黏稠度高）

饮食情志不注意，小心四化早来临。（身体老化、血管硬化、意识呆化、接近火化）

吃软不吃硬，诱发痴呆症。

宁可一日无肉，不可一日无豆。

三天不吃绿，营养降比例。

吃四条腿的不如吃两条腿的，吃两条腿的不如吃没有腿的。吃没腿的养殖近邻，不如吃深水的远亲。

吃白肉，品红酒，喝绿茶，食黑色干粮。

米面粗的好，果菜鲜的好。

不吃瓜果和蔬菜，身体坏了你别怪。

酒肉摆两行，顶不了菜和粮。

饮酒少量是健康之友，饮酒多量是罪魁祸首。

雨后路不好，酒后人不好。喝一生酒，丢一生丑。

话多伤人，酒多伤身。酒肉作乐，乐极生悲。

吃喝嫖赌抽，阎王早来揪。

酒色财气四道墙，只要跳过寿命长。

不抽烟不喝酒，病魔绕着走。

常常登高座，渐渐入祠堂。

为了妻儿和父母，少酒慢车不要赌。

饭后一支烟，害处大无边。

疮是抓出来的，病是娇出来的，烟酒戒不了是惯出来的。

* * *

想要小儿安，三分饥和寒。

一哭就喂，肠胃受罪。

想要小儿壮，少去超市逛。

商品饮食并不好，最好远离小宝宝。

想要孩子有出息，远离电脑电视游戏机。

想要孩子不犯法，晚上不让出去耍。

你要真正爱小孩儿，严禁抽烟喝酒凑伙玩儿。

孩子出事才心烦，都怪当初没管严。

孩子错误堆成山，都是溺爱惹祸端。

严是爱，松是害，不闻不问要变坏。

* * *

小睡一会儿，精神百倍。晚上捶背，催人入睡。枕头不对，越睡越累。天天失眠，少活十年。

晚餐吃辛辣，睡眠质量差。

睡眠不点灯，洗澡不当风。

* * *

想要健康快乐，学会自己找乐。

活一天赚一天，活一天乐一天。

忘老则老不致，好乐则乐常来。

锈铁不锈金，老人不老心。

动可延年，乐可长寿。

笑笑呵呵散了心，憋憋闷闷伤了心。

揪心事放一放，争执事让一让。

愁闷闷成了病，笑吟吟活了命。

多愁善感，离病不远。愁眉苦脸，寿命必短。

无气不生病，无毒不生疮。

养生之道，眉开眼笑。

性格开朗，疾病躲藏。

忧愁皆苦海，无病即神仙。

要活好，心别小；善制怒，寿无数。

胡思乱想会得病，贪得无厌会丢命。

遇事不恼，长生不老。

一天三笑，不用吃药。

人有童心，一世青春。

想得多，童颜少，心胸狭窄促人老。

观五官，知五脏，五官健，五脏康。

心常静，风常避，不生疾病不生气。

得意时要自谦，失意时莫悲观。

千保健，万保健，心态平衡是关键。

怒伤肝，喜伤心，悲忧惊恐伤命根。

不气不愁，活到白头。

积郁成疾，积劳成病。多愁多感多疾病，生气忧郁损寿命。

心胸宽大能撑船，健康长寿过百年。

身病用药治，心病用话医。

医治伤心事，忘怀是上策。

知足者常乐，能忍者自安。

爱心是美人霜，读书是维生素，音乐是止痛剂，运动是安眠药。

先天不由人意，后天顺乎自然。

说说唱唱，有益健壮。笑口常开，青春常在。

笑一笑，少一少；愁一愁，白了头。

天天开口笑，生活像拍照，你哭他也哭，你笑他也笑。

最能笑者最健康，最乐观者最长寿。

*　　*　　*

冬天要健康，经常晒太阳；冬天补一补，来年能打虎；冬天跑一跑，疾病自然少；冬天常泡脚，身体自然好。

口干舌燥，疾病征兆。

补钙不补镁，吃完会后悔。

伤后热敷，火上浇油。

腹痛止痛，掩盖病情。

十病九不同，别随广告行。

伤后乱动，损伤加重。

烫伤要抓紧，先用冷水浸。

发热就用抗生素，十有八九不对路。

温水漱口，牙齿长久。

每天食盐少一倍，寿命增加二十岁。

吃盐大把抓，当心高血压。

吃盐要按自身调，不劳不汗尽量少。

朝吃盐汤赛参汤，夜吃盐汤赛砒霜。

便秘用陈醋，胜过药无数。

想长生，肠常清。肠道天天清，一身都轻松。

四季吃生姜，百病一扫光。家备生姜，小病不慌。

大蒜是个宝，常吃身体好。一香除百臭，一蒜杀百菌。

常吃枣，颜不老。一日三个枣，一生不显老。五谷加红枣，胜过灵芝草。

一天一个苹果，医生不来找我。

茶为万病之药。茶水喝足，百病可除。

冷饮降温一时凉，热茶解暑益健康。

新沏清茶香有味，隔夜再饮伤脾胃。

喝茶不洗杯，阎王早来催。

防老八法 延衰十条

1. 坚定志向；2. 调理情操；3. 坚持运动；4. 平衡膳食；5. 合理起居；6. 巧着衣装；7. 禁忌烟酒；8. 节制房事。

皮肤松了，头发脱了，肚子大了，耳朵背了，眼睛花了，动脉硬了，腿脚软了，脾气急了，反应慢了，体力弱了，心智钝了，血压高了，血脂乱了，食欲差了，排便难了。以上问题慢慢出现就是老了。如果想老得慢一点，就做到以上八法、以下十条。

1. 用脑不伤神；2. 劳力不伤筋；3. 生活有规律；4. 饮食有饥饱；5. 活动要经常；6. 清心又寡欲；7. 人老心不老；8. 爱好多样化；9. 节欲禁烟酒；10. 卫生要讲究。

人的衰老与抗衰老一辈子都在拉锯，你进我退，此消彼长，保持当下的最佳状态，就是抗衰老。

但愿您修炼成一个有一百岁的境界，八十岁的襟怀，六十岁的智慧，四十岁的意志，二十岁的激情，两三岁的童心；再加上六十岁的年龄，三十岁的心脏的人！

十笑歌

一笑烦恼跑，二笑怒气消，三笑万事了，四笑病魔逃，五笑永不老，六笑乐逍遥，七笑人缘好，八笑健康到，九笑无价宝，十笑寿命高，天天开口笑，胜服长生药。

一日养生十字歌

南　征

一次大便成习惯，二次睡眠保身安，三顿饭菜吃适量，四次饮水一千三，五谷杂粮配荤素，六点晚餐定时间，七点新闻必须看，八点健身把步散，九限盐酒要禁烟，十点睡觉不过晚，一日养生十字歌，人人遵循保康健。

十叟长寿歌

昔有行路人，海滨逢十叟，年皆百余岁，精神加倍有。诚心前拜求，何以得高寿？
一叟拈须曰：我勿缅烟酒。二叟笑莞尔：饭后百步走。三叟颔首频：淡泊甘蔬糗。
四叟拄木杖：安步当车久。五叟整衣袖：服劳自动手。六叟运阴阳：太极日日走。
七叟摩巨鼻：空气通窗牖。八叟抚赤颊：沐日令颜黝。九叟抚短鬓：早起亦早休。
十叟轩双眉：坦坦无忧愁。

老年三字经

人到老，莫烦恼，听音乐，养花草，调饮食，莫过饱，起得早，睡得好，多笑笑，身神好，天天忙，永不老，常锻炼，寿自高。

老年人饮食八忌八宜

一忌多宜少，二忌荤宜素，三忌咸宜淡，四忌硬宜软，五忌偏宜广，六忌陈宜鲜，七忌冷宜温，八忌烟宜茶。

养生十五训

少肉多菜，少烟多茶，少酒多水，少盐多醋，少糖多果，少食多餐，少衣多浴，少药多练，少停多动，少车多步，少忧多眠，少怒多笑，少言多行，少欲多施。

养生长寿十要诀

一、胸怀宽广，恬淡虚无；二、当有所好，但不嗜求；三、适当运动，不当极耳；四、饮食有节，切忌偏食；五、起居有常，睡眠充足；六、节欲保精，不可纵欲；七、居室宁静，阳光充足；八、衣着宽缓，寒暖适中；九、定期体检，防微杜渐；十、服用药物，慎之又慎。

养生六养

王家喻

流水之声，可以养耳；青禾绿草，可以养目；观书绎理，可以养心；弹琴学字，可以养指；逍遥杖履，可以养足；静坐调息，可以养性。

养生三大纪律八项注意

三大纪律　海吃、傻喝、瞎抽；要当作纪律来约束。
八项注意　一、注意吃得慢一点；二、注意品种杂一点；三、注意早餐好一点；四、注意晚餐早一点；五、注意数量少一点；六、注意质量好一点；七、注意蔬菜多一点；八、注意尽量淡一点。

12个健康承诺

1. 每天半斤粮；2. 每天一餐粗；3. 每天一把豆；4. 每天一斤菜；

5. 每天半斤绿；6. 每天半斤果；7. 每天一两肉；8. 每天一个蛋；

9. 每天一杯奶；10. 每天一勺仁；11. 每天六千步；12. 每天睡八时。

永葆青春20法

胡　雅

1. 发常梳。2. 眼常运。3. 脸常搓。4. 鼻常压。5. 耳常捏。6. 齿常叩。

7. 津常咽。8. 脖常转。9. 肩常松。10. 臂常甩。11. 胸常扩。12. 腹常收。

13. 腰常拧。14. 背常捶。15. 腿常弹。16. 脚常洗。17. 脑常思。18. 步常履。

19. 手常洗。20. 面常笑。

四季吐纳祛病歌

春嘘明目木扶肝，夏至呵心火不添，秋呬定收金肺润，冬吹唯要坎中安，
三焦嘻却除烦热，四季长呼脾化餐。切忌出声闻口耳，其功尤胜保神丹。

长寿歌谣

日出东海落西山，愁也一天，喜也一天。膳食调好饱三餐，荤素香甜，粗细香甜。
晨起锻炼在室外，快走三圈，慢走三圈。活动场所转一转，门球也打，舞蹈也练。
下棋用脑防衰老，输也三盘，赢也三盘。常与知己聊聊天，古也谈谈，今也谈谈。
居室布置贵雅观，坐也安然，睡也安然。书法练习情趣添，大字一篇，小字一篇。
内孙外孙同样看，儿也心欢，女也心欢。遇事不钻牛角尖，人也舒坦，心也舒坦。
每月收取养老钱，多也喜欢，少也喜欢。全家老小互慰勉，贫也相安，富也相安。
衣着整洁最当先，新式可穿，老式可穿。每日内外勤操劳，忙也乐观，闲也乐观。
有害嗜好不沾边，烟也不抽，酒也不贪。豁达大度心地宽，能跑火车，能开轮船。
无忧无虑乐晚年，不是神仙，胜似神仙。

乐天长寿辞

陈存仁

心理卫生，近代渐盛，养性修身，早垂古训。
人生疾病，外因易防，七情六欲，内贼难当。
愤怒烦恼，抑郁悲哀，神明内疚，百病之阶。
健康要道，端在正心。
喜怒不萦于胸禁，荣辱不扰乎方寸。

纵遇不治之疾，自有回天之功。

毋虑毋忧，即是长生圣药；常开笑口，便是祛病良方。

养生只此真诠，长寿无他奥秘。

昔时七十已称稀，今后百龄不足奇。

随遇而安，无往不乐，优哉悠哉，同登寿域。

养生祛病歌

志 远

人生百疾本平常，养生健体把病防；抑情养性是重点，去掉杂念心舒畅；

精神乐观活百岁，琢齿漱津胜秘方；轻松愉快多自信，爱说爱笑寿必康；

修性养德益康健，诚信无私襟怀广；心胸狭窄气血弱，虚伪精神永紧张；

情操高尚灵魂洁，胸怀宽阔育善良；多做好事增蛋白，免疫蛋白唾液藏；

抵御疾病有抗体，有利身心益寿长；自古身老不足虑，心老可悲又可伤；

努力调整好心态，包容万象放眼量；健康人生是财富，延年益寿妙药方；

常默元气不伤神，少思智慧烛闪光；不怒百神和又畅，不恼心地倍清凉；

不求无谄与无媚，可方可圆天地广；不贪才是真富贵，不苟何惧上公堂；

科技发达到今天，乐而忘忧保健康；人活百岁不稀奇，关键心理要坚强；

永葆青春心态好，长寿不老歌声扬。

长 寿 诀

梁兆松

人活百岁，不足为奇；并非天命，全靠自己。

心胸开阔，乐观神怡；遇事忍让，控制情绪。

事事知足，切勿攀比；寡欲毋贪，淡泊名利。

急人所难，帮人所需；助人为乐，多行善事。

乡党邻里，讲究客气；往事闲谈，人非莫议。

家庭和睦，处好关系；天伦之乐，趣味无比。

广交益友，避免孤寂；爱好广泛，益心健体。

小事糊涂，幽默风趣；心平气和，坦然无痰。

人生在世，要讲仁义；堂堂正正，待人诚实。

起居有常，早睡早起；劳逸适度，血腌通剩。

夫妻生活，应当节制；贪色折寿，慎之慎之。

饮食有节，平衡膳食；少荤多素，适当调剂。

限糖低盐，生冷少吃；饥饱适中，烫食当避。

染疾患病，及时求医；莫信巫邪，更不惜费。

长寿歌诀，遵循行至；安享天年，乃有何疑。

延年益寿歌

梁兆松

世人个个学延年，不悟延年在眼前。若问延年有何法，心理健康是关键。
宽宏大量如沧海，和睦忍让谦为先。不如意事常八九，正确对待天地宽。
悲愁思虑催人老，遇事别钻牛角尖。生活琐事宜糊涂，牢骚怒气当避免。
淡泊寡欲杂念除，心静神安享天年。出言行事须仁厚，善心常存人称赞。
自寻乐趣广爱好，心情愉悦常乐观。寂寞孤单寿命短，常找知己聊聊天。
堂堂正正无愧疚，良好心境寿康源。事事知足乐天派，不是神仙胜神仙。
延年注意慎起居，黎明即起莫怠慢。摇头晃脑踮踮脚，踢腿甩臂耸耸肩。
散步慢跑做做操，经常运动寿自添。娱乐有度益身心，熬夜贪玩精气散。
睡姿右侧卧如弓，内脏安和得平安。行立坐卧不可久，生活有序身体健。
夫妻生活宜节制，贪色损精寿命短。安闲好逸气血滞，疲劳过度把病患。
饮食有节可延年，均衡膳食营养全。食品尽量多样化，谷蔬果肉不要偏。
限糖低盐高蛋白，生冷食品宜少餐。肥腻厚味生痰湿，辛辣偏多火上炎。
饮食过饱肠胃伤，适时适量脾胃健。酒饮少量促循环，贪杯酗酒气血乱。
饮茶消食爽心神，腹空切莫让茶穿。常常牢记延年歌，要学神仙也不难。

十二时辰养生歌

王晓东

子时睡得足，黑眼圈不露。丑时不睡晚，脸上不长斑。
寅时睡得熟，面红精气足。卯时大肠蠕，排毒渣滓出。
辰时吃早餐，营养身体安。巳时脾经旺，造血身体壮。
午时一小憩，安神养精气。未时分清浊，饮水降虚火。
申时津液足，养阴身体舒。酉时肾藏精，纳华元气清。
戌时护心脏，减压心舒畅。亥时百脉通，养身养娇容。

人到中年　多事之秋

武子仁

人到中年事更稠，劳心劳力续忧愁，工作繁重难休息，养老育小面面周，
入不敷出压力大，体质下降抗力丢，精神日减形衰弱，怎免招灾惹病由，
倘若此时不注意，一旦猝发神难求。

解脱方法

顺应自然必变更，精神形体自须衡，用时莫可超常量，亏空多时病必生。
情绪乐观笑语陶，病魔哪得逞其刁，请君除却忧烦恼，旷大人生自逍遥。
事务繁多日日纷，又难收付两相均，穷愁潦倒终何用？量入为出主次分。

百岁铭

王业龙

先生若想寿百春，宜将此诀识用精。惜气存精多闭目，少思寡欲莫劳心。
食惟半饱粮兼杂，勿贪酒肉任腹撑。发廊摩屋宜少进，声光刺激莫过频。
房中喜乐应有度，琴棋书画选一门。谑言戏语多取乐，乐意常含莫生嗔。
世态炎凉都休问，逍遥快乐享寿星。

好了歌

《红楼梦》

世人都说神仙好，惟有功名忘不了！古今将相今何在？荒冢一堆草没了。
世人都说神仙好，只有金银忘不了！终朝只恨聚无多，及到多时眼闭了。
世人都说神仙好，只有娇妻忘不了！君生日日说恩爱，君死又随人去了。
世人都说神仙好，只有儿孙忘不了！痴心父母古来多，孝顺儿孙谁见了？

人心难足歌

《蔡轩琐记》

终日奔波只为饥，才教食足又思衣。衣食若还多充足，洞房衾冷便思妻。
娶得妻来鸳被暖，奈何送老恐无儿。有妻有子双双乐，终日思量屋舍低。
起得高楼并大厦，又无官职受人欺。县函主簿皆嫌小，欲去朝中挂紫衣。
人心似海何时满，奈何阎罗下帖追。

不气歌

清·阎敬铭

他人气我我不气，我本无心他来气。倘若生气中他计，气下病来无人替。
请来医生将病治，反说气病治非易。气之危害太可惧，诚恐因气命要去。
我今尝过气中味，不气不气真不气。

戒酒歌

刘晓雪

为了你的肾，为了你的胃，为你有个健康的心肝肺；
为了你的家庭亲和美，少喝一回是一回。
为了你的健康少一杯，为了你的亲人少一杯。
都说是人逢知己千杯少，危难时酒肉朋友见过谁？
别指望，排忧解愁靠一醉，
醒来时自己的痛苦还得自己背。

说什么走熟酒场才能走官场？
说什么酒喝透了经济才腾飞？
说什么人生得意之时须尽欢？
要当心乐极会生悲！
这般逢场作戏何时了？
别忘了妻儿老小倚门盼君归。

养生歌谣

俞平伯

愉快劳动精神好，足够休息保护脑，长期煅炼强身体，适当娱乐不烦恼，
节制饮食慎起居，讲究卫生身体好，风烛残年成过去，精神百倍腾云宵。

防病养生食疗歌

摘自《中国中医药报》

万物蔬菜养生宝，饮食多样经君调。白菜利尿解毒素，黄瓜减肥有成效。
萝卜消食开脾胃，蘑菇抑制癌细胞。清热解毒马齿苋，盐醋防毒消炎好。
韭菜温中开胃口，又能补肾暖膝腰。夏吃丝瓜通脉络，芹菜能降血压高。
甘瓜良药降血糖，葱姜热汤治感冒。花生能降胆固醇，生梨饭后化痰好。
木耳抗癌素中荤，莲藕除烦解酒妙。鱼虾猪蹄补乳汁，鸡牛羊肝明目好。
山楂减肥除疝气，山药益肾降糖尿。利肠通便食猪血，气短虚弱吃山药。
营养丰富胡萝卜，常吃身体不显老。紫茄祛风通经络，禽蛋益智营养高。
常吃瓜子美容颜，多食芝麻抗衰老。柿子止咳润心肺，解毒醒酒有妙招。
健胃益气吃葡萄，秋吃悦色人不老。辣椒蒜头杀病菌，抑制癌菌猕猴桃。
助阳补肾韭菜籽，腰膝疼痛有疗效。海带预防白血病，去脂降压也很好。
赤豆解毒医疗疮，绿豆解暑降温妙。老年便秘用芦荟，妇女美容不易老。
白菊明目而平肝，黄菊泡茶把热消。高压低压荠菜花，眼底出血荠菜熬。
金针花蕾治黄痘，清心降火榆钱好。萝卜化痰清胀气，丝瓜消肿又利尿。
红枣补气养心血，熬粥加枣皮肤好。生津安神属乌梅，润肺乌发吃核桃。
香蕉通便解胃火，葱蒜蚊虫不叮咬。预防中风食紫菜，护脑血管土豆好。
湿疹瘙痒用花椒，常吃洋葱除病灶。菠菜含铁补血药，预防贫血抗衰老。
枸杞全身都是宝，延年益寿离不了。老年别忘吃红薯，通便防癌有奇效。
苹果预防冠心病，降压减肥似良药。清热解毒吃香椿，健脾理气效果好。
坚持常吃西红柿，黑斑雀子自然消。健身益体无花果，果叶药用价值高，
咽喉肿痛泡茶饮，痔疮脱肛熏洗好。镇咳祛痰食冬瓜，水肿肾炎也治疗。
南瓜消炎补益气，养生祛病非常妙。经常不断吃豆渣，预防癌症亦妙招。

补肾菜谱歌

徐　锐

周一炒韭蛋配伍，无蛋猪肉亦可辅；韭菜主料做成馅，饺子包子热乎乎。
周二葱白为主料，拌炒他菜由己挑；轻烹多食常如此，利肾益肾好菜肴。
周三豆腐不可少，少许他菜均炖炒；五香麻辣做可口，动脑动手味道好。
周四晚餐花生米，油炸五香莫去皮；细嚼慢咽利吸收，配伍核桃效更好。
周五虾仁准备好，虾皮紫菜也要着；蒸煮清炒均可以，紫菜虾汤效力妙。
周六羊肉吃法多，汤丸混沌食之乐；羊肉土豆一并炒，涮食羊肉更洒脱。

食疗三字经

原作王益　编者增补

食文化，祖先传。要养生，靠自然。食亦药，药源食。分情况，选适宜。
冠心病，吃银杏。吃鲜橙，防卒中。吃西柚，防血稠。吃洋葱，脑路通。
吃大蒜，降血脂。蘑菇餐，防血栓。吃鲜姜，血脂康。木耳菜，降脂快。
菊花茶，降血压。能防癌，西兰花。吃辣椒，脂肪消。吃蔬果，降三高。
气血虚，吃荔枝。葡萄甜，补血源。要润肤，樱桃补。常吃枣，不显老。
萝卜汤，治胃胀，生降火，熟通肠。防流脑，葱蒜好。枇杷果，治咳嗽。
吃苦瓜，胃火下。柿子霜，治口疮。吃芝麻，养头发。要安神，酸枣仁。
吃山药，益补脾。吃百合，益补肺。吃核桃，可健脑。吃苹果，益补肾。
吃枸杞，补肝肾。吃鲜桃，益五脏。吃芒果，止呕吐。吃胡椒，祛风湿。
乌龙茶，减肥佳。吃土豆，身材秀。南瓜汤，减肥爽。冻豆腐，消胖肚。
瓜菜豆，苗条秀。胖莫怕，吃黄瓜。吃桂圆，益养颜。牛肉干，防蝶斑。
花菜炒，皮肤好。十字科，防癌多。香蕉甜，治胃炎。吃鲜姜，亦壮阳。
银耳烩，能治肺。椰子果，清肝火。紫菜汤，治口疮，论补镁，它最良。
吃鲜橙，头脑清，强心脑，防中风。西红柿，动脉康，顺尿路，益心脏。
愤怒时，吃瓜子。情绪低，香蕉吃。肉食积，吃山楂。谷食积，炒麦芽。
面食积，寻神曲。春养阳，韭菜强。吃菠菜，宜贫血，稳血糖，最补铁。
吃坚果，最健脑，兼降脂，五脏好。吃燕麦，饱得快，进食少，减肥好。
容颜好，蜂蜜找。美容强，花粉尝。吃盐多，皱纹多，升血压，更别说。
快补肾，黑豆迅。泻心火，赤豆妥。欲清肝，绿豆添。想健脾，黄豆宜。
　　　　喝绿茶，益血管，身神好，亦防癌。
　　刷胃肠，去毒素，稀血稠，降黏度，唯喝水，功最著。
　　　　应遵循，下八点，照着做，准没错。
　　　　吃慢点，品杂点，早好点，晚早点，
　　　　量少点，质好点，蔬多点，清淡点。
　　食啥好？顺季找，大自然，安排好，反季食，尽量少。
　　　　转基因，太新新，有无害，未搞清。

凡养殖，添加剂，选购时，要注意。
买食品，别选白，硫磺熏，双氧浸，吃进去，要当心。
吊白块，能增白，磨面时，加进来，过量后，定有害。
夏日菜，长得快，不用药，病虫害，刚用药，就得卖。
夏购菜，慎特殊，农药超，会中毒，常发生，故叮嘱。

科学睡眠三字经

林　林

会睡否，非小事；养生者，莫轻视。先睡心，后睡身；除杂念，能安神。
吃完饭，马上睡；肥胖者，排成队。睡觉前，用温水，浴双足，搓脚掌。
睡觉姿，多学猫，侧曲身，心气保。睡觉时，要闭口，邪不入，神不走。
枕高低，要适度；长夜睡，莫盖头。睡觉时，要避风；贼风侵，百病生。
睡觉时，莫堆物；要雅洁，忌潮湿。睡觉时，莫贪凉；露肚久，病上门。
睡觉醒，别急起；床边坐，稍调神。会睡觉，精神爽；身康健，福寿长。

养生四字经

王家喻

四勿：食勿言，寝勿语，色勿迷，饮勿醉。
四乐：运动乐，读书乐，旅游乐，交友乐。
四讲：讲道德，讲素质，讲保养，讲营养。
四曰：曰寡欲，曰慎怒，曰法时，曰祛病。
四多：多步行，多欢笑，多饮水，多动脑。
四远：远攀比，远牢骚，远悔恨，远愤怒。
四忘：忘年龄，忘名利，忘怨仇，忘疾病。
四气：有志气，有正气，有才气，有勇气。
四吃：吃得粗，吃得苦，吃得亏，吃得消。
四当：无事当贵，早寝当富，安步当车，晚食当肉。
四不：饮不过多，食不过饱，冬不极温，夏不极凉。
四伴：以书为伴，以艺为伴，以友为伴，以游为伴。
四要：要节饮食，要慎风寒，要惜精神，要戒嗔怒。
四少：口中言少，心中事少，腹中食少，懒觉睡少。
四无：耳无妄听，目无妄顾，口无妄言，心无妄虑。
四不贪：少年不贪食，青年不贪色，壮年不贪乐，老年不贪得。
四不过：饮食不过饱，枕头不过高，衣被不过厚，服药不过量。
四心：常存安静心，常存善良心，常存和悦心，常存安乐心。
四坚持：坚持多运动，坚持少吃药，坚持乐观情绪，坚持规律生活。
四养：戒暴怒养其性，少思虑养其神，省言语养其气，绝思念养其心。

保健宜四勤

韩振奎

养生之道有多样，四勤保健宜推广。一勤叩齿固肾精，抗病能力大增强，
牙体组织更康健，整齐洁白润丰光；二勤梳头通经脉，可保气血更流畅，
调节大脑健神经，延缓衰老寿命长；三勤热水来泡脚，舒筋活络补肾阳，
益精填髓通六腑，治疗失眠调五脏；四勤举臂伸懒腰，直颈展腰扩胸腔，
放散脊柱防病患，去除困倦脑力强。以上四勤都做到，增强免疫保健康。

缩短生命的四十害

吸烟酗酒，营养单一，饮食无度，忽视早餐，
晚餐过量，焦糊食物，含盐过量，霉变食物，
腌熏食品，爱吃烫食，铝制食具，壶瓶水垢，
油烟尘雾，衣着脏乱，起居无常，睡眠不足，
睡眠过多，四体不勤，不肯用脑，过度劳累，
懒于洗浴，超重肥胖，运动不足，不护牙齿，
滥用药品，讳疾忌医，孤独寂寞，夫妻分居，
自私嫉妒，道德沦丧，居心不良，忧愁抑郁，
生气发怒，情结异常，贪心不足，嗜赌成性，
好色纵欲，环境污染，竞争激烈，意外伤害。

不良习惯十六项

韩振奎

不良习惯十六项，不予注意损健康；一是起床先叠被，体味叠到被中央，
被子受潮易污染，长此以往体遭殃；二是早餐不去吃，天长日久缺营养，
并且易生胆结石，抵抗力低心发慌；三是饭后松腰带，肠易扭转人腹胀，
腹痛呕吐胃下垂，肠胃疾病个个上；四是饭前不喝汤，增肥体胖不健康；
五是餐餐吃过饱，思维迟钝忆力降，肝胆胰胃糖尿病，未老先把身体伤；
六是空腹把糖吃，人体机能受影响，天长日久人衰弱，惨惨凄凄命不长；
七是眯眼揉眼睛，眼肌疲劳睫毛伤，眼角挤出鱼尾纹，病菌伤眼眼不亮；
八是食物吃太咸，血压升高心脑伤，皱纹增多老得快，血管硬化不通畅；
九是生活太紧张，脑力体力都下降，降低身体免疫力，引发疾病把身伤；
十是跷起二郎腿，腿部血流不顺畅，关节神经受伤害，静脉血栓易患上；
十一趴着把觉睡，肺部呼吸不顺畅，眼出血丝面浮肿，休息不好弯脊梁；
十二睡前不洗脸，妆不洗掉眼遭殃，引起粉刺和针眼，皮肤过敏为经常；
十三睡前不刷牙，细菌残物留口腔，酸蚀牙齿伤牙龈，未老先把牙掉光。
第十四项留胡子，吸附毒物把肺伤；十五强忍小便出，尿疼腹胀伤膀胱；

十六伏案把觉睡，视力模糊眼受伤；以上各项须警惕，一条一条细思量；
莫在自己身上犯，健健康康寿命长。

控烟履约拯救生命

董 凌

全球烟草成公害，隐形杀手跃舞台。烟草控制建框架，公约履行勿懈怠。
香烟危害须知晓，戒烟宜早莫徘徊。心脑肺胃及血管，处处宝贵要珍爱。
自古中医多记载，吸烟无益有百害。追逐躯体一时快，耗血损寿一世哀。
吞云吐雾弹指间，吞噬生命苦果栽。毒素缓缓注心脉，蓄积身体孕祸胎。
现代医学已验证，烟草致命多血债。诱君成瘾尼古丁，慢性致病多毒害。
五脏六腑俱损害，可怜未老身先衰。生命早去不复回，空留遗恨亲朋哀。
免疫防卫遭破坏，纷至沓来癌青睐。被动吸烟更危害，何忍家人共受害？
为人父母早控烟，勿将恶习传后代。为人良师当弃烟，潜移默化育贤才。
为人医者先戒烟，拯救生命作表率。公共场所严禁烟，保卫健康民安泰。
男女吸烟均受害，女性吸烟双重害。健康容颜失难再，自毁幸福浴苦海。
尊重生命时不待，岂能香烟来主宰？寂寞何须燃烟袋，运动阅读焕神采。
健康基石不可拆，健康法则不可改。控烟履约歌咏怀，生命福音传四海。

李世民养生百字铭

寡欲精神爽，思多血气衰，少杯不乱性，忍让免伤财，
贵自勤中取，富从俭中来，温柔终益己，强暴易招灾，
善处真君子，刀咬是祸胎，暗中休使箭，乖里藏些呆，
养生须修善，欺心莫吃斋，衙门休进入，乡党要和谐，
安分身无辱，是非口莫开，世人依此语，灾退福星来。

孙真人卫生歌

天地之间人为贵，头象天兮足象地。父母遗体宜宝之，箕畴五福寿为最。
卫生切要知三戒，大怒大欲并大醉，三者若还有一焉，须防损失真元气。
欲求长生先戒性，火不出兮神自定。木还去火不成灰，人能戒性还延命。
贪欲无穷忘却精，用心不已失元神。劳形散尽中和气，更仗何能保此身。
心若太费费则竭，形若太劳劳则怯。神若太伤伤则虚，气若太损损则绝。
世人欲识卫生道，喜乐有常嗔怒少。心诚意正思虑除，顺理修身去烦恼。
春嘘明目木扶肝，夏至呵心火自闲。秋呬定收金肺润，冬吹肾水得平安。
三焦嘻却除烦热，四季常呼脾化餐。切忌出声闻口耳，其功尤胜保神丹。
发宜多梳气宜炼，齿宜数叩津宜咽。子欲不死修昆仑，双手揩磨常在面。
春月少酸宜食甘，冬月宜苦不宜咸。夏要增辛宜减苦，秋辛可省宜加酸。
季月可咸甘略戒，自然五脏保平安。若能全减身康健，滋味偏多多病难。
春寒莫放棉衣薄，夏月汗多宜换着。秋冬衣冷渐加添，莫待病生才服药。

惟有夏月难调理，伏阴在内忌冰水。瓜果生冷宜少餐，免至秋来成疟痢。
君子之人能节制，心旺肾衰宜切记。常令充实勿空虚，日食须当去油腻。
大饱伤神饥伤胃，大渴伤血并伤气。饥餐渴饮莫太过，免致膨胀损心肺。
醉后强饮饱强食，未有此生不成疾。人资饮食以养生，去其甚者自安适。
食后须行百步多，手搓脐腹食消磨。夜半灵根灌清水，丹田浊气切须呵。
饮酒可以陶情性，大饮过多防有病。肺为华盖倘受伤，咳嗽劳神能损命。
慎勿将盐去点茶，分明引贼入其家。下焦虚冷令人瘦，伤肾伤脾防病加。
坐卧防风来脑后，脑内入风人不寿。更兼醉饱卧风中，风才着体成灾咎。
雁有序兮犬有义，黑鲤朝北知臣礼。人无礼义反食之，天地神明终不喜。
养体须当节五辛，五辛不节反伤身。莫教引动虚阳发，精竭荣枯病渐侵。
不问在家并在外，若遇迅雷风雨至，急须端肃敬天威，静室收心宜须避。
恩爱牵缠不自由，名利索绊几时休。放宽些子自家福，免致终年早白头。
顶天立地非容易，饱食暖衣宁不愧。思量无以报洪恩，晨夕焚香谢天地。
身安寿长福如何，胸次平夷积善多。惜命惜身兼惜气，请君熟读卫生歌。

养生铭

唐·孙思邈

怒甚偏伤气，思多太损神，神疲心易役，气弱病相萦，
勿使悲欢极，当令饮食均，再三防夜醉，第一戒晨嗔，
夜寝鸣雷鼓，晨兴漱玉津，妖邪难犯己，精气自全身，
若要无诸病，常当节五辛，安神宜悦乐，借气保和纯。
寿夭休论命，修行本在人，若能遵此理，平地可朝真。

保生铭略

唐·孙思邈

人若劳于形，百病自能成。饮酒忌大醉，诸疾自不生。
食了行百步，数将手摩肚。饱则立小便，饥则坐旋溺。
行坐莫当风，居处无小隙。每夜洗脚卧，饱食终无益。
思虑最伤神，喜怒伤和息。每去鼻中毛，常习不唾地。
酸味伤于筋，辛味损正气。苦则损于心，甘则伤其志。
咸多促人夭，不得偏单嗜。春夏任宣通，秋冬固阳事。
独卧是守贞，慎静最为贵。强知事大患，少欲终无累。

《仙经》我命在我歌

我命在我不在天，愚人不知此道鲜。所致百病风邪者，皆由恣意极情添。
不知自惜故虚损，譬如枯木禁风难。遇风即折皆因朽，不枯不朽风不干。
又如险堤将崩岸，值水先颓理当然。玉山自倒难扶起，纵有仙方也枉然。

若不服药治未病，爱精节情必守严，如若遵得惜精法，亦得长寿二百年。

欧洲人的传统

——养生训

如果你想获得健康与精神，不要太过分，不要气愤，别喝太多酒，吃太多的晚餐。多光顾三位医师——饮食医师、快活医师，还有安静医师。丰盛的晚餐会损及你的胃，运动过度会影响你安睡。不要整天躲着数你的钱币，该离开桌椅，去透空气。找医生来为你安排衣着，让珠宝在他手中闪耀，因为穿得好和气色好，比珠宝的价值更高。

"晚餐从简，节制酒浆。饭毕即起，久坐有伤。食后勿睡，双目务张。静愉营养，祛病良方。"

"清晨宜早起，不分冬与夏；净面用冷水，凉些何须怕；醒恼复明目，卫生实无价；梳鬓刷牙齿，一日不可差。放血身无暖，出浴应加衲。饭后忌呆坐，散步助消化。"

"昼夜无伤大雅，久睡必然伤身，招来伤风寒热，四肢酸痛头晕。饮食营养更重要，多血却因过饱。前餐尚未消化，贪吃造成苦恼。不饥不饿不食，祛病延年到老。口水涓涓排出，此时进餐正好。"

"春日饮馔应有节，秋来瓜果已用过，暑夏炎热餐宜素，寒冬肉食不妨多。"

"应知视力何以伤，蚕豆、扁豆须少尝；韭菜葱蒜食宜少，胡椒芥茉性不良。沐浴无勤摒酒色，烟雾务远避强光，尖细物事皆伤目，尤忌注视过久长。"

美洲人的传统"养生保健"简介

美国人重视步行，现在几乎成为时尚。全国有百分之二十五的人，每周做二三次步行，以达流汗为目的。因为步行既有利于机体的均衡发展，男女皆宜，又与减肥有关。美国胖子多，所以，减肥方法很多，层出不穷，但步行却易于采纳。戴安娜·哈尔斯提出减肥健身的诀窍，平时要求只戒吃一种食品，不要戒餐，不要饥饿，吃东西要慢，少吃脂肪，慎选零食，明智地吸收糖分，不要完全戒绝爱吃的食物，常做运动，多走路，很符合实际情况的需要。美国东南部的印地安人，把病理现象归于人、动物、植物三者之间的冲突。动物被激怒，会给人带来疾病。植物是人的朋友，为人提供医药。加拿大、美国的印地安人用蒸气浴净化自身。中美洲印地安人盛行放血疗法，而南美洲的印地安人则盛行催吐。

养生·民歌·诗词篇

　　喜爱诗、词、歌、赋的文人墨客不算少数，如果你再偏爱点养生内容的民歌诗词，并且学好用好，对增进健康好处多多，受益匪浅。

养生诗

无忧无虑又无求，何必斤斤计小筹。明月清风随意取，青山绿水任遨游。
知足胜过长生药，俯首甘为孺子牛。切莫得陇犹望蜀，神怡梦隐慢白头。

——沈翰卿

老夫寿高一百九，市人称我无忧叟。人生之道能无忧，忧而无忧能长久。

——蒋兆和

　世有老少年，亦有少年老。不落时代后，老年就是宝。

——徐特立

　八十不称老，九十年尚小。人生满百岁，正是风光好。

——廖沫沙

心若太费费则竭，形若太劳劳则怯，神若太伤伤则虚，气若太损损则绝。

——孙思邈

爽口物多终作疾，快心事过必为殃，知君病后能服药，不若病前能自防。

——邵　雍

性急匆匆惹事端，但凡为事要心宽。他将言语失嗔怒，我把情怀作世观。
我与闲心聋与耳，任其巧舌说千般。贤人闲慎惑烦恼，忍字常常着眼观。

——石剑久

清江一曲抱村流，长夏江村事事幽。自来自去梁上燕，相亲相近水中鸥。
老妻画纸为棋局，稚子敲针作钓钩。多病所须惟药物，微躯身外复何求。

——杜　甫

惜气存精更养神，少思寡欲勿劳心。食惟半饱无兼味，酒止三分莫过频。
每把戏言多取笑，常含乐意莫生嗔。炎凉变诈都休问，任我逍遥过百春。

——龚廷贤

一起百事生，一眠万事了。眠起即轮回，无喜亦无恼。
何物是真吾？身在即为宝。就便再龙钟，凭人去笑倒。
试问北邙山，少年埋多少！

——袁　枚

一笑老如此，作何消遣之？思量无别法，惟有多吟诗。

——袁　枚

四十犹未老，忧伤早衰恶；前岁二毛生，今年一齿落；
形骸日损耗，心事同萧索；夜寝与朝飧，其间味亦薄。
同岁崔舍人，容光方灼灼。始知年与貌，衰盛随忧乐。
畏老老转迫，忧病病弥薄；不畏复不忧，是除老病药。

——白居易

何必待衰老，然后悟浮休；朝饥有蔬食，夜寒有布裘；
幸免冻与馁，此外复何求。寡欲虽少病，乐天心不忧；
何以明吾志，周易在床头。

——白居易

整书拂几当闲嬉，时取曾孙竹马骑。区区小劳君会否？户枢流水即我师。

——陆　游

世人个个学长年，不悟长年在眼前。我得苑丘平易法，只将食粥致神仙。

——陆　游

老人不复事农桑，点数鸡豚亦未忘。洗足上床真一快，稚孙渐长解烧汤。

——陆　游

愈老愈知生有涯，此时一念不容差。身如病鹤长停料，心似山僧已弃家。
高枕时时闻解箨，卷帘片片数飞花。饭余解带摩便腹，自取风炉煮晚茶。

——陆　游

天下本无事，庸人自扰之；吾身本无患，卫养在得宜；
一毫不加谨，百疾由所兹；一生快意事，噬脐莫能追；
汝顾不少忍，杀身常在斯；深居勿妄动，一动当百思。
每食视本草，此意未可嗤；赋诗置座右，终身作元龟。

——陆　游

一帚常在旁，有暇即扫地。既省课常奴，亦以平血气。
按摩与导引，虽善却多事。不如扫地去，延年直差易。

——陆　游

我昔在田间，寒庖有珍烹。常支折脚鼎，自煮花蔓菁。
中年失此味，想象如隔生。谁知南岳老，解作东坡羹。

——苏东坡

蜗牛角上争何事，石火光中寄此身。随富随贫且欢乐，不开口笑是痴人。

——唐·白居易

天长地久无终毕，昨晚今朝又明日。鬓发苍浪牙齿疏，不觉身年四十七。
前去五十有几年，把镜照面心茫然。既无长绳系白日，又无大药驻朱颜。
朱颜日渐不如故，青史功名在何处。欲留少年待富贵，富贵不来年少去。
去复去兮如长河，东流赴海无回波。贤愚贵贱同归尽，北邙冢墓高嵯峨。
古来如此非独我，未死有酒且高歌。颜回短命伯夷饿，我今所得亦已多。
功名富贵须待命，命若不来知奈何。

——白居易

人生不过三万天，成功失败均坦然，是非恩怨莫在意，健康快乐最值钱。

——佚　名

手把青秧插满田，低头便见水中天；六根清净方为道，退步原来是向前。

——唐·布袋和尚

闲来无事不从容，唯有春光太匆匆。桃红李白放菲后，纵无风雨也凋零。
唐太祖，宋高宗，转眼还是一场空。汴河三月春水绿，五陵寒食草青青。
十里天光接水光，南风拂面清荷香。应展身姿沐日浴，莫待秋风降寒霜。
风月场，温柔乡，当断肠时就断肠。巫山神女今何在？一杯黄土楚襄王。
天高云淡雁南翔，事物萧条独感伤。春风夏雨枉虚度，空待秋霜菊花黄。
历冷暖，阅炎凉，半生浮沉多沧桑。四十年间匆匆过，百岁人生几许长。
星移斗转欲何往，光阴流逝几经年。才过中秋十五夜，又到清明二月天。
往事已随风散尽，是非化为空中烟。身似浮云漂四海，心如井水无波澜。
两耳不闻生外事，通塞浮沉皆随缘。

——李太苍

民间养生诗

王书画

有有无无且耐烦，劳劳碌碌几时闲？弯弯曲曲人生路，事事重重叠如山，
古古今今难改变，贫贫苦苦缺少甜。开开放放求发展，改改革革幸福咱。
富贵功名转眼休，人生何必苦贪求，痴迷不悟如尘梦，愿与儿孙作马牛。

戒烟词

本国烟，外国烟，成瘾苦海都无边。
前人唱，后人和，饭后一支，神仙生活。
错，错，错！
烟如旧，人苦透，咳嗽气喘罪受够。
喜乐少，愁苦多，一朝上瘾，终身枷锁。
莫，莫，莫！

民间说钱文

——让你摆脱缺钱的烦恼

钱 钱 钱 你本是国宝流源，万事当先。虽说形同废纸，但你能力无边。无翼能飞，无手能攀，周流四海，运用无边。有了你时时方便，没有你处处为难；有了你精神刚健，没了你坐卧不安；有了你夫妻和顺，没了你兄弟分散；有了你亲朋尊敬，没了你骨肉冷淡。有的登山涉水，有的背负肩担，有的早起晚睡，有的冒雨冲寒，有的抛妻别子，有的背却椿萱，有的江湖流浪，有的千里为官，有的为娼为盗，有的昼夜赌钱，一切都是为了钱。说什么五车读尽，七步成篇；说什么文崇北斗，才高丘山；说什么圣贤名顺，诸子格言；说什么穷理尽性，学惯人天。有钱时人人尊敬，无钱时个个憎嫌。钱，我恨你性太偏，喜的是富贵，恶的是贫寒。看来都为你挂牵。钱不是神符，不是金丹，倒有些威力横权，能使人掀天揭地，能使人平地登天，能使人顷刻立业，能使人不第为官，能使人逍遥自在，能使人陆地成仙，能使人是非颠倒，能使人痴傻作言。因此，人人爱，人人贪，人为你纲常败坏，人为你忘却耻廉，人为你伤天害理，人为你用尽机关，人为你恼亲丧友，人为你狼狈为奸。看，这钱，人人都受你牵连，言行你为首，兴败你当先。到如今，我方识破尔机关，你来我不喜，你去我不烦。我不为你颠神倒志，亦不为你废寝忘餐。从今后，莫爱钱！莫爱钱！

吕蒙正怨天尤人

发泄发泄利健康

天为罗帐地为毡，星辰日月伴我眠。
饥寒交迫胡乱想，世事不平猜透难。
黄桑不落青桑落，大树不死小树干；
八十老叟街前站，三岁玩童染黄泉；
骏马驮着呆痴汉，佳人配着丑夫眠；
满腹经文不得中，书理浅薄做高官；
技艺高超受难苦，愚蠢无才总有钱；
天工没有造物巧，空叹不平怨苍天。

民间不愁歌

王书画

一天不死一天愁，愁到何时才算休？
不如精神振作起，克服困难从善求。
公平交易多么好，奸坏缺损白搭油，
伤天害理且莫作，留下骂名死含羞！
倘若闭目万事了，人生又如水东流，
身傍财物不能带，妻女儿孙一同丢。

想来人生一场梦，又如风吹把云收。
咳哟一声断了气，锣鼓一响入坟头。

民间叹世文

王书画整理

莫忘父母恩如山，为人百行孝为先。马不欺母羊跪乳，乌鸦反哺四十天。
天地之间人为贵，莫不如畜枉人间。在家孝顺父和母，何必远行拜佛前。
若忘父母心不善，烧香拜佛也枉然。刁妻逆子谁不恨，谁愿贫贱受饥寒。
哪知生前命中造，未修而求枉心田。孝悌友善济贫难，心田才好好儿男。
积财不如广行善，黄金不如乐值钱。与人谋事心放正，不可奸懒把吃贪。
拿人钱财自作脸，有谁不到谁家前。劝君莫要太贪心，古人仿佛在眼前。
刘伶贪酒而丧命，李勣贪色而命捐，邓通贪财因而死，楚项贪气死江边。
为贪付出杀身祸，今人何不仔细参。且记三省身无患，三思后行免祸端。
莫行不正为非歹；莫挑事端出邪言；莫依强横欺软弱；莫要污名行不端。
一言能兴一言丧，舌刀唇剑胜龙泉。劝君莫说过头话，谁保后来胜过先。
且记莫论人之过，谁能无过须遮瞒。隐恶扬善真君子，积德不费半文钱。
人丑人俊人所带，自俊自美自己担。是非之事休谈论，各扫霜雪自门前。
余将世文全虑遍，只有德善寿延年。过了立春又逢夏，秋风一起回冬天。
人生在世光阴短，快如闪电幌百年。

民间劝世文

李太苍整理

天为宝盖地为池，人是池间混水鱼，
阎王好比钓鱼客，小鬼好比引鱼食，
钓着老的老的去，钓着少的少者离。
阎王叫谁三更走，谁敢留到五更时。
上炕脱了鞋和袜，不知明天提不提。
有朝一日断了气，盖棺定论永安息。
灵前供着丰盛宴，只见摆着不见吃，
美其名曰九鸡转，皆因没了享用时，
倘若起来能享用，准说老猴诈了尸。
念经白管和尚饭，不如活着给口吃。
歌舞声乐活人笑，生前孝敬舍不得。
摆字用钱万元整，可惜阴间花不得。
空手来，空手去，艰苦创业屈不屈？
明公听了我的话，健康舒服是真的！

* * * 养生·哲理篇 * * *

先学做人健康，再学健康知识，才有心理健康、精神健康、身体健康、事业健康……

修身 养性 教子 养生 养德 养乐趣
延年益寿贵佳联

但知行好事　不用问前程

——寇　准

养心莫善寡欲　至乐无如读书

——郑成功

万事莫如为善乐　百花争比读书香

——顾光旭

青菜萝卜糙米饭　瓦壶天水菊花茶

——郑板桥

贪嗔痴　即君子三戒　定戒慧　通圣经五言

——张仲甫

静亦静　动亦静　五脏克消失欲火
荣也忍　辱也忍　平生不履于危机

——翟公栾

气傲皆因经历少　心平只为折磨多

——启　功

乾坤容我静　名利任人忙

——苏蔓殊

老牛自知夕阳短　不用扬鞭自奋蹄

——叶剑英

对镜不须叹白发　白发犹能再挥鞭

——粟　裕

但得夕阳无限好　何须惆怅近黄昏

——朱自清

年过九十身犹健　饱经风霜不畏寒

　　　　　　　　　　——屈　武

行经万里身犹健　历尽千辛志未衰

　　　　　　　　　　——李　贞

能自强则身长健　不自老乃享天年

　　　　　　　　　　——矛以升

苍龙日暮还行雨　老树春深更著花

　　　　　　　　　　——顾炎武

勤劳艰忍　积极乐观　为身心自强要道
美景天籁　阳光清气　乃造化所赐补方

　　　　　　　　　　——费新我

你眉头着什么焦　但能守分安贫　使收得和气一团　常向众人开口笑我肚皮这样的大
总不愁吃愁穿　只讲个包罗万象　自然百事放宽心

　　　　　　——钟云舫题于新都宝光寺的笑佛联

大肚能容　容天下难容之事
开口便笑　笑世间可笑之人

　　　　　　　　　　——笑佛联

只有几文钱　你也求　他也求　给谁是好
不干半点事　朝来拜　夕来拜　叫我为难

　　　　　　　　　　——财神庙联

纵使有钱难买命　须知无药可疗贫

　　　　　　——财神、药王合庙之趣问联

根根柱柱抽抽扔扔手手人民币
丝丝缕缕吸吸吐吐口口尼古丁

　　　　　　　　　　——劝戒烟叠字联

屡抽屡戒屡屡抽屡屡戒
日戒日抽日日戒日日抽
横批是：戒而无信

　　　　　　　　　　——成瘾难戒叠字联

信是人言　本欲取信于人　不然言而无信
烟乃火因　常见抽烟起火　应该因此戒烟

　　　　　　　　　　——诚信戒烟拆字联

张口闭眼　喷云吐雾　谁家男人像你这烧火先生

　　　　　　　　　　——夫人上联

搬嘴弄舌　说风道雨　哪个女子似我那泼水夫人

——先生下联

但愿人皆健　何妨我独贫

——诊所联

播洒爱心　收获微笑

——诊所联

齐同慈爱　济世利人

——诊所联

春风化雨润万物　悬壶济世写春秋

——诊所联

不为自己求安乐　但愿众生无病苦

——诊所联

借他万国九州药　救我呻吟痛苦人

——诊所联

但愿世间人无病　何愁架上药生尘

——诊所药店联

何必我千秋不老　但求人百病不生

——诊所联

春夏秋冬　辛劳采得山中药
东南西北　勤恳为医世上人

——诊所联

累了我一个　健康千万家

——诊所联

但愿医者都这样　则无民意不满时

——编者语

膏可吃　药可吃　膏药不可吃
脾好医　气好医　脾气不好医

——诊所趣联

安贫乐道　守虚致静
有容乃大　无欲则刚
境由人造　事在人为
宽宏大量　远瞩高瞻
长观晧月　静读天书
室雅何须大　花香不在多
长养浩然气　静观无字书

三思方举步　　百折不回头
名利淡如水　　事业重如山
慈心观世态　　佛心对炎凉
路遥知马力　　日久见人心
静思通事理　　诚朴贯人生
养天地正气　　法古今完人
一生二　二生三　三生万物
地法天　天法道　道法自然
安能尽如人意　　但求无愧我心
骄傲来自浅薄　　狂妄出于无知
读书随处净土　　闭门即是深山
三日不读言无味　　腹有经书气自华
未宁静者学无远　　志不强者智不达
满招损　谦受益　勤补拙　俭养廉
酒常知节狂言少　　心不能清败事多
不饮过量之酒水　　莫贪不义之钱财
世事洞明皆学问　　人情练达即文章
气清欲觉山川近　　心诚更知宇宙宽
养成大拙方为巧　　学到如愚才是贤
五味清淡精神爽　　三生从容日月光
反观自己难全是　　细论人家未尽非
习勤不止能祛愚　　闻过则喜自得师
每临大事心平气　　常教凶兆化吉祥
心未曾求过分事　　身常少有不安时
真读书人天下少　　不如意事古来多
欲无后悔须律己　　各有前程莫妒人
回思往事难全是　　静看来日好自为
才不及人凡事让　　学能知命此心安
世到盛时须警省　　境当逆处要从容
人遇误解休怨恨　　物达严冬即回春
人心若路直行好　　世事如棋宽看高
须使青春闲有度　　莫教白首碌无为
黑发不知勤学早　　白首方悔读书迟
书到用时方恨少　　事非经过不知难
枯木逢春犹再发　　人无两度再少年
学如逆水行舟不进则退　　玩如平原野马易放难收
气忌躁　言忌浮　才忌满　学忌浅
胆要大　心要细　智要圆　行要方
心头有德前程远　　眼底无私后路宽

除去私欲终世乐　洗了俗念满身轻
敬君子方显有德　远小人不算无能
贤者所怀虚若谷　圣人之气静于兰
只有观书堪遣虑　应须守道勿羞贫
心有尺规行不乱　意持忠厚气堪平
几番磨炼方成器　十载耕耘始有收
此心平静如流水　放眼高空看过云
书囊应满三千卷　人品当居第一流
效梅傲霜休傲友　学竹虚心莫虚情
心平气和千佳胼集　意粗性躁一事无成
大其心以容天下之物　和其心以敬天下之人
山阻石拦大江毕竟东流去　雪辱霜欺梅花依旧向阳开
识事晓事不多事　太平无事　忍人让人不欺人　方可为人

人生格言　感悟人生　领悟哲理益养生

生活中蕴含着许多哲理，只要你能静下心来，细细思量，细细琢磨，就会静悟出一些真谛。对你的修养，对你的精神养生，对你的身心健康大为有益。

在有限的人生路上，谁能正确地驾驭自己，谁就能达到人生辉煌的彼岸。谁能合理有效地应用时间，谁的生命就会得以延续。如果沉湎于灯红酒绿中醉生梦死，在觥筹交错的宴桌上哗众取宠，在烟雾缭绕的赌桌上孤注一掷，谁就在无止境地肆意蚕食着自己的生命，在长嗟短叹中走向落寞。

在生活中，我们有时会一帆风顺，有时会厄运连连。古人说："福兮祸之所倚，祸兮福之所伏。"我们应掌握好手中的船桨，无论在狂风巨浪中，还是在花团锦簇时，都要从容地来面对生活。应做到宠辱不惊，泰然处之。

养生涉及到现代科学中预防医学、心理医学、行为科学、医学保健、天文气象学、地理医学、社会医学等多学科领域。"生物—心理—社会"的现代医学模式已渗透到预防保健、康复医疗体系。这一医学模式要求将人体的脏器、生理、精神与形体等看作整体，也要将人的社会性与自然性统一起来，这些也都与传统中医学的"天人相应、形神合一、五脏一体观"等思想是一致的。

所以，健康的定义已经不仅仅局限于身体的健康了，精神的健康同样重要，而且精神健康还会影响身体健康。所以精神养生至关重要。

精神养生是通过净化人的精神世界，自动清除贪欲，改变自己的不良性格，纠正错误的认知过程，调节情绪，使自己的心态平和、乐观、开朗、豁达，以达到健康长寿的目的。

精神养生的关键就是幸福感，让自己的心理处于一种平静、满足的状态，简单来说，就是快乐的生活。

精神养生就像戒烟一样，是最容易做到，又不容易做到，容易做是因为精神养生完全可以由自己主观意识所支配，不需要特别的外界条件；不容易做到是一个人很难把握自己，纠正自己固有的错误思维方式，更难以排除客观事物对自己主观意识的负性干扰。

总的说来，精神与健康的关系可分为两方面：精神决定健康，只有精神好的人身体才可能获得健康；健康包含精神，现代医学已经把心理健康作为衡量人健康的重要标准。

"乐莫大于无忧，富莫大于知足"，在人生的旅途中，每一个人都有自己的位置，所以应该对自己的位置具有充分的满足感。"知足常乐"就是要这种满足感通过自我内心世界的调节使之达到最高值。鱼儿不必羡慕鸟儿能够在空中飞翔，鸟儿也不必羡慕鱼儿能在水中遨游，要珍惜自己的位置和已得到的东西。仔细想一想，你就会发现有些东西你拥有而别人不可能得到，而有些东西则是别人拥有而你不可能得到的。

一个人如果能做到无忧无愁，知足常乐就会有一个好心情，就会感到人生的道路上充满着阳光和欢乐，这样的人自然会健康长寿。

有一样东西，拥有它的时候，感觉不到它的珍贵，体会不到它的重要。失去它的时候，才觉得它是那么可贵，是那么不可或缺，它就是健康。

失去金钱的人损失甚少，失去勇气的人损失极多，失去健康的人损失一切。

错过公交车可以等下一趟，错过火车可以推迟行程，错过约会可以另行安排，错过婚期可以另选佳日，唯独健康不可等！如果健身计划一拖再拖，拖过了春夏拖秋冬，拖来拖去，拖出的是健康状况严重下降的沉重代价。

许多事情都可以重来，唯独生命健康没有第二次，人生之路是无法返回的单程之旅，我们没有从头来的机会。

食补能健身，药攻可祛疾，若是得心病，还需心来医。

你不能决定生命的长度，但你可以改变生活的浓度；

你不能改变大环境，但你可以改变小环境；

你不能改变事实，但你可以改变态度；

你不能左右天气，但你可以改变心情；

你不能改变容貌，但你可以展现笑容；

你不能控制他人，但你可以掌握自己；

你不能改变过去，但你可以改变现在；

你不能预知明天，但你可以利用今天；

你不能样样顺利，但你可以事事尽力。

河流之所以到达目的地，是因为它懂得怎样避开障碍，懂得怎样利用可利用的空间。

世上没有比脚更长的路，没有比人更高的山，所以，一切皆在自己掌握之中。

世界上没有绝望的处境，只有对处境绝望的人。

世界上只有想不通的人，没有走不通的路。

靠山山会倒，靠水水会流，靠自己永远不倒。

地球是运转的，一个人不会永远处在黑暗的位置。

人生就像一杯茶，不会苦一辈子，但会苦一阵子。

上帝是公平的，给谁的都不会太多也不会太少。

人生的意义不在于拿一手好牌，而在于打好一手牌。

知识改变命运。知识是学回来的，能力是练出来的，智慧则是看多了成功者悟出来的。知识本身没有力量，只有化为行动才有力量。

知识是一剂良药，它能使你保持清醒的头脑。

事情一半是做到的，一半是想到的。

知识的大海，来源于涓涓细流。

古今来许多世家，无非积德；

天地间第一人品，还是读书。

读书即未成名，毕竟人高品雅；

修德不期回报，自然梦稳心安。

不读书，不知天高地厚，安然自得；

一开卷，方叹学海浩瀚，学无止境。

书可比作是药，熟读可以医愚。

如果为人不读书，就像房子没窗户。

如果不读书，就算行万里路也只不过是邮差。

富家不用买良田，书中自有千钟粟；

安居不用架高堂，书中自有黄金屋；

出门莫恨无人随，书中车马多如簇；

娶妻莫恨无良媒，书中自有颜如玉；

男儿若遂平生志，六经勤向窗前读。

——宋代皇帝赵恒《劝学》诗

学习，能在无助孤独中使你快乐；

学习，能在疑惑困顿中赐你智慧。

买书不难，能读为难；读书不难，能懂为难；

懂得不难，能记为难；能记不难，能用为难。

做可以做的事，读可以读的书，不让每一天轻易地溜走。

学习从来只有"入学"时，没有"毕业"时。惟有活到老，学到老，方是人间正道。

海不择细流，故能称其大；山不拒细壤，方能成其高；

人不耻下问，才能致渊博；文不过饰非，堪能尽善美。

只有好好地把握住今天，才能创造美好的明天。

机遇，有准备的人才能遇到它。

成功，是屡遭挫折而热情不减。

人生中，每一次的经验都是前进的基石；

生命里，每一次的成败都是未来的借鉴。

自信和成功的关系，机遇和准备的关系，就像云和雨的关系一样，有了云不一定下雨，但没有云绝对下不了雨。

自信者毁誉不能改其志，知足者权力不能变其节；

静心者恩怨不能乱其神，有德者是非不能扰其心。

别人可以替你开车，但不能替你走路；可以替你做事，但不能替你感受。人生的路要靠自己走，成功要靠自己去争取。

时间是人生真正的资产，学问是人生真正的财富，

智能是人生真正的力量，健康是人生真正的快乐，

思路畅达，是良好的通风；热心开朗，是灿烂的阳光；

展望未来，是宽广的视野；菩提正道，是方便的交通。

学习要加，骄傲要减，机会要乘，懒惰要除。

死者若不埋在活人的心中，那就真正死掉了。

——鲁迅

人生最美好的，就是在你停止生存时，也还能以你创造的一切为人民服务。

——奥斯特洛夫斯基

尝观天下之人，气之温和者寿，质之慈良者寿，量之宽宏者寿。

能以和蔼之容见人者，必得人和；

能以谦冲之气处人者，必得人尊；

能以恭敬之心待人者，必得人敬；

能以赞美之言和人者，必得人缘。

少年时，要重视礼貌的习惯，长大后才能受人喜爱；

青年时，要学会看书的习惯，年老时才能容易度日；

中年时，要培养修行的习惯，生活中才能懂得来去；

老年时，要懂得保健的习惯，晨昏里才能照顾自己。

万贯家财，不如一技在身；满腹经纶，不如一善在心；

高谈阔论，不如一言九鼎；长篇累牍，不如一字千金。

童年的无知可爱；少年的无知可笑；青年的无知可怜；中年的无知可叹；老年的无知可悲。

世界从来都是先知先觉的人领导后知后觉的人再开发不知不觉的人。

道德常常能填补智能的缺陷，而智能却永远填补不了道德的缺陷。

大其心，容天下之物；虚其心，受天下之善；

平其心，论天下之事；潜其心，观天下之理；

定其心，应天下之变；慈其心，爱天下之人。

愿做一只蜡烛，燃烧自己，照亮别人；

愿做一只蜜蜂，辛劳一生，甘甜他人；

愿做一只画笔，彩绘世间，增添美丽；

愿做一盏路灯，照亮黑暗，指引光明；

愿做一棵大树，枝繁叶茂，庇荫路人；

愿做一本书籍，展现真理，给人智能；

愿做一方大地，生长万物，普载众生；

愿做一朵鲜花，吐露芬芳，给人清香。

一个人的快乐不是因为他拥有得多，而是因为他计较得少。

要学会用放大镜看别人的优点，用望远镜看别人的缺点。

有接受别人批评的雅量，才能为学做人；

有改正自己错误的勇气，才能立功立业。

出色表现的背后，往往是不为人知的辛劳。

你能够看多远，就能够走多远；你能容多大事，就能做多大事。

忿怒如烈火，不阻止会烧掉一切；欲望像洪水，不阻挡会淹没了一切。

名誉从屈辱中彰显，德行雅量从忍耐中壮大。

每一种创伤，都是一种成熟。

一个人若想成功，往往要经历很多惨痛的事。

不要畏惧失败，要在失败中学到一些东西。

经历的坎坷和磨难，是人生的一笔财富。

只要能勇敢地经历黑夜，就一定会迎来光明。

黑暗无论怎样悠长，白昼总会到来。

冬天已经到来，春天还会远吗？

只有品尝黑暗，才能真正感受阳光的珍贵。

谁在最困难的时候不丧失信心，谁就可能赢得胜利。

能克服困难，便能获得良机；能解决困难，便能化解危机；

能面对困难，便能寻求转机；能不怕困难，便能把握时机。

顺境虽好，但往往因得意忘形，反而使人堕落，

逆境虽苦，冲过难关，即成为事业成功的助缘。

人生的旅途，不光是风和日丽、一帆风顺，难免有艰险曲折。

顺境常常是过去艰苦耕耘收获的结果，逆境也正是日后峰回路转、否极泰来的前奏。

屡遭挫折时，不要自暴自弃、一蹶不振，要振作精神，愈挫愈奋。

改变能改变的，接受不能改变的。忘记该忘记的，记住该记住的。用平凡的心对待平凡的人生，平凡而有意义的人生才是出色人生。

有备地后退，则跳得更远；适当地休息，能走得更长。

谦虚退让是保身的最好办法；安静祥和是处事的最好办法。

包涵容忍是待人的最好办法；潇洒脱俗是养心的最好办法。

当愚痴的邪风吹来的时候，要抱紧智慧明理的磐石；

当嗔怒的烈火炽盛的时候，应泼洒柔和忍耐的法水；

当贪欲的洪流高涨的时候，需开启喜合布施的闸门；

当骄慢的高山隆起的时候，得运用谦虚尊重的巨铲。

为了一点小事而生气，往往会造成严重的后果。

在气头上的时候，不要轻易说话或行动。

过于争强好胜，会把精力浪费在无谓的竞争中。

生活最沉重的负担不是工作，而是无聊。

生活，就是理解；生活，就是面对现实微笑，就是越过障碍注视将来。

当遭遇误解、情绪消沉时，不要怨天尤人、心存嫌隙，要胸怀坦荡、前嫌不计。

人的真正使命是生活，而不是单纯地活着。

生命多少用时间计算，生命的价值用贡献计算。从物质的消耗中谋求欢乐，才是人生真正的悲哀。

凡事争则不足，让会有余。

只要顺其自然，有些东西自然会唾手可得。

凡事都要有度，一切都要适可而止。

不要以小人之心度君子之腹，不要以己之言堵他人之嘴，不要总是要求玫瑰花能散发出紫罗兰的芳香。

人生最美丽的补偿之一：就是人们在诚心地帮助别人之后，同时也帮助了自己。

真心地帮助别人，往往会有意外的收获。

一颗爱心可以影响别人，甚至可以改变很多人。

能打动人心的不是金钱，而是温暖的爱。

每一个善意的举动，都是自身人格魅力的一次壮大。

微笑，是最美丽的语言，能散播芬芳；

礼貌，是最庄严的表情，能广结善缘。

不要吝惜你的微笑，它是一个人美好心灵的反映。

要想提升自己的价值，先要调整好自己的状态。

一个人能被别人相信，也是一种幸福。

授人玫瑰，手有余香。

有同情心才能利人，有体谅心才能容人，

有忍耐心才能做人，有慈悲心才能度人。

经营你自己的长处，能使你的人生增值；经营你自己的短处，能使你的人生贬值。

几千年的生存法则是：建立个人品牌，把你的名字变成钱。

真正的财富是一种思维方式，而不是一个月的收入数字。

大自然是个忠实的供给者，但它只把报酬给予努力工作的人。

如何使一块肥沃的土地不长杂草？方法只有一个——种上庄稼。

忍别人不能忍的痛，吃别人不能吃的苦，是为了收获别人得不到的收获。

火柴要发光，必须在磷片上划过，谁害怕痛苦的磨擦，生命就会黯淡无光。

没有危机竞争，就会失去斗志和生存的力量。

生活太安逸了，往往会失去生存的本能。

要学会吃两样东西：吃亏和吃苦。

大事难事看担当，逆境顺境看襟度，临喜临怒看涵养，群行群止看见识。

临大事静心为先，遇险滩宁静致远。

物质上不要太丰富，才能在困顿中忍得下去；

人情上不要太顺遂，才能在曲折中耐得下去。

不和积财的人争富，不和专营升官的人争官位，不和自我炒作的人争名声，不和年轻人争英俊，不和肝气盛的人争是非，不和同行的人争高低，不和嫉妒心强的人争优势。

可以在内心欣赏自己，但绝不可当众夸耀自己。

有一种人只做两件事：你成功了，他妒嫉你；你失败了，他笑话你。

气象预防定律：报准没人说，报不准没人不说。

有的人这样，你说一百句话，只要有一句是对的，就肯定这一句话的价值；有的人则相反，说了一句错话，就追究不放，而忘了那九十九句正确的话。

人言可畏，谣言足可杀人。

有教养不是吃饭不洒汤，是别人洒汤的时候别去看他。

犯错误不是稀奇事，稀奇的是别人犯错的时候别去讥笑他。

不要同一个傻瓜争辩，否则别人会搞不清到底谁是傻瓜。

厚道是河水深层的潜流，它有力量，但表面不起波浪。

我们可以躲开大象，却躲不开一只苍蝇。生活中使我们不快乐的常是一些芝麻小事。

富贵是一切怨恨的府地，才能是让人嫉妒之源，名声是毁谤的媒介，欢乐是悲哀的开始。

钱财给人负担——放下就轻松；

名利给人烦恼——看破就宁静；

贪欲给人折磨——戒除就幸福；

记恨给人伤害——转念就愉快；

邪行给人污秽——告别就清爽；

偏见给人误导——矫正就舒畅；

傲慢给人积怨——谦虚就化解；

过食给人肥胖——自控就健康；

多酒给人迷妄——节制就超凡。

人生其实是个碰碰胡：碰对方向，光彩一辈子；碰对环境，舒坦一辈子；碰对时运，顺当一辈子；碰对爱人，幸福一辈子；碰对师长，收获一辈子；碰对领导，宽松一辈子；碰对朋友，乐呵一辈子；碰上神仙，还有下辈子。愿你全碰对！

人生看你怎样选：选对事业可以成就一生，选对朋友可以智能一生，选对环境可以快乐一生，选对伴侣可以幸福一生，选对生活方式可以健康一生。

感觉是一种主观的东西，而生活就是一种感觉。人以什么样的态度感觉它、对待它，它就以什么样的姿势回报你。只要你热情、积极、乐观、进取，你的生活就将充满阳光。

有远见者，看未来而不看眼前；

有抱负者，积德业而不积盛名；

有作为者，争千秋而不争一时；

有弘愿者，为大众而不为自己。

事物忌讳到达极点，事情避免极其完美，人则忌讳极度得意。

有时才华不宜显，有时聪明需内敛。

毁誉不动于心，可谓参透人生；

喜怒不形于色，可谓修养到家。

地狱和天堂之间的距离，或许仅一墙之隔。

可以翻越高山的人，也可能被一块小石头绊倒。

才能美敏者，宜以学问摄其躁；气节激昂者，当以德行融其偏。

步步占先者，必有人挤兑；事事争胜者，必有人打击。

无论生活得如何，都要懂得自尊和尊重他人。

有过则改，则天地不怒；安分守己，则鬼神无奈。

心不妄念，身不妄动，口不妄言，君子所以存诚。

内不欺己，外不欺人，上不欺天，君子所以慎独。

不愧父母，不愧兄弟，不愧妻子，君子所以宜家。

不负天子，不负生民，不负所学，君子所以用世。

勿吐无益身心之语，勿为无益身心之事，勿近无益身心之人，勿入无益身心之境，勿展无益身心之书。

以恕己之心恕人则友多，以责人之心责己则过少。

见人不是，是恶的根源。见己不是，是善的根本。

宁静多一点，抱怨就会少一点；宽容多一点，焦虑就会少一点。

横逆来时，要能不怨不尤；变故来时，要能不惊不怖；

诽谤来时，要能不辨不苦；荣宠来时，要能不骄不慢。

有用之人如太阳，日日散发光明和热量；

有德之人如春风，时时吹拂清凉与舒适。

热情是世界上最大的财富，心里一片阳光的人最幸福。

尧帝为给自己提批评意见的人设置了敲击的鼓，舜帝为给自己提批评意见的人设书写的表木，汤王为给自己提批评意见而设司言官，武王为给自己提批评意见的人设摇鼓。——这些伟大的人总怕自己有缺点自己看不到，而有的人总怕自己有缺点而被别人发现

追求完美是做事的最高目标，容纳缺陷是做人的起码美德。

与饥饿的人相比，则能温饱就快乐；与寒冷的人相比，则得到温暖就快乐；与做苦力的人相比，则悠闲就快乐；与生病的人相比，则健康就快乐；与多灾难的人相比，则平安就快乐；与死亡的人相比，则生存就快乐。

对失意人，莫谈得意事；处得意日，莫忘失意时。

贫贱是苦境，能善处者自乐；富贵是乐境，不善处者更苦。

物质尽管丰富，拥有的层面有限，

精神只要淡泊，享有的乐趣无穷。

钱可以帮穷人解决问题，却帮富人制造问题。

祸到休愁，也要会救；福来休喜，也要会受。

天欲祸人，先与微福骄之；天欲福人，先以微祸儆之。

奢者富不足，俭者贫有余；奢者心常贫，俭者心常富。

无病之身，不知其乐也，病生始知无病之乐。

无事之家，不知其乐也，事至始知无事之福。

事不可做尽，言不可道尽，势不可倚尽，福不可享尽，便宜不可占尽，聪明不可用尽。

饭休不嚼便咽，路休不看便走，话休不想便说，事休不想便做，衣休不慎便脱，财休不审便取，气休不忍便动，友休不择便交。

找个好医生，不如交个好朋友。

交道德的朋友，如读圣贤列传；交风趣的朋友，如读散文小说；
交精明的朋友，如读财经文献；交诚实的朋友，如读历史诗篇；
交知识的朋友，如读百科全书；交混蛋的朋友，如读歪门邪说。

天地不可一日无和气，人心不可一日无喜神。
衰后罪孽，都是盛时作的；老来疾病，都是壮年招的。
败德之事非一，而酗酒者德必败；
伤生之事非一，而好色者生必伤。
木有根则荣，根坏则枯。鱼有水则活，水涸则死。灯有膏则明，膏尽则灭。人有真精，保之则寿，戕之则夭。
责人之心责己，爱人之心爱人。
宁可人负我，切莫我负人。
毋以己长而形人之短，毋因己拙而忌人之能。

荣宠旁边辱等待，贫贱背后福跟随。
成名每在穷苦日，败事多因得意时。
有钱当念无钱日，得意休轻失意人。

水流不常满，火盛不久燃。日出须臾没，月满已复缺。
当路莫栽荆棘树，他年免挂子孙衣。
宁可正而不足，不可邪而有余。
与其无义而有名分，宁穷处而守高。
贪如水，不遏则滔天；欲如火，不遏则自焚。

度贫无士将金赠，病有高人说药方。
平生莫作皱眉事，世上应无切齿人。
今朝有酒今朝醉，明日愁来明日忧。
受恩深处宜先退，得意浓时便可休。
强中自有强中手，恶人须用恶人磨。
人恶人怕天不怕，人善人欺天不欺。
善恶到头终有报，只争来早与来迟。
黄河尚有澄清日，岂可人无得运时。
世上本无常照月，天边还有再来春。
月无贫富家家有，燕不炎凉岁岁来。
事欲称情常不足，人能退步便无忧。
荣衰可喻花开落，聚散还同云去留。
无求到处人情好，不饮从他酒价高。
知事少时烦恼少，识人多处是非多。
以史为镜知兴替，以人为镜明得失。

舌长事多，夜长梦多。

是非朝朝有，不听自然无。

任凭风浪起，稳坐钓鱼台。

相识满天下，知音无几人。

有田不耕仓库虚，有书不读子孙愚。

读书有味千回少，对人无情一句多。

人非圣贤谁无过，莫为小事动干戈。

静思天下事，多读古人书。

得山水清其人多寿，晓诗书气有子必贤。

乐不可极，乐极生哀；欲不可纵，纵欲成灾。

受享过分，必生灾害之端；举动异常，每为不祥之兆。

算什么命，问什么卜？欺人是祸，饶人是福。

人欺不是辱，人怕不是福。

天冷不是冷，心寒才是寒。

天灾不时有，谁家挂得免字牌。

世间公道唯白发，贵人头上饶过谁？

略尝辛苦方为福，不作聪明便是才。

有麝自然香，何必当风立。

子孙若如我，留钱做甚么？贤而多财，则损其志；

子孙不如我，留钱做甚么？愚而多财，益增其过。

积产遗子孙，子孙未必守；

积书遗子孙，子孙未必读；

溺爱遗子孙，子孙"啃老族"。

留下千垛干柴，不如留下一把斧头。

攒钱是代人受苦，健身是自找苦吃。

量窄气大，发短心长。善必寿考，恶必早亡。

看什么都不顺眼的人，疲劳的不仅仅是眼睛。

忍得一时之气，免得百日之忧。

酒是烧身硝焰，气是无烟火药。

倒在酒杯中的人多于倒在大海中的。

心中充满复仇情绪的人只会让自己变得越来越痛苦。

憎恨别人就像为了逮住一只耗子而不惜烧毁自己的房子，但耗子不一定逮到了。

什么叫能耐？就是有能力而又能忍耐的人，才叫有能耐！

先学耐烦，切莫使气，性躁心粗，一生不济。

聪明的人都是宽厚之人。

勿临渴而掘井，宜未雨而绸缪。

走路要防跌，吃饭要防噎。

临渊羡鱼，不如回头结网。扬汤止沸，不如釜底抽薪。

笑人善忘曰徙宅忘妻，讥人不谨曰开门揖盗。

酒虽养性还乱性，水能载舟亦覆舟。

受宠若惊，闻过则喜。贫而无怨难，富而无骄易。

人生最大的敌人是自己。人生最大的失败是自大。

人生最大的无知是欺骗。人生最大的悲哀是嫉妒。

人生最大的错误是自弃。人生最大的罪过是自欺欺人。

人生最大的可怜是自卑。人生最大的毛病是自私。

人生最大的破产是绝望。人生最大的烦恼是欲望。

人生最大的美德是慈悲。人生最大的勇气是认错。

人生最大的拥有是感恩。人生最大的收获是知足。

人生最大的希望是平安。人生最大的修养是宽容。

人生最大的礼物是宽恕。人生最大的债务是人情债。

人生最大的缺陷是悲智。人生最大的欣慰是布施。

人生最大的佩服是精进。人生最大的财富是健康。

人生最大的需求是被了解和被欣赏。

自在的人生，人生的自在，绝不全在财富拥有与官位高低上，更多的时候还是心灵的松弛。

人生难得是自在。谁能得到这份纯真的自在，即使在各方面不算得意，这辈子的日子总会过得安适，这不同样是个成功的人生吗？

良田万顷，日食三餐；大厦千间，夜眠八尺。

地宽房宽，不如心宽。身安不如心安。

思无邪僻是一药，行宽心和是一药，

心平气和是一药，心静意定是一药。

世事如棋，让一招不为亏我；心田似海，纳百川方见容人。

坐阅五帝四朝，不觉沧桑几度；经历九磨十难，了知世事无常。

绿水本无忧，因风皱面；青山原不老，为雪白头。

财富是一种寄存，钱再多，你也不能带到棺材里去；情爱是一种寄存，人之亡之，情之焉附？权位是一种寄存，无论你怎样叱咤风云，却不能逃出最终的交替；生命是一种寄存，是寄存于星球上的匆匆过客，而这星球则是一间小驿站。

读懂生活即是珍惜生命，生命是稍纵即逝、不可复得的，是没有来生、没有转世、没有轮回的，是无论对谁也只有行使一次的权利。

死，不是死者的不幸，而是死者最亲最近的人的不幸。为了你最亲最近的人，还是要好好地活着吧！

无知是这么一种东西：当你拥有它时，你就会有巨大的胆量。这种胆量换来的往往是惨痛的教训。

无知，有时会付出沉重代价。

报复不是勇敢，忍受才是勇敢。

人生是短暂的，但如果卑劣地过，又太漫长。

太阳不语，是一种光辉；高山不语，是一种巍峨；蓝天不语，是一种高远。人也一样，沉默是金，沉默是难得的处世之道。

古来圣贤皆寂寞，要想学有所成，必须耐得住寂寞；知识的生命要用汗水去滋润，要用心血来呵护。

耐得寂寞才能出学问、才能出经典，就像母鸡孵蛋，喜静，怕热闹，一热闹起来就难免鸡飞蛋打。

许多无名者往往羡慕成功者，却不知成功者的生活往往不属于自己。因为成功者的生活大都是甘于寂寞，甘于平淡，不为名利所累，不被物欲所困，而这恰恰是无名者难以承受的。

成功者应酬交际少，烟酒气味少，吃喝玩乐少，甘于坐住冷板凳，乐于伴守寂寞。

学知识，要钻得进、静得下、坐得住、学得深，方能达到"腹有诗书气自华"。

压力最大的时候，效率可能最高；

最忙的时候，学的东西可能最多；

最得意的时候，往往是失败的开始；

寒冷到了极致时，太阳就要光临。

放弃时间的人，时间也会放弃你。

闲人无乐趣，忙人无是非。

活出真正的自我，不要盲目地羡慕别人。

幸福没有恒定的标准，它是在比较中获得的。

所谓幸福的人，是只记得自己一生中满足之处的人；而所谓不幸的人，是只记得与此相反的内容的人。

如果你想生活得快乐，那么就要学会知足。

只有降低快乐的标准，才能找到真正的快乐。

只有心胸宽广的人，才不会为生活所累。

佛说：物随心转，境由心造，烦恼皆由心生。

对于每个生命来说，只有自己才是上帝。

失恋，有人当成"世界末日"痛不欲生；有人却认为"旧的不去，新的不来"。改变对问题的看法，才能改变问题对你的威胁。

活出快乐靠自己。

如果能对悲哀一笑置之，悲哀也会减弱它的力量。

懂得怎样解决问题的人，工作效率永远赶不上懂得怎样避开问题的人。

把事情变复杂很简单，把事情变简单很复杂。

不吃饭的女人太多，不吃醋的女人没有。

钱可以买到房子，但买不到家；

钱可以买到婚姻，但买不到爱；

钱可以买到钟表，但买不到时间；

钱可以买到鱼肉，但买不到食欲；

钱可以买到美服，但买不到气质；

钱可以买到股票，但买不到满足；

钱可以买到书籍，但买不到智慧；

钱可以买到床铺，但买不到睡眠；

钱可以买到药品，但买不到体魄。

所以钱不是万能的，但是没有钱是万万不能的。

当一扇幸福之门即将关闭的时候，另一扇就会打开。人们往往太多地关注关闭的一扇，而对打开的一扇却熟视无睹。

人生的路上有无数扇门，当你在一扇门前吃了闭门羹时千万不要气馁，因为只有这样，你才有机会欣赏另一扇门后的风景。

成功的时候，不要忘记人生还有红灯；失败的时候，不要忘记前边可能就是绿灯。

我们每个人都得接受理想与现实之间的距离，就是皇帝也有无法实现的愿望。把一切都放下，你就会轻松许多。

人生所经历的事物是由偶然的机遇决定的，愚昧也会成功，智慧也会失败，人的才能和财富没有太多的联系。

不管你经历了怎样的挫折，生活还得继续，人生就像百川归海一样，如果前面是山就绕过去，前面是平原就漫过去，前面是张网就渗过去，前面是闸门就停下来等待时机。

人生像帆船，当你无法改变风的方向时，要学会改变帆的方向。

不能改变结果，就改变游戏规则。

举得起放得下，叫举重；举得起放不下，叫负重。

通向山巅的路，没有一条是笔直的。

通往成功的路，总在施工中。

不幸是一块石头。对于强者，它是垫脚石；对于弱者，它是绊脚石。

当你被失败拥抱时，成功可能正在一边等着吻你。

登上了山顶，可能是伤痕累累，但看到的却是无限风光。

想要到达最高处，必须从最低处开始。

轻轻松松地走路，才不会被遥远的未来吓倒。

我刚会开车的时候车左偏我就右打轮，结果又向右偏了，就这样周而复始走着 S 路前进，始终未能走入正道。我们的生活何尝不是如此，看来我们得防止矫枉过正。

得意而不忘形，失意而不丧志。自信而不骄傲，谦虚而不自卑。

知足而不自满，施恩而不图报。期许而不苛求，沉思而不迷惑。

勇敢而不鲁莽，果断而不草率。执著而不拘泥，温和而不懦弱。

刚强而不霸道，盛气而不凌人。临危而不慌乱，审慎而不犹豫。

传统而不守旧，礼多而不俗套。

坚持错误的方向，只会离成功越来越远。

追两只兔子的人，难免一无所获。

人生重要的不是所站的位置，而是所朝的方向。

富不读书，纵有银钱身何贵？

贫而好学，虽无功名品志高。

何必读尽圣贤书，能全孝友便为实学；

纵然周知天下事，不知进退总是愚人。

人不会因为随身携带着书而变聪明，也不会因为抱着药罐而变得健康。

如果不及时改正小毛病，往往会铸成大错。

瑕疵虽小，却足以影响一个人的一生。

不要贪得无厌，否则会付出惨重的代价。

要想避免留下遗憾，就要脚踏实地走好人生的每一步。

世间事物只看你怎么看待，忧和喜只是事物给你带来的两种不同的心情，好运与霉运就像一枚硬币的两面，只有不会领悟人生的人，才会极端地把它们对立起来。

生活有苦有甜，才叫完整；爱情有闹有和，才叫情趣；心情有悲有喜，才叫体会；日子有阴有晴，才叫自然；联系时有时无，才叫珍贵。

人穷志不短，可以白手起家；人老志不衰，可以青春常在。

一个人能拥有成功的人生，不在于他的争强好胜，而在于他在追求目标时懂得坚持。

生活，你可以打败我，却不可以打倒我。

要想不再吃苦，就要战胜苦难。

想成功先学会失败，你不可能永远不失败，要想失败后奇迹般站起来，就必须学会承受。但是，你应该为成功找方法，而不应该为失败找理由。

生命中最伟大的光辉不在于永不坠落，而是坠落后总能再度升起。有弹性的生命，能从容地经历风雨，轻松地面对人生的起伏。

学会认输，才能成为最大的赢家。

放下利益你能活出真性情，放下面子才能活出好心情，放下身段才能寻得三两知己，放下纷争和仇恨才能活得潇洒从容，放下私心和争执才能坦然面对一切，怡然自得地面对生活。

除非你能够松弛，否则，全世界所有的维生素和矿物质都不能帮助你。

贫穷是一所学校，只有通过劳动才能毕业。

要做小池塘中的大鱼，不要做大池塘中的小鱼！

竞争不是要去砸别人的场子，而是把自己的场子搞得更精彩。

要想千人头上坐，先在万人脚下行。

唯有先做众生的马牛，才能成为最佳的祥龙。

给自我加重，是一个人不被打翻的唯一方法。

这世上最靠得住的东西，是智慧和本领。

学历并不重要，重要的是能力。

一个人的成功，在很大程度上并不取决于知识的多少，而是取决于解决问题能力的强弱。

在成功的道路上，你没有耐心去等待成功的到来，那么，你只好用一生的耐心去面对失败。

不能因一次挫败，就放弃你的决心。

无论从事哪个行当，有了智慧就有了财富。

被别人抢不走的知识，是属于自己的知识。

每日说一些欢喜的话，每日做一些利众的事，

每日读一些益智的书，每日度一些有缘的人。

幽默是生活波涛中的救生圈。

若要一辈子高兴，做佛；若要一阵子高兴，做官；若要一个人高兴，做梦；若要一家人高兴，做饭；若要一帮人高兴，做东。

事业无须惊天地，有成就行；金钱无须取不尽，够花就行；

朋友无须形不离，想着就行；儿女无须多与少，孝顺就行；

寿命无须过百岁，健康就行。

年龄问题不是活多久，而是怎样活的问题。

当你的体力开始衰退时，你的智力才刚刚达到发展的高峰。

很多事情你并不知道怎么做是对的，但你知道怎么做是错的。

如何做才能让自己回顾一生的时候不后悔？忠告是这样的：

1. 人生最重要的不是努力，不是奋斗，而是抉择。

2. 所见所闻改变一生，不知不觉断送一生。

3. 下对注，赢一次；跟对人，赢一世。

4. 不识货，半世苦；不识人，一世苦。

5. 做人处事，待人接物：重师者王，重友者霸，重己者亡。

6. 读万卷书不如行千里路，行千里路不如阅人无数，阅人无数不如名师指路。但是，经师易得，人师难求。

7. 学历代表过去，学习代表将来。

8. 聪明的人看得懂，精明的人看得准，高明的人看得远。

9. 做人不成功，成功是暂时的；做人成功，不成功也是暂时的。小胜靠智，大胜靠德。

10. 生命不在于活得长与短，而在于顿悟的早与晚。

美国第三届总统杰斐逊留给孙子的十条忠告：

1. 今天能做的事绝对不要推到明天。

2. 自己能做的事绝对不要麻烦别人。

3. 决不要花没有到手的钱。

4. 决不要贪图便宜购买你不需要的东西。

5. 绝对不要骄傲，那比饥饿和寒冷更有害。

6. 不要贪食，少吃点不会让你怎么样的。

7. 不要做勉强的事，只有心甘情愿才能把事做好。

8. 对于不可能发生的事情不要庸人自扰。

9. 凡事要讲究方式方法。

10. 当你气恼时，要数到10再说话，如果还气恼，那就数到100。

人的一生不外乎两件事：一件是做人，一件是做事。的确，做人之难，难于从躁动的情绪和欲望中稳定心态；成事之难，难于从纷乱的矛盾与利益的交织中理出头绪。

只有舍掉陈旧不堪的执著，才能得到新的观念、新的思维；放下不切实际的妄想，轻松上路，你会比别人跑得快，才有体力比别人跑得远。

蝉舍弃了外壳，因而能自由高歌；壁虎舍去了尾巴，因而能在危难之中保全生命；雄蜘蛛舍命求爱，因而得以繁衍后代。

懂得舍与得的人，就像给果树疏果一样，虽然果子的数量减少了很多，但收获时的产量却增加了很多。

佛说：看得不可太透彻，透彻见了底，就找不到活着的理由。所以，不要看透，但是，要看开。

要照亮他人，自己身上要有光明；

要点燃他人，自己身上要有火种。

一个人光溜溜地到这个世界上来，最后光溜溜地离开这个世界，彻底想起来，名利是生外之物，只有尽一个人的心力，使社会上的人多得他工作的裨益，才是人生最愉快的事。

对生活怀有一种快活的态度，生活才会有色彩。

放下烦恼，快乐其实很简单。

比房，比车，比工资，比压岁钱，比情人节礼物，比穿戴，比去过的地方，比名气，比老公，比老婆……也许你内心不想比，但你永远不自觉地比，随时随地如影随形。只要他能我不能，就不爽；只要他有我没有，就郁闷。如此，我等怎可快乐？

幸福其实很简单，幸福的人掌控自己的情绪，不幸福的人情绪受别人掌控；幸福的人会改变自己，不幸福的人总想改变别人。

怀着忧愁上床，就是背着包袱睡觉。许多烦恼和忧愁都是自己给自己套的枷锁，与其忧虑未来不如好好把握现在，在人生的储蓄卡上，请不要预支烦恼。

看开，想开，烦恼就会走开。该吃吃，该喝喝，遇事不往肚里搁。同一件事，想开了，就是天堂；想不开，就是地狱。

换个角度，你会看到更美的风景，使眼界更开阔，不会撞入死胡同。

命里有时终须有，命里无时莫强求。

苦苦地挽留夕阳的人是傻人，久久地感伤春光的人是蠢人。什么都舍不得放弃的人，往往会失去更珍贵的东西。

美国的老人说：只要心里不长皱纹，你就会有年轻人一样的心态。

不以物喜，不以己悲，看风云变幻，自云淡风清。

人有悲欢离合，月有阴晴圆缺，此事古难全。

生命宛如蜡烛，用一时少一时，既然人生苦短，何不平和对待？

只要你有海的胸襟，花儿必会为你开放，鸟儿必会为你歌唱。

何必为生活中的琐事较真，把心放宽就好了。

给对方一个台阶下，实际上是给自己日后留下方便。

不要和小人过不去，因为他本身过不去；

不要和社会过不去，因为你自己会过不去；

不要和自己过不去，因为你会过得去；

不要和亲朋好友过不去，他们会让你过去；

不要和过去过不去，因为过去已经过去；

不要和现在过不去，因为你要过下去。

蠢人做不了最蠢的事情，最蠢的事情都是聪明人做出来的。

既然我们幸运地来到人间，就要竭力来点缀这五彩缤纷的世界。哪怕只为人间增添一片落叶、一个浪花、一缕清香、一湾清水，其生命就会变得兴味无穷，十里芬芳。

人生有三境：受辱心不惊，苦中能作乐，舍得能从容；

人生有三喻：人生如水，人生如茶，人生如旅；

人生有三德：知恩图报之德，助人为乐之德，与人为善之德；

人生有三不：不凑热闹，不占便宜，不惹闲事；

人生有三不争：不与上级争锋，不与同级争宠，不与下级争功；

人生有三修炼：看得透想得开，拿得起放得下，立得正行得直；

人生有三福：平安是福，健康是福，吃亏是福；

人生有三为：和为贵，善为本，诚为先；

人生有三不等：孝老，行善，健身；

人生有三快事：助人，挚友，枕边书！

人生有三样东西是无法隐瞒的：咳嗽、贫穷和爱；你想隐瞒，却欲盖弥彰。

人生有三样东西是不该挥霍的：身体、金钱和爱；你想挥霍，却得不偿失。

人生有三样东西是无法挽留的：生命、时间和爱；你想挽留，却渐行渐远。

人生有三样东西是不该回忆的：灾难、死亡和爱；你想回忆，却苦不堪言。

不要因为你自己没有胃口，而去责备你吃的食物不好。

人生苦短，不过是来去匆匆的几十年。与其在抱怨中度过，不如为自己营造一份快乐的天地。

该放弃时就放弃，不以物喜，不以己悲，宠辱不惊，淡泊名利，宁静致远，你就会得到幸福。

人生就像是一段旅程，不必在乎目的地，在乎的是沿途的风景以及看风景的心情。又何必让那些名誉、地位、财富、人际关系、烦恼、郁闷、挫折、沮丧、压力等，来搅扰我们看风景的心情呢？

我们不是拥有太少，而是欲望太多。

高飞之鸟易死于食，深潭之鱼易死于饵。

何必徒劳寻求完美，生活本身就是不完美的。最完美的商品只存在于广告中，最完美的人只存在于悼词中。

人们日常所犯的错误，是对陌生人太客气，而对亲密的人太苛刻。把这个坏习惯改过来，天下太平。

嫉妒不会为自己带来好处，也不会减少别人的成就。

有个好心态，才会有个好人生。人生苦短，要善待自己。

快乐在于过程而不是结果。

快乐的人生，不在山珍海味上，在清和淡雅；

快乐的人生，不在盲目追求上，在真诚相待；

快乐的人生，不在别人的施舍，在自己争取；

快乐的人生，不在遥远的未来，在当下获得。

一切快乐，没有比祥和更为快乐；

一切享受，没有比宁静更为享受。

世上有三件事：一是自己的事，二是别人的事，三是老天爷的事。烦恼来自：忘了自己的事，爱管别人的事，担心人老天爷的事。要开心很简单：做好自己的事，不管别人的事，别想老天爷的事。

心安，东西南北都好；心安，粗茶淡饭有味；心安，陋室便是大千世界。

成绩不好可能出次品，身体不好可能出废品，心理不好可能出危险品。

很多人分不清理想和欲望。其实，理想就是当你想它时，你是快乐的；欲望就是当你想它时，你是痛苦的。

窗子和镜子都是玻璃做的，区别只是在于镜子多了一层薄薄的银子，但就是因为这点银子，便叫你只看到自己而看不到世界。

不平衡，去看看水，水清澈澄明又公平公正；水不争名利又无私无畏；水品质高洁又甘居人下；水利万物而不争，作贡献而不取；水性至柔而无坚不摧；水性优雅又容纳百川；万物离开水就没了生命！故"上善若水"。

水能自己活动，也推动别人；水能婉转自如，而委曲求全；

水能找对方向，更不断延伸；水能洗涤污垢，又清净自在。

水，它是最高级的一种状态，它从不与万物争宠，深处洼处都把自己的位置降得最低，所以才能把一切都吸纳进来，反过来滋养万物。水的适应能力也很强，如果你是圆筒，它会变成圆形；如果你是方块，它会变成方形。你把手伸进水里，它就会自如地接纳你，它会和你的手配合得天衣无缝。这是什么，这是做人的道理。

12种性格会错过成功：

觉得自己不够好：此类人有才华，也努力，但自我评价低、缺乏自信。

观点过于绝对：是非分明，世界不是黑色就是白色。可太过坚持原则，也可能四处树敌，影响发展。

太过苛求他人：对别人不断鞭策、严格监督。虽说佩服其才干，但"高处不胜寒"，少有人愿意与之共事。

从不得罪人：害怕得罪人，拼命地避免矛盾冲突。但情绪得不到发泄，结果可能反而让气氛更加紧张。

得理不饶人：做事态度强硬，有问题一定要追查到底，易让人反感。

对抗或仇视社会：天生叛逆，在讲究秩序的社会环境下，很难生存。

总想一举成名：过于自信、急于求成，不切实际，往往预示着失败。

太害怕失败：习惯了悲观主义的思想，总是害怕、担心失败，只会永远看不到成功。

不理解他人：缺乏对人性的理解，让人感觉冷漠、没有同情心。因此，很难建立有效的人际关系。

老是对职业不满意：总在频繁更换工作，觉得工作不适合，最后只能落得"什么都做不好"。

工作生活分不开：工作和私人生活没有界限。但不懂生活也很难真正驾驭工作。

找不到方向：充满困惑，缺乏方向感。易自我怀疑和否定，也会对生活失去兴趣，失去追求成功的动力。

生活在感恩的世界

人们都希望自己的生活中多一些快乐，少一些痛苦，多些顺利，少些挫折，可是命运却似乎总爱捉弄人、折磨人，总是给人以更多的失落、痛苦和挫折。其实，适度的挫折具有一定的积极意义，它可以帮助人们驱走惰性，促使人奋进。

所以，正确认识感恩世界，会让你辩证人生利于养生。挫折其实就是迈向成功应缴的学费。每一种创伤，都是一种成熟。忍别人不能忍的痛，吃别人不能吃的苦，才能收获别人得不到的收获。所以说含泪播种的人一定能含笑收获。痛苦的经历是人生的宝贵财富。超越自然的奇迹多是在对逆境的征服中出现的。

感激斥责你的人，因为他提醒了你的缺点。
感激绊倒你的人，因为他强化了你的能力。
感激遗弃你的人，因为他教导了你应自立。
感激鞭打你的人，因为他激发了你的斗志。
感激欺骗你的人，因为他增进了你的见识。
感激伤害你的人，因为他磨练了你的心志。
感激中伤你的人，因为他砥砺了你的人格。
感谢批评你的人，因为他褪去了你的骄傲。
感谢诋毁你的人，因为他丰富了你的阅历。
感谢蔑视你的人，因为他觉醒了你的自尊。
感谢詈骂你的人，因为他提升了你的定力。
感谢挖苦你的人，因为他彰显了你的淡定。
感激所有使你坚定信念的人！

静思修养有益健康

孔子曰："君子有九思：视思明，听思聪，色思温，貌思恭，言思忠，事思敬，疑思问，忿思难，见得思义。"

意思是说，看事情要看明白；听事情要听明白；给人的脸色要温和；对人的态度要谦恭；讲话要忠诚；做事要敬业；有疑惑要问明白；气忿发火时要想后果；得到时是否符合道义。

太阳光大，父母恩大，君子量大，小人气大。
对父母要知恩、感恩、报恩。
常思反哺之义，常怀感恩之心。
世上有两件事不能等：一孝顺，二行善。
原谅别人就是善待自己。

生气就是拿别人的过错来惩罚自己。

待人退一步，爱人宽一寸，就会活得很快乐。

静坐常思己过，闲谈莫论人非。

得理要饶人，理直要气和。

做该做的事是智慧，做不该做的是愚蠢。

脾气、嘴巴不好，心地再好也不易被人理解。

说一句好话如口出莲花，说一句坏话如口吐毒蛇。

话多不如话少，话少不如话好。

真正的快乐不是因为他拥有得多，而是因为他计较得少。

看别人不顺眼，是自己修养不够。

天上最美是星星，人间最美是温情。

要批评别人时，先想想自己是否完美无缺。

屋宽不如心宽。

忘功不忘过，忘怨不忘恩。

为自己找借口的人永远不会进步。

人生最大的成就是从失败中站起来。

时时好心就是时时好日。

要用心，不要操心、烦心。

不怕事多，只怕多事。

并非有钱是快乐，问心无愧心最安。

存好心，说好话，行好事，做好人。

难行能行，难舍能舍，难为能为，才能升华自我的人格。

做好事不能少我一个，做坏事不能多我一个。

不以善小而不为，不以恶小而为之。

人要自爱，才能爱普天下的人。

人要知福，惜福，再造福。

吃苦了苦，苦尽甘来；享福了福，福尽悲来。

痛苦经历是人生的宝贵财富。

只要路是对的，就不怕路远。

恐惧自己受苦的人，已经因为自己恐惧在受苦。

学古人哲理　防患未然

怨在不舍小过，患在不预定谋。

福在积善，祸在积恶。

饥在惰农，寒在惰织。

富在迎来，贫在弃时。

畏危者安，畏亡者存。

人之所行，有道则吉，无道则凶。

吉者百福所归，凶者百祸所攻。

务善策者无恶事，无远虑者有近忧。

弃玉取石者盲，羊质虎皮者辱。

衣不举领者倒，走不视地者颠。

柱弱者屋坏，辅弱者国倾。

足寒伤心，民怨伤国。

根枯枝朽，民困国残。

与覆车同轨者倾，与亡国同事者灭。

见已往者慎将来，恶其迹者宜须避。

有过不知者蔽，迷而不返者惑。

亲谗远忠者亡，近色远贤者昏。

薄施厚望者不报，贵而忘贱者不久。

听谗而美，闻善如仇者亡。

能有其有者安，贪人之有者残。

同志相得。同仁相忧。同恶相党。同爱相求。

同美相妒。同智相谋。同贵相害。同利相忌。

同声相应。同气相感。同类相依。同义相亲。

同难相济。同道相成。同艺相规。同巧相胜。

长莫长于博谋。安莫安于忍辱。

先莫先于修德。乐莫乐于好善。

神莫神于志诚。明莫明于体物。

洁莫洁于谨身。吉莫吉于知足。

苦莫苦于多愿。悲莫悲于精散。

病莫病于无常。短莫短于苟得。

幽莫幽于贪图。孤莫孤于自恃。

危莫危于任疑。败莫败于多私。

＊＊＊养生·家长里短篇＊＊＊

好的心态，好的精神，都源于一个"和"字。有"和"就有花好月圆，金光大道；失"和"就会遇到风雨阴霾，急流险滩，就难以调控和驾驭好自己的情绪。没有好的情绪、好的心情就没有身心健康。所以，你要能处理好家长里短里的诸多内容，你就拥有了"和"给你带来的诸多健康。

家长里短话养生

人的心理健康与人的生理健康、生活质量有极大的关系。人的精神状态、情绪、性格、应对各种事件的心理能力、生活态度、人生观念等等，都会直接对人体产生影响。

臞仙曰："古神圣之医能疗人之心，预使不至有疾。今之医者，惟知疗人之疾，而不知疗人之心，是犹舍本而逐末也。不穷其源而攻其流，欲求疾愈，安可得乎？殊不知病由心生，孽由人作，佛谓一切唯心造，良不诬矣。所以，人之七情内起，正性颠倒，以致大病缠身，诚非药石所能治疗。"

所以，家长里短、孝道、老来难、邻里关系、人生格言、人生哲理、静思修养、感恩世界等等，与养生关系重大！因为，任何人都离不开社会，离不开家庭，当出现了社会上的问题，或家庭上的问题，人则首先出现心理问题，接下来影响生理、生物，结果导致生病，并且还是心灵上的疾病，因为心灵上的疾病比肌体上的疾病更危险。况且身病是短时的，心病则是长久的、难以忘怀的、无药可治的……。古人说："自身有病自心知，身病还将心自医。心境静时身亦静，心生还是病生时。"又说："自家心病自家知，起念还当把念医，只是心生心作病，心安哪有病来时！"所以要以"以人为本"、"和为贵"的道理预防之。

天地万物在一"和"字，和平是国家的健康，和谐是生命的健康，和睦是家庭的健康，和顺是身心的健康。人和少疾患，家和万事兴，天和时序顺，地和乐丰收，国和好建设，世和享太平。和是一切，不二法门。

你要能处理好家长里短里的诸多内容，你就拥有了"和"给你带来的诸多健康。

药补不如食补，食补不如神补。精神好、心态好才能养出好身体。然而，好的心态，好的精神，都源于一个"和"字。有"和"就有花好月圆，金光大道；失"和"就会遇到风雨阴霾，急流险滩，就难以调控和驾驭好自己的情绪，哪里还能找到好心态，好精神呢？所以，在养生的过程中，既不可违背自然规律，同时也要重视人与社会的统一协调性。

民间流传十大劝　家长里短全说遍

王书画整理

一劝世人孝为本，黄金难报父母恩。孝顺就生孝顺子，忤逆培养忤逆人。
老猫枕着屋脊睡，一代一代往下轮。为人不把二老敬，在世你算什么人？
二劝媳妇孝公婆，孝敬公婆好处多。给你看家做零活，又是你的看娃婆。
孝敬公婆美名落，家庭和睦无风波。我说此话你不信，以后你也当婆婆。
三劝公婆莫心偏，闺女媳妇都一般。闺女不过时来往，媳妇常在你面前。
下地劳动去生产，铺床叠被把饭端。虽说闺女对你好，能在面前孝几天？
四劝兄弟要互敬，你们本是同胞生。兄要宽来弟要忍，有点家产不要争。
有事互相多照管，要学桃园三弟兄。千万别信谗言语，以免伤了骨肉情。
五劝夫妻要互敬，恩恩爱爱过百冬。有事互相来商量，莫要任意乱胡行。
你敬我来我让你，恩爱夫妻增感情。和睦家庭人人敬，莫让二老挂心中。
六劝妯娌要相和，妯娌和睦好处多。你做饭来我烧火，高高兴兴把话说。
若是争吵分家过，相见如仇害处多。遇事两家不相问，亲朋邻居笑话说。
七劝嫂嫂与姐妹，姐妹本是一门亲。住家常来又常往，嫂嫂就是亲近人。
互敬互忍又互让，亲热好比火一盆。大事小情相照顾，互通有无亲更亲。
八劝全家莫好强，强争好斗惹祸殃。要学昔日张百让，能让才有福寿长。
从古至今多看看，争强好斗不沾光。忠厚德善传家远，奸恶强横不久长。
九劝全家之学生，读书学习下苦功。在家要听家长话，在校师说要恭听。
互帮互学要做到，争取成绩往上升。自古将相本无种，自强不息多用功。
十劝男女小青年，打架斗殴莫上前。三拳两脚把人打，打人骂人侵人权。
打得轻了给人治，包工养伤你花钱，打死人命治你罪，判你死刑后悔难。

人生世事来回想

崔光祖

身为婆婆来回想，坚信一斤换四两。真把儿媳当闺女，儿媳梦中喊亲娘。
身为儿媳来回想，其实儿媳也好当，一片诚心孝为上，公婆一定心欢畅。
见面多叫爹和娘，不叫爹娘不开腔。公婆一尺我一丈，和和美美度时光。
身为丈夫来回想，男尊女卑旧纲常。夫妻平等互敬重，相亲相爱如鸳鸯。
应该设身处地想，应思妻子更难当。既要操持管家务，又要工作奔波忙。
理解照顾多体谅，心心相印送衷肠，在外常念妻子苦，回家下厨又帮忙，
一日夫妻情难忘，百日恩深似海洋，相濡以沫永为伴，金婚钻石福寿长。
身为妻子来回想，封建伦理太荒唐。巾帼英雄知多少，女子男儿皆栋梁。
高等学府同题榜，国际市场同样闯。尖端科技同样上，奥运夺冠同样强。
一样也有不一样，方方面面须周详。夫妻相敬又教子，在外工作人赞扬。
互相尊重又体凉，孝敬公婆如爹娘。情投意合无猜忌，终生相处见终场。
兄弟分家来回想，树大分权多荫凉。各过各的小光景，各理各的小家当。

分家要把糊涂装，两条原则是总纲。一是基本能公平，二是风格要发扬。
办法科学人高尚，谦让总比争执强。好男不吃分家饭，坐享其成脸无光。
不管分开到何方，不能不管爹和娘。做人若不尽孝道，不仁不义是豺狼。
妯娌相处来回想，有缘千里会一堂。天长日久心相印，胜似姐妹在身旁。
一个家庭妯娌俩，奉养公婆共高堂。都应贤慧都应孝，都应视作亲爹娘。
和睦相处无芥蒂，互相关照情义长。

早思老来难　防患于未然

要为老人来回想，人老多难实难当。民间有段老来难，希望世人多思量。
不但没了劳动力，起卧翻身心都慌。处处用人来照料，其心不忍常悲伤。
人生自古谁未老，设身处地多想想。如果自己老来时，不知是否有妙方？

老来难

王书画整理

老来难！老来难，劝人莫把老人嫌。当初只嫌别人老，如今轮到我头前。
千般苦，万般难，叫我从头说一番；耳聋难与人说话，颠三倒四惹人烦。
鼻泪常流擦不干，两眼昏花似胶黏，人到面前看不准，常把李四当张三。
年轻人，笑话咱，说我糊涂装着玩。亲戚朋友躲避远，儿孙媳妇个个嫌。
牙齿残缺口流涎，硬物难嚼囫囵咽，一口不顺就噎着，卡得难受多半天。
此时无人送口水，反说老人口头馋。茶杯饭碗人人腻，席间待客讨人嫌。
头发少，头顶寒，冷风飕得脑袋酸，冷天睡觉常戴帽，拉被蒙头怕风钻。
浑身难受行动缓，脱鞋上炕似登山。侧身睡，翻身难，手脚麻木苦难言。
盼明不明睡不着，小便一夜七八遍。年老肺虚咳嗽喘，一口一口吐黏痰。
儿女们，都厌烦，嫌我脏，不近前，老成这样还不死，你还想活多少年？
有病用药白费款，多余世上耗时间。反应迟钝又健忘，常把初二当初三，
想起前来忘了后，张冠李戴惹人烦。老人苦处说不尽，劝君体谅老人难。
日月如梭催人老，人过青春没少年。尊重老人势必行，养儿防老理当然。
养育之恩报不尽，作为榜样后人观。

读懂老人矛盾的心

"百善孝为先"，老人的幸福、建康、快乐是每一个儿女的心愿。可人一上了岁数，好像情绪会变得有些"反复无常"，让人捉摸不透，似乎越老越难"伺候"。

比如，有一个老奶奶，儿女们都在城里居住上班，自己住在乡下。她心中思念亲人，又怕打扰家人的生活不愿直说，于是一打电话，她就忍不住抱怨身体不舒服，不是头晕，就是肚子疼，家人赶来看望就好了。久而久之，儿女们觉得这样不是办法，老人毕竟年迈体衰、行动不便，而且也没人陪伴，于是决定把老人轮流接到家里同住。可这样过了没多久，老人又眉头紧锁了，一问才知道，老人觉得乱，看着孙子每天拿着玩具汽车在地上转来转去，看着眼前总有人走动，心里就觉得烦。家人说，那怎么办？老人说，我不想和你

们住在一起了，可又不愿意孤独。这样一来，儿女们都觉得无所适从。

其实，这正是老年人常见的一种矛盾心理：想要安静，又害怕寂寞；需要陪伴，又害怕烦乱。还有很多老人，因为不好意思向晚辈开口，想要什么东西不愿说，对孩子们有意见也不提，哪怕自己难受，也要忍到儿女主动发现问题。

因此，对于这样的老人，家人最重要的是要多些耐心和包容，细致地观察和捕捉到他们的情绪变化。如果老人总是吞吞吐吐、欲言又止，或者总是提别人家的故事，或者自己以前的经历，那就说明他们可能对目前的状况有些意见。此时，家人不妨主动询问，通过问问题、举例子等方法，主动替老人把心里的话说出来。

《生命时报》2011.05.10

民间传统劝孝文选段

父母给了我们生命，含辛茹苦哺育我们，恩情天高地厚。为人子女，当饮水思源，恪尽孝道。

"百善孝为先"。孝敬父母被摆在了各种美德的第一位。父母年龄一天一天增长，他们的身体一天一天衰老。这时的他们，不仅需要子女照顾衣食住行，更需要子女的关心和宠爱。一句赞美的话能让他们心情愉快；一个善意的谎言能让他们忘掉痛苦；一句话，一句问候，一个亲吻，一条短信，一束鲜花，一个拥抱……都会让他们感动得热泪盈眶。

让我们从现在开始孝顺父母吧！常去父母身边看看，和他们聊聊天，陪他们出去散散心。当有一天他们老去，我们就不会后悔和遗憾了，因为在有生之年，我们给了他们最想要的爱与关怀。

你如果了解点孝道，并且从现在做起，那么你就会得到意想不到的健康，并且这种健康会延续到你的子孙后代。所以说："善待今天的老人，就是善待明天的自己，就是善待后天的子孙。"

> 为人须当孝父母，孝顺父母如敬天。孝子能把父母孝，下辈孝儿照样还。
> 欲知孝道如何尽？听我仔细对你言：好饭先让爹娘用，好衣先让爹娘穿，
> 劳苦莫教爹娘受，忧愁莫教爹娘担，出入扶持须谨慎，朝夕伺候莫厌烦。
> 呼唤应声不敢慢，诚心敬意面带欢，大小事情须禀命，禀命再行莫自专。
> 时时体贴爹娘意，莫教爹娘心挂牵，赌局钱场休要去，花街柳巷莫游玩，
> 保身惜命防灾病，酒色财气不可贪，是耕是读是买卖，安分守己就是贤，
> 到晚莫往旁处去，侍奉爹娘好安眠，每日清晨来相问，冷热好歹问一番，
> 夏天爹娘要凉快，冬天宜暖不宜寒，爹娘一日三顿饭，三顿茶饭留心观，
> 恐怕饮食失调养，有了灾病后悔难，老人食物宜软烂，冷硬切莫往上端，
> 富家酒肉常不断，贫家量力进肥甘，但愿自己受委屈，莫教爹娘受艰难，
> 莫重财绵轻父母，莫受挑唆听妻言，万一爹娘有过错，恐怕别人笑嗤咱，
> 委曲婉转来相劝，比东说西莫直言，爹娘若是顾闺女，莫与姊妹结仇怨，
> 爹娘若是偏兄弟，想是自身有不贤，双全父母容易孝，孤寡父母孝难全，
> 白日冷清常沉闷，黑夜凄凉形影单，亲儿亲娘容易孝，唯有继母更难，
> 继母若是性子暴，柔声下气多耐烦，对人总说爹娘好，受屈头上有青天，

有时爹娘身得病，谨慎调养莫等闲，

尽心竭力来侍奉，日莫辞劳夜莫眠，

人子一日长一日，爹娘一年老一年，

总有猪羊灵前供，爹娘何曾到嘴边，

即遭不幸出丧事，不可鼓乐闹喧天，

生前死后孝尽到，为人一生大事完。

十月怀胎担惊怕，临产就是生死关，

白天揣着把活做，到晚怀里揽着眠，

左右两边全湿透，将儿放在胸膛前，

孩子脱了她不睡，敞着被窝任意玩，

夏天惦记蚊子咬，白天又怕蝇子餐，

孩子欢喜娘也喜，儿子啼哭娘不安，

小裤小袄忙里做，冬日棉来夏日单，

娘疼孩儿心使碎，孩儿不觉只贪玩，

富家养儿还容易，贫家养儿更是难，

万般出于无其奈，百家乞讨到街前，

冬天做件破棉袄，自己冻着给儿穿，

长大成人往回想，无有爹娘谁可怜，

寻找医生求人看，煎汤熬药祷告天，

两岁三岁才学走，总恐跌磕落伤残，

一时不见儿的面，眼跳心慌坐不安，

十岁八岁快成人，送到南学读书文，

三顿饱饭供给你，衣裳穿个干净新，

儿在南学把书念，哪知爹娘挂着心，

托个媒人当月老，访求淑女配成婚，

择个吉日将事办，逐日忙忙操碎心，

上说本是富家主，再说贫家父母心，

借钱使礼也愿娶，千方百计娶进门，

枕边挑唆几句话，当下儿子变了心，

待上二年生下子，更忘爹娘把儿亲，

花费银钱是哪个？操心劳力是何人？

煎汤熬药须亲手，不可一日离床前，

休说自己劳苦大，爹娘劳苦更在先，

若待父母去世后，想再尽孝难上难，

不如活着吃一口，粗粮淡饭也香甜，

兄弟姐妹若亲爱，父母含笑在九泉，

要知父母恩多大？听我从头说一番：

九死一生脱过去，三年乳哺受熬煎，

左边尿湿右边倒，右边尿湿放左边，

就湿偎干身受苦，抓屎抓尿也不嫌，

孩子睡着怕他醒，不敢翻身常露肩，

又怕有人来惊动，惊得强醒不耐烦，

这么拍来那么哄，亲亲吻吻赛蜜甜，

惦记冷来惦记热，惦记吃来惦记穿，

长大成人往回想，恩情难报这三年，

无有柴烧无有米，儿女啼饥娘心酸，

要回饭来儿先饱，娘自忍饥也心甘，

娘为孩子受冻饿，孩子年小不知难，

那时发热出痘疹，吓得爹娘心胆寒，

恨不能替儿病，吃不饱来睡不眠，

五岁六岁离怀抱，任意在外跳着坑，

惦记狗咬并车轧，又怕近河与井边，

笔墨纸张不惜费，束修摊派不辞贫，

家中有活不教做，为儿学习自辛勤，

十五六岁成大人，便要与儿结婚姻，

纳采行聘都情愿，钗环首饰费金银，

鼓乐喧天门前闹，摆席候客忙煞人，

少吃缺穿难度日，一心给儿把妻寻，

娶个好的是福利，若是不贤是祸根，

媳妇成了珠宝玉，父母如同陌路人，

何人与你把妻娶？何人与你过的门？

为儿若把爹娘忘，好比花木烂了根！

孝道歌三首

父亲 (一)

作词：车行　作曲：戚建波　演唱：刘和刚

想想你的背影

我感受了坚韧

抚摸你的双手

我摸到了艰辛

不知不觉你鬓角露了白发

不声不响你眼角上添了皱纹

我的老父亲

我最疼爱的人

人间的甘甜有十分

您只尝了三分

这辈子做你的儿女

我没有做够

央求你呀下辈子

还做我的父亲

听听你的叮嘱

我接过了自信

凝望你的目光

我看到了爱心

有老有小你手里捧着笑声

再苦再累你脸上挂着温馨

我的老父亲

我最疼爱的人

生活的苦涩有三分

你却吃了十分

这辈子做你的儿女

我没有做够

央求你呀下辈子

还做我的父亲

我的老父亲

我最疼爱的人

生活的苦涩有三分

你却吃了十分

这辈子做你的儿女

我没有做够
央求你呀下辈子
还做我的父亲
我的老父亲

父亲（二）

歌词整理：易　博　演唱：龚　玥

那是我小时候
常坐在父亲肩头
父亲是儿那登天的梯
父亲是那拉车的牛
忘不了粗茶淡饭将我养大
忘不了一声长叹半壶老酒

等我长大后
山里孩子往外走
想儿时一封家书千里写叮嘱
盼儿归一袋闷烟满天数星斗
都说养儿能防老
可儿山高水远他乡留
都说养儿为防老
可你再苦再累不张口
儿只有清歌一曲和泪唱
愿天下父母平安度春秋

那是我小时候
常坐在父亲肩头
父亲是儿那登天的梯
父亲是那拉车的牛
忘不了粗茶淡饭将我养大
忘不了一声长叹半壶老酒

母　亲

作词：车行　演唱：阎维文

你入学的新书包有人给你拿
你雨中的花折伞有人给你打
你爱吃的（那）三鲜馅有人给你包
你委屈的泪花有人给你擦
啊，这个人就是娘

啊，这个人就是妈

这个人给了我生命

　　给我一个家

啊，不管你走多远

　　无论你在干啥

到什么时候也离不开

　　咱的妈

你身在（那）他乡住有人在牵挂

你回到（那）家里边有人沏热茶

你躺在（那）病床上有人掉眼泪

你露出（那）笑容时有人乐开花

　　啊，这个人就是娘

　　啊，这个人就是妈

这个人给了我生命

　　给我一个家

啊，不管你多富有

　　无论你官多大

到什么时候也不能忘

　　咱的妈

　　啊，这个人就是娘

　　啊，这个人就是妈

这个人给了我生命

　　给我一个家

啊，不管你多富有

　　无论你官多大

到什么时候也不能忘

　　咱的妈

老年夫妻十要歌

梁兆松

风风雨雨几十年，磕磕绊绊苦也甜，
双双步入老年期，常吟十要乐陶然。
一要事事常知足，生活莫要过高攀，
吃苦享乐在一起，心情愉悦常乐观。
二要互相多谅解，家和气顺少病患，
不如意事谁没有，千万别钻牛角尖。
三要学会控情绪，气急败坏心不安，
暗生闷气谁知晓，既伤神来又伤肝。

四要家事共商议，和睦忍让谦为先，
生活琐事不计较，恶语牢骚当避免。
五要未语先微笑，柔情蜜意仍缠绵，
相互赞美添恩爱，良好心境寿康源。
六要夫妻常监护，健康状况细察看，
发现疾病早诊疗，无病无痛赛神仙。
七要病时更体贴，精心护理不厌烦，
嘘寒问暖不辞劳，无怨无悔为老伴。
八要形影常不离，寂寞孤单寿命短，
携手相伴人生路，相抚相偎更添欢。
九要说些悄悄话，老夫老妻也浪漫，
朝霞夕阳皆火红，老树新枝花更艳。
十要重温恋爱史，轶闻趣事当笑谈，
卿卿我我也无妨，爱情岂受年龄限？
少年夫妻老来伴，谨将十要记心间，
沧桑过后晚情乐，相亲相爱颐天年。

和睦邻里益养生

武子仁

我今奉劝世人，远亲不如近邻。
有事相互照应，头疼脑热关心。
切莫反睦成仇，你争我夺频频。
只图寻气斗殴，终日情绪不宁。
天长地久如此，难免疾病缠身。
小者花钱受罪，大者足以亡形。
试问人生在世，究竟为了何因？
不为幸福生存，难道专寻苦因？
终日仇眉怒目，言行举止失真。
须知博爱为怀，自能福寿康臻。
你欢我乐共助，男女老少皆亲。
千里修书为堵墙，让他三尺又何妨。
万里长城今犹在，不见当年秦始皇。

—— 《六尺巷》

宽容别人等于爱自己

贾利娉

今天早上挤公交车的时候，有个人踩了我一脚，我朝她望，她居然还很厌烦地瞪了我一眼，那表情好像被踩的人是她而不是我。心里刚想冒火，却突然想到一句话：宽容别人等于爱自己。是啊，如果为此生气，吃亏的明显是自己。我不由得想起不久前发生的一件事。

过年的时候，五楼有一家人在阳台上放鞭炮，火星溅落到四楼晾晒的被子上，如果不是发现及时，后果不堪设想。虽然没酿成大祸，但还是损毁了四楼一些物品，包括那床被子。楼上楼下，所有被惊动的人都探着脑袋等待一场即将爆发的"邻里战"，甚至有人打开一条门缝，凝神静听，就等着前去解围。

结果只听到四楼和五楼的住户来回走动、低声交谈的声音，整个过程没有一句争执，更别提吵架了。后来有心者了解到，五楼到四楼家里表达歉意，没想到四楼户主很宽容，不仅没一句责怪的话，而且也没有要求赔偿的意思，只是叮嘱五楼以后千万别在阳台放鞭炮。本来抱着协商态度赔偿的五楼，见四楼如此态度，反而过意不去，执意塞给四楼五百块钱。最后，四楼还是一分钱没要，现在两家人相处得跟亲人一样热乎。

看着那个女人的侧面，我想，像这样心胸狭窄的人，烦恼自会困扰她，我又何必跟她计较？这么一想，心中的不快便烟消云散了。

宽容别人等于爱自己。凡事若都计较且纠结不能释怀，必定感觉压抑郁闷。时间久了，不但活得辛苦，对身体和心理也极为不利。一个人只有心胸宽广，心情才会舒坦，生活才会快乐。所谓心宽体胖，说的就有这个意思。

宽容是一种修养，它比起无谓的争执来得让人诚服。其实，当你宽容别人的时候，也是在宽容自己。想想人的一生，有什么放不下、容不了的事呢？

和为贵　忍为高　酒色财气杀人刀

王书画整理

酒

酒是杜康造传流，能和万事解忧愁。
饮多为毒有百害，酒迷真性是缘由。

色

色是女人八宝妆，贪恋娇娥不久长。
若是过多把色贪，袖里藏刀暗损伤。

财

财是世间养命根，白银买动黑人心。
堆金积玉如山厚，死去不带半分文。

气

气是心头之酒精，近火即燃势熊熊。
倘若烈火难扑灭，争名夺利一场空。

见酒不渴是英豪，见色不迷修养高，
见财不爱真君子，见气不生祸自消。
酒色财气四个字，字字好比杀人刀。
酒色财气四间房，人人都往里边藏，
谁能逃出房门外，不成神仙寿亦长。

清代医家尤乘在《清心说》中说："钱财所以养生，若贪取之，必致伤生；声色所以悦心，若过恋之，必致损身；意气所以自高，若争竞之，反取自辱；酒肉所以适口，若沉酣之，反能为害。故曰：酒色财气伤人多，多少英雄被它惑。若能打退四凶魔，便是九霄云外客。"又说："酒不顾身，色不顾病，财不顾亲，气不顾命。""戒酒后语，忌食时嗔，忍难忍事，恕不明人，口腹不节，致病之因，念虑不止，杀身之本。"

贪是健康最大敌人

陈 芸

"贪"就意味着过度，贪吃、贪睡、贪杯、贪玩，甚至贪看、贪动等生活习惯，都对健康有意想不到的危害。常言道"知足常乐"，要想留住健康，就要远离"贪"字。

贪财 从古至今，因贪财导致身败名裂、家破人亡的例子举不胜举。贪财是种"心理病毒"，像吸毒一样，点点吞噬着人们原本善良的心灵，不仅带来妒忌、焦虑、恐惧、痛苦、偏执等不良情绪，而且胃口越来越大，最终使人走上不归路。研究表明，贪财的人更容易感到不幸和焦躁。复旦大学附属中山医院心理医学科主任季建林表示，"贪"并非遗传所致，归根到底，是攀比心惹的祸。

贪便宜 专家指出，"小便宜"明明可有可无，却又忍不住想要得到。殊不知，贪便宜成了习惯，就像口香糖粘在手上一样，想甩也甩不掉了。其实，贪来的未必是"真便宜"，不少人因此而被骗、买到假冒伪劣产品危害健康。面对"便宜"的诱惑，一定要提醒自己"没有天上掉馅饼"的事，不要因小失大。

贪吃 日本科学家指出，贪吃会让人长期处于疲劳状态、反应迟钝、加速大脑衰老，还可能增加患癌症的概率。中国农业大学食品学院副教授范志红提醒，吃饭在感觉可吃可不吃的时候停住最健康；一定要细嚼慢咽；每餐在固定时间吃；吃饭时间不少于20分钟；多吃豆类、魔芋等粗纤维食品。

贪杯 天坛医院消化内科主任徐有青告诉记者，贪杯不仅伤肝，还会导致动脉硬化和血脂增高，也是中风的重要诱因。平时哪怕是啤酒，也不可多喝，特别是冰镇过的，更容易诱发心血管意外。如果酒量越来越大，喝少了觉得全身不舒服、容易发脾气，或早上起床后第一件事就是想喝酒，就可能有了酒依赖，需要寻求医生的帮助。

贪睡 北京大学第六医院睡眠门诊张卫华博士表示，如果平日生活较规律，一到周末、节假日就赖床，很容易扰乱人体生物钟，导致身体抵抗力下降。此外，早上卧室空气混浊，长时间赖床易损害呼吸系统，时间长了，还可损害记忆力和听力。睡眠时间过长，大脑皮质抑制过久，还会造成记忆力和理解力减退；心脏活动和休息的规律也被打乱，心功能受到影响。

贪玩 有人熬夜玩游戏，有人通宵打麻将，还有人唱歌、跳舞连轴转。华南师范大学应用心理学系副教授迟毓凯指出，这种过度放纵和过度工作一样，让人身心疲惫，易导致焦虑、抑郁、脾气暴躁等情绪问题，甚至出现嗜睡、眩晕、失眠等症状。尤其通宵玩牌或打麻将时，精神长时间过度紧张，加上久坐不动，血液循环不畅，男性的性功能很容易受到影响，严重的甚至会发生猝死。要想真正放松，玩前要商量一个时间底线，时间到了互相提醒、及时停止；注意身体发出的警报，感觉疲劳困倦，就不要再勉强为之；高血压、心脏病及年纪大的人，最好不要参加打麻将等容易导致情绪波动大的娱乐活动。

贪看 电视、电脑是人们生活中离不开的"好伙伴"，可不间断、长时间地看，对身体极为不利。专家建议，连续看电视或电脑半小时后，一定要站起来走走、闭目养神或按摩眼眶；看时要端坐在有靠背的椅子上，身体不要歪歪扭扭，更不要躺着看；最好开着窗户看电视，便于通风；看完最好洗洗脸和手，保持皮肤清洁。

贪动 爱运动是好事，但研究表明，过量、过强的体育锻炼大量消耗热量，让乳酸等代谢物质在血液中沉积，导致心律不齐，影响肝脏功能，使肌肉酸软，非但不能增强体质，反而会适得其反。防止贪动的关键是：每次运动别超过1小时，每周运动3~4次即可；如果锻炼结束5分钟，仍然呼吸急促、筋疲力尽，那就证明过度了。

贪色 北京大学第一医院泌尿外科王宇博士表示，过度沉溺声色，很容易引起生理和心理的不适，白天变得精神不振、食欲下降、头昏心慌，男性还可能出现腰痛无力、前列腺炎等；女性可能出现月经不调、盆腔感染，严重时导致性功能障碍。即使偶尔越轨，也可能给夫妻感情造成"硬伤"，而且事后担心被人发现、觉得对不起家人等后悔、自责、焦虑情绪带来的心理后遗症，常把人折磨得坐立不安。专家提醒，美好的性生活是感情生活的延续和升华，而不是单纯的生理需要。

＊＊＊养生·古哲百家篇＊＊＊

自从有了人类，人类就被迫先学会自我保护，并且一代一代不断地完善其保护措施。直到有了历史记载，先哲们总是继往开来，不断地总结经验，并且多领域、多学科、科学系统地记载了许多养生知识，著述成书。这些宝贵经验我们要加倍珍惜，努力学习，要真正能做到"古为今用"。

古人养生要诀

彭祖说："道不在烦，但能不思衣食，不思声色，不思胜负，不思曲直，不思得失，不思荣辱；心无烦，形无极，而兼之以导引，行气不已，亦可得长年，千岁不死。凡人不可无思，当以渐渐除之。"

又说："夫冬暖夏凉，不失四时之和，所以适身也；美色淑贤，幽闲娱乐，不致思欲之惑，所以通神也；车服威仪，知足无求，所以一志也；八音五色，以悦视听，所以导心也。凡此皆以养寿。"

老子说："人生以百年为限，节护乃至千岁。如膏之小炷与大炷耳。人大言，我小语；人多烦，我少记。人悸怖，我不怒，淡然无为，神气自满，此长生之药。"

太乙真人说："少言语，养内气；戒色欲，养精气；薄滋味，养血气；咽津液，养脏气；莫嗔怒，养肝气；美饮食，养胃气；少思虑，养心气。人由气生，气由神往，养气全神，可得真道。"

嵇康说："养生有五难：名利不去，为一难；喜怒不除，为二难；声色不去，为三难；滋味不绝，为四难；神虑精散，为五难……五者无于胸中……不祈善而有福，不求寿而自延。此养生之大旨也。"

抱朴子说："是以养生之士，唾不至远，行不疾步，耳不极听，目不极视，坐不久处，立不至疲，卧不至懻。先寒而衣，先热而解；不欲极饥而食，食不可过饱；不欲极渴而饮，饮不欲过多。饱食过多则结积聚，渴饮过多则成痰癖。不欲甚劳，不欲甚逸，不欲流汗，不欲多唾，不欲奔走车马，不欲极目远望，不欲多啖生冷，不欲饮酒当风，不欲数数沐浴，不欲广志远愿，不得规造异巧。冬不欲极温，夏不欲穷凉，不欲露卧星月，不欲眠中用扇，大寒、大热、大风、大雾，皆不欲冒之。五味不欲偏多，故酸多则伤脾，苦多则伤肺，辛多伤肝，咸多伤心，甘多伤肾，此五味克五脏，五行自然之理也。"又说："欲求长生者，必欲积善立功，慈心于物，恕己及人，仁逮昆虫；乐人之吉，愍人之苦；惆人之急，救人之穷；手不伤生，口不劝祸；见人之得如己之得，见人之失，如己之失；不自贵，不自誉；不嫉妒胜己，不佞陷阴贼，如此乃为有德。"

孙思邈说："养生之道，常欲小劳，但莫大疲及强所不能堪耳。且流水不腐，户枢不蠹，以其运动故也。养生之道，莫久行久立，久坐久卧，久视久听，盖以久视伤血，久卧伤气，久立伤骨，久坐伤肉，久行伤筋也。仍莫殡食，莫强酒，莫强举重，莫忧思，莫大怒，莫悲愁，莫大惧，莫跳踉，莫多言，莫大笑；勿汲汲于所欲，勿涓涓怀忿恨，皆损寿命。若能不犯者，则得长生也。故善摄生者，常少思，少念，少欲，少事，少语，少笑，少愁，少乐，少喜，少怒，少好，少恶。行此十二者，养生之都契也。多思则神殆，多念则神散，多欲则志昏，多事则形劳，多语则气乏，多笑则脏伤，多愁则心摄，多乐则意溢，多喜则忘错昏乱，多怒则百脉不定，多好则专迷不理，多恶则憔悴无欢。此十二不除，则荣卫失度，气血妄行，丧生之本也，惟天多天少者，几于道矣。若能如此者，可居瘟疫之中无忧疑矣。言语既慎，仍节饮食。是以善养生者，先饥而食，先渴而饮；食欲数而少，不欲顿而多，则难消也。常欲令饱中饥，饥中饱耳。"

古人的养生观

老子 老子有两个著名的观点，一是"道法自然"，二是"清静无为"。老子说："人法地，地法天，天法道，道法自然。"道法自然就是取法自然，顺应自然。遵循自然规律，保护环境，改善环境，还要选择合理的居住环境，避免不良因素对健康带来损害。清静无为，不乱折腾，不违背正常生活规律，疾病自然化解；保持清静平和的状态，正气自然生发；不干扰气血的运行，正气自然充盛；不作非分之想，脏腑气血自然正常。老子说："极而反，盛而衰，天之道也，人之理也。""顺天者昌，逆天者亡。"这是要求顺应大自然的规律。又说："罪莫大于可欲，祸莫大于不知足，咎莫大于欲得。"这是告诫人们"少私寡欲"利于养生。老子说"道可道，非常道"，天下事物没有一定之规，养生没有一定之法。去除主观干扰，尊重客观规律，顺应自然，回归自然，是老子养生真谛。

庄子 庄子认为，养生的要领一是顺应自然，不要过分追求身外之物，保持身心健康；二是理性地对待感性，顺应自然和变化，喜怒哀乐就不会影响人体健康；三是不为物累，不要因贪图外物而损伤自己。一个不为名利所羁绊的人，自然会获得健康而保持青春。庄子主张"顺乎自然"，"清静无为"，"养神"，"守形"，"忘我"，"无欲"，"必静必清，乃可以长生"。庄子说："形老而不休则弊，精用而不已则劳，劳则竭。水之性，不杂则清，莫动则平……纯粹而不杂，静一而不变，淡而无为，动而以天行，此养神之道也。"又说："圣人休休焉则平易矣。平易恬淡则忧患不能入，邪气不能袭，故其德全而神不亏。"又说："无视以听，抱精以静，形将自正。无劳汝神，无摇汝精，可以长生，目无所见，耳无所闻，心无所知，汝神将守形，形乃长生。"

管子 管子说："天主正，地主平，人主安静，然后能定，定心在中，耳目聪明，四肢坚固。"看来管子也是主张静。

荀子 荀子说："养备而动时，则天不能病。养略而动罕，则天不能使之全。"看来荀子主张动。

韩非子 韩非子说"少费即谓啬"，韩非子认为，人要健康长寿，须适动静，省思虑，惜智慧，爱精神。人有七情六欲才能生息繁衍，但要做到欲有情，情有节。如不节情欲则亏精损神，必招祸患。耳之欲五声，目之欲五色，口之欲五味，人皆有之。如果太过则五色令人目盲，五声令人耳伤，五味害人胃肠，须知"极尽则费神多，费神多则盲聋悖狂之祸至"，故曰"治人事，大莫如啬"。

人有三宝精气神，思虑过度则亏精、损气、伤神，特别是老年人，一件不顺心的事，会终日忧愁思虑，甚至会把几十年前的是非、得失之事忆起，思虑万千，愁肠百转，须知这是有损于健康的。

孔子　孔子讲究以德处世，仁者爱人，心胸坦荡。认为一个人如果有良好的心态，和谐的人际关系，往往身心健康，益寿延年。要求修身养德，待人以仁，"己所不欲，勿施于人"，"己欲立而立人"，"己欲达而达人"，处世乐观，即使逆境，也能泰然处之。孔子说"德润身"，"仁者寿"，"仁者不孤"，"大德必得其寿"，仁的核心是"爱人"，爱人具体表现在热爱生活，宽以待人，与人为善，乐于助人，乐于参加社会公益活动，多做好事善事，从而取得精神和心理的满足，达到颐养性情、调神健身的作用。孔子注重健身，重视饮食卫生，提倡身心修养，故说："君子有三戒，少时戒色，壮时戒斗，老年戒得。"孔子论述寿命长短时说："人有三死而非其命也，己自取也。夫寝处不时，饮食不节，逸劳过度者，疾共杀之；居下位而上干其君，嗜欲无厌而求不止者，刑共杀之；以少犯众，以弱侮强，愤怒不类，动不量力，兵共杀之。此三者，死非命也，人自取之。若夫智士仁人，将身有节，动静以义，喜怒以时，无害其性，虽得寿焉，不亦宜乎。"

古人说："常观天下之人，凡气之温和者寿，质之慈良者寿，量之宽宏者寿，言之简默者寿。盖四者，仁之端也，故曰仁者寿。"

仁者寿的现代解释：

因为仁者有以下优点，所以长寿。

1. 在人际关系中，注重人间友谊，奉行助人为乐。

2. 待人处世中，重视道德修养，平等以礼相待。

3. 别人有困难时，能伸出友谊之手。

4. 他人有成绩时，为之高兴，不生嫉妒之心。

5. 当受到冤屈时，自己问心无愧，坚信云开雾散之日总会来到。

6. 当遇到麻烦时，心怀坦然，豁达乐观，不急莫躁，泰然处之。

7. 当失去名誉地位时，想到原是普通兵，有则应归人民；失则视其为浮云、身外之物。

8. 不吐毒言恶语之词，不做损人利己之事。

9. 不生私欲，不谋私利，不计得失，不贪钱财。

孟子　孟子为何长寿

1. 终身善养浩然之气，"富贵不能淫，贫贱不能移，威武不能屈"，处处以"义"作规范。

2. 品德高尚，善养成德，"修其身而天下平"，提倡养良心，减少私欲；先正己而后正人，与人为善；交品德端正之友；守分安常，不忧穷困；要"苦其心志，劳其筋骨"；少说话，不自满；与民同乐；有恻隐之心"仁"，羞恶之心"义"，恭敬之心"礼"，是非之心"智"。

3. 生活平淡，平时只是一小竹篮饭和一小壶汤。喜好运动，喜欢"田猎"。

吕不韦　吕不韦长寿之法

《吕氏春秋》说："圣人于声色滋味也。利于性则取之，害于性则舍之，此全性之道。""得道者生以长寿。"吕不韦指出，自古富贵之人都想长寿，寻求什么长生不老的仙丹妙药，只能是水中捞月。只有在日常生活中修节止欲，方得身心之康泰。他总结出了丧生损体之"三患"。

一是好逸恶劳："出则以车，入则以辇，务以自佚，命之曰招蹶之机。"有些富贵之人，终日过着四肢不勤、五谷不分、衣来伸手、饭来张口的寄生生活，这样的人安能长生？

二是恣食酒肉："肥肉厚酒，务以相强，命之曰烂肠之食。"有些富贵之人，大杯喝酒，大块吃肉，终日过着花天酒地、醉生梦死的生活，殊不知"酒是灌肠毒药，色是刮骨钢刀"。那些酒色之徒哪能长寿？

三是奢侈腐化：有些富贵之人，挥金如土，终日纵欲放荡，这样的人焉能长寿？

刘安 刘安在《淮南子》一书中写道：君子行正气，小人行邪气。内变于性，外合于义，循理而动，不系于物者，正气也。重于滋味，淫于声色，发于喜怒，不顾后患者，邪气也。

诸葛亮 诸葛亮——养性有余，养生不足。

足智多谋的诸葛亮，以静气超人而闻名于世。借东风、草船借箭、卧龙吊孝、空城计等，临危不惧、智慧过人，每逢大事，静气逼人，以静制胜。《诸葛亮集》中写道："夫君子之行，静以养生，俭以养德，非淡泊无以明志，非宁静无以致远。夫学需静也，才需学也，非学无以广才，非志无以成学，淫慢则不能励精，险躁则不能制胜。"

诸葛亮精于养性，却忽视养生。因急于破敌，军事政治，无论巨细，事必躬亲，缺少运动，体质虚弱，废寝忘食，生活没有规律，终因积劳成积而英年早逝。司马懿说："孔明食少事繁，岂能久乎？"

曹操 曹操的养生诗：

《龟虽寿》：神龟虽寿，犹有竟时；腾蛇承雾，终为土灰。老骥伏枥，志在千里；烈士暮年，壮心不已。盈缩之期，不尽在天；养怡之福，可得永年。

《精列》：厥初生，何造化陶物，莫不有终期，圣贤不能免，何为怀此忧……陶陶谁能度？君子以弗忧。

《陌上桑》：交赤松，及羡门。受要秘道爱精神。食芝英，饮醴泉，拄杖桂枝佩秋兰。绝人事，游浑元。

白居易 白居易，字乐天，故有"号作乐天应不错，忧愁时少乐时多"。白居易认为"身为医王心是药，不劳和扁到门前"，"心恬内无忧"则能少生病。不生气，不烦恼。"自知气发每因情，情在何由气得平？若问病根深与浅，此身应与病齐生。"纵有不欢之事，也能以理智战胜感情，不气不愤。淡泊名利，每次被贬官或被迫辞官，他都能做到旷达自乐。被贬到江洲时，他反而喜形于色说："匡庐在念久矣，今得青山绿水中为风月主人，幸甚！"

《妙真经》说：人常失道，非道失人；人常去生，非生去人。故养生者，慎勿失道；为道者，慎勿失生，使道与生相守，生与道相保。

《周易》的养生思想

天人相应的整体观

《易·系辞》曰："日往则月来，月往则日来，日月相推而明生焉；寒往则暑来，暑往则寒来，寒暑相推而岁成焉。"由于"医易相同"，"医易同源"，故《素问》指出："圣人之为道者，上合于天，下合于地，中合于人事。"这就是人、社会、自然"三位一体"的整体模式。天人相应的整体观思想更能体现中医养生学的整体调节优势。

居安思危的预防观

《易·系辞下》指出："君子安而不忘危，存而不忘亡，治而不忘乱，是以身安而国家可保也。"在卦辞中指出："君子思患而预防之。"明确提出未病先防、居安思危的预防为先的思想。

《周易》为中医养生学打下理论基础，它强调的万物本源的天道观、天人相应的整体观、动静互涵的运动观、阴阳和调的平衡观、居安思危的预防观、顺应天时的达生观、柔静顺缓的静养观和抑阳益阴的调养观，均为后世养生家提供了理论依据。

道家的养生思想

"我命在我不在天"的主动养生思想

道家重要经典《西升经》中说："我命在我，不属天地。"《养性延命录》也说："夫形生愚智，天也；强弱寿夭，人也。天道自然，人道自己……人生而命有长短者，非自然也。皆由将身不谨，饮食过差，淫逸无度，忤逆阴阳，魂神不守，精竭命衰，百病萌生，故不终其寿。"道家相信人的生死命运是可以由自己掌握的，强调了个人主动不懈的修养以臻长寿，并否定了听天由命的消极思想。

无为而无不为的自然养生思想

《道德经》说："人法地，地法天，天法道，道法自然。""道常无为而无不为。"老子认为，"道"是化生天地万物之母，也是自然界和人类社会的总法则，其本性是无为的。"道"最根本的规律就是自然、无为。按照道家的理解，"自然"就是自己如此、自然而然，即事物本身规律的体现。"无为"就是顺其自然而不加人为，同时"无为"还有"无意识"、"无目的"的含义，也就是说，"天"或"道"的活动，完全是一种自然过程，没有任何目的或意识。故"天"或"道"能够长久，即："天长地久。天地所以能长且久者，以其不自生，故能长生。""天乃道，道乃久，没身不殆。"在自然无为的状态下，事物就能够按照自身的规律顺利发展。持家治国如此，修身养性亦是如此。人为干涉人或事物的发展进程，结果只会自取其败。因此，明智的人应该采取自然无为之道来养生，以达到健康长寿的目的，这种"自然无为"可以说是在养生之时，要"清心寡欲"，要"恬淡虚无"。"自然无为"贯穿于道家养生理论之中，是道家养生追求的最高境界。

尊道贵德的养生思想

《道德经》说："道生之，德畜之，物形之，势成之。是以万物莫不尊道而贵德。"道是德之体，德是道之用，道因德而化生大千世界。人的德本得于道，心慈行善最近于道。故说："天道无亲，常与善人。"人若想长寿，就应当心慈行善；而心毒行恶则远离"天道"，就会减岁损年。如《抱朴子》中说："人欲地仙，当立三百善；欲天仙，立千二百善。""若德行不休，而但务方术，皆不得长生也。"《抱朴子养生论》亦言："行欺诈则神悲，行争竞则神沮；轻侮于人当减算，杀害于物必伤年；行一善则魂神乐（魂神好生），构一恶则魄神欢（魄神乐死）。常以宽泰自居，恬淡自守，则身形安静，灾害不干……养生之理尽于此矣。"

形神相守的养生思想

《抱朴子内篇·至理》说："夫有因无而生焉，形须神而立焉。有者，无之宫也；形者，神之宅也。故譬之于堤，堤坏则水不留矣。"《素问》亦曰："故能形与神俱而终其天年，度百岁乃去。"又说："精神内守，病安从来？"强调了形与神相互依存的关系。形神相守，方能长生；若形神分离，则生命终结。那么怎样才能够形神相守呢？《庄子·在宥》告诉我们："无视无听，抱神以静，形将自正……目无所见，耳无所闻，心无所知，汝神之守形，形乃长生。"

儒家养生思想

作为中国传统哲学的主流，儒家蕴含了中国传统文化的精神，体现了中国人的价值追求与生存方式。儒家以人的实际生活为起点，对有关人的生活与活动给予高度重视，构建了自己独特的以注重现实生活和精神享受为特色的人生哲学。

阴阳和谐

阴阳和谐是中国养生理论的精髓，阴阳两者相互对立，又相互依存、转化；阳生阴，阴生阳，变化无穷。提出"善诊者，察色按脉，先别阴阳"，只有掌握了阴阳辨证的原则，才能作出正确的诊断和防治。

修身养性

养生首要在于养性，其次才是养形。这里的"性"，可以理解为性情、性格、品格、素质等精神方面的概念。所谓养性，就是顺从自然法则调摄精神、培养美德、保持心理平衡，从而减少或避免疾病的发生，达到健康长寿的目的。

道德养生

儒家养生的核心是"仁者寿"。养生要从养德开始，要修身以发扬人的善性，清除心理上的障碍，取得心理上的平衡。颜子向孔子请教："何为仁？"孔子曰："克己复礼为仁。"颜子又问"仁"的刚目，孔子曰："非礼勿视，非礼勿听，非礼勿言，非礼勿动。"这里，以"礼"作为准绳，克己制欲，杜绝妄念，追求道德健康。

心理养生

孔子说："发奋忘食，乐以忘忧。"这是告诉人们，他在精神生活方面得到了很大乐趣。历代儒家津津乐道的所谓"孔颜乐处"，就是对这种精神生活的赞美。颜回虽然"一箪食，一瓢饮，居陋巷，人不堪其忧"，而他却"不改其乐"。这是为什么呢？因为他精神上很富有，能在穷困中领悟到人生的乐趣。孔子还认为："君子坦荡荡，小人长戚戚。"一个仁德的人，无非分的妄想和妄为，所以心地平坦、宽广、豁达；而无仁德的小人，只考虑个人的私利，患得患失，心中充满了忧愁。

读书养生

孔子认为："知者乐。"他一生编述"六经"，开创"六艺"，以读书为乐，晚年读《易经》曾"韦编三绝"，既从书中体味到人生的价值，又省悟到《易经》中"盈虚损益"的养生道理。孔子教育弟子读书要"发奋忘食"，自己读书也达到了"乐以忘忧，不知老之将至"的境界。

释家与养生

释家对生命有透彻的体悟，认为世事沧桑如梦，所以释家教人，一方面对生命尽心呵护，另一方面又要悉心体验，对人宽容平和，随方就圆，自能长寿康宁，好德善终。释家常说人生胜境平常心，宠辱不惊，得失不计，默雷止谤，化毁为缘。看破红尘，淡泊名利，平淡温和，心胸豁达，处事宽容。

释家讲究自我修养，注重精神与肉体上的自我解脱，主张"四大皆空"，"顿悟成佛"，"心即是佛"，提倡坐禅以达到超脱世俗、纯化意念、促进健康长寿目的。静坐禅功，在养生史上有一定地位。佛教主张方便为本，慈善为门，为了培养善心善行，提出五戒：1. 不杀生；2. 不偷盗；3. 不淫邪；4. 不妄语；5. 不饮酒。此五戒培养了僧侣们善心善行。

儒释道三教虽然教义有别，但以人为本，劝人向善，慈悲为怀，爱人爱群体的精神却是一致的。

释家呼唤"不为自己求安乐，但愿众生得离苦"。

释家提倡"以众为我；以舍为得；以和为贵；以敬为尊"。

从两僧问答中可看到其真心容人的雅量：

一僧问："世间有人打我、骂我、辱我、欺我、吓我、骗我、谤我、轻我、凌辱我、诽笑我以及不堪我，如何处之？"

一僧答："只是忍他、敬他、畏他、避让他、谦逊他、莫睬他、不要理他，再待几年，你且看他。"

《吕氏春秋》的养生思想

养精、去邪

"精气欲其行也，若此则病无所居而恶无由生矣。""病之留"是"精气郁"的结果。"精气"就要用其新，"弃其陈，腠理遂通"。这就是说，人要永远保持乐观积极进取的精神状态，身心各方面的机能、内分泌等新陈代谢才能旺盛。身体的抵抗能力增强，自然不生疾病而得以健康长寿。

自制、去害

人对于"声色滋味"都有欲望，适当则有利，过之则大害。所以要"利于性则取之，害于性则舍之"，"耳目鼻口，不得擅行，必有所制"。这种有利于身心健康的自制，同样是"养生"的重要条件。另一方面还要"去害"，即消除一切不利于健康长寿的内外因素，诸如不良心理、饮食、气候、环境等。

食时、有节

首先要"食无强厚味，无以烈味"，不能贪酒，这就能避免很多疾病的发生。其次要"食能以时"，即按时饮食，"身必无灾"。再是"饥无饱"，"饮必小咽"。如此，五脏特别是消化器官的功能才不致受伤害。此外，还注重饮食时的心理情绪和姿态，要"百节虞欢"，即精神愉快，要"和精端容"，即心平气和，端庄正直。

勤练、常动

生命在于运动。"流水不腐，户枢不蠹，动也"。人的生命，"形气亦然"，"形不动则精不流，精不流则气郁"。人不锻炼、不运动，必然导致肌体退化，各部器官、内分泌以及心理精神等的功能紊乱，疾病自然就乘虚而入。动，可以说就是健康长寿的根本。《吕氏春秋》还认为，对于疾病，着重在保健预防、养生保健，疾病自去。

＊＊＊养生·中医篇＊＊＊

中医是古人在长期与疾病作斗争中不断总结经验而产生的。已有五千年的历史记载。中医的重要核心是"治未病"。所以，认真查找得病原因也好有针对性地加以预防，做到避免或消除病因来养护好生命，因而养生也就成为中医防病的重中之重。

《黄帝内经》奠定了养生学理论基础

《黄帝内经》是我国现存最早的医学百科全书，全面系统地总结了养生的理论和方法。根据人类生命的发展规律，针对衰老产生的机理，采取各种方法保养身体，增强体质，预防疾病，延缓衰老，以期达到防病延衰的目的。《内经》中明确提出精神调摄、起居养生、饮食养生、房事养生、导引按跷等方法；并提出了养生的原则：适应自然、顺应四时，调摄精神、保养正气，节制饮食、固护脾胃，劳逸适度、不妄作劳，四时合序、起居有时，形神共养、协调阴阳，通畅经络、调养脏腑，节欲保精、固护肾气，益气调息、动静适宜等等。从人体固有的精、气、神立论到人与自然的整体运动观，指出养生应法于阴阳，和于术数，调于四时，内外安和，恬淡虚无，合同于道。同时强调道德性格涵养，动静结合，防止饮食劳倦，六淫外侵，七情内伤，五劳八损，做到形神统一，内外统一，达到延年益寿的目的。并且还强调"正气存内，邪不可干"，"邪之所凑，其气必虚"，保养正气，抵抗邪气；从外要"虚邪贼风，避之有时"，从而达到"辟邪不至，长生久视"的目的。《内经》还说："上知天文，下知地理，中知人事，可以长久。"说明人与自然、与社会要作为一个整体看待。在防治观上，《内经》提出"治未病"防止疾病发生、发展。治未病包含三种意义：一是防病于未然，摄生防病，将病先防；二是既病防变，及时控制疾病的发展演变；三是病后防复，防止疾病的复发及治愈后遗症。值得一提的是，以上观点张仲景从理论到实践继承和发展得非常到位。

《黄帝内经》中养生三原则

王约瑟

《黄帝内经》是一部理论性极强，内容异常丰富、全面的医学巨著。但纵观全篇，真正涉及到内服的治疗方剂则数之寥寥，可是在针砭外治方面、预防养生方面却占有很大的篇章，尤其是提出的清积、和中、养元三原则更是精辟绝论。

首先讲"清积"。中医有个概念叫"积聚"。积聚分为：气积、血积、食积、酒积、痰积、肉积、水积、乳积……这些积滞犯于经络则经络湮瘀，犯于血脉则血脉阻塞，犯于五脏则五脏受累，犯于筋骨则筋骨获狭。究其积聚的成因，中医认为有外因和内因两大因素。所谓外因，中医认为是风、寒、暑、湿、燥、火等外邪的侵害；所谓内因则是暴饮暴食等不良生活习惯造成营养过剩、运动量减少使营养物质不能消耗利用而积存体内，或因情志抑郁造成阴阳代谢失衡、有毒物质和惰性物质不能及时排泄而滞留体内，这就是造成积聚的主要原因。

中医认为，风为百病之长，积为百病之源，先积而后着风。我们不妨结合积聚的成因来看一下现代疾病及亚健康证候群中没一个不与积聚有直接因果关系，故有十九积之叹！庆父不死，鲁难未已，积聚不除，人何以堪。《素问·汤液醪醴论》针对上述"嗜欲无穷，而忧患不止，精气弛坏，荣泣卫除"的普遍现象，响亮地提出了"清积"这个典型的调治原则，用清泻祛积的方法，疏通洗涤脏腑血脉，这样才能达到精神自生、形体自盛、骨肉健壮、健康长寿的目的。

其次讲"和中"。和法是中医养生的重要原则，《素问·五常政大论》指出，无疾者求其藏，药以祛之，食以随之，和其中外，可使毕已。大意是：由于积聚糟粕长期盘踞在人体内，不同程度会给各脏腑功能造成一定的损害。如同盗贼潜入家中，必先开门驱贼，就是先以药法积，无积后当求其藏，食以随之，以食疗调其肠胃，和其中外，修复藩墙，方可万事大吉。"中"从广义讲，泛指体内腹腔，有"中府""中州"之谓；狭义讲，指的是脾胃或消化系统。中医对脾胃及其功能高度重视："脾胃者后天之本"，认为人的健康长寿与否，根本取决于脾胃的壮旺与否。再者，脾胃为人体营养输布的总枢机关。《素问·经脉别论》指出："饮入于胃，游溢精气，上输于脾，脾气散精，上归于肺，通调水道，下输膀胱，水精四布，五经并行，合于四时五脏阴阳，揆度以为常也。"由此可见，脾胃不但吸收水谷精华，分布人体所需营养，而且还有统调脏腑阴阳、经络血脉的关键作用，中医所说的"得胃气者生，失胃气者死"就是这个道理。从这上面看，调理脾胃、和其中外的养生原则就显得尤为重要了。

第三就是"养元"。元气是人们安身立命、健康长寿的总宰，是人体精、气、神统摄的总汇。清代医学家徐灵胎这样描述说："元气者，视之不见，求之不得，附于气血之内，宰乎气血之先，其成形之时，已有定数。"并说："无火而能令百体皆温，无水而能令五脏皆润，皆赖此也。"这就是说，元气是人的生命之本、生命之源。虽然它是视之不见，求之不得，但它却是实际存在的，并且对人的身体健康，生命寿夭起着决定性的作用。他还把元气对于生命比喻为薪柴与火的关系："譬如置薪于火，始燃尚微，渐久则烈，薪力即尽，而火熄矣。其有久暂之殊者，则薪之坚脆异质也"。大意是：生命的长短，取决于元气的盛衰，就像火燃的久暂，取决于薪质的坚脆是一个原理。谈到养，很多人就会认为养就是补，这是一个误区。养和补是不是同一个概念？并不尽然。

《素问·五常政大论》里明确讲道："夫经络以通，血气以从，复其不足，与众齐同，养之和之，静以待时，谨守其气，无使倾移，其形乃彰，生气以长，命曰圣王。"就是说养是有前提的，必须先清除糟粕，疏通经络，调和气血，修复脏腑，这是关键。因为人体是一个有机的整体，体内营养通过脏腑是会相互转化的，也会相互补充的。我们通过调整脏腑功能，把那些惰性的功能激活为积极的功能，把那些无用的物质转化为有用的物质，通过调整，使阴阳得以平衡，元气得以濡养，精气得以充盈，这样"调"字当头，养也就在其中了。通过调养，使人体呈现一个高度和谐统一状态，从而达到健康长寿的完美境界。

张仲景的养生思想

张仲景是东汉末年杰出的医学家，著有《伤寒杂病论》。他在长期医疗实践中，创立了一整套辨证施治的治疗原则，被誉为"医学之圣"。张仲景很重视养生，在著作中处处都有养生及养生思想的体现，从珍爱生命教育到内养正气，从避免邪气伤害到饮食宜忌，各种养生原则几乎无一遗漏。

医圣认为，人体之所以发病，与机体的正气虚实密切相关。保养正气主述三条：其一，养阳气，扶正气。"五脏元真通畅，人即安和"。指出了全身的元气、真气，即正气，只要充盈、正常，就能免受病邪的侵害。其二，保胃气，存津液。"四季脾旺不受邪"。只要"后天之本"脾胃的正气充沛、旺盛，机体就能抵制病邪的侵害。其三，"若能养慎……不遗人体有害、有衰，病则无由入其腠理"。这就告诉人们，要善待生命，慎重从事，要有预防意识。医圣又说："四肢才觉重滞，即导引吐纳，针灸膏摩，勿令九窍闭塞。"体现了"未病先防"的重要思想。同时，医圣的"养慎思想"还提出"更能无犯王法"，将遵守国法也作为养生内容。这不仅是社会的需要，也是人体养生保健的需要。若触犯国法，受到刑罚，犯者必然在精神上受到强烈的震动，心灵就会受到很大伤害。所以知法、守法也是养生的内容。

饮食与天时相应，也是仲景饮食养生思想的体现。如"春不食肝，夏不食心，秋不食肺，冬不食肾，四季不食脾"。其道理是，春季肝气旺盛，食肝则肝气更旺，过则有害。其他类推。

中医养生说要

首都中医药养生专家指导组

中医养生注重天人合一，形神一体，阴阳调和，气血通畅。人与天地相应，四季养生，当顺应自然，春夏宜养阳，秋冬宜养阴，春季宜捂不宜冻，秋季宜凉不宜暖，夏季宜防暑，长夏宜防湿，冬季宜防寒，冷暖适度防外泄，防止邪伤正气，自能保养正气求长寿。

养生之法虽多，不离精、气、神三条，精乃健康之基，气乃健康之本，神乃健康之魂，精充、气盛、神安，是为生命之要。恬淡虚无，精神愉悦，心胸坦荡，真气内存，自能形与神俱，而尽终天年。

养神先养心，心境宜宁静，心诚意正则心悦神宁，神安则形壮，自能颐养天年。暴怒易伤肝，郁闷则气滞，思过则气结，气滞则血瘀，气血瘀滞，百病乃生。

养生先养胃，保养脾胃，气血化生，身体赖以强壮，自能养生长命。饮食宜多样，口味宜清淡，食酸以养肝，食辛以养肺，食甘以养脾，食苦以养心，食咸以养肾，即所谓五味入五脏补五脏，但多食则损五脏。饮食有节，不偏食偏嗜，不暴饮暴食，忌肥甘厚味，忌过食生冷，少食辛辣，戒烟限酒，饮食适宜，五脏安康。

养体先养肾，肾为先天之本，内含真阴真阳，故当保养。房事宜适度，精神宜安宁，神安心静而不妄动，清心适欲而青春常驻。

气宜充盛，气机宜调畅，过劳则耗气，过逸则气滞，劳逸适度，常动少静，自能气血调畅，远离疾病。

"要得小儿安，三分饥和寒"。小儿为稚阴稚阳之体，阳气偏盛，肾气未充，故宜节制饮食，防止过饱过暖。

妇女有经带胎产之特殊，妊娠时期阴常不足，故胎前宜清；产后气血大伤，故产后宜温。经期养生，在于畅情志，调饮食，疏衣着，适寒热，以至月经调和。

老年肾气渐衰，体力渐减，事事当量力而行，处处应加以呵护。

要言之，顺应四时，形神两调，保养脾胃，运动肢体，激扬正气，防御外邪。科学养生，求健康平安；和谐处世，获延年益寿。

中医养生基本方法

1. **未病先防 关注一生** 《内经》指出："圣人不治已病治未病……"说明中医养生保健是以"防病于未然"为目的。

2. **饮食有节 起居有常** 注意对日常生活，如饮食、起居、睡眠、劳动及精神等方面的调养。强调饮食有节，起居顺四时和昼夜规律，心情舒畅，并在长期的医疗保健的实践中形成了一整套行之有效的养生方法。

3. **顺应自然 外避邪气** 根据季节规律性的变化，采用积极主功的调适、调节方法，以顺应自然界的变化，并注意对外界"虚邪贼风"的规避。

4. **调摄精神 内养真气** 真气泛指维持人体生命活动的精微物质，也是抗御外邪的基本物质。《黄帝内经》有"恬惔虚无，真气从之，精神内守，病安从来"的著名论述。如果人体的真气受到情志等因素的干扰，运行失常，可以导致机体防御功能低下而发病。

5. **劳逸结合 不妄作劳** 《内经》对"劳"的阐述为"久视伤血，久卧伤气，久坐伤肉，久立伤骨，久行伤筋"，同时还要做到房事和合，节宣得宜。

6. **坚持锻炼 适当补养** 可以通过练形、导引、吐纳、针灸、药饵等专门的养生技术或技巧活动肢体，宣通气血，使气血运行通畅，精力充沛，体魄强健。同时，适当服用调补五脏气血阴阳以延年益寿的药物。

中医养生八条

悦情志：人要健康长寿，情志调畅是一个重要条件。陶弘景在《养生延寿录》中提出："养性之道，莫大忧愁大哀思，此所谓能中和，能中和者必久寿也。"

戒私欲：养生求静，使身心处于万虑皆独存一念的境地，也要求人具有高尚的情操，心胸坦荡。孙思邈说："人不终寿，或致夭殁者，皆由不自爱惜，竭情尽意，邀名射利。"故善养生者"勿汲汲于所欲"，"心无妄念"，"所至之处，勿得多求"，"旦起欲专言善事，不欲先计较钱财"。

远房室：指性生活有节制。人的生长发育有赖于肾精，肾精充盈则生生不息，人的生命活力和抗病能力就强。欲保肾精，必须节制性欲，倘若贪色好艳，纵欲无度，势必损精害体折寿。

适四时：人生活在自然之中，顺应季节气候是养生学的重要内容。《吕氏春秋》说："年寿得长者，非短而续之也，毕其数也，毕数之务，在乎去害。"所谓害，就是指非其时而有其气以及大寒、大热、大燥等反常气候。

节饮食：饮食不节，伤及脾胃，就使人多病早衰。故《内经》说"饮食自倍，脾胃乃伤"，"多食盐，则脉凝泣变色，多食苦，则皮枯而毛衰……"等多处论述。孙思邈对饮食宜忌的论述更全面，诸如："食不可过饱，务令简少"，"常宜温食"，"常宜清淡之物"，"美食宜熟嚼，生食不粗吞"，"食勿大语"，"勿食生菜、生米、生豆、陈臭物，勿饮浊酒"，"必不得食生黏滑等物"等等，对避免损伤脾胃以及防止食物中毒，预防传染病，乃至祛病延年都有积极而重要的意义。

常运动：常运动会使精力充沛，身体健壮。华佗早就倡导锻炼强身以防病。他说："人体欲得劳动，动摇则谷气得消，血脉流通，病不得生。"孙思邈也说："养性之道，常欲小劳。""体欲常劳，但无多极。"提醒人们经常活动筋骨以祛病延年。

顺性情：人置身于纷繁绚丽的自然和社会中，不可能完全以恬淡虚无、无所想、无所求为毕生追求的唯一境界，人要去实现自我价值和社会价值。所以，不但要健康地活着，还要悦纳自己和他人，安心面对自己的优点和缺点，要顺从对健康有益的愉悦性情，减少对健康不利的烦恼悔恨，所以要学会自己给自己顺气，要顺从自然和社会，保持心理平衡，从而减少或避免疾病发生，达到健康长寿的目的。

服药饵：人生在世，享赋各异，况病魔无情，难免伤人。因此，服食药饵也是养生学内容之一。古人重视服药饵来防病治病，养生延年，并拟定了许多延年益寿的药饵、药方。但是，养生不可单靠服药饵，否则，"虽常服药饵而不知养性之术，亦难以长生也"，"纵服玉液金丹未能延寿"。

养生贵在防患未然

焦山贤

养生是系统工程，贵在持之以恒、坚持不懈，方收预期效果。

养生在于"未病先防"、"已病防病"，而心理调节尤为重要。

在不同年龄阶段，对情志的调摄应采取相应的方法和手段。

养生重在平素调养身心，防患于未然，这是广大人民群众喜闻乐见、便于实施的保健形式。养生在我国具有悠久的历史、广泛的认同和普遍开展的基础。养生是中医"治未病"的基础工作和根本出发点。只有掌握和应用正确的养生方法，并且持之以恒，才能真正做到"恬恢虚无，真气从之"，"阴平阳秘，精神乃治"，维持机体内外环境的协调有序，实现理想的健康状态，达到延长生命时限和提高生活质量的目的。

养生是一种社会运动

养生，又称摄生、道生。所谓"生"，就是生命、生存、生长之意；所谓"养"，即保养、调养、培养、补养、护养之意。养生就是通过养精神、调饮食、练形体、慎房事、适寒温等各种方法，保持身心健康，防止各种疾病，从而也就能够延年益寿。

中医养生学作为人类文化瑰宝，有着漫长的历史和广博的思想体系。中医养生的理论方法著述流布于古代儒、释、道、医等诸子百家文库中，不仅与医疗保健有关，还与家庭、伦理、教育等社会学有着广泛联系。在当代，涉及到了现代科学中预防医学、心理医学、行为科学、天文气象学、地理医学、社会医学等多学科领域，实际上它是多学科知识与手段的有机综合。正如著名科学家钱学森所说："养生文化及其派生的人体科学、生命科学，已经不能单纯把它看作是一个科学技术问题，它还是一个社会运动。"

中医养生学作为一个实用学科，有着丰富的内涵和行之有效的理论与实践。其顺应自然、协调阴阳、形神共养、动静相宜、和调脏腑、通畅经络等理念，精神养生、饮食养生、运动养生、房事养生等方法，食养、药养、针灸、按摩、气功、武术等技术值得今人借鉴。养生学作为以中医药基本理论为指导，具有中华民族特色的保健防病科学体系，也将成为 21 世纪最具魅力的新型科学。

由于养生旨在维护健康和促进健康，并且为人民大众所喜闻乐见，易于接受和实施，因此在"治未病"的实践中具有最基础、最广泛的作用。而养生又是一项系统工程和长久工程，贵在持之以恒、坚持不懈，才能收到预期的效果。

提倡精神养生

现代社会里尤其是在城市生活的人们，或多或少有着不同的心理压力，如果长时期得不到有效的解决，就可能引发心理问题。心理问题是产生和诱发亚健康及疾病的重要因素，如果不能妥善处理，就会发展为精神和心理疾病。

养生，对于健康人来说，是要防止发生疾病；对于已经有病的人来说，就是要防止病情的恶化，而心理调节尤为重要。如卫生部原顾问马海德大夫，患了好几种癌症，在 8 年中曾动了 8 次大手术，但每一次他都能从容面对。他说："癌，多少人闻之色变，而我却很坦然，既然病来了，怕也无济于事，我尽量让自己活得轻松些。"就这样，他每次生病时，只要体力一恢复，就立即投入到工作中去，他通过这种方式摆脱疾病的阴影，保持良好的精神状态，从而能一次又一次战胜病魔。

五法助养生

"淡泊明志，宁静致远"既是人生格言，也是精神养生大法。精神养生"治未病"的常用方法有：

一、节制法 节制法是调和、节制情感、和畅性情、防止七情过极、达到心理平衡的精神调摄方法。情欲为人的情感和需要。如能适当克制可以养生。如果放纵或积久而引起体质偏颇，导致疾病，因此要加强修养、豁达开朗、节制情欲。

二、疏泄法 疏泄法是宣达、发泄不良情绪，防止情感过度压抑，以恢复心理平衡的方法。如大哭一场，无拘无束地喊叫一阵，或找亲朋倾诉，或把心中苦闷写在日记中，都可达到消除不良情绪的目的。

三、转移法 转移法是通过一定方式积极避开刺激源以转变情感投向，改变对不良情绪的注意力，使苦闷得以解脱的方法。以顽强的意志、理性战胜情欲之惑，做到淡然无欲或变换环境、参观游览以陶冶身心。

四、移情易性法 移情易性法是改变人的情志的方法。移情，即排遣情思，改变情绪的指向性；易性，即改易心志，排除内心杂念和抑郁，改变其不良情绪。《临证指南医案·卷六》华岫云按："情志之郁，由于隐情曲意不伸……郁证全在病者能移情易性。"具体的排遣方法，如琴棋书画、陶冶性情、振奋精神、调节心理。根据不同人的心理、环境和条件，有针对性地采取措施，灵活运用，疏调情志，颐养精神。

五、运动移情法 运动移情法是通过运动以改变人的情志的方法。各种不同的运动方式，如打球、爬山、跑步、散步、打太极拳等，均能疏通气机、和畅气血、化解或发泄不良情绪，以保持心情愉快、精神饱满。

人的生、长、壮、老、已的生命过程与情志变化是相应的。不同的年龄阶段具有不同的体质状态，情志变化也与之相应。例如，婴幼儿期脏腑娇嫩，其情志为弱情弱志期；儿童为稚阴稚阳之体，其情志亦为稚情稚志期；青少年期是身体生长发育阶段，其情志为盛情盛志期；壮年期体质最为强壮，为情志平定期；老年期体质日渐衰弱，为衰情衰志期。在不同年龄阶段，对情志的调摄应采取相应的方法和手段。

习古人养生之经　行中医保健之法

钟怡文

现代人非常重视自我保健，并提出了许多养生保健措施。其实，古代人的养生意识并不比现代人淡薄，他们也不断探求养生之道，并总结归纳出不少行之效的方法，有些即使在今天仍被广泛应用。据资料显示，古人有以下养生法：

静神养生 静神养生在传统养生学中占有重要地位。古人认为，神是生命活动的主宰，保持神气清静，心理平衡，可以保养天真元气，使五脏安和，有助于预防疾病、增进健康和延年益寿。反之则怒伤肝、喜伤心、思伤脾、忧伤肺、恐伤肾，以至诱发种种身心疾患。

动形养生 古人认为"人欲劳于形，百病不能成"；诗人陆游说"形要小劳之"，都说明古人认识到适度运动对健康的积极作用。古人在实践中摸索形成了如按摩、气功、太极拳、八卦掌、五禽戏等动形方式，以强身延年。人若贪图安逸，运动不足，或是劳累过度，则容易引起"劳伤"，也称"五劳所伤"，即久视伤血、久卧伤气、久坐伤肉、久立伤骨、久行伤筋。

饮食养生 合理饮食可以调养精气，纠正脏腑阴阳之偏，防治疾病，延年益寿。饮食要以"五谷为养，五果为助，无畜为益，五菜为充"，还要重视五味调和，否则，会因营养失衡、体质偏颇、五脏六腑功能失调而致病。

进补养生 传统医学十分推崇用滋补药物调理阴阳、补益脏腑、滋养精血。合理进补可以强身防病、祛病延年。进补既要辨证，又要适量，还应考虑顺应四时。服用补益药时，如系入肺药，在秋季比较适宜；如系温补药，则在冬季比较适宜。

经络养生 经络是遍布人体全身的一个"网络"系统，它控制血和气的运行流动，以保证各组织系统的正常功能。《黄帝内经》经脉篇中说，经络可以控制人体一切功能，具有决生死、处百病、调虚实的作用。古代养生家认为，疏通经络可作为摄生的重要措施，最简便的方法是经常刺激、按摩、针灸人体的三个重要穴位，即合谷穴、内关穴和足三里穴。合谷穴可以防治颜面及五官方面的疾病，内关穴有助于防治心脏病，足三里穴则对五脏六腑特别是消化系统疾病有效。

固精养生 古人认为，精血是人体营养物质中的精华部分，是生命的物质基础，五脏六腑得精血濡养，才能保持正常功能。如果性欲无节制，精血亏损过多，会造成身体虚弱，减损寿命。如果妇女性欲无度，也会导致肾气衰竭。晚婚、节育等保养阴精措施，可防阴精妄耗，延缓衰老。

顺时养生　天有四时气候的不同变化，地上万物有生、长、收、藏的规律，人体亦不例外。人的五脏六腑、阴阳气血的运行应与四时相适应，不可反其道而行之。因此，古人从衣食住行等方面提出了顺时养生法则。因时制宜调节自己的生活行为，有助于健体防病，否则，逆春气易伤肝，逆夏气易伤心，逆秋气易伤肺，逆冬气易伤肾。

修身养生　凡追求健康长寿者首先应从修身养性做起。平日应排除各种妄念，多说好话、多行善事。唐代医学家孟诜云："若能保身养情者，常须善言莫离口。""口有善言，又当身行善事。"孙思邈则说："心诚意正思虑除，顺理修身去烦恼。"故常做利于他人的事，可使自己心胸开阔、情绪安定。

调气养生　人体元气有化生、推动与固摄血液、温养全身组织、抗拒病邪、增强脏腑机能的作用。营养失衡、劳逸失当、情志失调、病邪夹击等诸多因素，可致元气虚、陷、滞、逆，进而使机体发生病理变化。调气养生法主张通过慎起居、顺四时、戒过劳、防过逸、调饮食、和五味、调七情、省言语、习吐纳等一系列措施来调养元气、祛病延年。

减毒养生　人若喜怒无常会致体内阴阳、气血失调，劳累过度会损伤脾气，伤于饮食则生湿、热、痰浊，冒犯六淫、疫疠（传染病），伤之外邪则百病丛生。这种致病因素对人体健康均可视为"毒"，因此提出以"减毒"来保全真气的养生之道。通过饮食调理、服用药物及其他措施，减体内积聚之毒，可免生疾患，防早衰，延年益寿。

中医"三理"养生说

韦公远

一、生理养生　古人养生，注重四道。一是动养之道，就是适度锻炼，活动筋骨，疏通气血；二是静养之道，就是适当休息，可减少消耗，怡神健体；三是营养之道，就是均衡营养，可使饮食有节，二便通畅；四是居养之道，就是起居有常，可使精神愉快，情绪安定。

二、心理养生　一是调摄情志，二是修养德行。因为人的情志活动和道德修养，对人的身心健康关系极大。所谓情志，就是中医所说的七情，即喜、怒、忧、思、悲、恐、惊。这七种精神因素是人受外在环境各种刺激所引起的反应。既是生理反应，也是心理反应。通常情况下，不会引起疾病，但过于激烈或持久，或身体过于敏感，都会导致疾病。所谓德行，就是道德行为。孔子说"仁者寿"、"有大德必得其寿"；荀子说"有德则乐""乐则能久"；孙思邈说"道德日全，不祈善而有福，不求寿而自延。此养生之大旨也"。

三、哲理养生　哲理养生，当属明末清初著名思想家、哲学家王夫之的"六然"、"四看"养生观。所谓"六然"，就是自处超然——超凡脱俗，超然大观；处人蔼然——与人为善，和蔼可亲；无事澄然——淡泊明志，宁静致远；处事断然——当断则断，不优柔寡断；得意淡然——不居功自傲，忘乎所以；失意泰然——不灰心丧气，轻装前进。所谓"四看"，即大事难事看担当；逆境顺境看襟怀；临喜临怒看涵养；群行群止看见识。做到知足不辱，知止不耻，当行则行，当止则止。

中医养生预防亚健康

李明亮

随着养生保健意识的增强，国人越来越多地关注中医治未病理论。这对振兴中医来说是好事，体现了中医历久弥新的独特魅力。但在这一过程中，很多人误认为中医养生保健就是治疗亚健康，应予以澄清。

养生是中医治未病的重要内容。唐代大医家孙思邈比较科学地将疾病分为"未病"、"欲病"、"已病"三个层次，"上医医未病之病，中医医欲病之病，下医医已病之病"，反复告诫人们要"消未起之患，治病之疾，医之于无事之前"。《医学入门》认为："与其病后善服药，莫若病前善自防。"由此看出，"治未病"比亚健康的概念还要超前；"治未病"就是健康状态下要懂得未雨绸缪，"亚健康"一般指尽管用仪器检查正常，但实际上已处于健康与疾病的临界点。应运用中医养生的方法预防亚健康。

养生是通过养精神、调饮食、练形体、慎房事、适寒温等各种方法，保持身心健康，防止各种疾病发生发展，避免人体出现临界状态。

中医养生的理论方法，分布于古代儒、释、道、医等诸子百家文库中，不仅与医疗保健有关，还与家庭、伦理、教育等社会学有着广泛的联系。在当代，涉及到了现代科学中预防医学、心理医学、行为科学、天文气象学、地理医学、社会医学等多学科领域，实际上它是多学科知识与手段的有机综合。

《素问·上古天真论》提出了养生的基本内容和要求："上古之人，其知道者，法于阴阳，和于术数，食饮有节，起居有常，不妄作劳，故能形与神俱。"遵行养生之术，首先是强调天人相应。《素问·四气调神大论》指出："夫四时阴阳，万物之根本也。"认为自然界存在着人类赖以生存的必要条件，人适应自然界的变化才能达到身心健康。主张"因时之序"，顺应大自然春生、夏长、秋收、冬藏的规律，使人体始终处于健康、有序、与自然界相平衡的状态。

其次，强调静以养神。养生只有做到形神共养，才能保持生命的健康和长寿。其中，养神又为首务，神明则形安。即通过静神修性增进身体健康。现代人的亚健康状态很多都源于情志因素，调养心神很有必要。

第三，强调调和阴阳。《素问·生气通天论》说："夫自古通天者，生之本，本于阴阳。"指出了阴阳乃天人合一的根本，阴阳调和乃生命健康的最高准则。

第四，强调饮食调养。《素问·生气通天论》指出："谨和五味，骨正筋柔，气血以流，腠理以密。"说明饮食合理搭配对身体健康具有基础性作用。《素问·藏器法时论》提出了"五谷为养，五果为助，五畜为益，五菜为充，气味合而服之，以补精气"的饮食基本准则。注重调养脾胃，顾护后天之本，强化气血生化之源。现在，人们多暴饮暴食，高血脂、高尿酸等问题层出不穷。在出现问题后再寻求养生保健的方法远不如防患于未然。

第五，强调保精护肾。精是气、形、神的基础。先天之精与后天之精藏于肾，形成肾中精气。保护肾精的关键在于节欲，做到房事有节，不妄作劳，从而使肾精充盈，气足神旺。

可以说，中医养生不仅让健康人提高生活质量，而且能让亚健康和已病之人走在疾病发展的前面，改善生活质量。

"五行"养生各不同

韩 彬

中医讲究五行，即金、木、水、火、土，在人体中分别对应肺、肝、肾、心、脾五脏。五行平衡、五脏调和，才能维持人体的健康和气血旺盛。而"五行虚弱"在中医里并不一定指五脏有重疾，还包括很多"亚健康状态"。

1. **金—肺—润** 金对应肺，与呼吸道疾病相关，如有呼吸急促、胸闷、咳嗽、喘息、语音低微等症状时，就需要养肺了。（肺最强时间：7~9时；肺最弱时间：21~23时）

中医养肺关键点：白色食物可让肺强健起来。如百合，有润肺止咳之效，对呼吸道的调养效果最好。此外，白萝卜、白木耳、白芝麻也有生津润肺的功效。

2. **木—肝—舒** 木对应肝，肝开窍于目，木资充盈才能眼睛明亮，如有情绪易激动、烦躁不宁、胸胁隐痛、视力急剧下降等症状时，就需要养肝了。（肝最强时间：1~3时；肝最弱时间：13~17时）

中医强肝关键点：肝怕劳累，肝气最弱的这段时间一定要注意休息，如果必须工作，则至少每隔一小时让眼睛休息15分钟。

3. **水—肾—藏** 水对应肾，如有腰膝酸软、水肿、尿频、记忆力减退、易感风寒、无故大量脱发等症状时，就需要养肾了。（肾最强时间：5~7时；肾最弱时间：23~1时）

中医强肾关键点：调节不良情绪，控制自己的精神活动，尽量做到含而不露，遇到不顺心的事，尽快放开。此外，在肾脏最弱的时间，不要熬夜，以涵养精神。

4. **火—心—养** 火对应心，心主血脉，如有心悸、胸闷、失眠、健忘、烦躁，甚至心前区疼痛等症状时，就需要养心了。（心最强时间：11~13时；心最弱时间：21~1时）

中医强心关键点：如有需要耗神思考的工作，可利用中午时间进行，此时心力最强；心脏先天较弱者宜早睡，睡前宜喝杯胡萝卜汁或西红柿汁来养心。

5. **土—脾—补** 土对应脾，暴食伤脾，如有腹胀、腹泻、倦怠、气短、韧带和肌肉松弛、身体水肿等症状时，就需要养脾了。（脾最强时间：9~11时；脾最弱时间：19~23时）

中医强脾关键点：脾弱者可把午饭时间提前到11时，此时脾气最旺，消化食物、吸收营养最得力；晚饭后1小时吃一个甜性水果可健脾。

什么是精、气、神

天之三宝"日、月、星"，地之三宝"水、火、风"，人之三宝"精、气、神"。什么是精、气、神呢？

"精"是构成人体和维持生命活动的精微物质，分为"先天之精"和"后天之精"。先天之精主要来源于父母的精血，后天之精是来自饮食的营养物质。先天之精与后天之精相辅相成，互为依存。

"气"是生命活动的原动力，具有推动脏腑组织活动、促进血脉运行、维持人体正常温度、保持身体与外界环境协调平衡的功能，有护卫肌表、防御外邪入侵、维持脏腑功能正常活动等作用。

"神"是人体生命活动现象的总称，它包括精神、意识活动以及脏腑、经络、气血、津液等机体活动功能和外在表现。"神"的盛衰与精、气的盈亏密不可分。

吕洞宾说："寡言语以养气，寡思虑以养神，寡嗜欲以养精。精生气，气生神，神自灵也。是故精绝则气绝，气绝则命绝也。是故精、气、神，人身之三宝也。"

体质有别　养生各异
谭 欣

平和质

体形匀称健壮，面色、肤色润泽，头发稠密有光泽，目光有神，精力充沛，睡眠、食欲好，平时患病少。

养生法：注意劳逸结合，保持充足睡眠。坚持锻炼，年轻人可适当跑步、打球，老年人适当散步、打太极拳等。

气虚质

声音低弱，易感气不够用，易累，容易感冒，发病后难以痊愈。

养生法：宜食益气健脾的食物。平时注意保温。可做一些柔缓运动，如散步、打太极拳、做操等，并持之以恒。

适宜药膳：黄芪童子鸡和山药粥。

阳虚质

时感手脚发凉，胃脘部、背部或腰膝部怕冷，喜静，易大便稀溏。

养生法：平时宜食牛肉、羊肉、韭菜、生姜等温阳之品。注意保暖，防止出汗过多，可做一些舒缓柔和的运动。

适宜药膳：当归羊肉汤。

阴虚质

体形多瘦长，常感手脚心发热，面颊潮红或偏红，眼睛干涩，口干咽燥，易失眠，性情急躁，舌质偏红，苔少。

养生法：宜食瘦猪肉、鸭肉、绿豆、冬瓜等，少食羊肉、韭菜等。适合做有氧运动，如太极，气功等。

适宜药膳：莲子百合煲瘦肉。

血瘀质

面色偏暗，嘴唇紫暗，舌下静脉瘀紫，牙龈易出血。易烦躁健忘。

养生法：宜食山楂、醋等具有活血、散结、行气、疏肝解郁作用的食物。宜早睡早起多锻炼，可舞蹈、步行等。

适宜药膳：山楂红糖汤。

痰湿质

体形肥胖，易出汗，且多黏腻。常感肢体酸困沉重。面常出油，嘴里常有黏或甜腻的感觉，嗓子老有痰，舌苔较厚。

养生法：饮食应以清淡为主，少食肥肉及甜、黏、油腻的食物。衣着应透气散湿，经常晒太阳或进行日光浴。可长期坚持锻炼，如散步、慢跑、游泳等。

适宜药膳：山药冬瓜汤。

湿热质

脸上易生粉刺，皮肤易瘙痒。常感到口苦、口臭，大便黏滞不爽，小便有发热感，尿色发黄。脾气较急躁。

养生法：宜食赤小豆、芹菜、藕等食物。适合大强度、大运动量的锻炼，如中长跑、游泳、武术等。

适宜药膳：泥鳅炖豆腐。

气郁质

体形偏瘦，多愁善感，感情脆弱，常感到乳房及两胁部胀痛，常有胸闷的感觉，容易失眠。

养生法：宜食黄花菜、山楂、玫瑰花等食物。尽量增加户外活动，如跑步、登山等。

适宜药膳：菊花鸡肝汤。

特禀质

体质特殊的人群。过敏体质的人，有的即使不感冒也常鼻塞、打喷嚏，易患哮喘，易对药物、食物、花粉、季节过敏。

养生法：多食益气固表的食物，少食辛辣、腥膻发物及含致敏物质的食物。起居避免过敏原，保持室内清洁。

适宜药膳：玉屏风散。

德行是养生之根

史志敏

我国历史上有许多大思想家都把修炼德行放在养生的重要位置，看成是"养生之根"。

孔子提出"德润身"、"大德必得其寿"、"仁者寿"、"修道以仁"等观点，如果是这样也称"死而不亡谓之寿"。也就是说，实际寿命也许不很长，其业绩和英明却传之很远，其寿可以超过常人。

老子主张"少私欲"、"去贪心"，认为"祸莫大于不知足，咎莫大于欲得"。意即一个在物质上贪心不足的人，必然会得陇望蜀，想入非非，甚至损人利己，损公肥私，自己也会终日神不守舍，因心理负担过重而损害健康。

孟子提出了"爱生而不苟生"的积极养生观，把仁义看得高于生命，认为必要时应该"舍生取义"。他的"富贵不能淫，贫贱不能移，威武不能屈"，千百年来成为仁人志士的美德名言。

董仲舒指出"养心靠义"，"夫人有义者，虽贫能自乐；而大无义者，虽富莫能自存"，"故仁人之寿者，外无贪而内清静，心平和而不失中正，取天在之美以养其身"。

孙思邈认为"德行不克，纵服玉液金丹未延寿"。

石在基认为"善养生者，当以德行为主，而以调养为佐"。

历代养生家都十分注重道德的养生价值。医家的"德全不危"，儒家的"德润身"、"仁者寿"，道家的"仁者德之光"，都把修养德行作为养生的一项重要内容，富贵名利不强求，财情意气不强争，坚持正道，身体力行，在日常生活中培养自己善心仁厚、重义轻利、乐善好施的德行，做一个真正德高望重的人，必然福寿延年。

修德，业为贵，要有言行一致的敬业精神。官有官德，商有商德，医有医德，文有文德，武有武德，各行各业都有职业道德。著名医学家陈实功在论修德养生时说："凡乡井同道之士，不可生轻侮傲慢之心，切要谦和谨慎，年尊者恭敬之，有学者师事之，骄傲者逊让之，不及者荐拔之，如此自无谤怨，信和为贵也。"如果一个人私字挂帅，利欲熏心，时时处处为自己打算，在社会上，争名于朝，争利于市；在同行中，勾心斗角，相互轻贬；在公共场所，欺老侮幼，以强凌弱，这样的人不仅没有道德，而且心胸不够磊落、光明、坦荡，于养生也自然是不利的。

修德，善先行，以善为本，不做坏事恶事。常念慈不念恶，念生不念杀，常念信不念欺，心地善良，广行善事，孝敬父母，尊敬师长，和睦邻里，知足常乐，自然积德行善，福寿延年。如果为商不仁，欺行霸市，巧取豪夺，目无法纪，心无商德，作恶多端，霸道一方；如果为医不德，乘人之危，暗刮钱财；如果为人不正，横行乡里，只有缺德可指，这些无道德可言的人，难有善果。所以元代曾世荣的《修德诗》说得好："正心德是本，修身善为先。德显济世心，跳于方书间。百姓感其恩，忘死救圣贤。正心修身论，从此万古传。施善则神安，神安则寿延。行恶则心恐，心恐则损寿。"

德善是延年益寿的重要条件

武子仁

养生必先养德，养德是养生的基础。很显然，如果一个人心胸狭窄，尖酸刻薄，见己不见人，妒意满怀，人缘关系很差的话，那他的情绪就好不到哪里，是不利于养生的。纵观儒、释、道，包括世界上的基督教、穆斯林教都无不主张仁慈，善心善行。更别说我国几千年传统文化就是一贯主张仁人友爱的。这些都是做人的根本，是养生的必备条件。"不以善小而不为，不以恶小而为之"，以关爱为本，首先健全自己的人格，然后推己及人。当代许多仁人志士慷慨解囊，举办希望工程并惜老怜贫大力资助公益事业，对社会作出了很大贡献，树立了养生养德与善心善行的良好风范。中国有句名言：重人者人恒重之，好心必有好报。

祖国医学的精髓——人文道德观

古人说："民生何辜，不死于病，而死于医，是有医不若无医也，学医不精不若不学医也。"又说："脏腑若能言，医师色如土。"是说马虎医生常将脏病当成腑病，腑病当成脏病，如此经常误诊而脏腑又不能自我辩护。

由此可见，古时在某阶段某种医生也出现过人文精神缺失，不然怎么会那么注重人文道德呢。

古人非常重视人文道德教育及其医德修养，因为医生的服务对象是人，是宝贵的生命。故《内经》说"天覆地载，万物悉备，莫贵于人"。也就是说地球上的万物唯人最宝贵，给人治病半点马虎不得。不但要有高超的医术，还要有高度的责任心、痛情心，还要多些人文关怀。

以人为本，尊重生命——东汉张仲景的《伤寒杂病论·自序》认为医理艰深，疾病千变万化，医生必须具有"爱人、知人"的精神。

医乃仁术，仁善立业——宋代林逋在《省心录·论医》中指出："无恒德者，不可以作医，人命生死之所系。"清代名医费伯雄认为："欲救人而学医则可，欲谋利而学医则不可……"三国时的名医董奉，创建了杏林精神。

为医之道，必先正己——南宋《小儿卫生总微论方》明辨："凡为医之道，必先正己，然后正物。"明代陈实功在《外科正宗·医家五戒十要》提出："夫医者，非仁爱之士不可托也，非聪明达理不可任也，非廉洁纯良不可信也。"

一视同仁，贵义贱利——明代李梴在《医学入门》认为："欺则良知日以蔽塞，而医道终失。不欺则良知日以发扬，而医道日昌。"明代龚廷贤在《万病回春》提出医家要一存仁心；二通儒道；三精脉理；四识病源；五知气运；六明经络；七识药性；八会炮制；九莫嫉妒；十勿重利，当存仁义，贫富虽殊，药施无二。

唐代大医学家孙思邈被尊称为孙真人，他的人文道德观更为突出，强调：医者，首先要上知天文，下知地理，中知人事。医生不但要学好医学方面的知识，并且还要"涉猎群书，何者？若不读五经，不知有仁义之道；不读三史，不知有古今之事；不读诸子，睹事则不能默而识之；不读《内经》，则不知有慈悲喜舍之德……若能是而学之，则于医道无所滞碍，尽善尽美矣"。

孙真人还是古往今来医龄最长的医生，仅行医就80年，据说他活了一百多岁。他到老年时还仍然勤于读书，据载"白首之年未释卷"，经常是"雄鸡报晓书还读"。著作有《千金要方》《千金翼方》。他教导医生在行医治病时："必当安神定志，无欲无求，先发大慈恻隐之心，誓愿普救含灵之苦。若有疾厄来求救者，不得问其贵贱贫富，长幼妍蚩，怨亲善友，华夷愚智，普同一等，皆如至亲之想。亦不得瞻前顾后，自虑吉凶，护惜身命。见彼苦恼，若己有之，深心凄怆。勿避险路，昼夜寒暑，饥渴疲劳，一心赴救，无作功夫形迹之心。如此可谓苍生大医，反此则是含灵巨贼。"并且还说医生不要以职业之便谋取经济利益，故说"医生不得恃己所长，专心经略财物"。

提倡预防为主，"古之善为医者，上医医国，中医医人，下医医病。又曰上医听声，中医察色，下医诊脉。又曰上医医未病之病，中医医欲病之病，下医医已病之病"。要有病早调，并且还要委以良医，"生候尚存，形色未改，病未入腠理，针灸及时，能将节调理，委以良医，病无不愈"。

总之，先贤们总是教导医者，精求医理，博采众长；一心赴救，视病犹亲；廉洁淳良，不唯名利；宽厚仁和，倾诚无忌；仁心仁术，术德兼修；视人犹己，感同身受，也成为中医人文道德观的重要表达。

藏医的修德养生

元旦尖措

养生要先养德，德不修则寿损。宇妥·元旦贡布曾经说过，对人要"心力正而义广胸怀，常怀慈悲贤良菩提心"。因为一个人如果不重视自己的德行修养，那么就会为名利私心所桎，终日胡思乱想，寝食不安。在这种情况下，即使吃遍山珍海味、灵丹妙药，也无法延年益寿，只会加速机体的衰老。那么，正确的精神内养应该达到怎样的境界呢？《四部医典》中说："情志赤巴住于心脏间，心广自豪做事按意愿。""五故豁达丰美呈焕发。"也就是要调摄精神，避免情感的大起大落，防止气息逆乱，阴阳失调，这样方能够有效地预防疾病。人们首先要具有良好的精神状态，只有良好的情绪才能有利于身体健康。

一般境界的做人准则

一般境界的做人准则为守信，常做好事来补过，争做别人不愿做的好事，凡事要慎察，三思而后行，不轻信人言，不说谎言，不泄密，对仁者要说心里话，对敌人要耐心教化，尊敬师长，爱怜惜贫，互相帮助，勤俭持家，有恩必报，谦逊不骄，知错悔改，知足思乐，好施善舍，不嫉高贵，不鄙下人，不谋人财，不做后悔之事，不报复，不赌博，待人正直，宽宏大量，凡事兢兢业业等。

高境界的做人准则

高境界的做人准则是拜良师学习，知识要渊博，明事理；严格遵守佛教不杀、不盗、不淫、不妄语、不离间、不恶言、不绮语、不贪欲、不嗔怒、不邪见等十不信条；从身、语、心三方面进行全面修养，发菩提之心，即发慈悲、博爱之心。藏传佛教认为，爱戴生命、珍惜生命是菩提心的基础，一切众生是平等的，无论是庞然大物，还是最脆弱的微生物，它们的生命没有大小之分，不得任意暴殄。杀生害命是大逆不道的，因而要悲怜众生，恩被虫豸草木，与动植物和谐相处。

附：中医药文化篇

了解中医药文化，加深对中医药的认知，提高养生信念。

中医启蒙三字经

赵歆　甄雪燕　梁永宣　罗海鹰

序
医之始，本岐黄，五千年，育栋梁；
少学医，志昂扬，长悬壶，济四方。

医理篇
气为元，功能强，天地道，化阴阳；
水与火，温与凉，静与动，升与降。
列五行，万物纲，木火土，金水详；
配五色，应五方，观五气，察五脏。
脏封官，保家邦，肝拜将，心称王；
肺为相，脾管仓，肾作强，最需藏。
津与液，供营养，精化血，气导航。

神调摄，脏安康，怒气升，肝失畅；
喜气缓，心欠养；悲气消，肺被殃；
忧气结，脾不壮；恐气下，肾难防。
手足经，分阴阳，冲任调，督带忙。

诊治篇

求病因，首内伤，动气血，乱阴阳；
外六淫，疫难挡；不内外，虫兽伤。
四诊法，细思量，望为神，资料详；
闻声气，问症状，按周身，切脉象。
学辨症，明八纲，表里定，寒热讲；
分虚实，论阴阳，知纲领，治反掌。
药百味，神农尝，通性味，明升降。
用兵法，组成方，辨治清，配伍当；
君臣主，佐使良，司攻守，疗效彰。
顺自然，遵法章，得智慧，保健康。

四季篇

人之初，树之苗，欲繁茂，有其招。
天人一，形神道，养生法，四季调。
春风起，防感冒，食要清，缓去帽；
夏多热，避暑扰，食须净，着轻薄；
秋风劲，常润燥，食喜津，慢加袄；
冬多寒，应日照，食当温，衣棉袍。

起居篇

起居事，规律找，四季勤，养莫娇。
逸有度，量力劳，忌熬夜，宜起早；
餐应时，不过饱，五谷养，零食抛；
多饮水，蔬果好，慎油腻，糖盐少。
衣适体，随季调，频晒被，枕勿高；
常洁齿，勤洗澡，护双目，热泡脚。
善运动，爱思考，少烦恼，戒急躁。
琴棋乐，广爱好，游天地，乐陶陶。
善调养，病难扰；勤学业，敬师老。

名医篇

忆先贤，多仁孝，济世心，永称道。
扁鹊游，民夸好，内妇儿，皆通晓；
汉华佗，手术早，传古今，技艺高；
张仲景，医圣号，著伤寒，为师表；
唐药王，孙思邈，重医德，精方药；
李时珍，编本草，纲目清，后世宝。

大医多，难细表，明日才，吾辈找。
早启蒙，渐通晓，学医理，知奥妙。
体强健，德学韬，扬国粹，我自豪。

中医中药自白

李国华

（一）中医自白

我是中医，
我是中华传统医学的传人，
我是中华传统文化的符号，
我是无数先哲理论的结晶，
我有五千多年诊疗经验的法宝，
我针灸"申遗"成功世界知晓。
我界名医辈出：
伏羲画八卦制九针；
神农识五谷尝百草；
岐黄《内经》；伊尹《汤液》；
扁鹊《难经》；华佗创麻醉、手术最早；
张仲景著《伤寒杂病论》为医之师表；
叔和《脉经》；"杏林"董奉；皇甫《甲乙》；
葛洪《肘后》；巢氏《病源》；《外台》王焘；
唐药王著《千金》，医龄之最——真人孙思邈；
金元四家，带动百家；李时珍《本草纲目》世界之宝！
温病学派，启发多派；古今名医之多难尽表……
我主张整体观念，视天、地、人于一体。
我所以要上知天文、中知人事、下知地理。
我治病因时治宜、因地治宜、因人治宜。
我四诊，八纲，辨证施治。
我使用针灸草药导引膏摩为绿色疗法。
我防治法则是平衡阴阳使身心和谐疾病自垮。
我注重"治未病"防患未然。
我倡导"养生"且持之以恒。
我一根针，一把草，无碳环保，且节省着巨额医疗费。
我简、便、验、廉，一直缓解着"看病难""看病贵"。
我屡建奇功让世人信服。
我乃"国粹"让世界瞩目。
我注重和谐，
我主张阴与阳、气与血、脏与腑和谐共处。

我倡导人与人、人与社会、人与自然和谐相处。

我痛病人之所痛，想病人之所想，视病人如亲人。

我先做人，后做医，仁心仁术为医德之魂。

五千年来，

我久经考验！

风吹雨打，

我仍然坚定信念！

继往开来，创新发展，是我的宏愿！

伟大的祖国啊！

我们的文化为人类造福永远永远……

（二）中药自白

我是中药，

我乃大自然所造。

我山海江河丘陵平地无处不到。

我五千年前就被伏羲、神农等发现。

我伴随传统文化的升华筛选成为可食可药。

我为大自然赋予的绿色之品，故称我是"神造"！

我集动物、植物、矿物之大全：

我有苦、辛、酸、甘、咸之味，

我有寒、热、温、凉、平之性，

我《本经》分上、中、下三品，

我有升、降、浮、沉之用，

我有有毒无毒之分，

我有特殊归经之能，

我有时可单独上阵，

我有时需配伍出迎，

我有个别合作"产毒"谓"十八反"！

我有个别配伍"失效"称"十九畏"！

我据病所需分大、小、缓、急、奇、偶、复之七方；

宣、通、补、泄、轻、重、滑、涩、燥、湿之十剂；

丸、散、膏、丹、汤、露、酒、熏、坐、洗等剂型；

君、臣、佐、使，随证加减，灵活变通是我的优势。

我不是单单治疗慢性病、普通病；

我对急性病、传染病、疑难杂症古今都有验证。

我让很多病免去手术之苦。

我还能让"超级耐药细菌"无地自容。

我土方治大病，节时节力节费用。

我"药食同源"，且有得天独厚的优越性。

我食疗胜于药疗，善调饮食以驱病。

我久经验证，很少有毒、副反应。

我来自自然，

我土生水长无碳环保。

我属祖国传统文化也被世界看好。

我能为人类健康造福。

我还能加速祖国的经济腾飞快跑。

五千年来，

我与华夏为伴！

备受了解，

我才没有遗憾！

返璞归真，崇尚自然，是我的夙愿！

美好的大自然啊！

我正在走向世界为造福人类作更大的贡献！

附：中药十八反、十九畏

药物有防治疾病的一面，也有不良毒副作用的一面，药物在配伍后产生毒性反应称"反"，在配伍过程中药效降低或失效称"畏"。下面为十八反、十九畏歌诀。

十八反歌：

本草明言十八反，半蒌贝蔹及攻乌，

藻戟遂芫俱战草，诸参辛芍叛藜芦。

其意是：乌头反半夏、瓜蒌、贝母、白蔹、白及；甘草反海藻、大戟、甘遂、芫花；藜芦反人参、沙参、丹参、玄参、细辛、芍药。

十九畏：

硫磺原是火中精，朴硝一见便相争。

水银莫与砒霜见，狼毒最怕密陀僧。

巴豆性烈最为上，偏与牵牛不顺情。

丁香莫与郁金见，牙硝难合荆三棱。

川乌草乌不顺犀，人参最怕五灵脂。

官桂善能调冷气，若逢石脂便相欺。

大凡修合看顺逆，炮爁炙煿莫相依。

其意为：硫磺畏芒硝，水银畏砒霜，狼毒畏密陀僧，巴豆畏牵牛，丁香畏郁金，牙硝畏荆三棱，川乌、草乌畏犀角，人参畏五灵脂，官桂畏石脂。

＊＊＊养生·娱乐篇＊＊＊

娱乐养生是通过轻松愉快、活泼多样的活动，在美好的生活气氛和高雅的情趣之中，使人们舒畅情志，怡养心神，增加智慧，动筋骨，活气血，锻炼身体，增强体质，寓养生于娱乐之中，从而达到养神健形、益寿延年的目的。

娱乐养生的方式很多，如书法、绘画、下棋、音乐舞蹈、唱歌习戏、读书吟诗、养花垂钓等都是一种高尚的行为，它可以陶冶情操，抒发情志，启迪智慧，催人向上，对人们的养生保健、延年益寿是十分有利的。

书法养生

书法具有中国传统艺术的表现形式，也是养生的有效手段之一，是一种高雅的艺术活动，它能调节人的心理，净化人的心灵，培养人愉快的情绪和豁达的胸怀。实践证明，习书心性俱养，内外兼修，可以超然物外和提高心智，也是去浮躁、育静气的最佳手段。

书法可调节心态，使情绪稳定。狂喜之时，习书能凝神静气，精神集中；暴怒之时，能抑制肝炎，心平气和；忧悲之时，能散胸中之郁，精神愉悦；过思之时，能转移情绪，抒发情感；惊恐之时，能神态安稳，宁神定志。

书法主要讲执笔、用笔、点画、结构、分布等方法。它分正、草、隶、篆，有时力透纸背，有时飞龙走凤，有的骨瘦如金，有的满润圆滑，入化处，神采飞扬，令人淘醉。就养生保健而言，书法实在是一项好的运动方法。

绘画赏画与养生

绘画是一门高超艺术，可使人们达到高度的精神享受，又能使人精神集中，杂念俱无。《养生随笔》所谓："笔墨挥洒，最是乐事，素善书画者，兴到时，不妨偶一为之，书必草书，画必兰竹，及能纵横任意。"

"凡品画以山水为上，花卉次之，虫鸟小物又其次也。画中山水，须看其间可居可游之处，将予幻身，想入此内，以青山绿水，花鸟楼台诸胜，悉供我娱目。复玩雪景，令人心骨清凉；冬观炎象，令人神体暖燠。人物观其神情，花卉虫鸟观其生发。苟寓心于画，自有无穷之乐趣也"。此不仅是作画、品画真谛，而且也道出了养生保健者能从中自得其乐。著名国画大师齐白石不仅画艺超群，且人格高尚，享年九十二岁。其高寿的原因，关键在于酷爱艺术，达到出神入化，情景交融，忘我的境界。

音乐养生

音乐养生的方式包括音乐欣赏、演奏乐器、歌唱，欣赏音乐可以抒发情感，调节情志，调和血脉，怡养五脏；演奏乐器，即吹、拉、弹、拨各种不同的乐器时，可以心、手并用，既抒发情感，也活动肢体。音符不多只有七个，但它在不同音节的组合下，却有千变万化的作用，喜怒哀乐都从中来。"十八相送"，使你缠绵缱绻，"梅花三弄"使人柔肠百转，听音乐使人心情舒畅，感到满身轻快。

唱歌唱戏也是一种很好的养生方法。唱歌唱戏能锻炼心肺功能，又能宣泄人的感情，吐出胸中的郁闷，增加呼吸量，增加胸廓扩张的程度与心脏搏动的频率，对人很有好处。一首好歌，可激发千万人的斗志，朝着一个既定的目标，奋不顾身地前进，再前进！"义勇军进行曲""保卫黄河"等等，不正是这样吗？汉高祖刘邦的"大风歌"气吞山河，楚霸王的"垓下歌"悲痛欲绝。有的抒情，使你豪情万丈；有的悲怨，使你消除胸中的块垒。一首好的民歌，可以沟通青年男女的心灵，使心领神会，水乳交融。这些都是不言而喻的。何以解忧？唯有唱戏。似乎夸张，其实也不。如国粹京剧，它的唱念作打，曲韵腔调，国人无不为之倾倒。有位老人说：世上不如意的事十有八九，你休往心上去，有啥不痛快，你就唱戏，学唱小生，气从丹田来，能把不愉快的事，一冲而出。这些也是人们熟知的道理，国外已有许多诊所或医院用音乐给患者医病，据说疗效颇佳。

弈棋养生

弈棋是一种富有科学哲理、融艺术与运动为一体的高尚文明的体育活动，既能丰富业余文化生活，又能锻炼思维，使情绪随着"棋势"发展，可谓益智健身兼备。

古人云："善弈者长寿。"下棋时，凝神屏息，不闻局外，洁心涤虑，醒脑益智，修德养性，确有调心、调气、调身的功用。同时，下棋是一种有兴趣、有意义的脑力活动，棋盘上瞬息万变的形势，要求对弈者全力以赴，开动脑筋，以应不测。两军对垒，这是智力的角逐；行兵布阵，是思维的较量。经常下棋，能锻炼思维，保持智力聪慧不衰。

跳舞养生

舞蹈能塑造美好的体型。舞蹈既是一种动作，又是一种语言，既能娱人心神，又能活动形体。不同的姿势，不同的动作，所谓手之舞之，足之蹈之，对健康与健美都是有益的，是娱乐养生的一个好方法。

读书、吟诗养生

读书是人类最大的快乐，可以提高思想境界、陶冶情操、开阔胸怀，古人说："书犹药也，熟读之可以医愚。"现代人说："书是没有围墙的大学。""书是人类智慧的结晶，是社会进步的阶梯。"《寿世保元》载："读书悦心……可以延年。"清代石成金谓："读书乃天下最乐之事，实吾人终身极大受用词章，寻讨其义趣，学问日深，道理日新，愚者因之而贤，昧者因之而明，此莫大之乐，可不知欤！若为功名富贵而读书，则非真知读书之乐者矣。"再说，人不可不知医，也不可不知养生保健，倘能多读书，又能多读一些养生保健书籍，借以丰富自己，并能提高养生保健自觉性，以达延年益寿之目的。不亦乐哉！快哉！

诗是文学的一种体裁，文学的一大类别；它语言简练，形象生动，寓意深刻，音韵感强，便于朗诵记忆，很受大众喜爱。从养生讲，它可抒发情感，陶冶性情，如一部《诗经》虽历史久远，至今仍脍炙人口，回味无穷。如能作诗，更为有益，历史上一些名人，既是著名诗人又是长寿老人，如我国的陆游、古希腊的荷马等。

读书使人睿智更使人长寿

温长路

读书长见识，增智慧，读书益人益国，书的社会学功能是人所共知的。读书有益于人类健康，读书益心益身，书的医学功能也应引起人们的注意。

"富家不用买良田，书中自有千钟粟；安居不用架高堂，书中自有黄金屋；出门莫恨无人随，书中车马多如簇；娶妻莫恨无良媒，书中自有颜如玉；男儿若遂平生志，六经勤向窗前读。"这是宋代皇帝赵恒的《劝学》诗，说的都是读书的好处。虽然有人批评这位皇帝宣扬的观点中含有"万般皆下品，惟有读书高"的意思，但其中传达的"书是人类的朋友、读书有益的主题"却是大家都认可的。

读书使人聪明睿智

书是知识的源泉，尽管电子出版物的出现对纸质出版物造成一定的冲击，但读书的目的和人们的阅读兴趣却是不变的。有美国专家指出，阅读印刷的文字读物，更容易被人领会，给大脑打下的烙印也更深。读书能增加人的智慧，他们对美国850所普通学校在校学生的调查结果表明，经常从图书馆借阅书籍的学生，在国家举行的相关标准测试中的成绩总是高于平均水平的。

联合国儿童基金会在发布的《世界儿童状况报告》中指出，人类生命的前4年到第8年之间，是语言能力形成的最关键时期。至晚从12岁到青春期之间，必须养成读书的兴趣，否则会严重影响到一生的智力发育。因为这一时期是人类大脑成长最快的阶段，即形成原始记忆的优化期，人一生中最重要能力的形成都取决于此期的基础是否能够打好。读书不仅能开阔人的知识面和认识世界的能力，而且对于人的精神思维能力、对事物的分析辨别能力、联想和联系实际的能力、干事情的集中力和耐受力等都会产生直接影响。由于家长的忽视，不少儿童错过了大脑发育的最佳时期，结果使大约20%的儿童呈现出严重的语言发展障碍，50%的儿童呈现出运动发展障碍。那种"等孩子长大了再读书不迟"的观念是非常错误的，"活到老学到老"，活是从生命的肇始就开始计算的。也就是说，读书要从儿童开始，是一生不能间断的行为。人的聪明睿智，与读书时间的早晚、读书数量的多少和质量的高低，有直接关系。

读书使人健康长寿

人类的疾病，大体可分为生理性疾病和心理性疾病两类。"书者，舒也。"读书可以调节人的心理，对心理性疾病的治疗效果是确切的。与书交朋友，进入书中的角色，就会达到忘我、忘物的境界，任何烦恼、不快、牢骚、无奈都会云消雾散的。在读书中收获兴奋、快乐、舒展和好心情，对身心健康的好处自然是无穷的。关于这一点，我国宋代一位御医说得好，他认为，书"辞义典雅，读之者悦然，不觉沉疴去体也"。著名学者梁启超把书的这些作用概括为四点，即熏陶、动情、感悟、超脱提升。好的书籍犹如一名技艺高超的心理医生，在人阅读的过程中通过精神－神经－血管－内分泌通路的协调，使血液循环、新陈代谢的功能不断得到加强。人与书中情节的共鸣，可以产生出认知趋同、灵魂净化、意志振奋的效果。

有研究指出，对于老年人来说，读书还有预防老年痴呆症发生的作用。美国芝加哥拉什大学的教授对700多名平均年龄在80岁的受试者连续5年的测试结果显示，经常读书看报、从事用脑的老人，老年痴呆症的发生率比常人要低2.6倍。

在欧美一些国家，"读书疗法"被普遍应用，在不少地方还可以看到"有病请去图书馆"的广告。图书治疗医师会根据患者表现出的不同精神状态开出"读书处方"，给求诊者介绍相关的文学、科技、娱乐类书籍，对烦躁失眠、神经衰弱、抑郁、精神分裂等病颇具效果。读书时，如果能加上必要的朗诵，还能起到放松紧张情绪、加深呼吸、减低血压、排除病气的作用。日本学者的一项研究说，朗诵20分钟，可以使全身增加10%的热量消耗，持之以恒有减轻肥胖的效果。

＊＊＊养生·适时篇＊＊＊

人在阴阳四时的变化中而生存，顺应其变化则健康不病，不顺应其变化则会生病，所以，了解阴阳四时、时辰时间之作用及变化，做到顺应适时，也为养生的重要内容。

养生的大整体观——天人合一

张雪亮

在中国的传统文化中，常常讲到"天人合一"这个概念。"天人合一"的思想观念最早是由庄子阐述的，后被汉代思想家、阴阳家董仲舒发展为天人合一的哲学思想体系，并由此构建了中华传统文化的主体。天人合一在儒家、道家、禅宗等几家观点并存的情况下，运用到中医学上则有其特殊而实际的指导价值。

一切人事均应顺乎自然规律

"天人合一"有两层意思：一是天人一致。宇宙自然是大天地，人则是一个小天地。在很多地方，人体的构造和自然界有相似之处。二是天人相应，或叫天人相通，是说人和自然在本质上是相通的，因此一切人、事均应顺乎自然规律，达到人与自然的和谐。

天人合一的观念对中医养生来说是非常重要的，我们在学习和理解天人合一的意义时，要注意以下三个方面。

其一，天之常要顺应。自然界是客观存在的，我们要顺应自然，顺应自然的规律，借助天地自然给人类的一切有利身心健康的条件维护自身的健康。

其二，天之变要躲避，要防护自身免受其伤害。在自然界面前要学会保护自己，避开自然界中一切不利于健康的因素，或者把危险降至最低。"动作以驱寒，阴居以避暑"，比如强烈的紫外线对皮肤的伤害是很厉害的，要学会躲避。会保养的女人到老皮肤还很好，秘诀之一就是少晒太阳。再比如中医说的"虚邪贼风，避之有时"，天气炎热的时候开窗户睡觉要小心，特别是不能在只开一点缝的地方或者在有"过堂风"的地方、空调直接吹的地方睡觉。

其三，有问题要想到"天"，想到周围的不利于身体健康的一切因素。身体不舒服了或有病，患者自己、亲属、医生、养生调理人员首先都应该想到患者周围的因素，比如气候、环境、职业、人际关系、衣食住行等问题，这些都不可忽视。

天人合一强调人与自然的和谐

《黄帝内经》说："人以天地之气生，四时之法成。"意思就是说，要靠天地之气提供的物质条件而获得生存，人还要适应四时阴阳的变化规律，才能发育成长。中医学强调整体观念，天人合一就是第一个整体观念，也可以称为大整体。可以毫不夸张地说，天人合一是中医治疗疾病、养生保健的根本指导思想。

天人合一中的"天"就是"自然"的代表。风土人情、昼夜、四季、气候,这里都包含着天的概念。比如,地域不同,南北方的气候不一样,广东地区湿热、多雨,北京地区干燥、多风,成都、重庆湿气则比较大,不同地域的气候各不相同,生活在其中的人就要适应所在地区的气候,衣食住行自然都有相应的注意事项。比如,生活在炎热地方的人要少吃热性的食物和药物,多吃养阴生津的食品,像百合、乌梅、枸杞子等;生活在寒冷地区的人要少吃凉性的食物和药物,多吃温热性的食品,像猪肉、牛羊肉、鸡肉等。这也正是《黄帝内经》里所说的"用寒远寒""用热远热"的意思。

"一方水土养一方人",因为地域不同、气候不同、饮食习惯不同,对健康的影响也就各异。听过一位很风趣的专家的讲座,他说重庆女孩皮肤好、身材好,为什么呢?因为重庆平坦的路很少,来回要上下坡,逼着人们多做有氧运动,而且那里多雾,湿气大,不干燥,对皮肤保养非常有好处。另外,因为重庆上下坡路多,人们的有氧运动多,所以重庆人的心脏病发病率要比其他地方的人低很多。

同样,人际关系、家庭环境、夫妻关系等都是我们所说的天。在单位里,有的人可以如鱼得水,赢得大家的喜欢;有的人就始终搞不好跟领导、下属或其他同事的关系,不能适应环境,从而使自己身心疲惫,时间长了就会得病。

天人合一的"合"就是合于道,合于自然规律。很多疾病的产生是因为不符合自然规律。《黄帝内经》里面有一句话:"阴阳四时者,万物之终始也,死生之本也。"意思是说,阴阳四时是万物的根本,是决定一个人生与死的根本。这里的阴阳四时就是指大的自然界。"逆之则灾害生,从之则苛疾不起,是谓得道。"意思是不要和自然界逆着来,要顺应自然,要和它合拍一致,这个叫"得道",是顺从自然界的规律办事还是要逆着来,这就是"从"和"逆"的关系。

中医明确地说"从之则治,逆之则乱",顺从自然规律生存,人尽天年,人体功能就能正常,逆着来就会出乱子,社会发生动荡,人际关系不和谐,身体就会出现状况,人就容易得病。说得夸张点,顺道者昌,逆道者亡。为什么东北烧火炕?因为东北是严寒地带,这是顺应自然的做法,是人们在几千年的生活规律中总结出来的。

再比如饮食药膳的差异:我国地域广阔,不同的地区,由于气候条件及生活习惯的差异,人们的生理活动和病理变化也不尽相同,所以施膳亦应有差别。东南部地区潮湿炎热,病多湿热,宜选清化之品;西北部地区地高气寒,时多燥寒,宜用辛润之物。同样采用温里补阳药膳,在西北严寒地区,药量宜重,而在东南温热地带,其药量就应该轻一些。

顺时起居　养生延年
——子午流注学说与日常养生之道
徐雪莉

子午流注学说的核心内容是,在一天之内,气血在不同的时辰流经到不同的经络,血气应时而至为盛,血气过时而去为衰,这就造成不同的经络在不同的时辰值班当令,如果养生治疗与人体气血周流相配合,就会有好的效果。

子午流注学说

"子午"代表十二地支，具有时辰、阴阳、方位等含义。一天十二时辰，用子午分昼夜，子时是半夜23点至1点，午时是日中11点至13点；就一年来说，"子"是农历的十一月，为冬至节所在；"午"为农历五月，为夏至节所在；就阴阳变化来看，子时是阴盛时，阴极生阳，是一阳初生的夜半，代表阳气开始生长，午为阳盛之时，阳极生阴，是一阴初生的日中，代表着阴气开始生长。"流注"是说人体气血循行像水流一样，在经络中川流不息、循环输注。

天人合一的应时养生

5点至7点，卯时，大肠经最旺，最利于排泄，这时起床伸展腰肢，呼吸新鲜空气，喝杯温水，将体内的毒素和垃圾排泄出去，为一天的工作作好准备。

7点至9点，辰时，胃经最旺，这时时间再紧也要吃早餐，为上午工作补充能量。

9点至11点，巳时，脾经最旺，是工作的第一个黄金时期。脾是气血生化之源，把食物转化为人体所需的营养，是消化、吸收、排泄的总调度，又是血液的统领。

11点至13点，午时，心经最旺，这时阴气开始升起，是天地气机的转换点，吃过午饭，休息一会，不扰天地有利自身。

13点至15点，未时，小肠经最旺，小肠经是人体的"大内总管"，它把水液归膀胱，糟粕送大肠，精华上输送于脾，这时人体血液中营养成分最多，喝杯水有利血流。

15点至17点，申时，膀胱经最旺，膀胱经是人体最大的排毒通道，也是人体抵御外界风寒的重要屏障，千万不要简单地理解为排尿的问题。这时是工作的第二个黄金时期，也是人体排毒、泻火的好时机。

17点至19点，酉时，肾经最旺，此时服补肾药效果好，肾是先天之根，是"人活一口气"的元气，人体经过申时的泻火排毒，在酉时进入贮藏精华的阶段，这时再喝一杯水，保护肾和膀胱。

19点至21点，戌时，心包经最旺，心包"代主受邪"，是心的保护组织，此时保持心情愉悦，散散步，准备休息。

21点至23点，亥时，三焦经最旺，三焦经是"六腑"中最大的腑，有主持诸气、疏通水道的作用。这时段人体应该进入睡眠，让身体获得休息。

23点至1点，子时，胆经最旺，气以壮胆，邪不能侵。胆气虚则怯，气短，谋虑而不能决断。此时阴气最重，务必睡眠，以保护初生的阳气。如果在这个时候学习、工作，无异于拿生命健康来做交换。

1点至3点，丑时，肝经最旺，要肝脏发挥解毒、造血功能，人体就需要在这个时候休息，让"血归于肝"，如果此时喝酒、玩乐，时间长了必将影响健康。

3点至5点，寅时，肺经最旺，有助于肺气调节和输布血液运行全身，是阳气的开端，是人体气血由静到动的转化过程，气血不足或是体虚的人此时容易早早醒来，而肺病此时易发，因此不要过早起床。

结　语

中医学讲究"天人合一"，养生就是要顺应天时，"道法自然"。现代社会竞争压力巨大，加班、熬夜成了家常便饭，焦虑、忍耐、愤怒、力不从心等不良情绪更像一条条绳索捆在身上。抽出时间来，静静心神，尽量按照人体自然规律作息，保养一下自己，不是更有益于明天的工作吗？

四季养生

春

春季万物复苏，欣欣向荣，是一年中最美好的季节。此时多风，气温升高，乍暖乍寒，养生应该注意以下几个方面。

身心调节舒畅　春季人应该保持情志舒畅、豁达，心胸开阔，情绪乐观。切忌孤坐独居，自生郁闷。起床后可适当穿着宽松衣服，以舒缓形体，使气血流畅，神志怡然。

顺势温补生阳气　春季阳气生发，呈现向上、向外舒展的趋势，人体应与自然相应，顺应春生之气。早春仍有冬日余寒，因此，多吃些温补、生发阳气的食物，如韭菜、大蒜等，可适当配些清解里热、润肝明目的食物，如菠菜、芹菜等。另外春季不宜多食酸性食物。

春天莫贪睡　春天容易犯困，但也不能起得太晚，应晚睡早起，每天的睡眠时间保持适当。

春天捂一捂　春天早晚温度差较大和冷暖多变，对血管收缩调节功能要求较高，所以心脑血管病变在春季容易发作，如高压、冠心病、脑中风等。因此这类患者应特别注意适应气温冷暖的变化。

此外，春季也带来了花粉过敏症，可表现为支气管哮喘、鼻炎、过敏性皮肤病等。因此过敏性体质的人，春天要尽可能避免与过敏原接触，可服用祛风抗过敏的中药进行调护预防。

春季防传染病　春天气温上升，细菌、病毒随之繁殖生长，流行性、感染性疾病发病增加。所以要随时注意避开此类邪气。避免到人多拥挤的公共场所，注意饮食卫生，保持室内空气流通，必要时用食醋熏蒸消毒。

夏

夏季是阳气最盛的季节。盛夏时节气候以高温、低压、潮湿、多雨为主要特点。

夏季防暑邪　夏季被人们称之为"苦夏"。身体强壮的人在连日高温的情况下，也会出现睡不好、吃不香、无精打采等现象。对此，要保持神清气和，做到"心静自然凉"。

夏季暑热外蒸，人体毛孔开放，最易受风寒侵袭，因此，晚上不宜在室外乘凉过久。夏季的饮食应以清淡爽口、具有清热祛暑功较的食物为主，如鲜藕、丝瓜、冬瓜等。年老体弱者应少吃油腻食物、生冷瓜果、冷饮等。

长夏防湿邪　一般来说，当气温高于25℃时，人们感到舒适的湿度为30%。长夏由于湿气太重，人体汗液不易排出，因而会使人烦躁疲倦，食欲不振，容易发生胃肠炎等。为此，要保持居室干燥，勤换衣物，可以多吃薏苡仁、莲子、绿豆等清热利湿的食物。

锻炼要科学　夏季室外工作和体育锻炼时，应避开烈日炽热之时，项目以散步、慢跑、太极拳、广播操为好，不宜做过分剧烈的活动。运动过激可导致大汗淋漓，不但伤阴气，也易损阳气。可适当饮淡盐开水或绿豆汤，切不可大量饮凉水，更不能立即用凉水冲头、淋浴。

注意保阳气　"冬吃萝卜更夏吃姜，不劳医生开处方"，就是告诉人们夏季要保护阳气。另外，夏季由于人们久处空调环境下工作和生活，可能出现头痛、腰痛、下肢酸痛、乏力、容易感冒和不同程度的胃肠疾病，严重者会出现皮肤病和心血管疾病，这就是"冷气病"。中医认为，在夏天人体应顺应暑热外散之性，而空调温度过低则会使腠理闭塞。

因此，室内外温度差不宜太大，以不超过 5℃ 为好，室内温度不低于 25℃。患有冠心病、高血压、动脉硬化、关节炎等慢性病的人，不要长时期待在冷气环境里。

秋

秋季处于"阳消阴长"的过渡阶段，阳气以收敛为主。立秋到处暑，天气以湿热并重为特点，故有"秋老虎"之说。白露过后雨水渐少，天气干燥，昼热夜凉，气候寒热多变。

秋天要防燥　秋天宜吃清热生津、养阴润肺的食物，以防止干燥的气候对人体的影响，如百合、蜂蜜、牛奶、梨、莲子等清补柔润之品。秋季早餐尤宜食粥，可和中、益胃、生津。中医认为，"晨起食粥，推陈出新，利膈养胃"。可根据自身实际，选择不同的粥食用，如百合红枣糯米粥滋阴养胃、胡桃粥润肺防燥、甘菊枸杞粥滋补肝肾等。

秋天冻一冻　秋季昼夜温差变化大，应注意及时增减衣服。人们常说"秋冻"就是说虽然天气转凉，但衣物的增加也要适当，不要一下子穿得太多，捂得太严。有意识地让机体"冻一冻"，可顺应自然界收敛之气，给身体一个适应环境的变化的过程，以提高机体的抗寒能力，逐渐适应冬季寒冷气候。

秋高气爽户外游　在经历了炎夏的闷热后，秋季的凉爽让人感觉格外舒适，正是户外运动的大好时机。我国自古就有"重阳登高"的传统。的确，登山对身体健康者来说是秋季户外运动的不错选择。

冬

冬季自然界草木凋零，冷冻虫伏，是万物闭藏的季节，此时以气候寒冷为特点。

冬季要温补　在冬季，饮食宜选用温补的食物进行调养，可以濡养全身组织，增强体质，提高人体防寒的能力。少食生冷及寒性食物，以免伤及阳气。

除加强饮食调补外，还可适当施以药补，如选用黄芪、党参、枸杞等。但注意不要乱补，最好在有经验的医生指导下，根据不同体质调养。

户外活动要适度　冬天日照时间短，早晚寒气重，宜早睡晚起。早睡可保持身体温暖，以养身体阳气；晚起可避日出前之严寒，以养身体阴气，使体内保持阴平阳秘，免遭寒邪袭击。可选择步行、慢跑、气功、健身操等项目进行锻炼。

养生贵在"按时"

宋丽华

中医养生讲求人与自然、环境、社会的和谐统一，尊重人体固有的生命节律，并通过形神统一、动静结合、劳逸结合等具体养生的理论与实践，防微杜渐、未雨绸缪。故养生贵在按时，按时工作和休息，按时运动和睡眠，按时进行各种生理活动，才能达到健康长寿的目的。

按时休息

生活中，很多人都是感觉累了才去休息，其实，这时休息已为时过晚。因为，当人感到累的时候，疲乏已到相当程度，这时休息需要较多的时间才能消除疲劳。过度的疲劳为疾病留下了隐患。而工作一段时间就休息一会，注意劳逸结合，不仅会很快消除疲乏感，还能提高工作和学习的效率，人体的阴阳气血也可以得到调整平衡。

按时锻炼

我国近年内，糖尿病、高血压、高血脂、冠心病和骨质增生等老年病已呈年轻化趋势，即青壮年患者日益增多，青年脂肪肝患者的增加更是惊人，这些都与他们不锻炼、吃得过多和喝酒过多有关。所以，青年人应该注意自己的生活方式，养成锻炼身体的好习惯。每天按时锻炼，养成习惯，对健康大有裨益。

按时喝水

口渴，提示体内缺水已颇严重，这时再补充它为时过晚。据调查研究，有经常饮水习惯的人，患便秘、尿路结石者明显少于不常饮水的人。而且，还对心肌梗死和中风等严重疾病有预防作用。因此，老年人、动脉硬化、高血脂、血液黏稠、冠心病和中风病人，以及对水相对需要较多的孕产妇、青少年和婴儿，更应该养成经常饮水的习惯。

按时体检

每年的健康查体中，经常发现相当多的严重疾病患者，如肝炎、肺结核、高血压、心脏病、糖尿病、癌症等。其实，许多疾病光靠自我感觉是很难早发现的，只有定期去医院进行健康检查，才能早期发现，从而早期治疗。所以，要定期去医院体检。

按时如厕

很多人都是当便意明显时才去厕所，甚至有便不解。这样做对健康极为不利，大小便在体内停留过久，容易引起便秘或膀胱过度充盈而受到损害，甚至也可能引起粪便和尿内的有毒物质被人体重吸收，导致"自家中毒"。因此，应养成定时大便的习惯，尤以晨间为好。定时解大便可防治便秘，并可减少大肠癌的发病机会，对痔疮病人也有益处。

按时睡觉

不少人不困不睡觉，误以为困倦是应该睡觉的信号，事实上困倦是大脑相当疲劳的表现，不应该等到这时再去睡觉。养成按时就寝的好习惯，不仅可以保护大脑，还容易入睡，并能提高睡眠质量，减少失眠。

按时吃饭

生活中有一些人不是按时就餐，而是不饿不吃饭。这种做法容易损害胃，也会削弱人体的抗病能力。因为食物在胃内仅停留四至五小时。人感到饥饿时，胃早已排空，胃黏膜此时会对胃液进行"自我消化"，容易引起胃炎和消化性溃疡。

人体保健的十个最佳时间

人体保健都有各自的黄金时间，选对了正确的时间，可达到事半功倍的效果。下面就为您悉数道来。

刷牙的最佳时间

饭后三分钟是漱口、刷牙的最佳时间。因为这时，口腔的细菌开始分解食物残渣，其产生的酸性物质易腐蚀、溶解牙釉质，使牙齿受到损害。

吃水果的最佳时间

吃水果的时间最好选在两餐之间，饥饿时或者体力活动之后作为能量和营养素补充，通常可选在上午9点半左右，或者晚饭后1小时。不提倡饭后立即吃水果，否则会使餐后血糖过高，加重胰腺的负担。

饮茶的最佳时间

饮茶时间是餐后一小时后。不少人喜欢饭后马上饮热茶，这是很不科学的。因为茶叶中的鞣酸可与食物中的铁结合成不溶性的铁盐，干扰人体对铁的吸收，长期可诱发贫血。

喝牛奶的最佳时间

因牛奶含有丰富的钙，中老年人睡前饮用，可补偿夜间血钙的低落状态而保护骨骼。同时，牛奶有催眠作用。

晒太阳的最佳时间

上午8时至10时和下午4时至7时，是晒太阳养生的最佳时间。此时日光以有益的紫外线A光束为主，可使人身体产生维生素D，从而增强人体免疫系统的抗病和防止骨质疏松的能力，并减少动脉硬化的发病率。

美容的最佳时间

皮肤的新陈代谢在24点至次日凌晨6点最为旺盛，因此晚上睡前使用化妆品进行美容护肤效果最佳，能促进新陈代谢和保护皮肤健康。

散步的最佳时间

饭后45分钟至60分钟，以每小时4.8公里的速度散步20分钟，热量消耗最大，最有利于减肥。

洗澡的最佳时间

每天晚上睡觉前来一个温水浴（35～45℃）能使全身的肌肉、关节松弛，血液循环加快，帮助你安然入睡。

睡眠的最佳时间

午睡最好从13点开始，这时人体感觉已下降，很容易入睡。晚上则以22点至23点上床为佳，因为人的深睡时间在24点至次日凌晨3点，而人在睡后一个半小时即进入深睡状态。

锻炼的最佳时间

傍晚锻炼最为有益。原因是：人类的体力发挥或身体的适应能力，均以下午或接近黄昏时分最佳。此时，人的味觉、视觉、听觉等感觉最敏感，全身协调能力最强，尤其是心律与血压都觉平稳，最适宜锻炼。

养生跟着月亮走

喻朝晖

整体观是传统中医学的精髓之一，其认为人不仅自身是一个有机整体，而且与天地相参、与日月相应。人的健康状况和月亮的盈亏有着密切关系。

中医理论认为，每当月亮圆满时，就会海水西盛；相应的人也血气充盈，肌肉壮实，皮肤致密，毛发坚韧，腠理闭合。此时，即使遇到贼风侵入人体，也是浅而不深的，同时，由于气血旺盛，切勿大补大怒等，如不注意解压养心，恐生中风、高血压、心脏病等疾病。相反，到了月亮亏缺时，就会海水东盛，相应的人也气血转虚，体表卫气少，外形虽然如常，但肌肉消减，皮肤弛缓、腠理开泄。此时，若遇贼风侵袭，邪气就会深入于里，发病也急，同时，由于气血虚衰，应适当补益以提高身体免疫力，预防疾病发生。

早在《黄帝内经》中就提出过月亮盈亏对人体影响的记载，如："乘年之衰，逢月之空，失时之和，再为贼风所伤，则发为击仆偏枯矣。"

"养生也要跟着月亮走"的观点不仅中医有理论依据，现代医学研究也有记载。月球对地球的引潮力发生着由小到大、由大到小的周期性变化。月球引潮力与地球磁场力对人体的干扰较大，会影响体内激素、体液、电解质平衡，导致生理、心理上各种变化，使疾病的发病率明显高于常态。这种引潮力甚至会直接影响人的心脑血管，可使已狭窄的血管因受压而变形，血压波动幅度增大，并降低血液的流变率，使血液流动受阻，以致发生血栓、动脉痉挛、脑血管破裂等情况。月相变化甚至对人的心理也有影响，满月时人的情绪比平时紧张，容易激动和失眠，癫痫病发作的可能性也更大。

天气"紊乱"也很伤人

张 静 胡楚青

2月9日夜晚，整个冬天在北京无影无踪的雪终于降落，这是北京60年最迟初雪，随后河北、河南、山西也相继下雪。2月12日夜晚，北京再次降雪。迟到的雪给北京、山西、河南等地的人们带来意外惊喜，但这种令人捉摸不透的气候，对人类健康来说却未必是件好事。

1月12日，中国气象局发布《2010年中国气候公报》，将这一年称为"本世纪以来我国气候最异常的一年"。伴随着北京降雪的喜悦，我们能否回到"正常"的轨道中？过于干燥的天气能否得到缓解？已经到处肆虐的流感病毒能否在雪中被掩埋？

多发疾病要警惕

中国天气网首席气象专家、中央气象台原台长李小泉表示："2010年至今，极端天气事件发生得比较频繁。"寒冷的北方地区几乎一冬无雪；温暖的南方却受雨雪夹击；夏天的异常高温；干旱、洪水、暴风雨增多……由于全球变暖，这些极端气候事件将会更为频繁，气候灾害对人类生命和健康的危害也会增大。美国国立环境卫生研究所发布的一份报告就指出，气候异常会导致哮喘、过敏、心脑血管疾病、神经系统疾病等发病率上升。

华北地区持续干燥、少雪，可能会导致流感、其他呼吸系统疾病集中暴发。"雪也是大自然馈赠的一份健康奢侈品。"湖南省气象医学会主任委员杨德才教授说，"下雪可以消灭一部分病菌，就算不能完全把它们'冻死'，也会减缓它们复制、繁殖的速度。"北方地区近期干燥少雪，缺乏"自然净化能力"，增加了流感的传播性。

自2011年1月起，北京全市二级以上医院流感样病例监测显示，甲型H1N1流感病毒的活跃程度逐渐升高。北京各大医院急诊室的接待量不断攀升，除流感外，普通上呼吸道感染等呼吸系统疾病和皮肤病的发病率，也会因少雪而增加。专家指出，肺炎和上呼吸道感染的发病率近期有所增加。这主要是因为天气干燥导致空气质量差，病菌会趁机进入呼吸道和肺部，导致感冒、发热等。

杨德才说，迟来的降雪对病菌有一定的控制作用，但降温也会导致人体的抵抗力下降，所以还是要做好自己的保暖防病措施。

"虽说下雪是大自然的'自净疗法'，但南方地区今年的寒冬，也带来不少健康隐患。"杨德才说，有些省常年不下雪，很多小孩可能是初次经历雪季，容易因受寒导致感冒发热。气温骤降带给老人的一是心脑血管疾病，尤其冠心病、中风发病率会增加；二是风湿病，南方气候潮湿，如果再加上下雪带来的寒冷，很容易导致风湿病复发。"老人、小孩和有基础病的患者，一定要做好保温措施。"

五招应对异常天

面对目前全国大部分地区出现的骤然降温和雨雪天气，到底应该怎样应对呢？专家特别指出：

红糖姜水抵御严寒。姜切片，和红糖一起煮，水开十分钟后便可饮用。红糖姜水能让身体温暖，增加能量，活络气血，加快血液循环，帮助人们，特别是老人和小孩抵御寒冷的气候。

睡觉时千万别蒙头。寒冷的天气会让人不自觉地往被窝里钻，但患有呼吸系统和心脑血管疾病的人要特别注意，在睡觉时别蒙头。蒙头不仅会影响睡眠质量，还会让呼出的二氧化碳等残留废气被再次吸入，甚至引起更严重的问题。

就地取材，在家锻炼身体。对于寒冷，不应仅仅是被动的防御，更应该主动出击，加强锻炼。可以选择家里的空地进行一些徒手的体操，也可以利用楼梯活动一下筋骨。每天1~2次，每次20分钟为宜。

房间里放个加湿器。北方持续干燥的天气使空气中的湿度降低，易导致干燥性鼻炎、咽炎以及季节性呼吸系统疾病高发。放一台有净化作用的加湿器能有效缓解干燥。

后背和足部最需保暖。背部若受寒，容易引起心肺受寒。老年人最好加穿棉背心，在睡觉时要避免背部迎风受寒或背靠冷墙。人的足部最易受到寒邪侵袭，每天晚上用热水泡脚能有效驱寒。

《生命时报》2011.02.15

* * * 养生·名人篇 * * *

名人都在所从事的行业中有着卓尔不群的共性而为世人所青睐。有些名人很注重养生，并且在养生方面也有独到之处，所以，了解、效法名人养生也是明智的选择。

从嵇康的养生五难说起

杨 璞

养生，是中国人从古至今都热议的话题，但是养生却是一件很不容易的事情，不容易在哪里？我国晋代养生大家嵇康在其所著的《答难养生论》中说"养生有五难：名利不灭，此一难也；喜怒不除，此二难也；声色不去，此三难也；滋味不绝，此四难也；神虑转发，此五难也"。分别指追逐名利、狂欢暴怒、贪恋声色、嗜食肥甘、情志不稳等行为。笔者细细品味这"五难"后认为，这不但是养生的五个注意事项，也是为人者不折不扣的"修身五忌"。

"名利不灭"，为一难。《红楼梦》中的跛足道人有一首《好了歌》，头一句便是"世人都晓神仙好，唯有功名忘不了"。几千年来，多少人为了名利二字而犯难、犯险甚至犯罪。历朝历代的不少人都栽在这名利二字上，所以，首忌"名利不灭"，名利心太重的人，整日忧思伤神，用中医的保健理论来看就是"忧思伤脾"，脾胃功能受损，又何谈养生呢？对于淡泊名利的养生之道，我国航天事业的奠基人、享年98岁高龄的钱学森有着独到的见解。"我姓钱，但是我不爱钱。"这是钱学森的至理名言，也是他的财富观。2001年12月初，钱老90岁生日前夕，霍英东基金会通知钱学森去广东领奖。卧床多年的钱老自然不能亲自前往，由他的夫人蒋英教授代领。蒋英出发前对钱老说："我代表你去领奖金了。"钱老说："你去领支票？"蒋英说："是的。"钱老幽默诙谐地说："那好，你要钱，我要奖。"这是他们夫妻二人姓氏的谐音：钱和蒋。

"喜怒不除"，为二难。我们有不少人在日常生活中容易喜怒随性，常常不顾及他人感受，而实际上对自己健康的危害更大。应控制好自己的喜怒情绪，一来有利于时刻保持头脑清醒，避免一时糊涂犯下错误，二来也有益于身体健康。一般情况下，保持喜悦愉快的心情能使人体气血调和，有利于消除疲劳，缓解人的紧张焦虑情绪，增强信心，提高工作效率，对健康大有裨益。但"过喜"却会伤身，中医认为，"过喜伤心"。因过喜而导致的常见病有：高血压、心肌梗死、脑血管意外、窒息、流产、气胸、失眠等等。中医认为，"大怒伤肝"。现代医学研究发现，发怒会使人的交感神经兴奋，并释放大量儿茶酚胺，表现出心跳加速、血压升高、呼吸加快、脑血管和冠状动脉痉挛等。长期发怒还会降低或抑制机体的免疫力，易患肺癌、乳腺癌和食管癌等。盛怒会扰乱胃肠蠕动和消化腺分泌，导致胃溃疡或溃疡性结肠炎。由于愤怒，人的思维变得狭窄，不能全面把握问题，导致工作出现差错，其后果更不可预测。因此要二忌"喜怒不除"。

"声色不去"，为三难。"生活作风"问题一直是人们的"高压线"。但是，不少人对个人生活作风问题几乎麻木不仁，甚至还有一些人对此不以为耻，反以为荣。中医养生历来把"慎色欲"看作是养生的重要事项。我国明代著名养生家高濂在《遵生八笺》中总结戒欲与养生的关系时说："阴阳好合，接御有度，可以延年。妖艳莫贪，市妆莫近，可以延年。"我们有些少数人难过"美人关"，不但把自己的身体健康给赔了进去，结果还锒铛入狱，实在是不值。所以，为人者三忌"声色不去"。

"滋味不绝"，为四难。我们不少人在"滋味不绝"中硬是把自己的身体活活地吃垮了！《黄帝内经》中说："饮食有节……故能形与神俱，而尽终其天年，度百岁乃去。"《管子》亦说："饮食节……则身剩而寿命益；饮食不节……则形累而寿命损。"所以，"滋味不绝"实乃为人者的一忌啊！

"神虑转发"，为五难。中医认为人"多思则神怠"，想得多了，人的心神会疲惫；"多念则神散"，念头太多，人的神明就会散失。为人者应忌"神虑转发"，不要整天胡思乱想，勾心斗角。要一门心思放在工作上，为百姓多做好事、实事，身心自然愉悦、健康。

华佗的养生之道

王东升

华佗是我国古代声望极高，颇受人们敬仰的著名医学家、养生家。他不但精通医术、麻醉术，而且他一生热爱体育锻炼，通晓许多养生学，善于总结前人关于强身保健的经验，并在此基础上，创编了驰名千古的医疗保健体操，成套的导引术式——五禽戏。他是我国古代开创医疗体育的先驱者。

华佗生活在东汉末年，各种疾病流行泛滥，人民大众不堪其苦。一些庸医巫婆却趁机利用封建迷信活动来招摇撞骗，人们得了病，他们就说是冲撞了鬼或触犯了神，必得求仙讨药，骗取钱财。结果，不但病未治好，不少人反而被折磨致死。当时还盛行炼丹成仙的邪说，一些邪门歪道的"方士"到处骗人。华佗极力抵制骗术邪说，勇于探索，敢于实践。有一次他为病人治病，因操劳过度不慎着凉得了感冒，他自知该服什么药治疗，但他不服药，而大胆地首先在自己身上采用了练身疗法。开始先做一些比较轻微缓慢的动作，然后做一些全身性的运动，最后再进行一些跳跃、攀登等剧烈运动。不一会全身出了一场透汗，身体立即感到十分轻快，不久感冒病果真治好了。从此以后，他用此法为某些病人治疗均收到良好的效果。他还采用其他的身体锻炼疗法治疗头晕目眩病人，也都收到良效。他认为，适当的身体活动才是健身祛病、延年益寿的灵丹妙药。

门轴转动启示了华佗，使他联想到古书上说过"户枢不蠹，流水不腐"的道理。他认为，人体必须经常活动，但不能过度。经常活动，就能使消化系统增强，血脉畅通，就不容易生病了。这和"户枢不蠹，流水不腐"是一个道理。华佗冲破了当时占统治地位的儒家的"死生有命"、"祸福天定"宿命论的思想束缚，针锋相对地提出用运动去健身防病的科学见解。华佗不但积极倡导体育活动，而且身体力行，数十年如一日地坚持锻炼。他每天早晨起床后的第一件事，就是到室外进行体育健身锻炼，伸伸胳膊，踢踢腿，弯弯腰，扭扭脖子，使全身各处关节都得到活动，天长日久，便感到身轻气爽，精力充沛。他外出治病和采集药材常常要爬山越岭走很多路，他不仅不把走路爬山当成负担，反而看作是锻炼身体的好机会。尤其是进山采药，爬陡崖，攀峭壁，风风雨雨，本来是很劳苦的，但由于他把这些作为运动，看作是健身、防病的法宝，不仅不以为苦，反以为乐。所以他的身体一直很健壮，精力旺盛，他年过半百，须发飘白时，仍然满面红光，精神抖擞，许多人都说他仿佛是仙人在世。

他创编的五禽戏，因系模仿虎、鹿、熊、猿、鸟五种禽兽的神态和动作，故得名。五禽戏有5种类型的动作，作用各不相同。一般说，经常练虎势，能使周身肌腱、骨骼、腰髋关节功能加强，精力旺盛；练鹿势能引伸筋脉，益腰肾，增进行走能力；练熊势能使脾胃功能增强，且能强壮体力；练猿势能增强肺呼吸功能，提高平衡能力。五禽戏不仅要求形似，而且要求神似，应做到心静体松，动静相兼，刚柔并济，以意引气，气贯全身，以气养神，精足气通，气足生精。华佗根据自己的体会说，经常练习五禽戏可以消除疾病，走起路来脚腿轻便灵活。如感到身体不适，便可"起作一禽之戏"，继而身上微微出汗，再扑一些粉，这样就觉得全身轻快，食欲也大起来。

华佗对抗衰老养生也颇有研究。据《后汉书》载："他晓养生之术，年且百岁，犹有壮容，时人以为仙。"其健康长寿的秘诀在于他继承和发扬了中国传统的淡薄名利的养生观。他医道高明，疗效神奇，当时的统治者多次请他做官，但他拒绝做官，依然选择了以医济世的道路。他认为，过分的名利地位观念会成为思想之患而损害健康。

柳公权与书法养生

驯虎笭

自古德艺双馨的书法家，皆寿高慧敏，胸怀坦荡，柳公权便是其中较典型的一位。柳公权（778～865 年），字诚悬，京兆华原人，逝世时 88 岁，这在当时"人活七十古来稀"的社会环境中算是高寿了。柳公权的长寿与他一生从事书法创研有着很大的关系。

待人和书艺并善。柳公权一生长期致力于经学，工诗文，通音律，才艺出类拔萃。据《摭言》记载，武宗曾迁怒于一宫嫔，柳公权发挥诗才，在顷刻间写下一绝："不忿前时忤主恩，已甘寂寞守长门。今朝却得君王顾，重入椒房拭泪痕。"救下了宫嫔一命。他在艺术的海洋中博学强识，又具爱国爱民的大爱情怀，心底无私，"无为而无不为"，心追善境，胸怀苍生，则何有累此身？

人品与书品俱高。柳公权一生淡泊名利，秉性刚直，不畏权贵，是一个站在正义立场上敢于说话的人。加之他书艺高超，雄冠历代"四大名楷"之一，在中国书法史上濡养了数代莘莘学子。"艺从人传始可则"，当年，出于对他"人品与书品俱高"的崇仰，一时形成了"当时大臣家碑志，非其笔，人以子孙为不孝"的局面。据《新唐书》记载，唐穆宗问柳公权什么是最好的用笔法，柳曰："心正则笔正，笔正乃可法矣。"这一论断承袭了"书为心画"之说，揭示了人品和书品的关系，强调了人品的极端重要性。

潜心修书。柳公权幼年好学，12 岁时，已能吟诗作赋，被人誉为"神童"。他的字，起先是学二王的，后遍习隋唐以来名家的笔法，故其作品既具魏晋之风貌，又有非常严谨的法度，备尽楷法之妙。后又变颜之笔法，融汇成自己的书法，与颜真卿一起被称为唐以来善于创新的书法家。千余年来，柳氏留下了不少传世之作，如楷书有脍炙人口的《玄秘塔碑》《神策军碑》，还有《大鉴神师碑》《李晟碑》等；行书名作有《戏鸿堂帖》《蒙诏帖》等。他醉身书学，心不外驰，不贪权逐利，洁身自好，涵养美德。他一生没做过大官，元和初年擢为进士，由于穆宗欣赏他的书法，才拜为右拾遗侍书的芝麻绿豆官，文宗时仍侍书宫中。

古淡清健的艺术风格。柳公权的主要成就在楷书上。但其"清"、"淡"的精神境界，却是以骨力来表现的。能达到清淡的艺术境界，于养生是具有很明显的效果的。清，即清净恬适，乃道家修持的最高境界；淡，即淡薄无为，亦佛家修持的圣境。周敦颐的"出淤泥而不染"即是清，孔子的"三月不知肉味"亦是淡。大书法家董其昌深研柳书后，亦深有感触地说："自学柳诚悬，方悟用笔古淡处。"看来，古淡清健的柳书艺术是非常有利于养生的。另外，柳公权所书称得上"雅俗共赏"，所以长期以来立为楷书大家的炫目地位。他的字用笔斩钉截铁，力透纸背，清寒瘦劲；结体中缩外张，章法错落有致。古人云"字如其人"，柳氏作品如此高简，其古雅的人格便可想而知了。

《现代养生》

康熙养生有道

刘元山

康熙晚年所作的诗颇能概括他养生之道："淡泊生津液，清虚乐有余。鬓霜渐薄德，神愈恐高誉。苦好山林趣，深耽性道书。山翁多耄耋，精食并园蔬。"

在位61载、享年69岁的清朝皇帝康熙，是中国的寿星皇帝，这位治国有方的皇帝，一生与医学有不解之缘，平常注重自身医疗保健，熟谙养生之道，有关他的医疗保健轶事颇多，现将他的养生经验总结如下。

不滥用补药

古之帝王，大多偏爱补药，而康熙对补药则有所戒。对补药，他曾说过这样一段话："服补药大无益。药性宜于心者不宜于脾，宜于肺者不宜于肾。朕尝谕人勿服补药。药补不如食补。夫好服补药者，犹人之喜逢迎者。天下岂有喜逢迎而可为善乎？先年满州内老人皆不服药，朕也从不服药。"这段话，虽有偏激之处，但从药理学的角度阐述了无病"好服补药"之弊，十分中肯，而且从人生哲理加以发挥，确实难能可贵。他57岁时，颏下有几根白须，曾有大臣晋献滋补肝肾的乌须丸，而康熙认为乃多此一举，笑而拒之。

书法宽怀　运动强身

一个人的健康标志，体现在心理和体质上。对于心理的调节，康熙多通过练书法以求得"宽怀"（舒心）。他曾亲自总结了一条经验，叫做"宽怀只有数行字"，"数行字"就能得到"宽怀"之效。按现代医学解释，练习书法可对脑神经起到调节、放松的作用，还可消除疲劳，锻炼人的耐心，培养人的意志，从而获得身心健康。康熙在《仿二王墨迹》诗中说"案上露凝铜雀润"——虽然书案上和铜雀（香炉）上凝聚了欲滴的露珠，但仍然是"象管（象牙笔杆）挥时在正心"。这"正心"二字，体现了他练书之专，养志之诚，娱心之深。对于个人体质，康熙一生勤于治理朝政，深悉体质的重要，他认为

"恒劳而知逸"，在日理万机之暇，还在宫内种植蔬菜。在秋高气爽之时，则到木兰围场，急马奔走，狩猎骑射，以舒展筋骨，增强体质。

接受西医西药

17世纪初，日尔曼人的《泰西人身说概》和意大利人的《人身图说》及法国人的《人体解剖学》等相继传入中国。为了学习西方医学，康熙令在清廷供职的法国传教士白晋及宫廷画家等人，专门画了一些解剖图像，还叫传教士巴多明将《人体解剖学》译成中文，希冀"造（福）于社会"，挽救"人之生命"。这在当时的封建社会，实属难能可贵。对于西药，康熙对治疟药金鸡纳有着特别的兴趣，原来康熙三十二年，他患了疟疾久治不愈，众医束手无策，恰逢法国的传教士洪若翰、刘应入京闻知，特进献金鸡纳，康熙服之而愈，大喜，给予重赏，赐广安门内广厦一所。此后康熙视金鸡纳为奇药，并把它作为"御制圣药"转赐患疟的大臣，以示恩宠。为了研究推广西药，康熙还恩准在宫中开设了实验室，供传教士制西药用。有时康熙还亲自给官员问病开方，中西药并用。他在宫内试种牛痘预防天花，效果较好。其后下诏推广，让边外四十九旗及喀尔喀——蒙古人也种牛痘。"初种时年老人尚以为怪"，康熙"坚意为之"。

禁烟忌酒

康熙从不饮酒，也厌恶抽烟。他认为烟酒对身体伤害很大，也告诫群臣要远离烟酒。但大臣史贻直和陈元龙，却嗜烟如命，成天烟袋不离手。康熙打算让两人把烟戒掉。一年，康熙去江南出巡，史、陈两人也随行。皇帝御车在山东的德州驻跸。康熙当面赏赐两人各一枝水晶杆的烟袋，让他俩当众抽吸。俩人闹不清康熙的真正用意，还有些受宠若惊，马上装烟点火抽起来。谁想，刚一用力吸，隔着透明的烟杆清楚地看到了火星顺杆直往上冒，劈啪作响，直到唇边，还发出更响的爆裂声。史、陈二人到这时才明白康熙的真正用意。这时，俩人再也不敢吸烟，并且从此戒了烟。

膳食简单

作为皇帝，膳食无疑要比一般人丰富得多，但康熙皇帝却比较简单。他说："朕每日进膳二次，此外不食别物，烟酒及槟榔等物皆属无用。"他不吃补药，也不要人按摩，"惟饮食有节，起居有常，知是而已"。他特别告诫人们，"所好之物不可多食"，"各人所不宜物知之即当戒"，"高年人饮食宜清淡，每兼蔬菜食之则少病，于身有益"。这些论述，非常符合现代医学观点，对于控制高血压、动脉粥样硬化、心脏病以及消化系统疾病都有好处。他还说，"诸样可食果品，必待其成熟之时始食之，此亦养身之要也。"康熙还提倡饭后要造成一种愉快和谐的气氛，"朕用膳后必谈好事，或寓目于所作珍玩器皿。如是则饮食易消，于身有益也。"从生理学的角度来看，这番话很有道理。他非常注意饮水的卫生，说："人生养身饮食为要，故所用之水最切。"

此外，康熙多次批判了好逸恶劳的思想，他说："世人皆好逸而恶劳，朕心则所谓人恒劳而知逸。若安于逸则惟不知逸，而遇劳即不能堪矣。圣人以劳为福，以逸为祸也。"康熙精于养生之道，他在这方面的观点和论述，值得今人借鉴。

康熙晚年所作的诗颇能概括他养生之道："淡泊生津液，清虚乐有余。鬓霜渐薄德，神惫恐高誉。苦好山林趣，深耽性道书。山翁多耄耋，精食并园蔬。"

郑板桥的养生家书

清代著名的书画家、诗人郑板桥的诗、书、画艺术精湛，号称三绝。他在创作过程中把诗、书、画三者巧妙结合，独创一格，达到了极高的艺术境界。

人生七十古来稀，在康雍乾时代，百姓的平均寿命达不到72岁。郑板桥跳出了知识分子英年早逝的怪圈，因而才能历经三代皇帝，算是高寿之人。

郑板桥做潍县县令时，听说儿子体质虚弱，读书怕苦怕累，很是着急，于是给他在家中的四弟写了一封家书，把自己的养生之道和盘托出，希望儿子终身行之。家书是这样说的："来书言吾儿体质虚弱，读书不耐劳苦。功课稍严，则饮食减少；过宽，犹恐荒废学业。则补救之法，唯有养生与力学并行，庶几身躯可保康健，学问可期长进也。养生之道有五：一、黎明即起，吃白粥一碗，不用粥菜。二、饭后散步，以千步为率。三、默坐有定时，每日于散学后静坐片刻。四、遇事勿恼怒。五、睡后勿思想。"

在家书中，郑板桥还谈到："余少年时代，不知养生，而今悔之已晚矣，渴望后辈力行之，则学优而身强，便是振兴之象。望我弟以此教诲子侄，持之以恒，获益良多也。"

《生命时报》2011.07.08

宋美龄的养生之道

河南省淮阳县人民医院　常怡勇

宋美龄是中国历史上一位风流人物。她曾以流利的英语、超群的智慧、女性特有的细腻令人为之倾倒。宋美龄106岁高龄逝世后，她生前的养生之道也引起人们极大关注。

少食多餐　宋美龄很注重饮食质量，少食多餐。虽然她比较喜欢吃一些较硬的食物，但总体上不会影响消化，每餐两荤、两素，每天必须5次餐，每一次进餐也只吃五分饱，即使再喜欢吃的食物，也绝不贪食。她几乎每天都会用磅秤称体重，只要发觉体重稍微重了些，会立刻改吃青菜沙拉，不吃任何荤的食物。

灌肠排毒　宋美龄没有便秘的毛病，但每天临睡之前都要灌肠。虽然这种方法并没有科学依据，但宋美龄却几十年如一日坚持灌肠，目的是要将毒素清洗出来，达到排毒的作用。这在一般人认为是件既麻烦又痛苦的事，可是她却把这当作一种愉快的事来做。她说："每天痛痛快快地灌一次肠，再痛痛快快地洗一次澡，我觉得自己是完成了一件了不起的新陈代谢的大工程，小小的麻烦能换来痛痛快快地睡一觉，何乐而不为也？"

坚持按摩　宋美龄始终保持冰肌玉肤，肌肤如大理石般光泽洁净，原因之一就是她坚持天天按摩。每天午睡前或晚上临睡前，两名护士轮流为她按摩。一般是从眼睛、脸部到胸部、腹部再到下肢，脚背、脚心。这样的全身按摩可以促进血液循环。

闲聊除忧　宋美龄同普通人一样，有七情六欲，有喜怒哀乐。然而，她的身世、学识、情趣和文化背景决定着她有很高的自控能力。她有个好习惯，每当碰到不愉快的事情，就是找熟人聊天，说说心中的话，使郁积之气一扫而光。

戒烟　在台湾时期的宋美龄唯一的嗜好就是吸烟，蒋介石生前多次劝她戒烟，但都未戒成。蒋介石去世以后，她下定决心把吸了60多年的烟戒掉了。

阅读和书画　阅读书刊是宋美龄长年的习惯。在美国时她每天必翻阅纽约各大英文报纸。空闲时就画国画、写毛笔字。因为研习绘画必须精神集中，杂念尽除，心平气和，神意安稳，意力并施，感情抒发，使全身血气通畅，体内各部分机能都得到调整，大脑的神经系统获得平衡，有效地促进血液循环和新陈代谢。

作息规律 宋美龄平时的作息很有规律。每日里作画、读书的时间一般不会超过 2 小时。晚上看一小会儿电视，或弹半小时钢琴。她一般晚上 11 点左右上床休息，第二天早上 9 点以后起床。常年坚持这样的作息习惯，也是她长寿之道的原因之一。

郭沫若长寿有秘诀

于惠中

文坛巨匠郭沫若是一位杰出的作家、诗人、历史学家、剧作家、考古学家、古文字学家、社会活动家。他长期从事文化教育和科学工作，对中国的科学文化教育事业作出了很大贡献。

郭沫若生于公元 1892 年，卒于 1978 年 6 月 12 日，享年 86 岁。他的高龄，与长期坚持静坐和讲究科学饮食养生有着十分密切的关系。

静坐健身法

郭沫若的身体并不强健，幼年时曾患过一场重病，青年时期东渡日本留学又患过伤寒。然而郭老却享 86 岁高寿，其中奥秘何在？一个重要原因在于他数十年如一日地坚持静坐健身法，发挥了养生强身、延年益寿的重要作用。

郭老的静坐，要追溯到 20 世纪 20 年代初期。1914 年初，他东渡日本，当年考上东京第一高等学校。由于用脑过度，在一高预科毕业后，他患了严重的神经衰弱症，出现心悸、乏力、睡眠不宁，且夜多噩梦，一夜只能睡两三个小时，昔日过目不忘的记忆力几乎消失，往往读书读到第二行就忘了第一行，并感到头昏不堪，筋疲力尽。当时的郭沫若非常苦恼、悲观、消沉、难以自持。

1915 年 9 月中旬，郭沫若在东京旧书店里偶然买到一部《王文成公全集》（王文成公即明代大礼学家王阳明）。读到王阳明先生以"静坐"养病健身的故事后，他就开始试着学起来，每天清晨起床与晚上临睡时各静坐 30 分钟，并且每日读《王文成公全集》10页。就这样，不到半个月，奇迹发生了，郭沫若的睡眠大有好转，睡得香甜，梦也少了，胃口恢复如常，渐渐地竟连骑马都不感到累了。"静坐"在郭沫若身上产生了神奇的效果。

郭沫若的静坐养生法有如下要求：

第一，取端坐姿势，头朝前，眼微闭，唇略合，牙不咬；前胸不张，后背微圆，两手放置大腿上；上腹内凹，臀部后突，两膝不并，脚位分离。

第二，呼气长而缓，吸气短而促。行于不经意之间，要特别讲究运气用力，即求自然，不用动，力点宜注意在脐下，脑中应无杂念可想。

第三，静坐安排在清晨和临睡之前为宜，一次静坐一般为 30 分钟，地点不限。

郭老认为，静坐不仅可以使大脑得到充分的调整和休息，还可以防病健身，修养性情。他曾说："静坐于修养上是真有功效，我很赞成朋友们静坐。我们以静坐为手段，不以静坐为目的。"

养生素食经

郭沫若在饮食上，不讲求大滋大补，力求日常饮食的多样化。

郭沫若是四川乐山人，自然喜欢吃辣味的"川菜"。后来，他长期生活在北京，便对"京菜"产生了浓厚的兴趣，京城里的名馔佳肴和咸菜小吃，都"一视同仁"。

他主张菜肴要少而精，所谓"精"，并非山珍海味，而是指搭配恰当，无味调和，营养平衡。

他以素食为主，不吃过于油腻的荤食。他经常吃的菜肴有：清炒油菜、海米炒芹菜，荤菜就是清蒸鱼和醋椒鱼。他的食谱时常替换，如面条、馄饨、炒面、发糕、烧饼、豆包、麦粥等。他尤其喜欢在发糕里掺和一定数量的玉米面，这样做是要粗细均衡，易于消化。郭沫若暑季选食的消暑佳品就是绿豆稀粥。营养学家认为，每种粮食的营养成分不完全相同，如能把几种粮食混合着吃，就可能取长补短，营养互补，有益健康。

特别要说明的是，郭沫若喜欢亲手采摘一些野菜，还有一些药食同源的植物叶子、茎和花来食用。郭沫若认为，野菜清香味美，能调剂人的口味，调节人的肠胃和消化吸收功能。

郭沫若一生常喝的饮料很简单，一是面食的原汤，二是喜欢喝龙井茶，从不喝过浓的茶水，三是节假日、逢年过节喝一点葡萄酒，每次只喝少许。

郭老的饮食之道，是合乎营养学原理的，他的日常饮食多样化，有助于充分摄取多种营养素，从而有益于健康长寿。

齐白石养生艺术

唐祖宣

蜚声海内外的著名国画大师齐白石（1863～1957年），作画之余坚持锻炼身体，故年近百岁之时，仍精力充沛，挥毫不止。白石老人的养生有独到之处，归纳为"养生五绝"，即：一"七戒"，二"八不"，三"喝茶"，四"食之有道"，五"拉二胡"。

七　戒

白石老人一生恪守保养身体的"七戒"。

一戒饮酒　白石老人认为饮酒有害健康，除有时饮少量葡萄酒外，平时从不饮酒。

二戒空度　"人生不学，苦混一天。"白石老人每天绘画不止，不让时光虚度。他逝世前一年仍作画 600 余幅。

三戒吸烟　白石老人不吸烟，家中亦不备烟。

四戒懒惰　白石老人坚持自己料理生活，如补衣、洗碗、扫地等活，都亲自去做。

五戒狂喜　他的画经常获大奖或被选入国际画展，他隐乐于心，平静坦然对待，毫无狂喜之态。

六戒空思　白石老人认为空思空想无益健康，还会陷入杂乱无章的忆旧中，不能自制。

七戒悲愤　白石老人泰然处世，始终保持平静乐观的人生态度，既不大喜过望，也不大悲大泣。

中医病因学认为，七情是人体对客观事物的不同反映，在正常的活动范围内，一般不会使人致病，只有突然强烈或长期持久的情志刺激，超过人体正常生理活动范围，使人体气机紊乱，阴阳气血失调，才会导致疾病的发生。七情致病直接影响有关脏腑而发病。白石老人能注重情志调养，则脏腑气机升降调和，乃"阴平阳秘，精神乃治"。

八　不

白石老人到晚年又总结了："八不"养生术。

一不贪色　若老年人长期纵欲，不仅会加快身体衰竭，还会导致突发性疾病。

二不贪肉　若老年人的膳食中脂肪过多，易患高胆固醇症和高脂血症，不利于心脑血管疾病的防治。

三不贪精　若老年人长期吃精细的米面，摄入的纤维素减少，会减弱肠蠕动，易便秘。

四不贪咸　若老年人摄入的钠盐过多，容易引起高血压、中风、心脏病和肾脏衰竭。

五不贪甜　若老年人过多吃甜食，会引发肥胖症、糖尿病等，不利于身心健康。

六不贪饱　若老年人饮食长期贪多求饱，既增加肠胃的消化吸收负担，又会诱发或加重心脑血管疾病，发生猝死。

七不贪热　若老年人饮食温度过热，易损害口腔、食管和胃，消化道长期受烫热刺激，易患胃癌、食道癌。

八不贪凉　若老年人长期贪吃冷食、冰冻食品刺激消化道，容易引发胃炎、腹泻和痢疾等消化道疾病。

中医病因学认为，饮食要适当调节，不应有所偏嗜，这样才能使人体获得各种需要的营养。若饮食偏嗜或饮食过寒过热，就可能导致阴阳失调，或某些营养缺乏而发生疾病。白石老人晚年能养成良好的饮食习惯，是他延年益寿的关键之一。

喝　茶

茶已被世界公认为是最好的保健饮料之一。饮茶不仅能增进营养，而且能预防疾病。茶能解渴提神，它的止渴生津功能是目前任何饮料无法相比的。茶含有人体所必需的丰富营养成分。茶能防治多种疾病，包括抗衰老、抗癌防癌等。茶还能陶冶情操，使人心身更健康。

白石老人很早就掌握了用茶防治疾病的各种方法。一般情况下，服用中西药都不建议配茶使用，但是中药里头，却有一些可解风热的药物，反而需要配上清茶，药效才会更显著，而且也有以茶入药的例子。白石老人认为，即冲即饮的决明子茶属于性凉味甘苦的食材，是天然的解毒剂。某些因植物或药物中毒的人，在找医生诊治前，可先喝下大量的浓茶应急。感受风寒的人，也可喝热茶缓解身体的不适。治风寒中药须配清茶，由于风寒感冒者的症状多半出现在上呼吸道，而茶有把气上引的效果。配合清茶服用，可把药效引到头面，迅速缓解上呼吸道的头痛、流鼻涕等现象。

白石老人还认为，喝茶过量易伤胃及失眠，更会尿频，因此饮用量要控制好，并且最好在睡前两个小时左右不要喝茶。患有慢性胃炎和胃溃疡的人，也不宜喝浓茶。中药里有很多养生茶，如能配合个人的体质善加利用的话，对强身健体有很大帮助。养生茶每天喝一次就够了，不必太多。

饮 食

白石老人始终认为食之有道是延年益寿的关键，归纳起来有如下几种方式。

杂食　杂食充分体现了食物互补的原理。杂食是获得各种营养素的保证。有人提出"每天至少吃 30 种食物"，如条件所限，可先从每天吃 10 种、15 种食物做起。

慢食　一口饭嚼 30 次，一顿饭吃半个小时，可以减肥、美容、防癌、健脑。

素食　意思是"基本吃素"，不是一点儿荤也不吃，素食是防治文明病的核心措施。

早食　一日三餐皆需早。早餐早还是一天的"智力开关"，晚餐早食可预防疾病。

淡食　就是少盐、少油、少糖，而多盐、多油、多糖是"三害"。

冷食　低温可延寿，冷食还可增强消化道功能。

鲜食　绝大多数食物以新鲜为好，许多"活营养素"可得以保持，提倡"鲜做鲜吃"、"不吃剩"。

洁食　干净的食物。

生食　指"适合生食的尽量生食"，避免营养素的损失。

定食　定时定量进食，久而久之形成动力定型，是最佳的养生之道。

稀食　食粥养生自古延续至今，除粥外，还应包括牛奶、豆浆等流质。

小食　三顿正餐外的小餐称为"小食"，符合"少食多餐"原则，具多重功效。

选食　应根据自身需要选择食物（甚至可根据个人体质选择），使营养更具有针对性。

断食　即在一定时间内，一顿或一天不进食，可彻底地排除体内毒素。

干食　干食增强了咀嚼功能，较强地刺激牙周的神经末梢，起到健脑作用。

拉二胡

白石老人很喜欢拉二胡，特别是在晚年，常一个人在傍晚时分坐在房前树下，一边轻轻拉二胡，一边低声哼唱。

白石老人早已发现，二胡等音乐不仅可以娱情、畅意、益智，还可以宽心、健身、养生、疗病。

白石老人轻看名利地位，喜欢过平淡、宁静的生活，他一生勤奋劳作，虽经历不少挫折和磨难，但由于他心性平和、恬淡自然，且总能泰然处之，所以能有 95 岁的高龄。

启功先生的养生之道

唐祖宣

启功先生坎坷半生，被划为右派，遭遇"文革"，晚年丧妻，但他享有 93 岁的高龄，与他风趣幽默、谦恭温和、心胸宽广的性格是分不开的。

启功先生是中国当代著名教育家、国学大师、书画家、文物鉴定家、诗人，先生享年 93 岁。

启功先生坎坷半生，被划为右派，遭遇"文革"，晚年丧妻，最终彻悟人生，宠辱不惊。他的助手曾问先生："经历了这么多，你为什么还这么乐观？"他答道："我从不温习烦恼。人的一生，分为过去、现在、将来。过去的已经过去了，现在很短暂，很快也会过去，只有将来是有希望的。"

他的高寿与他思维活跃、心胸宽广、谦恭幽默、平易温和、举重若轻的养生之道，有密切关系。

风趣幽默

启功先生说：这个世界上面对我的字大体上有三种人，一种是不认识我的人，他们对我的生存是无所谓的；另一种人是对我感兴趣并且已经拿到我的字的人，他们盼我赶紧死；第三种人是对我感兴趣但还没拿到我的字的人，他们盼望我先别死。

启功先生说他有"三怕"与"二不怕"。"三怕"，"怕过生日"、怕沾上"皇家祖荫"（启功是皇族，为雍正九世孙）、怕给自己介绍老伴；"二不怕"，一不怕病、二不怕死。

启功先生患有梅尼埃综合征，发作时眩晕、耳鸣、呕吐，但他却能在苦中取乐，戏作《沁园春·梅尼埃综合征》词一首："夜梦初回，地转天旋，两眼难睁。忽翻肠搅肚，连呕带泻；头沉向下，脚软飘空。耳里蝉嘶，渐如牛吼，最后悬锤撞大钟。真要命，似这般滋味，不易形容。明朝去找医生，服'苯海拉明'、'乘晕宁'。说脑中血管，老年硬化，发生阻碍，失去平衡。此症称为，梅尼埃氏，不是寻常暑气蒸。稍可惜，现药无特效，且待公薨。"

启功先生颈椎病发作时进行牵引治疗，本是一件令人十分痛苦之事，可先生却以一首《西江月》打趣："七节颈椎生刺，六斤铁饼拴牢。长绳牢系两三条，头上数根活套。虽不轻松愉快，略同锻炼晨操。《洗冤录》里篇篇瞧，不见这般上吊。"

有一次，启功先生的晕病发作，医生给他输液治疗不见好转。他在感慨之下，吟了一首《渔家傲·就医》以"抒怀"："眩晕多年真可怕，千难苦况难描画。动脉老年多硬化，瓶高挂，扩张血管功能大。七日疗程滴液罢，毫升加倍齐输钠。瞎子点灯白费蜡，刚说话，眼球震颤头朝下。"

启功先生有次去医院看病，护士拿着装有他血液的试管不停地摇晃，启功先生问："你为什么摇晃？"答曰："您的血太稠啦，不摇就会很快凝固，您要少吃肉啦！"恰巧，此时赵朴初先生也来诊病，赵老说："吃了一辈子素，现在也是血脂高。"这下让启老抓住了"反击"的证据："你看，我说一定和吃肉没什么关系嘛！"

启功先生在一次接到病危通知书后，竟风趣调侃地随口吟词一首："浑身实难受，满口答无妨。扶得东来西又倒，消息传来贴半张；仔细看，似阎罗置酒，敬候台光。"将死亡说得如此轻松，如果没有"无身忘我"的超凡心胸，实难信手拈来如此幽默诙谐的诗句。启功先生能如此乐观地看待生死，连阎王也无可奈何了，于是他又一次"策杖回家转"了。

谦恭温和

"学问深时意气平。"有真才实学的传统学人，大多都谦虚谨慎，平易温和。

启功先生曾这样自叙生平："检点平生，往日全非，百事无聊。计幼时孤露，中年坎坷，如今渐老，幻想俱抛。半世生涯，教书卖画，不过闲吹乞食箫。谁似我，真有名无实，饭桶脓包。偶然弄些蹊跷，像博学多闻见识超。"

1978 年，启功先生 66 岁，作为一个书画大家，正当盛年，他却自撰《墓志铭》，满篇诙谐幽默，"中学生，副教授。博不精，专不透。名虽扬，实不够。高不成，低不就。瘫趋左，派曾右。面微圆，皮欠厚。妻已亡，并无后。丧犹新，病照旧。六十六，非不寿，八宝山，渐相凑。计平生，谥曰陋。身与名，一齐臭。"

在北师大校园内，师生们尊称他为"博导"。博士生导师启功便笑着说："老朽垂垂老矣，一拨就倒、一驳就倒，我是'拨倒'，不拨'自倒'矣！"

启功先生外出讲学时，听到会议主持人说到"现在请启老作指示"，他接下去的话便是："指示不敢当。本人是满族，祖先活动在东北，属少数民族，历史上通称胡人。因此在下所讲，全是不折不扣的胡言……"如此见面语，立马活跃了会场气氛。

启功先生曾用卖字画的钱设立了一个"奖学助学基金"，但不用自己的名义，而是用他恩师陈垣（励耘）的名义。他不计报酬为别人创作了很多书画作品，还多次捐资希望工程，而他本人始终过着粗茶淡饭、布衣土鞋的简朴生活。他不图虚名，对于人们尊称他是这"家"那"家"，他一概不承认，只认定自己是一名教师。启功先生常说："大家都是平民，不要把自己看高了。大家都比地高，比天矮。"正是启功先生这种谦恭温和、不故步自封、心胸宽广、平易近人的性格，使他得以长寿吧。

马三立的三合一养生法

唐祖宣　河南省邓州市中医院

马老的养生之道是心理健康、精神健康和身体健康三者相结合，马老戏称之为"三合一"。他认为，笑是促进精神健康的良药和营养素，良好的生活习惯和运动锻炼也让其受益。

马三立（1914～2003 年），是一位德高望重的相声艺术大师，1914 年生于北京，1921 年跟随父亲马德禄学艺，后拜"相声八德"之一的周德山为师，1930 年开始登台演出，他的相声艺术给数不清的人带来欢乐。马三立年近九旬时，依然精力充沛，身体健康。

马老的养生之道是心理健康、精神健康和身体健康三者相结合，马老戏称之为"三合一"。

作为笑的艺术的研究者和传播者，马三立先生认为，笑是促进精神健康的良药和营养素。马老主张老年人要有幽默感，喜爱打趣、说笑话，这样不但能心情愉快，而且还能增强脑力，增强人体的各种生理功能，延缓衰老。

马老曾说："在心理上我不想过去的坎坷经历，不愿老琢磨过去的让人别扭的事。多展望未来，别较劲儿，别和自己过不去，挣钱别犯法，别占别人便宜，也别做怕别人知道的事，这样心里就坦然。"

马老很注意精神健康。他情绪乐观，笑口常开；不爱生气，不自寻烦恼；从不计较个人得失，更不计较名利。其行动准则是：不妄想、不妄动、不妄言。

《灵枢·百病始生》记载："喜怒不节，则伤脏，脏伤则病起于阴也。"《吕氏春秋》中亦有"大喜、大怒、大忧、大恐、大哀，五种接神，则生害矣"之言，说明心理及精神异常，可损伤人体阴阳与脏腑，产生各种病证。所以，保持心理与精神的健康是非常重要的。

马老有着良好的生活习惯和规律，"我很注意吃喝拉撒睡，其中最注意睡，从未失眠过。每天午睡到 3 点半，在此之前，谁按门铃、打电话来我都不接。反正我睡着了也听不见"。马老在饮食上很有节制，喝酒从不过量，很有规律，且按时按顿，从不吃得过饱，也不吃太凉或太热的食品，每餐荤素搭配。他一天吃四顿饭：早晨锻炼后，7 点钟吃一顿，中午 12 点、下午 6 点和晚上 10 点各一顿。如果晚上演出回来晚，就吃得晚一点。马老每天起床后必喝两杯白开水；每天喝 3 次茶，这是几十年的习惯了。他坚持看书看报，不看不行。看时把腿垫高点，也是休息的一个方法。他喜欢写写画画，不大喜欢看电视。"看电视干坐着不动不好，还不如站着写点画点地浪费纸墨呢！"

马老养生的另一个内容是运劲锻炼。他有一套自编的"十节操"，常年坚持，对他的身心健康很有帮助。他每天早晨先静坐 20 分钟，然后做弓腿、甩臂、回首、拍打心肺的"自创操"，另外还拍打脚面 10 次、叩齿 22 次，早晚两次各散步 800 步。

马老进入晚境，从来不认为自己老了，但毕竟还是老了，眼花了、耳朵背了。但他反倒认为，少知道点闲杂琐事更有益身心健康。因为不着急、不生气，才能延缓衰老。他觉得，他总结的"三合一"挺好，只要笑口常开，遇事乐观，定能健康长寿。

《灵枢·口问》说："心者，五脏六腑之主也。故悲哀忧愁则心动，心动则五脏六腑皆摇。"正说明心在情志方面起着主导作用。马老以幽默、风趣、睿智、乐观的人生态度诠释人生，把欢乐带给了观众，把健康留给了自己。《素问·六节藏象论》说："天食人以五气，地食人以五味。……气和而生，津液相成，神乃自生。"说明人与自然存在着非常密切的关系。马老一生可谓道法自然，生活规律，注意锻炼，忘却年龄，与人为善，不妄想，不妄动，不妄言，从不计较个人名利与得失，因此，年届九旬仍精神矍铄，"逗你玩儿"，实乃一位"老顽童"。

* * *长寿·有道篇* * *

各行各业都有其经验与窍门，这长寿的经验与窍门不妨要多看看。

如何快乐 100 岁

贾晓倩　魏雅宁　卢晓娣

近日，在第六届五洲国际心血管病研讨会上，著名健康教育专家、北京安贞医院洪昭光教授，用通俗生动的语言为大家做了一场精彩的健康讲座。

阅读提要

■百岁老人很奇怪，有人早睡早起，有些晚睡晚起；有人说他不吃肉，有人就喜欢喝茶。生活方式和习惯五花八门，100 个百岁老人有 100 种活法。但所有百岁老人的共同点就是心态好。

■运动是健康的源泉，世界上最好的运动就是走路，白领们忙，整天看电脑，很累，颈椎病、肩周炎和腰腿疼痛都跟长时间保持一个动作有关，记住一句话"深呼吸、下蹲起，十点十分去看戏"。

■心脏工作起来有张有弛，有松有紧，但它有前瞻性、有计划、不忙乱，因此心脏的工作耗能最少，产出最高。工作也要讲究系统、效率。像心脏一样工作，耗能少，效果大。

人人都要死亡，可是死亡的方式不同，一种是自然凋亡，一种是病理死亡。什么是自然凋亡呢，就是无病无痛，无疾而终，平安百岁，快乐轻松。

宋美龄 106 岁，在睡梦中悄悄走了，生如春花的绚烂，走如秋叶的静美。其实人离开这个世界，就像秋天的树叶一样，风一吹就掉落了，顺应自然的规律，这就是自然凋亡，这是最好的方式。

百岁老人都有一个共同点

大家都想健康长寿，向谁请教呢，最有说服力的是百岁老人。如果找 10 个百岁老人询问长寿的秘诀，同样你会得到 10 个答案。第一个说我吃素，不爱吃肉；第二个是天天吃肥肉，还喜欢吃咸鱼咸菜咸肉，血压还不高；第三个从来不吃鸡蛋；第四个却是每天早上 4 个鸡蛋；第五个从不喝酒，第六个天天喝酒；第七个不抽烟，第八个一天抽两包烟；第九个早睡早起，第十个晚睡晚起。

百岁老人很奇怪，有人早睡早起，有些晚睡晚起；有人说他不吃肉，有人就喜欢喝茶。生活方式和习惯五花八门，100 个百岁老人有 100 种活法。但所有百岁老人的共同点就是心态好。

养生重要的是养心，心情舒畅了，你吃饭就舒心，也就吃得健康。这些百岁老人个个心胸开阔，性格随和，心地善良，没有谁是心胸狭隘、脾气暴躁、钻牛角尖的。因为心胸狭隘、脾气暴躁五六十岁早一个一个气死了。

只要你心态好，按时服药，就算有高血压、糖尿病或冠心病都不要紧，你一样可以活到九十多岁；相反没有高血压、冠心病、糖尿病，可心态不好，爱着急、爱生气，也一样会死得早。

所以说健康一百岁还不够，还得快乐一百岁。天天都快乐，太阳每天都是新的，心情每天都是好的，生活每天都充实。

运动不是一项任务

健康是有代价的，你生病之后会花掉大额的医疗费，现在国家倡导建设节约型社会，健康就是节约。如果每个公民都能保证自己的身体健康，不去医院，不进药房，这就是给国家省钱。

一个不注重健康的人，中年猝死了，其损失只是冰山一角，还会殃及至少 10 个亲近的人，后果甚至无法估量。我常用这几句话传递健康的意义：健康快乐 100 岁，天天都有好心情，60 以前没有病，健健康康离退休，80 以前不衰老，轻轻松松 100 岁，自己少受罪，儿女少受累，节省医药费，造福全社会！

要想身体好，得牢牢记住一句话，运动不是一项任务，它是生活的一部分，运动应该是快乐、享受。运动是健康的源泉，世界上最好的运动就是走路。白领们忙，整天看电脑，很累，颈椎病、肩周炎和腰腿疼痛都跟长时间保持一个动作有关，记住一句话"深呼吸、下蹲起，十点十分去看戏（双臂向身体两侧伸开，向 10 点 10 分的位置抬起，'去看戏'则是个形象的比喻，即踮起脚跟、伸长脖子）"。

现在很多年轻人工作压力大、生活节奏紧张，心脏承受的压力大。忙碌生活的人应该像我们的心脏一样工作。健康心脏平均 1 分钟跳 66 次，0.9 秒跳 1 次，用 0.3 秒工作，0.6 秒休息。到了晚上呢，心脏 1 分钟跳 50 次，每跳 1 次 1.2 秒，心脏用 0.3 秒收缩，0.9 秒休息。也就是说心脏 1/4 的时间用于工作，3/4 的时间用于休息。

心脏工作起来有张有弛，有松有紧，但它有前瞻性、有计划，不忙乱，因此心脏的工作耗能最少，产出最高。很多人加班加点干，结果没出多少活。有些人没干什么，也不忙不累，成绩很大。工作也要讲究系统、效率。像心脏一样工作，耗能少，效果大。

《健康时报》2011.07.07

养生恪守"九不过"

喻朝晖

凡事都有度，养生这件事也一样。"不过度"就意味着节制，国家级名老中医、湖北省中医院涂晋文教授表示，日常生活中的一些细节，只要长期坚持就能强身健体、延年益寿。

衣不过暖　穿衣戴帽不要过于暖和，也不可过于单薄，过暖容易感冒，过冷容易受寒。

食不过饱　吃饭不要过饱，粗细都吃，荤素相兼。

住不过奢 要随遇而安，居室富丽堂皇易夺心志而变质。

行不过富 身体健康允许，尽量以步代车。如出门必乘车，日久腿脚就要失去灵便。

劳不过累 劳动的强度是有限的，超过负荷量容易造成身体伤害。每日工作8小时，8小时外适当地休闲，劳逸结合很必要。

逸不过安 终日无所事事，会丧失对生活的情趣而心灰意懒，所以即使退休在家，也应勤于动脑，散步聊天、写字作画、下棋看戏等，心情由此舒畅，益于延年增寿。

喜不过欢 人逢喜事精神爽，但是喜不能过头，"过喜则伤心"，古人范进中举后变疯，即为过喜所致。

怒不过暴 有不顺心和烦恼的事，不要生气恼怒。怒则伤肝，伤肝就要发病。要有涵养，乐观处世。

名不过求 名不过求、利不过贪，能给人带来平淡的幸福感。

《老年生活报》2011.07.01

四要点助你长寿

美国《国家地理》杂志和国家老龄化研究院合作找到三个人口统计学信息确切的长寿地区：意大利撒丁岛、日本冲绳、美国罗马琳达地区，分析当地居民的生活方式，总结出4个健康长寿要点。

体力劳动 这三个地区居民都"不运动"。这似乎与我们倡导的"生命在于运动"的理念大相径庭。但他们的生活常常离不开体力劳动，而这恰是让其受益终生的锻炼。比如，撒丁岛人居住在垂直的房屋里，每天都上下楼梯。他们有自己的花园，做打扫工作和做蛋糕都是自己动手。这些体力劳动燃烧的热量和在跑步机上消耗的一样。他们最享受步行，这被认为是防止认知降低的唯一方法。

注： 香港中文大学的一项研究发现，做家务能够很好地协调手、眼、脑，可以预防老年痴呆。

有计划的生活 这些长寿地区的人们明确地知道如何去安排生活，因此每个人都不慌不忙。研究表明，匆忙或压力引发的炎症反应，与老年痴呆症和心血管病有关。每天减缓行动15分钟，这种炎症就能变成一种反炎症状态。他们将生活安排得井然有序，精神状态又很积极，因此他们获得了7年的额外寿命。

蔬菜与豆类不可少 这些长寿地区居民的饮食大多以摄入绿色蔬菜为主，吃很多的豆类和坚果。以日本的冲绳为例。他们是美国人吃豆腐数量的8倍。他们有很多策略来杜绝过度饱食。比如：吃饭用较小的盘子；不主张家庭型用餐，而是采用吧台式取餐方式，限制进食量。

注： 大豆蛋白营养与牛奶蛋白的营养功效是相当的，具有降血脂、防癌等功效。中国营养学会日推荐的豆类食用量为50克，如果做成豆制品相当于200克豆腐，或100克豆腐干。

把亲友放在第一位 长寿地区的人们很注重家庭关系与社会关系的和睦。他们认为，自身健康同周边朋友关系密切。

《健康时报》

养生要赶早不赶晚

常 文

很多人认为养生就是顺势而为：口渴了才喝水，累了就该休息。这种顺势而为的养生做法虽然没有大的问题，但仍显得不够全面。北京中医药大学养生室教授张湖德表示，在此基础上，如果反向思考，积极主动地去养生，会将身体调整到最佳状态。

不劳累也要休息 感觉到十分疲惫的时候，已是身体发出"警报"了，此时需要长时间休息恢复，效果并不好。相反，在没感到累的时候主动休息，体力恢复会更快更好，不容易生病。人们每隔5天就会安排双休日休息，就是这个道理。休息的形式有很多种，工作间歇，闭目养神一会也可以。

不口渴也要喝水 每天的早上起床和晚上睡前，即使感觉不到口渴，也要喝上一杯水。尤其对老人来说，机体反应迟钝，不饮水也无口渴的感觉，可真等到口渴时，身体已经极度缺水了。因此，提倡老人去公园锻炼或长时间遛弯时，要随身带壶水。

不感冒也要咳嗽 咳嗽是身体对呼吸系统的一种保护性条件反射。咳嗽能够清除出气管中的痰液或者异物，将肺部的有害污染物及时排出。在感到喉咙发痒或者不适时，不要强忍着不咳嗽，而要尝试把污染物及时咳出，当然咳嗽时间不要过久过长，以免伤害支气管。

不生病也要求医 中医有句话叫"不治已病治未病"，说的就是预防和提早发现疾病苗头。因此，不要等生了病了才想着去医院。如同保养汽车，定期对自己的身体也"保养"一下，最好的方法就是去医院体检，并请医生帮忙分析其中可能存在的问题，将疾病消灭在未发生的时候。

没喜事也要快乐 快乐的心情可以对机体产生良性刺激，使脉搏、血压、呼吸、消化液的分泌及新陈代谢均处于平衡、协调的状态，提高人体的免疫力和抗病能力。可多谈些欢乐的事情，多接触幽默的人，多看相声、喜剧，多读幽默的书，就能笑口常开。

《生命时报》2011.07.01

慈、俭、和、静，长寿之道

昔人有论致寿之道者，谓不外慈、俭、和、静四字而已。

慈 盖人心能慈，即不害物，即不损人。慈祥之气，养其天和也。

俭 老子以俭为宝。所谓俭者，非只财用，俭于饮食则养脾胃，俭于嗜欲则聚精神，俭于言语则养气息，俭于交游则洁身寡过，俭于酒色则清心寡欲，俭于思虑则蠲除烦恼。凡事省得一分，即受一分之益。

和 和者，致祥之道。君臣和则国家兴盛，父子和则家宅安乐，兄弟和则手足提携，夫妇和则闺房静好，朋友和则互相维护。故《易》曰：和气致祥，乖气致戾。

静 所谓静者，身不可过劳，心不可轻动也。苏老泉所谓"泰山崩于前而色不变，麋鹿兴于右而目不瞬"，此静之所致也。

《道德经》五千言，要旨亦不外乎此。此善养生者，所以必以慈、俭、和、静四字为根本也。

昔人曰："饥寒痛痒，此我独觉，虽父母不能代也。衰老病死，此我独当，虽妻子不能代也。自爱自全之道，不自留心将谁赖哉？"

淡泊宁静养天年

胡梦音

诸葛亮在《戒子书》中有句名言："非淡泊无以明志，非宁静无以致远。"淡泊明志，可以恬淡无我的心境去品味人生、领略人生、顿悟人生；宁静致远，可以心如止水的超脱，开阔胸襟，潜心修炼，从而达到物我两忘的"空灵"境界。

然而，人生旅途，既有花好月圆、金光大道，也会遇到风雨阴霾，急流险滩。因此，要学会调控和驾驭好自己的情绪，保持一种淡泊宁静的心态。清代名医龚廷贤的《摄养诗》云："惜气存精更养神，少思寡欲勿劳心；食惟半饱无兼味，酒止三分莫过频；每把戏言多取笑，常含乐意莫生嗔；炎凉变诈都休问，任我逍遥过百春。"

有人调查，诺贝尔奖获得者的寿命都长，但他们的工作是相当艰苦的，而他们的情绪却是愉悦的、静谧的、恬淡的。由此，笔者想起近代两位大学者，一是在宗教领域享有盛名的任继愈，他从不服用任何补品，而是从中医学中的"血由气生，气由神全"得出"药补不如食补，食补不如神补"的养生之道。他认为，养生顺其自然最好。

另一位是大学者梁漱溟，他一生经历过大起大落的磨难，饱受心灵创伤之苦，但他对名利荣辱，以平常心去对待。梁老说得好："情贵淡，气贵和。惟淡惟和，乃得其养，苟得其养，无物不长。"正因为他有恬淡无我的心境，才享有 95 岁高龄。这对我们今天的芸芸众生来说，极有启迪。面对红尘扰攘的大千世界，更需一颗"不以物喜，不以己悲"的平常心，对社会作出积极的奉献而不为物欲所累，从行为上尽量做到返璞归真，回归科学、自然、简朴、宁静的生活方式。有了淡泊的心态，才能保持心理平衡和生理平衡，人体的神经内分泌调节功能、免疫功能、代偿功能、造血功能以及各脏器的功能才能处于最佳的和谐平衡状态，百病不侵。

研究表明，人处于淡泊、宁静、愉悦、超然洒脱之时，脑内可分泌大量的"脑内吗啡"，这种由 20 多种内啡肽组成的神奇的激素，具有强大的镇痛、镇静、提高机体免疫力和促进疾病（包括癌症）自愈的作用。淡泊是一种修养、一种气质，更是一种智慧，一种境界。如能将淡泊宁静作为自己的日常养生之道，可使老年朋友自然而然地达到"无心插柳柳成荫"的健康长寿境界。

我用三保促康寿

陶绍教

晚年人生，健康长寿是目的。老友们在追求康寿过程中，可谓"八仙过海，各显神通"：我则坚持用"三保"促康寿。

保持心情舒畅

心情常处于恶劣境况，就会严重摧残健康，导致疾病缠身，早衰折寿。一些心胸狭窄的人，常为鸡毛蒜皮琐事而火气攻心，恼怒忧虑，急躁不安甚至暴跳如雷，如此性格者多数身心不健康，生命不长寿。反之，常保持良好情绪状态的人，则身心健康，延年益寿。

而我则努力保持豁达心胸，凡事不斤斤计较，不针尖对麦芒，拿得起放得下，及时消除苦闷、烦恼和焦虑，让我心情始终轻松快乐。拥有宽广、豁达心境的我，不计较他人对己之过，感激他人对己之恩，也努力帮人之困，慰人心灵，让自己处于良好人际关系中，如鱼得水，左右逢源，自然心宽体健，福寿永存。

保持营养完善

身体靠营养滋养，在所有食物中，没有一种蕴含人体所需营养，只吃一种或几种食物是不能满足人体全部营养需要的。据另一研究表明，现代人生活这么好，却有相当多人因营养不良而致各种疾病发生。原因就是饮食方法不科学，即盲目或随心所欲过食或偏食，导致营养不平衡，或过多或不足，结果都是害。古人说："烹龙煲凤何足贵，劝君杂食颐养天年。"因此我注重杂食，不过食不偏食，保持食物多样化，发挥食物间"取长补短"的互补或协同作用，平衡营养满足需要。

保持良好习惯

不良生活习惯严重影响身心健康。如嗜酒成性，常酗酒醉酒；饮食不节，好食油腻厚重食物，常饱食终日；烟瘾大，一天要抽一两包烟；喜欢强忍不拉大小便；常通宵达旦熬夜玩乐；久坐不动或好睡懒觉等等，这些不良习惯常在不知不觉、日积月累中侵害人体健康，诱发高血压、糖尿病、神经衰弱、肠胃溃疡甚至癌症等病症。因此，我注重养成良好的生活习惯，坚持戒烟限酒，合理膳食，定时三餐，晚上早睡早起，适量运动不久坐等等，把这些良好生活习惯当作储蓄健康的"银行"，慢慢从"健康银行"中提取"健康利息"，进而成就了晚年的健康与快乐。

要想身体好　养神不可少

王海亭

中医学认为，精、气、神为人生三宝。神是人体生命活动总的外在表现，又指精神意识与思维活动。《内经》说："神者，水谷之精气也。"也就是说，神是以精气为物质基础的，所以又称精神。精神是脏腑气血盛衰的外露征象，它通过机体的形态动静、面部表情、语言气息等方面表现出来。古人所谓的神与精神，包含现代所说的精神、心理活动。我国古代思想家、医学家都十分强调神在人体生命活动中的重要作用，认为"得神则昌，失神则亡"。

养神思想倡始于老子、庄子，至秦汉时代则形成学派，以后绵延不断，在内容和形式上不断补充和发展。老子、庄子均主张"清静无为"。《庄子·有宥》曰："抱神以静，形将自正。"指出养神是保持人体内外环境和谐稳定的关键所在。《素问·上古天真论》谈到："恬惔虚无，真气从之，精神内守，病安从来。"强调了清心寡欲以祛病养生的方法，李东垣的《远欲论》强调清心寡欲，"积精会神"以获取健康长寿，晋代嵇康的《养生论》提出"修性以养神，安心以全身"等以静"神"来养"形"的养生思想。梁代陶弘景在《养性延命录》中主张"和心，少念，静虑，先祛乱神犯性之事"。唐代孙思邈提出了"自慎"以养生的观点。明代医家则提出"心常清静则神安，神安则精、神皆安，以此养生则寿"。清代曹庭栋在《老老恒言·燕居》中指出，"养神为摄生要务"，并给养神赋予新的内容。所以，养神是养生的关键之所在，只有重视并实践养神，才有助于机体各种生理功能正常，有助于健康防病。

养神是一种养生观念，也具有更多的社会内容，对人格也有强化作用。养神要注意做到以下几个方面。

少私寡欲　心胸坦荡　"心底无私天地宽"，要做到少私寡欲应注意两点：一是以理收心，明确私心嗜欲对人体的危害。二是正确对待个人的荣辱得失。

抑目静耳　闲情逸致　孙思邈在《千金方·养老大例》中说："养老之药，耳无妄听，口无妄言，心无妄念，此皆有益老人也。"眼耳是接受外界刺激的主要渠道，其受神气的主宰和调节。目清耳静则神气内守而心不劳，若目弛耳躁，则神气烦劳而心扰不宁。要做到抑目静耳，就要用高雅的兴趣爱好来陶冶自己的志趣。有了高雅的志趣，自然会把浮名虚禄看得淡若烟云。

和畅情态　调摄七情　"笑一笑，十年少"这是大家都知道的道理，笑可增进健康，可使人长寿。俗语曰："君子坦荡荡，小人常戚戚。"心常戚戚，有损天年；情绪乐观放松，能安神定气，是益寿延年、防病治病的良方。

在养神的具体方法上，笔者向大家推荐：

娱乐养神　娱乐养神的种类较多，如下棋、垂钓、跳舞、听音乐、看表演、看电影电视等，可以怡养心神，并让疲惫的神经得以放松，也是人们常说的"换脑筋"。

休眠养神　多指通过睡觉使大脑处于休息状态，同时又可降低身体内部各部位的神经、关节韧带、肌肉和器官的负荷，进而达到积蓄精力、复苏体质的作用。休眠养神掌握得当，能促使人精力充沛，少得疾病。这已经为很多实例所证实。

"糊涂"养神　在生活中，有意识地躲避那些参与意义不大或价值作用不高的事情，不搞无原则的争执和较量，不考虑和计较鸡毛蒜皮的是是非非，让脑筋和心情松弛下来，免受劳心伤神之累。随时随地坚持"糊涂"养神，可使人心胸开阔，心情舒畅，自然健康无病。

总之，养生贵在养神，不懂得养神的重要，单靠饮食营养、药物滋补，是难以达到健康长寿目的的。因此，注重道德修养，塑造美好的心灵，养成健康高尚的生活情趣，获得巨大的精神满足，是保证身心健康的关键所在。

老年人要活得"慢"

张笑全

老年人不仅要延年益寿，而且要健康少病，做到寿而康，这样，活得才能有意义。因此，老年人在日常生活中注意一个"慢"字是非常重要的，可以避免发生许多问题，在一定程度上可以说是老年养生保健的关键。

食物的消化与营养成分的吸收靠牙齿的咀嚼和消化液的参与。老年人牙齿残缺不全，加上唾液、胃液、胰液及胆汁等消化液的分泌量减少，所以容易发生消化不良，影响营养成分的吸收，因此，老年人进餐应细嚼慢咽以助消化，而且还可避免由于进餐速度快，把肉骨、鱼刺等小块异物卡在食道或呛入气管内，引起堵塞或窒息，招来严重后果。

老年人因为咀嚼能力减弱，吃含纤维素的食物较少，加上脏腑功能衰退，肠蠕动减弱，以致常常发生便秘。如果排便时操之过急，干硬粗壮的粪块可将直肠黏膜及肛门边缘撑破，引起溃疡、裂口、痔疮等肛肠疾病，更为严重的是不少老年人患有脑动脉硬化、高血压、冠心病等疾病，当蹲下用力排便时，腹内压力增高，人体下部血管受到挤压，使流向脑部的血液猛增，就会导致血压骤然升高，可能会诱发脑溢血而危及生命，或引起冠心病突发而猝死。因此，老人排便宜慢，顺其自然解出，取坐位为佳。

随着老年人年龄的增长，人的各脏器功能均逐渐衰退，心脏功能也同样会有程度不同的衰退，心脏排血量减少，接纳流向心脏的血液量也相应减少。加之脑动脉硬化，弹性降低，血容量减少，血含氧量也少，以致许多老年人常在体位改变时发生头晕、眼花等情况。因此，老人由卧位改为立位或由蹲位、坐位改为立位时，动作宜慢不宜快，避免发生眩晕甚至晕倒或引发其他问题。

人到老年以后，人体的骨关节会呈现出退化和改变，韧带会变得僵硬，经常会出现腰腿疼痛、步履蹒跚、行走不稳的情况，再加上视力的衰退，看物不清，大脑中枢神经对外界的反应迟钝，遇有紧急情况出现，难以保持身体平衡与稳定，所以，如果老人走路速度快，容易跌倒而引起股骨颈骨折或其他问题。因此，老人走路要慢步缓行，最好使用合适的手杖，增加一只腿的支撑点，有助于人体平衡和步履稳健。

正确调节"黄昏"心理

王　斌

老年人的"黄昏"心理是一种常见的负性心理，其通常表现为"情感消沉，精神退变"，是一种有害身心健康的"不安定因素"，需要通过自我调适来加以消除。

有的老年人退休后，觉得失去了工作，失去了权力，生活中没有了迎来送往的热闹，觉得不能再在职权的舞台上"操作表演"，心里便会产生萧条冷落之感，这种失落的心理缠缠绕绕，挥之不去，如同被人抛弃后那种难受。

由于自尊心过强，同时受虚荣心的驱使，对自己的"角色转换"想不通，因而产生消极自弃情绪。从健康的角度讲，情绪消极，人的抗病能力就会下降，对生活会产生不良影响。其实，"丢权"变老，犹如季节转换，是人生的必然规律。唐代诗人孟浩然有诗云："人事有代谢，往来成古今。"一位退休老人说得好："草随风动，权随职走，退休离职，天经地义，有什么好懊恼失意的。"记住他们的话，用平常心做好"角色退场"吧。

有的老年人多疑多心，思想变得愚昧，常常感到自己无能为力，不能再为家里做事，认为自己是子女的累赘和包袱，是"三饱一倒"的"活害"，觉得生活是一种折磨，因而产生悲观失望的想法。

传统的养老模式、消极的心理是引起老年人"包袱累赘感"的主要原因。老年心理学认为，关门养老、困守斗室地消极养老，自然禁闭的养老方式只会越养越老。老年人是人生的秋天，是成熟与收获的季节，历史上许多创大业的名人都是老年人。如孔子、孟子、恩格斯等。我们有理由甩掉那些不良情绪，进行人生第二次创业，开创人生第二个春天。

老年人有许多反常的心理，如记不得最近的事，偏记得很久以前的事；记不得快乐开心事，偏记得悲观伤心事。中医认为，"思则气结"，过分的怀旧情绪会影响人的健康。所以，凡事都要往好处想，你可以回忆战争年代生龙活虎的场面，或打了胜仗凯旋时的欢快情景；你可以仔细咀嚼"不幸中的万幸"和"人间正道是沧桑"这两句话，这样可以冲淡你的愁绪，感到幸福的存在。

象棋悟出的养生之道

腾 越

象棋来源于生活，和工作、学习、修身养息、为人处事都有着密不可分的关系。谈到象棋对自己的影响，陈仲富老人神采飞扬。他认为，象棋中最基本的战略应该讲究"三子齐头并进"，它折射出了在现实生活中应尽量避免孤军深入以及个人英雄主义，无论是在学校还是在工作单位，都应该有团队精神，懂得团结周围的人，集合大家的智慧和力量。

下象棋也就如同你在人生中不得不经历得失选择一样，每走一步，都必须经过细致的推敲，当局势迫使你必须退让时，就应该做必要的舍弃。生活中同样如此，有时候放宽心的退让，意外收获的则是一片海阔天空。

退休至今已经有十余年的陈仲富老人，生活却并没人因退休而闲暇下来。如今的陈仲富还担任着区委党校支部书记、区老体协秘书长等职务，在打理公事的同时，他还会坚持每天做做家事，日子虽然忙碌却因心态健康而活得悠然自得。

"无论我再怎么忙，每星期都一定会抽时间到文化宫来，会会棋友。"陈仲富告诉记者，也是缘于象棋，他认识很多志同道合的老年朋友，大家会不约而同地相聚在一起，品品茶，聊聊天，下下棋，最终输赢并不重要，重要的是一周的心情得到了彻底的释怀。

"我的棋艺也只能算是业余水平，市内经常一起切磋的、和我水平不相上下的，少说都有好几十个。"他说，象棋只是业余时间消遣、娱乐的一种渠道，至于一定要达到什么程度和级别，他从不强迫自己。

"象棋能够锻炼一个人的思维，可以帮助我们拓宽思路，使我们的大脑时刻保持清晰、敏捷，对于我们老年人，更有益于促进身心的健康。"陈仲富告诉记者，几十年下象棋，他最大的收获并不在于输赢，而是在下棋的反复输赢间，潜移默化地形成了遇事沉稳、不骄不躁、怡人自得的健康心态。

陈仲富说，下象棋其实就是一个孤独而漫长的过程，它需要的是强韧的意志以及周密细致的思考，敢于选择象棋，敢于走出棋子的第一步，那就已经是胜者，而急功近利的人最终只会是输家。

四大古典名著养生感悟

武子仁

《三国演义》感悟之一

诸葛亮极劳早逝，造成未能光复汉室的极大遗憾。

诸葛亮足智多谋，是旷古奇才，为了光复汉室，极度劳累，常常废寝忘食，终因积劳成积，54 岁离世，实为极大的遗憾。我们从中感悟到，诸葛亮倘能适当劳逸结合，保健身体，就不会中年早逝，更有可能实现光复汉室的大业，结果事业中道受阻，不亦悲乎！

《三国演义》感悟之二

周瑜气量狭小，遇事暴跳如雷，被孔明三气而死，令人惋惜嗟叹。

周瑜是一个军事家，英勇善战，曾想与刘备、诸葛联手攻曹，只是襟怀狭窄，嫉贤妒能，多次与诸葛亮较量，总是失算，总占下风，最后终被三气而死。可见气量狭窄不利于养生，并不可取。想周瑜仅 36 岁而死，不亦惜乎！

《水浒传》感悟

酒肉在身，不可就寝。

武松是一条好汉，武艺超群，就一般而言，只知他是一介武夫，不懂什么养生保健，其实不然，在《水浒传》第三十回"武松大闹飞云浦"里，武松懂得"酒肉在身，不可就寝"的道理，食后舞一阵子棍棒，才去休息，这与《食治通说》中讲的"饱食即卧，乃生百病"是一致的。不亦奇乎？

《红楼梦》感悟之一

天短了，不可睡中觉。

在《红楼梦》里的贾母——贾老太太，由于年高德重，被一群子孙们称为老祖宗。她见多识广，颇通养生之道。一次，冬天正值午宴后，孩子们劝她休息一会儿。你知道她怎么答复？她说："天短了，不可睡中觉。"其中说出了一个道理：冬天夜长日短，睡眠时间长，如果白天再睡午觉，晚上睡眠就不那么好了。老年人静多动少，就更不利于晚上的睡眠了。贾母之言，算是养生经验之谈。不亦赞乎！

《红楼梦》感悟之二

多愁善感损青春。

林黛玉年纪轻轻，不过十四五岁，颖悟绝伦，寄居贾府，终日触景生情，愁绪满怀，又多疑虑，于是体弱多病。在未遂的婚姻中，不得不早早地陨落青春，造成宝黛姻缘的悲剧。林黛玉在"葬花诗"中写道："一朝春尽红颜老，花落人亡两不知。"其实是，春未残，花以空。不亦悲乎！

《西游记》感悟

艰难险阻，实现愿望，是人生最大的快乐，也是最好的养生。

《西游记》里的主人公唐僧师徒，为了实现自己的取经愿望，不畏艰难险阻，历时一十七个春秋，逢山开路，遇水搭桥，逢魔降魔，历尽艰辛，终于取得真经到手，这是何等的快乐！可是知否，他们靠什么力量来支撑这漫长艰难的岁月？靠的是诚，是信，是毅力。诚可动天，精诚所至，金石为开，诚是可感天动地的，也同样可以感动人的同情帮助。《西游记》里就频频出现佛道仙人对唐僧师徒的支持和帮助。信是一种信仰，和诚一样是做人的根本，也是养生必不可少的基础。当他们师徒立下誓愿，势必取经到手、普渡众生的时候，便以诚为本，崇信务实，以顽强的毅力，不怕苦，不怕难，无虚妄，无私利，义无反顾，勇往直前地奔赴西天，年年迎来的是：柳垂金丝、桃吐异香的春天；烈日当空、汗流浃背的炎夏；金风送爽、黄叶落地的秋季；白雪皑皑、寒风刺骨的冬天。捧钵化缘，随处居宿，其中有欢乐，但更多的是艰难险阻，妖魔为患，但他们没有动摇过，只有八戒时而想到高老庄，但也只是一时之念，随劝而消。真是，真经取到融心乐，八十一难了大灾。这才是人生最大的快乐、最好的养生啊！

七件事不能勉强

胡楚青

近日，有关专家提醒公众，生活中有些事是不能勉强做的，否则，会对健康造成危害。

1. **"强颜欢笑"是给自己施压**　法兰克福大学教授迪耶特·查普夫称，伪装对他人亲切友好会导致人们产生沮丧的情绪，压力倍增，从而使免疫系统受损。更为严重的是，如果这种压力长时间得不到释放的话，会有患上高血压或者其他心血管疾病的危险。

"就像研究中提到的服务员、接线员，他们在工作中经常会受到顾客'虐待'，其中一些研究对象在受到客户的辱骂之后被允许反唇相讥；而另一些人只能保持克制，仍旧必须对顾客毕恭毕敬。结果证明，那些可以发泄自己不满情绪的研究对象在相对较短的一段时间内心跳很快，不过随后即恢复了正常，而那些仍旧必须对挑剔的客户'笑脸相迎'的人，则在对方电话挂断后的很长一段时间内仍然心动过速。"

2. **强扭的感情"不甜"**　"其实，感情是最不能强求的东西。"上海心理咨询协会会长王裕如说，很多人放不下，并不是放不下另外那个人，而是放不下自己曾经的付出。美国乔治亚理工学院心理学博士张怡筠认为，人们在作决定时，最困难的往往不是理解自己该怎么做，而是找到放手去做的勇气。感情的事，勉强只会让两人都受委屈。所以，任何人问"我是否该长痛不如短痛"时，我的答案只有两个字："是的！"

3. **老人运动千万别逞强**　北京体育大学运动人体科学学院副教授张一民说，老人常会扎堆锻炼，所以常会有攀比的情况出现。"看到别人做了一个高难度的动作，自己也跟着学；别人跑3000米，自己明明心脏不好，也要撑着跑。再者，有些老人即便不刻意攀比，但是为了显示自己身体比别人好，也会在锻炼时格外卖力。"张一民认为，老人运动时，既要忘记年龄，享受快乐，又要记住年龄，因为岁月不饶人。"毕竟你不是专业运动员，锻炼的目的是为了身心舒畅。做不来的千万不要勉强，万一发生损伤吃苦的只能是自己，花大量的钱不说，还要遭很多罪。"

4. **酒量不是"逞"出来的**　中日友好医院消化内科副主任樊艳华说，酒，少则益、多则害。亲友相聚，喝一点助兴是可以的，但千万不能因为逞强、抬杠而无节制地喝。喝醉一次对肝脏带来的损害，相当于得一次肝炎。

5. **失眠了，别强迫自己睡着**　美国斯坦福医学院睡眠研究中心艾利森·斯贝恩教授说，很多人失眠的时候，都会强迫自己入睡，结果却发现越勉强自己越难入睡。"睡眠是一个自发的生物过程，很多时候，短期的强迫自己入眠，从长远来看会导致失眠程度的加重。"所以，失眠的人要告诉自己，"我需要的是好好休息一下，睡不着也没关系。"也可以起床看看书，在屋里走动走动，尽量让自己放松下来，没必要强迫自己一直在床上躺着。

6. 太困太累别勉强开车 卫生部健康教育专家洪昭光教授表示："很多车祸都是因为司机疲劳驾驶导致。因此，一旦感觉疲劳，切不可勉强开车。"为防止疲劳驾驶，要保持充足的睡眠，开车时间不宜太长，掌握好持续开车的时间节奏。自驾车旅游时更应该注意这一点。开车人在行车过程中，最好听一些舒缓、优美的音乐，以缓解疲劳。长途行车，一般应在行车两小时左右停下来，离开驾驶室，到车外活动几分钟，呼吸一下新鲜空气，变换体位姿势。行车中如感到疲劳犯困，应立即停车休息，活动一下身体，同时做一些眼部的保健活动。除了开车外，一些从事机械操作的工人也必须注意，千万不能疲劳"上岗"。

7. 性爱需要两情相悦 两个人有着对彼此的爱和相同的节拍，才能创造出完美的性爱。当有一方心情不好或情绪不高时，最好不要勉强进行性生活。当人们的心情不好或情绪不高时，大脑皮层往往处于一种单一方面精神抑制状态，性兴奋也难以提高或提高速度缓慢。既然性生活的质量不理想，随之而来的性高潮也会大打折扣，甚至还可能诱发性功能障碍。恩爱夫妻应相互理解、相互沟通。只有双方有愉快的心情，才能达到真正的性满足。此外，在有身体不适或基础性疾病不允许的情况下，也不宜勉强进行性生活。

豁达 赋予人完美的色彩
蒙士夫

一个人的性格，往往在大胆中蕴含了鲁莽，在谨慎中伴随着犹豫，在聪明中体现了狡猾，在固执中折射出坚强，羞怯会成为一种美好的温柔，暴躁会表现一种力量与激情。但无论如何，豁达，对于任何人，都会赋予他们一种完美的色彩。一般认为，豁达是一种人生的态度；但从更深的层次看，豁达却是一种待人处事的思维方式。

豁达＝承认事实

我有一位朋友，他的性情并不很开朗，但他对待事情几乎从不见有焦躁紧张的时候。细细观察体会，我发觉他有一些与众不同的反应方式：比如，他被小偷偷了钱包，发现后叹息一声，转身便会问起刚才丢失的身份证、工作证、月票的补办手续。一次，他去参加电视台的知识大赛，闯过预赛、初赛，进入复赛，正洋洋得意，不料，却收到了复赛被淘汰的通知书。他发了几句牢骚。中午，却兴致勃勃又拜师学起桥牌来。

这些，反映出他的一种很本能很根本的思维方式，那就是承认事实。不管它多么有悖于心愿，但毕竟是事实。大部分人的心理会在此时产生波动抗拒，但豁达者，他的兴奋点会迅速地绕过这种无益的心理冲突区域，马上转换到下一件事的思路上去。事后，也的确会发现，发生的不可再改变，不如做些弥补的事情后立刻转向，而不让这些事在情绪的波纹中扩大它的阴影。速堪称是一种最大的心理力量。

豁达＝趋乐避害

豁达的人，每每是乐观的人。而所谓乐观，按照某位哲人的说法，就是乐观的人与悲观的人相比，仅仅是因为后者选择了悲观。

豁达的人在遇到困境时，除了会本能地承认事实，摆脱自我纠缠之外，他还有一种趋乐避害的思维习惯。这种趋乐避害，不是为了功利，而是为了保持情绪与心境的明亮与稳定。这也恰似哲人所言："所谓幸福的人，是只记得自己一生中满足之处的人；而所谓不幸的人，是只记得与此相反的内容的人。"每个人的满足与不满足，并没有太多的区别差异，幸福与不幸福相差的程度，却会相当巨大。

豁达＝自嘲自解

观察分析一个心胸豁达的人，你往往会发现，他的思维习惯中有一种自嘲的倾向。这种倾向，有时会显于外表，表现为以幽默的方式摆脱困境。自嘲是一种重要的思维方式。每个人都有许多无法避免的缺陷，这是一种必然。不够豁达的人，往往拒绝承认这种必然。为了满足这种心理，他们总是紧张地抵御着任何会使这些缺陷暴露出来的外来冲击。久之，心理会更加脆弱。一个拥有自嘲能力的人，却能主动察觉自己的弱点，他没有必要去尽力掩饰。从根本上来说，一个尴尬的局面之所以形成，只是因为它使你感到尴尬。要摆脱尴尬，走出困扰，正面的回避需要极大的努力，但自嘲却为豁达者提供了一条逃遁出去的轻而易举的途径——那些包围我的，本来就不是我的敌人。于是，尴尬或困境，就在概念上被取消了。

豁达＝游戏精神

豁达也有程度的区别，有些人对容忍范围之内的事，会很豁达，但一旦超出某种极限，他就会突然改变，表现出完全相异的两种反应方式。最豁达的人，则具有一种游戏精神，将容忍限度扩大。有这样一个故事：一个身经百战、出生入死、从未有畏惧之心的老将军，解甲归田后，以收藏古董为乐。一天，他在把玩最心爱的一件古瓶时，不小心差点脱手，吓出一身冷汗，他突然若有所悟："为什么当年我出生入死，从无畏惧，现在怎么会吓出一身冷汗？"片刻后，他悟通了——因为我迷恋它，才会有忧患得失之心，破了这种迷恋，就没有东西能伤害我了，遂将古瓶掷碎于地。

豁达者的游戏精神，即是如此。既然他把一切视为一种游戏，尽管他同样会满怀热情，尽心尽力地去投入，但他真正欣赏的，只是做这件事的过程，而不是目的——游戏的乐趣在于过程之中。那么，他也就解脱了得失之心的困扰。

忍让是长寿的维生素

史学敏

俗话说："宰相肚里能撑船。"这是一种高度宽容和忍让。从古至今，许多知名人士，在关键时刻的一瞬间，能忍让和不忍让，给人们留下了难忘的经验和教训。比如，姜太公能忍把鱼钓，活到八十又保朝；伍子胥能忍要过饭，挨门乞讨品德高；霸王不忍乌江死，盖世英雄一旦抛；李白不忍贪美酒，死在江心顺水漂；吕布不忍戏貂蝉，白门楼前人头掉。可见，忍让是一种博大，它能包容人间的喜怒哀乐；忍让是谦虚和境界，它能使你在人生的几十年里健康幸福和潇洒。忍让就是洞察。世界由无数的矛盾组成，任何人或事物都不会是尽善尽美的。常言说："人无完人，金无足赤。"人在世上，不能苛求他人，也不能苛求自己。常用忍让的眼光看世界、事业、家庭和友谊，才能使你经常保持一颗平常心。

忍让就是一种宽容。对于同事的批评，朋友的误解，邻居的对不起，夫妻之间反目，兄弟姐妹之间的不和，婆媳之间的这那，过多的争辩和反击实不足取，唯有冷静、谅解、忍让。人们常说："退让一步海阔天空，多进一步悬崖绝壁；让三分风平浪静，争一时人仰马翻。"忍让实乃人际关系的润滑剂，它能减少人际间的磕磕碰碰、摩擦和无谓消耗。

忍让就是一种忘却。生活在世上，人人都难免有痛苦、有伤疤，动辄去揭，便添新创，使你气上加气，思想上的伤疤更难愈合。忘记同事昨天的是非曲直，忘记丈夫（妻子）的过错，忘记朋友先前对自己的指责，忘记邻居昔日的不和。忍让是一种高尚的美德。它能化解心头的仇恨，它能使你自觉抚平受伤的心灵。放眼明天，学会忘却。只有忍让，生活才有阳光，才有快乐。

忍让也是一种理解。人们常说：理解万岁，当亲人同事做错了事，亏了情，屈了理时，我们不妨将心比心、以心换心，给他一个情面上的台阶、一次改错的机会，达到惩前毖后治病救人的目的。

忍让是名医良药。忍让是人类要开辟的健康之途，是一种良好的心态，是摆脱烦恼的良药，是一种不需要投资保持身心健康的"维生素"。

牢记忍让，就不容易发脾气、闹情绪、跟别人起冲突。心中无怒火，自然能吃得香、睡得着、笑得开心。忍让一世，健康愉快一生。可见，从古至今，忍让是人们一生中的必修课。学会忍让就是学会了关心他人和尊重他人；学会忍让就是学会做人；学会忍让就是学会了生活；学会忍让就是对建设和谐社会的具体贡献。劝君常常保持一颗忍让心。

保持心理健康四要素

木 尧

正确的人生态度

正确的人生态度，来源于正确的认识与世界观。抱有正确人生态度的人，头脑清楚，眼界开阔，立场坚定，既不保守，也不冒失……总之，正确的人生态度使他们在分析和处理问题时比较客观、稳妥，与时代共同进步，心态始终保持健康水平。

满意的心境

满意的心境是健康心理的重要内容，心理健康的人对自己、对他人、对工作、对学习、对生活都比较满意，没有心理障碍。满意的心境来源于正确的认识，由于他们能一分为二地论人论事，因而既能接受自己，又能悦纳他人。他们有自知之明，对自己的外貌、德才、学识有正确的分析。他们在别人的议论包围中既不会被赞扬、歌颂冲昏头脑，又不会因批评、责备而烦恼，因为他们对自己心中有数，能从别人的议论中汲取有益的东西。

和谐的人际关系

乐于交往的人往往能在相互交往中得到尊重、信任和友爱。这是因为他们以同样的态度对待别人，因而减少了很多不必要的矛盾。与人为善的人能够与大家互相理解，协调一致，相互配合默契。人际关系和谐，心情当然就比较舒畅，心理会处于健康状态中。

良好的个性

统一的人格和良好的个性是健康心理的重要标志，无论在什么情况下都应保持统一的人格，做到自信而不狂妄，热情、坚韧而不固执，礼貌而不虚伪，灵活、勇敢而不鲁莽。既有坚持到底的精神，又不顽固执拗，始终保持坚强的意志、诚实正直的作风以及谦虚、开朗的性格。

中年 养生学会"加减乘除"

马有度

有人说："中年时期，是创立功业的黄金时期，也是身心负担最为沉重的时期，往往集诸多矛盾于一身，影响心身健康。"我认为此话很有道理。

早在《黄帝内经》中，就已指出中年人由于身心负担过重而早衰早夭的情形。第一，人到中年，诸事劳形，万事累心，特别是那些"形志均苦"者，身心负担极重，难于摄养，所以未老先衰。第二，人到中年，常有家庭的不幸，人事的纷争。诸如亲人死去之离情怀念，人间结怨之积虑郁怒，以及其他种种忧恐恼怒，都会影响身心健康，所谓"离绝苑结，忧恐喜怒，五脏空虚，血气离守"。第三，人到中年，经历已多，处境多变，常有种种挫折，诸如"尝贵后贱"、"尝富后贫"、"始乐后苦"、"故贵脱势"等等，都会妨碍身心健康，严重者还会"精神内伤，身必败亡"。

古人的这些记叙，当然是以古代社会为背景，不能与今世同日而语，但中年人身心负担最重则别无二致。现时的中年人，肩负着事业和家庭两挑重担。在事业上是承上启下的中坚力量，担负着极为繁重的工作任务；在家庭中又是生活车轮的中轴，既要照顾父母，又要教养子女，衣食住行，内外杂务，事事都得劳形操心，时间紧迫，弓弦绷得紧。

身心负担沉重，是中年人共同的问题，对于中年知识分子来说，尤为突出。浙江省统计局对31～50岁的中年职工作过调查，结果表明，中年知识分子与其他职工相比，他们的工作时间长，家务劳动忙，学习时间多，文体活动和休息时间少。而长期超负荷运转，必然导致早衰、多病甚至中年辞世。中国教育工会曾对全国9所大学进行调查，知识分子的患病率超过50%，一所大学统计3年的死亡人员，55岁以下者占40%之多。

特别是一些才华横溢的知识分子，雄心壮志，责任感和紧迫感尤其强烈，尽管生活条件艰苦，工作条件困难，他们仍然日以继夜，呕心沥血，奋不顾身，向人民奉献出一个又一个成果，使人感动，令人钦佩。然而，有的早衰了，有的倒下了，令人痛惜。如果他们能得到更好的医疗保健，特别是他们自己注意自我保健，也善于自我保健，原本可以健康长寿，为社会作出更多的贡献。

有鉴于此，亟待加强中年人的自我保健意识，学习自我保健知识，掌握自我保健方法，而且要付诸实施。除了劳逸结合、调节饮食、加强运动之外，讲究心理卫生尤为重要。只要做好"加减乘除"，就会大见成效。

加：扩大爱好，陶冶情操，增加乐趣。

减：减少紧张心理，去掉心理压力。

乘：热情社交，积累诚挚的友谊，留下美好的记忆。

除：消除愤恨烦恼，化干戈为玉帛，化烦恼为动力。

中年人养生八戒

戒馋 少年长骨，青年长肉，中年长膘。这是人体生长发育的规律。中年人为了身体预防发胖，除经常运动外，尤应注意少吃高脂肪、高糖类的食物。同时，晚餐不要吃得太饱，一般五成饱为宜。

戒懒 俗话说："树老先老根，人老先老腿。"人到中年，常觉两腿沉重，腰酸腿痛，因而不爱运动。这表明衰老已悄然来临。因此，中年人应切忌懒惰，要根据自己的身体和工作情况，经常从事一些力所能及的体育运动和体力活动。适当做些家务劳动，也不失为一种很好的锻炼。

戒劳 中年人肩挑工作、家庭两副重担，而人体承受外界的压力是有限的。若超过了一定限度，就会积劳成疾。因此，不要劳累过度。

戒欲 人到中年，为避免未老先衰，只可有情，不可多欲。房事过度，会伤神损寿，影响健康。有人靠"壮阳药"以求无度淫乐，这无异于自残。

戒怒 百病生于气，气不和就容易演变成致病的有害因子。因此，中年人切不可动辄生气，大发脾气。

戒斗 孔子说："少年戒色，中年戒斗，老年戒得。"中年人血气旺盛刚烈，要戒争斗，这里说的斗不只是打架斗殴，主要是精神方面的争强斗胜，结果多是两败俱伤，身心受损，埋下病根。

戒愁 中年人因工作，或因家庭，思想负担太重，容易多愁善感，这种情绪很容易催人衰老。为此，中年人要做到遇事排解，泰然处之，不要动不动就愁肠百结。

戒酒 有些中年人常饮酒过度，一日无酒便食不甘味。殊不知，酒精摄入过多会损害肝脏功能，影响肾、脾和消化系统健康。非饮不行时饮些低度酒，或以茶、果汁代酒。

老年人养生忌伤感

王 征

伤感是老年人很普遍的情绪。造成老年人伤感的原因很多，归纳起来大致有如下几个方面。

失落 老年人产生失落感是很自然的。如离退休后在家无所事事，一改往昔的忙忙碌碌，清闲的日子往往感到更累。又如老年人的愿望或打算一时得不到实现，在平常是很自然能正确对待的，但此时"老了，不中用了"的感觉便会油然而生。再如家庭里，儿女们做事不顺从自己的意愿，发生争执时儿女们也不尊重老人的意见，这些都很容易导致老人产生失落感。

怀旧 人老恋旧事，喜欢追忆过去的美好时光。生活中有的老年人总喜欢拿过去和今天比，而且大多数情况是拿过去的好处和今天的不足比。因此，越比对往昔的怀恋之情越重，甚至对今天的一切都看不惯，横挑鼻子竖挑眼、过多地沉湎于对往事的回忆，必然会因过去的好时光逝去而遗憾，天长日久，失落感越发加重，心情抑郁，性格也会随之变得孤僻。

恋友 老来失伴，挚友作古，都会使老年人痛心疾首，悲伤过度，极易伤身损志。看着昔日的朋友、亲人相继离去，老年人的心理活动是很复杂的，如果自身缺乏寄托，很容易演变为精神崩溃，而这对老年人的身心健康是尤为有害的。

老年人保持健康，最重要的是要保持身心健康，防止伤感尤为重要。伤感是养生之大忌。老来防伤感，是老年人健康长寿的要诀，具体来说，可以从以下几个方面着手。

首先，要善于寻找乐趣。生活中的乐趣很多，应当有意识地看到光明的一面。闲中求乐，最重要的是不要自寻烦恼。有条件的话，培养一些健康有益的兴趣、爱好，如养鸟、钓鱼、种花、下棋、品茶、看书等等，适当参加一些社会活动，自觉保持精神上的年轻、活泼。

其次，要有超脱感。人生总有许多不如愿的事，尤其是当今社会由于腐败现象的存在，以及社会风气的变化，看不惯的事情很多，对此应尽量超脱。过去的无法挽回，社会自有它发展的必然趋势，眼光放远些，心情自然会开朗起来。

再次，学会随和。遇事不强求，不生闷气，不争死理，豁达开朗。舒畅的心情既靠社会、家庭提供，也要靠老人自身调节。

总之，遇事乐观，性格开朗，定会有一个健康幸福的晚年。

老人养生"三乐"

靖莼

离退休是人生旅途的重大转折。如何适应这一巨大变化。不妨尝试做到"三乐"，为老年生活增添乐趣。

安居之乐

正如老子在《道德经》中说的那样，得以"甘其食，美其服，安其居，乐其俗"。既不为名利所困扰，也不为发财所诱惑，清心寡欲，神清气平地抒发晚年情趣。

读书之乐

民谚"点灯求亮，读书求理"。藏书、读书，在离休之后，整理各种文学、历史、医学、外语书籍，细心阅读，剪裁整理，分门别类装订成册。这些珍贵的精神食粮，不仅开阔了视野，而且在精神生活方面得到了极大的充实。

耕耘之乐

离休之后不妨继续发挥余热，"笔下耕耘"不失为首选。偶尔撰写回忆录，尝试在报刊上发表散文、诗歌等等，能使老年人在桑榆之年有点滴奉献，其乐无穷。

安享晚年有四顺

詹炜森

随着身体生理机能的衰退，不少老年人对生活丧失了往日的热情。我认为人老了，生活同样美好，安享晚年最重要做到"四顺"。

顺心 客观全面地看待自己，不要念叨昔日的情事或旧事，如果觉得一生留下了什么缺憾，就应该予以弥补。要培养豁达淡定的心态。

顺耳 老年人应有容人的涵养和雅量。人到老年，历经了人生风雨，要学会包容和忍让。耳根要软，随遇而安，听得下逆耳忠言。

顺情 家庭是温馨的避风港。卸下了工作，就要补偿一下老伴多年来操持家务、理家教子的付出，照顾老伴，顺乎老伴的心，营造和老伴的"第二春"。

顺命 老年人要依据自己的身体素质，凡事衡量自己的能力，顺自然、顺体力去做。要认老、服老、敬老，身心要清静，不妄想、不攀比、不执拗、不争强好胜，凡事量力而为，随缘度日。

养生一二三四五

陈燕琳

一个中心：健康的身心 老年人应该维护好自己的身心健康。老年人身心健康了，就不会给社会和家庭造成负担，这本身就是为社会和家庭作贡献。一个身心健康的人，他的生活质量才能提高，才能享受到生活给予的乐趣。

二个一点：潇洒一点，糊涂一点 老年人应该活得更轻松一些、宽容一些。潇洒者，自然大方，轻松自如，不拘束；糊涂者：大彻大悟，淡泊宁心，不为琐事所扰。人生苦短，生命才是第一位的，何必计较那些生活中的无聊琐事？糊涂一点，宽容一点，忍一时风平浪静，退一步海阔天空，何乐而不为呢？

三个忘记：忘记年龄，忘记疾病，忘记恩怨 老年人不要总担心自己年事已高，疾病缠身，也不要总回忆过去的恩恩怨怨。生老病死是人生的自然规律，没有人能够逃脱这个过程，所以没有必要对必然要发生的事情过分担忧。人生旅途中难免会有一些风风雨雨、坎坎坷坷、恩恩怨怨，没有必要对已经过去的事情斤斤计较。老年人应该放松自己，乐观地生活，这才是最重要的。

四个"老"：有个老伴、有个老窝、有点老底、有几个老友 老年人一定要有个老伴，特别是男性老人。俗话说："满堂儿女，不如半路夫妻。"就是说，老夫老妻在一起生活是最好的，儿女再好也不如夫妻相互照应好，即使是新组合的老夫妻也比子女的照顾要好得多。老夫老妻在精神上相互安慰寄托，在生活上相互照顾关怀，是其他关系所无法替代的。夫妻间的感情沟通对养生保健非常有益。有个老窝，老年人一定要有一所属于自己的住宅，才会有安全感，才有利于心身健康。有点老底，老年人应该有一些积蓄以备不时之需，手中有点积蓄能够及时拿出以解燃眉之急。有几个老友，老年人应该有几个老朋友，平时一起聊聊天，有事相互帮帮忙，这对养生保健很有好处。

五个"要"：要放、要跳、要笑、要俏、要聊（唠） 要放，老年人要放下架子，保持一颗平常心，这对于有社会地位的人来讲尤为重要。老年人离退休后，不要再讲我是某某长、我是老专家、我是老教授、我是著名艺术家，想当初我如何如何等。要把自己放在一名普通老百姓的位置，用一颗平常心来看待问题和处理周围事物，心态才会平和，心身才会健康。要跳，老年人要经常活动，而不是单纯指跳舞，"生命在于运动"，运动可以增强体质，使机体充满活力，还可以调节情绪。要笑，老年人要对生活充满乐观情绪，时时保持愉快的心态。每天对着镜子笑几次，就会有好心情。要俏，老年人的穿着要漂亮一些，让自身的形象更美一些，这样就会感觉年轻了许多，别人也会看到其焕发出的青春朝气。要聊，老年人要经常与别人进行思想和感情交流。封闭自己和孤独感是危害老年人心身健康的重要因素，是引起老年抑郁症和老年痴呆的原因之一。聊天是一种最经济实惠而且又非常有益于心身健康的活动，对防治抑郁症和痴呆均有益处。

保持乐观的心态

倪项根

保持乐观的心态对于健康长寿的重要性，似乎人人皆知。但很多人知道，却不一定能做到。

现在的时代，生活节奏日渐加快，社会竞争日趋激烈，生存压力不断增大。青少年有繁重的课业负担；参加工作以后的年轻人则有养家糊口的重任，还有很多人要面临买房子的巨大压力；中年人则上有老下有小，肩扛着一大家子人的生活重担，加上人到中年身体又处在多事之秋；老年人看似没什么压力，但身体已经一天不如一天，容易生病，多少也有面对死亡的恐惧。

人这一辈子自始至终头脑中都有一根绷紧的弦。这是事实，我们也无须回避。但这根弦不能绷得太紧，否则对健康有极大的损害。缓解这种紧张，首要的就是有一个良好的心态。我们在遇到事情和压力的时候不妨反过来想一想，我愁眉苦脸是一天，春风满面也是一天，那还不如争取春风满面，笑口常开，既开心了自己，还感染了别人。

如果人经常处在压力和紧张的情绪状态中，则容易发生失眠、高血压、心脏病、胃肠道疾病、神经衰弱等，有时看什么都不顺眼，和自己或者身边的人有矛盾。从医学实践上看，有相当一部分人的疾病都是和他的糟糕的心态密切相关的。所以现在医学界很流行把高血压、消化性溃疡等许多常见病归为"心身疾病"一类。意思是说，这些疾病多半是和我们的情绪有关的。我曾见到这样一个病人，他因为血压太高到医院住院治疗，老伴陪着他一起来。结果就因为护士打吊瓶慢了一点他就非常生气，甚至破口大骂，好不容易才被老伴劝住了，弄得自己面红气喘，不用说，血压也就更高了。像他这样的情况，药物的疗效是非常有限的，能救他的只有他自己。

还有一个更能说明问题的例子。一位中年女性，原本是单位里的党支部书记，身体一直很好，但因为种种原因，最后被免职，成为普通员工，她的心理就特别不平衡，认为是有些人故意整她，面对荣誉的失落和岗位的调整，她几乎天天以泪洗面，无心工作，结果不到一年，就因为逐渐加重的胸闷最后被确诊为胸腔占位性病变，原发灶不明。应该说，她的患病和心态的严重失衡是有密切关系的。

所以，我们要明白一个最基本的道理：上苍是基本公平的，这个世界上从来都是有得必有失，有失必有得。这就好比中医的阴和阳。没有绝对的阴，也没有绝对的阳，阴阳总是相伴相随、不可分割的。对周围的人和事有一种宽容的态度，同时也不要给自己太大的压力。

其实，通过努力，我们人人都可以成为自己生命的主人，要乐观地面对身边所发生的一切，要相信自己就是最棒的。

笑对人生利养生

常言道：人生不如意事，十有八九。若遇不如意、不顺心，则懊恼、沮丧、失望，那将多么灰暗沉重！因此，哭不如笑。笑对人生，利于养生。

遇到不如意的事儿，还要笑，还能笑，体现从容的气度，折射快乐的心态，反映广阔的胸襟。这是一种能力，更是一种境界。

人生在世，不能没有愿望，有愿望才有动力。但愿望不可太理想化，可望不可即，纵然完美，也是镜花水月，徒增烦恼而已。譬如，上学，须名校；工作，须名城；仕途，须直升。要房，有房；要车，有车；妻子，娇人；儿子，骄子……

世界上的一切好事，不能都集中到一人身上。似牡丹花朵大，就不可能再如枣花果实多。鱼与熊掌总是难以兼得。在人生的旅途中，要想一帆风顺，一路绿灯，非不愿也，实不能也。平原加丘壑才是大地，优点加缺点才是人生。

人生路上有不测，前进途中有竞争，有起伏，有上坡就有下坡，有成功也有失败。失败是成功之母，教训是经验之基。失败更激人奋进，教训更令人长进。

生活其实很精彩、很有味、很有趣，只要有满足感，才能产生快乐感，才能笑对人生，从而获得健康一生。

九旬老人"三不"养生法

唐黎标

家住杭州市郊区的汪有花老人今年91岁，耳不聋，腰不驼，看上去才70多岁的样子。据汪有花老人介绍，她的健康来自于自己总结出来的"三不"养生法。即：不闲着，不忌口，不抱怨。

不闲着 汪有花老人一生务农，即使到了晚年，依然手脚不闲。她说，树老怕空，人老怕松，人一闲下来，疾病就找上门来了，忙碌是防病的良药啊！基于这种理念，她从早到晚、从春到冬，种菜、养鸡、喂狗、做家务，样样都干，一年四季闲不住。正是这种不闲着的生活理念，让汪有花活得非常健康。空闲时，老人还常常到村中的活动广场上，和乡亲们一起扭秧歌、做游戏。

不忌口 人是铁，饭是钢，汪有花不懂什么深奥的养生道理，但她知道吃饭对健康的重要。老人在饮食上从不挑食、不忌口。老人说，只要食物我吃后不反胃，就说明我身体需要它。老人生活俭朴，平时吃的都是家常便饭。她喜欢素食，偶尔也吃肉食。平时最爱吃的是五谷杂粮，她认为五谷杂粮最"养人"。过了70岁后，因为身体机能衰退的原因，她采用少吃多餐的方式，从不暴饮暴食。正是由于不忌口的饮食习惯，使得老人平时所吃的食物品种多而杂，保证了各种营养充足均衡。

不抱怨 汪有花心胸开阔，生活中不为小事斤斤计较，更不把鸡毛蒜皮的琐事放在心头。她喜欢把不顺心的事说出来，遇到了烦恼，就找要好的老姐妹聊一聊，心头的烦恼也就冰释了。她虽然生活清苦，却是知足常乐，很少看到老人愁眉苦脸的。她常说，人活一世，要往长远看，遇啥事办啥事，抱怨是不顶用的。她家的承包田被邻地的承包者偷偷占去了一垄，别人都劝老人找邻地承包者"说道说道"，老人笑笑问："少种一垄能有多大损失啊？"邻地承包者听说后，惭愧地找到汪有花老人，主动退还了占去的那一垄地。村民羡慕地说，汪有花养生有术，活过百岁不成问题！

《家庭医学》2011年第7期（上）

＊＊＊养生·情志篇＊＊＊

喜、怒、忧、思、悲、恐、惊、恨、怨、烦、恼、后悔、妒嫉、沮丧、失望、敌意、多疑等等，只要太过，都对身体有不同程度的伤害，所以，对以上情志给身体带来的毒副作用要多认识，多避免，早消除，多看看专家为此如何支招。

养生切忌七情过度

张雪亮

一说七情，经常有人先回答喜、怒、哀、乐，其实中医说的七情是指喜、怒、忧、思、悲、恐、惊。

七情只是中医的一种习惯说法，七情并没有代表人的所有情绪，如没包括后悔、妒嫉、沮丧、失望、恨、怨、烦、恼等。但有的人做事情就容易后悔，有的人妒嫉心强，以及上述沮丧、失望、恨、怨、烦、恼等，这些也都非常不利于养生。

七情过度易伤脏腑

中医认为，正常的情绪变化是人人都有的，但如果情绪过度，不论悲或喜，对身心都不利。《黄帝内经》就明确地说："怒则气上，喜则气缓，悲则气消，恐则气下，惊则气乱，思则气结。"

怒则气上　怒则气上是指过度愤怒可使肝气横逆上冲，血随气逆，并走于上。临床可见气逆、面红目赤或呕血，甚则昏厥卒倒。《素问·生气通天论》说："大怒则形气绝，而血菀于上，使人薄厥。"《素问·举痛论》则说："怒则气逆，甚则呕血及飧泄。"意思就是说，大怒可以引发脑血管疾病、胃肠疾病等。

喜则气缓　喜则气缓包括缓和紧张情绪和心气涣散两个方面。在正常情况下，喜能缓和精神紧张，使营卫通利，从而气血和畅、心情舒畅。《素问·举痛论》说："喜则气和志达，营卫通利，故气缓矣。"但暴喜过度，又可使心气涣散，神不守舍，出现精神不集中，甚则失神狂乱等症状。

悲则气消　悲则气消是指过度悲伤，可使肺气抑郁、意志消沉、肺气耗伤。

恐则气下　恐则气下是指过度恐惧，可使肾气不固，气泄以下，临床可见二便失禁，或恐惧不解则伤精，出现骨酸痿厥、遗精等症。

惊则气乱　惊则气乱是指突然受惊，以致心无所依，神无所归，虑无所定，惊慌失措。

思则气结　思则气结是指思虑劳神过度，伤神损脾导致气机郁结。思虑过度不但耗伤心神，也会影响脾气。阴血暗耗，心神失养则心悸、健忘、失眠、多梦；气机郁结阻滞，脾的运化无力，胃的受纳腐熟失职，便会出现纳呆、脘腹胀满、便溏等症。

从七情过度伤害的对应脏腑而言，《黄帝内经》记载是"怒伤肝"、"喜伤心"、"悲伤肺"、"忧思伤脾"、"惊恐伤肾"。

《黄帝内经》里说"主明则下安"，意思是说心就好比一家之主，一个人情绪好，心理调解得好，其他的脏器都会好。反过来说，心情不舒畅，心理调节不好，神明就会受到影响，而主神明的心一旦受了影响，其他脏腑都不会安定，"主不明则十二官危"。所以，七情的自我调节非常关键。

健康生活要远离肝郁

所谓肝郁，就是长期心情不舒畅，却又发泄不出来，从而引起的肝气郁结。从中医理论分析，肝郁可以导致湿郁。因为气机流通不畅，湿气输布不出去，郁结在一起，结果导致湿郁。气郁可以导致痰郁，气滞可以导致血瘀，气郁时间长了可以化火。气郁实际上就是肝郁，肝郁可以导致木克土，木克土导致脾胃、胃肠等消化系统方面的疾患。肝郁还可以导致"气机不利，变证百出"，所以，中医说"百病皆生于郁"。

现代研究也证实，长期的忧郁、精神不振，可以导致血管外周阻力增加，舒张压增高，以后可以导致高血压；消化系统出问题可以导致胃十二指肠溃疡；内分泌系统出问题可以引起甲状腺功能亢进、女子月经不调等。同时，长时间的精神郁闷，发泄不出来，还可以导致肿瘤、抑郁症等疾病的发生。

要想健康养生，我们就要想办法来调节自己的情绪。调节的第一个方法是躲避，第二个方法是转移。躲避和转移其实就是中医里讲的要将情绪释放、发泄出来，要把情绪转移到别的地方去。现在有一个"生气不要超过5分钟"的建议，我觉得很好。心情不舒畅，就要想办法发泄出来，并且要经常换位思考，多站在别人的立场上想想，其实，有些事情就是由于考虑问题的角度不同造成误解而引起的。

多病常因想不开，自在养生寿长在

南京中医药大学有位老教授，他长寿的秘诀是一生喜欢打抱不平，并说人生有四大害，抽烟、喝酒、赌博、睡午觉。广东有位名老中医的长寿秘诀是八个字："不必跑步，不需吃素。"人们都说素食好，而他就不赞成吃素。

北京大学已故国学大师季羡林有一篇文章《养生无术是有术》，意思是养生没有什么特殊的方法，他说他是"三不主义"，第一是不锻炼，第二是不挑食。他说："不管什么食品，只要合我的口味，张嘴就吃，什么胆固醇、高脂肪通通见鬼去吧。"第三是不嘀咕，即不小心眼儿。

像这些例子，都与医学常识相悖。这怎么解释？有的人生活习惯不好，但却能长寿；而有的人对自己的身体非常小心，可是却短寿。对此，我总结出几个字：自在养生，就是人要活得自在。

《庄子·天道篇》说："与人和者，谓之人乐；与天和者，谓之天乐。"著名历史学家阎崇年教授根据这句话引申出人要讲"四合"——天合、地合、人合、己合，所谓己合就是要处理好自己与自己的关系，要做到三个平衡，即生理平衡、心理平衡和伦理平衡。实际上这就是强调人要活得自在。人应该学会放下，放下功名、金钱、爱情，所有利益都放下。放下才能自在，自在才能解脱。

毕淑敏的一本书中有一篇《鱼在波涛下微笑》，不但文字优美，而且其中还蕴含着自在养生的道理，这里不妨摘录如下："人生所有的问题，都是关系的问题。在所有的问题之中，你和你自己的关系最为重要。如果你处理不好和自我的关系，你的一生就不得安宁和幸福。处理好了和自己的关系，你才有精力和智慧去研究你的人际关系，去和大自然和谐相处。"

过激情绪故事几则

一、牛皋捉住金兀术，骑在该身上大笑三声身亡。

二、杨继业困守两狼山，一夜间须眉皆白。伍子胥过韶关，也是一夜之间须眉皆白。

三、最通俗的是范进中举，忽得喜讯精神错乱。

凡此种种，不一一而举。总的来说，情绪宜保持平和稳定为佳。

如何调节情绪

田　心

1. 乐观的心情确实能增强对于疾病的抵抗能力，那些患心脏病的人多数缺乏耐心、暴躁、易被激怒。

2. 任何事情如果事先是自愿参加，并且在过程中付出努力，结果会更加有效，持续的好效果也会更加持久，比如减肥。

3. 每个人在取得成功的时候，都会归功于自己的努力和能力；而在失败的时候，却会埋怨周围的人和环境。下次不妨倒过来想。

4. 在吵架和发生冲突的时候，不妨换个角度考虑一下对方的感受，而且对事不对人。

5. 如果你是公司的领导或者决策人，制订策略和销售任务的时候，不要把目标制订得过高，这样会给下属很大的压力。如果没有完成任务，会带来更大的挫败感。

6. 在会议或群体中，当少数派非常不容易，要鼓励这种行为，并多听听反对意见。有时候，从众心理更容易犯决策性错误。

7. 不要过于关注自己的外在形象，你被关注的概率没有你想象得那么高。

8. 我们总认为自己的团体是最好的，但是试着接受不同的团体、不同的人，多听听和你意见相左的人的意见，会更有启发。

9. 许多重大的消极事件带给你的痛苦，没有你想象得那么严重。同样，兴奋的事情也不会给你带来更多更持久的快感。因此，对贱疾、病痛、贫穷，你也会很快地适应，同样豪宅名车并不能让你幸福一辈子。

10. 多关注自己的才能和人际关系，才会带来更多的幸福感。

11. 你的态度决定你的行为，行为也会更加坚定你的态度。

12. 把工作和兴趣分开，为了报酬的兴趣会慢慢变成负担，而不再是兴趣。

13. 少看电视、色情暴力网站和杂志，远离那些为了收视率、金钱不惜做任何事情的媒体。这些东西更容易让你沉迷于色情和暴力之间，从而更容易引发犯罪。

14. 在婚姻中，丈夫和妻子的相似性越大，婚姻也就越幸福和长久。

15. 不要以自我经验为准，多以客观事实和调查数据为依据。

情志养生重在养神

唐祖宣

中医认为，神是人体生命活动的主宰。神在于养，情在于节。精神稳定乐观，神思就稳定；神思稳定，气血就平和；气血平和，就有利于保护脏俯功能；脏腑功能正常，人就远离疾病和衰老。若是生活无目标、无信念，精神萎靡不振，久而久之就会使气血运行失常，疾病将随之而至。

安心养神

养生者应心情安闲，心思若定，心除杂念，心清如镜，以便真气顺畅，精神守于内，疾病无处生，形体劳作但不致疲倦，身体健康而无疾。养成理智和冷静的态度，凡事从容对待，冷静思考，学会"处变不惊"，泰然处之。

休眠养神

休眠养神是指通过睡觉，使大脑处于休息状态，同时使身体各部位的神经、关节、韧带、肌肉和器官无负荷或少负荷，进而达到积蓄精力，恢复体力。因此，生活中应劳逸结合，保证每日睡眠 6~8 小时。而过多的思虑则伤神气、损寿命。

清静养神

心静神自安，《黄帝内经》说"静则神藏，躁则神亡"。如果一个人终日心神不安，思虑万千，哪有不生病的道理？要保持身体健康，必先保持心理健康。而要做到这一点，最好的方法就是恬淡、清虚，使外邪不入，内心安定。

在充满变化和快节奏的现代生活中，人们比以往任何时候都更需要放松自己，中老年人应该利用静默片刻这种每个人都有能力运用的方法来修身养性。每天白昼如能保持大脑安静半小时或一小时，可充分发挥脑细胞的潜力，协调生理与情绪，减少热能消耗。大脑安静，肌肉易放松，气血易畅通，从而达到"心静神安，老而不衰"的境界。

让情绪"动"起来

李家树

如果我们能够清楚自己的感觉，觉察情绪的根源，就可以真正地和他人有"心理的接触"，而不是用自己的害怕、担忧去控制对方。例如有些妈妈等女儿等到半夜三更，若是拿棍子发火只会造成激烈冲突。如果做母亲的说出自己的害怕、耽心、难过、生气等感觉，反而更能够因为真诚地表达出自己内心的感受，而引发女儿内心诚挚的回应。

让情绪适当的释放

有人怀疑常常表达自己的感觉，是不是会很情绪化？事实上越害怕表达自己情绪的人，越容易情绪化。因为被压抑下来未表达的感觉，一段时日后总会爆发出来，此时反而让人觉得你情绪化。

越担心自己的情绪失控，反而越容易失控。有些人常常乱发脾气，这并不表示他表达了自己的感觉，很可能是他对自己内心的恐惧或委屈缺乏了解。如果你发现自己很想对某些人生气，那就需要往内心去探索，是否已经对他容忍了很多的委屈，或是你很怕他？只要你愿意往内在去探讨，就会更深入地认识自己，而这种了解往往能够把自己放松，或是找个能倾听你说话的人，把情绪释放出来。

不要压抑情绪

因此当你有些负面感觉时，多花些力气去细细体会那种感觉。情绪本来就是一种动的能量，要让情绪"动"起来。相反的一般人常把情绪"压下去"，并没有弄清楚自己的感觉（挣扎），或是承认自己因害怕而压抑感觉，这其实是在和自己打仗。当你难过却又要装出笑脸，是很辛苦又吃力的。何不给自己一个安全独处的空间，去享受体验自己的感觉，让情绪感觉流动，就不会长期忧郁沮丧，很多疏离的感觉就会释放掉。

当一个人对你"生气"时，通常他"后面"是有很多的"害怕"和"挫"。例如：一位妈妈"生气"地吼小孩过来，其实是因为"害怕"孩子在马路边危险。情绪其实是环环相扣的，让情绪流动起来，它就不会积存在你的体内，反而让你成为一个有活力的人。

打开害怕改变的内心世界

感觉也和你的亲密关系、人际关系有关连。但人们从小学习要艰苦、能干，这些表面上的开朗完美，反而封闭了自己的感觉，阻碍可以和别人有的亲密关系。有些人觉得"相识满天下，知音无几人"。这常导因于他封闭自己的内心世界，在朋友和自己之间筑了一道墙。这种孤独源自于他对自己的想法，他以为在别人面前必须要做个乐观开朗、坚强理性、自制又完美的人，其实在内心深处却自认为表现困难、情绪软弱、次人一等。认为自己的过去、家庭、感觉、童年的某一部分是有问题的，因此随时把自己的心"包装"起来。他害怕表达私底下真正的自己，认为说出内心真正的感觉，别人一定不能接受，所以他非常害怕改变。

又因为他已在周围人面前建立了这种能干、坚强、完美独立的形象，所以他害怕去打破它；所以他只好越来越坚强，却又越来越孤独。当他想表达难过时，又怕破坏形象，只好将难过包裹起来。

同样的问题（事件），当你对事情的感觉改变了，解释也会不一样。譬如失恋，有人当成"世界末日"痛不欲生，有人却认为"旧的不去，新的不来"，何苦自寻烦恼？因此改变你对事情的看法，不同的觉察感受，就可以改变问题对你的威胁，这就是心理咨询的功能。它可以借由改变对事情的解释和感觉，整个事情的问题就会有所不同。

活出快乐靠自己

借着了解和关照自己的情绪，就可以改变自己对事情的感觉，更能进一步改变对自己的感觉。人活着追求的就是要能够相信自己、照顾自己，并且认为自己是有价值的，这是人活着必须要做的。别忘了常回过头来关照自己的感觉，快乐健康地活出真正的自己。

消除愤怒的三妙招

杜华昭

工作和生活中，难免有冲突，如不自控，冲突愈演愈烈会影响工作、伤害感情。因此，掌握一些自我息怒的技巧是十分有益的。这里列举三个办法：

平心静气　美国经营心理学家欧廉·尤里斯教授提出了能使人平心静气的三项法则："首先降低声音，继而放慢语速，最后胸部挺直。"胸部向前挺直，就会淡化冲动紧张的气氛，因为情绪激动、语调激烈的人通常都是胸前倾的。当身体前倾时，就会使自己的脸接近对方，这种讲话姿态能人为地造成紧张局面。

闭口倾听　如果发生了争吵，先听听别人的，让别人把话说完，要尽量做到虚心诚恳，通情达理。愤怒情绪发生的特点在于短暂，"气头"过后，矛盾就较为容易解决。当别人的想法你不能苟同，而一时又觉得自己很难说服对方时，闭口倾听，会使对方意识到，听话的人对他的观点感兴趣，这样不仅压住了自己的"气头"，同时有利于削弱和避开对方的"气头"。

变换角色　在人与人沟通过程中，心理因素起着重要的作用，人们都认为自己是对的，对方必须接受自己的意见才行。如果双方在意见交流时，能够交换角色而设身处地地想一想，就能避免双方大动肝火。理性升华，当冲突发生时，在内心估计一个后果，想一下自己的责任，将自己升华到一个有理智、豁达气度的人，就一定能控制住自己的心境，缓解紧张的气氛。

学说三句话解心烦

李　莲

人活在世不可能事事尽如人意，遇到困难和烦心的事就要自己化解，时刻拥有乐观的心态和快乐的心境。在生命中碰到烦恼事，不妨学说三句话，对自身健康大有好处。

第一句话是"算了吧"　生活中有许多事，可能你经过再多的努力都无法达到，因为一个人的能力必定有限，要受各种条件的限制，只要自己努力过、争取过，其实结果已经不重要了。

第二句话是"不要紧"　不管发生什么事，都要对自己说"不要紧"。因为积极乐观的态度是解决和战胜任何困难的第一步。上天对每人都是公平的，它在关上一扇门的同时，必定会打开一扇窗。

第三句话是"会过去的"　不管雨下得多大，连续下几天，总有晴天的时候。所以无论遇到什么困难，都要以积极的心态去面对，坚信总有雨过天晴的时候。

《健康生活报·健康导航》2011.09.09

自疗伤害你的7种情绪

王　月

一个小小的心理状况，往往会引发众多生理反应。可你知道吗？它们甚至还会对身体器官发起"攻击"。常见疾病中，由不良情绪引发的，颈椎疼痛占75%，头痛占80%，疲劳占90%，胃胀占99%。所以，在生活中，不妨随时做个"情绪体检"——自疗伤害你的7种情绪。

生　气

从健康角度来讲，闲气、怨气、闷气、赌气和怒气这5种气，不仅让人心情变差，还会在身体里留下"不良记录"。专家指出，生气时面色苍白、嘴唇发紫、手脚冰凉，天长日久，会导致免疫功能低下，脏器病变。

制怒剂： 要发火前可以闭上眼睛，想象着面前挂着一幅"怒"字。"怒"就是奴隶自己的心，这时要给自己心理暗示，千万不能做情绪的奴隶。生气最好不要超过3分钟，气头上不盲目作决定。适当增加脂肪和蛋白质能平息情绪，每天一勺花生酱是不错的选择。

悲　伤

悲伤时，人体交感神经系统分泌出大量的压力激素，会使动脉收缩，容易导致心脏病发作。中医也认为，当一个人悲伤时，往往容易造成肺气的损伤。

抑悲灵： 悲伤时可以试着强装笑脸，这种"心理假动作"有利于释放不良的情绪。或者用"愉快回忆法"，想想之前的一些快乐，转移注意力，而且悲伤时一定要和人交流。全麦食物和富含色氨酸的食物能帮你远离悲伤，比如鱼、肉类、黑豆、南瓜子等。

恐　惧

人在面临威胁，或者可能受伤时会本能地产生出一种情绪，这就是恐惧。它可能派生出很多种其他的情绪，比如紧张、焦虑、不安等。

消恐药： 恐惧是很正常的心理反应，不必有压力和负担。对于已经发生的恐惧事实，要设法冷静下来。想到事情最坏的结果并坦然面对。也可以先将自己恐惧的各种可能因素列举出来，学会直面它。另外，吃一块巧克力，有助于缓解紧张和恐惧的情绪。

忧　郁

长期处于忧郁状态，会导致过多的肾上腺素和皮质类胆固醇的产生，加快人体衰老进程。不少老年人由于退休后儿女不在身边，在孤独和忧郁的阴影包围下，很容易"老得快"。

宽心丸： 面对忧郁可以反向思维，看到问题中好的一面，并积极寻求快乐的心态。广交朋友可以让自己的注意力转移，和三五个好友下几盘棋、唱唱京剧甚至跳几支舞都有利于消除心中的郁闷。另外，镁元素具有稳定情绪的作用，多吃香蕉、苹果、葡萄、燕麦等，都可改善心情。

敌　意

现代人工作生活压力大，每天接触到形形色色的人，其中难免有"不对付"的，很容易产生负面情绪。敌对情绪会转化为焦虑，长期积累可能破坏免疫系统，更严重的会导致心脏受损。消极情绪与肺功能衰退有关，反过来会加速肺功能衰退；此外，敌对情绪还会引起心脏病、哮喘等。

友善片： 80%的敌对情绪是能被克服的，试着将对方的优点放大，正视社会和职场规则，多想一点工作，少算计人际关系。当出现敌对情绪的苗头时，可以给自己沏一杯绿茶，其中的茶氨酸有助平稳情绪，理清思路。

多　疑

多疑的人往往感到孤独、寂寞、心慌和焦虑。他们天天紧张不安，最终可能导致心理崩溃，也会因为寝食不安引起食欲不振和营养不良。

抗疑素：如果感到有多疑的情绪滋生，可以每天记录自己一个优点，这样有助于增强自信心，改善与人面对面沟通的能力，减少误解。还可以吃一些海鲜产品，能改善心境，消除不安的状态。

季节性失控

研究显示，在炎热的夏季，约有10%的人容易情绪失控，频发争执和摩擦；在冬季，抑郁患者会比平时多。这些情绪问题被统称为"季节性情绪失调"，对环境和气候格外敏感的人会产生焦虑或低落的情绪，严重的还会引起机体正常功能的衰退。

情绪阀：夏天时积极调整饮食起居，用游泳等运动方式转移负面情绪。冬天时多吃些蔬菜和水果，多参与户外活动，晒晒太阳，提高室内自然光线等，都有利于排解消极情绪。

三种方法减轻强迫症

孙文芊

随着社会压力越来越大，不少都市白领都患上了"强迫症"，而且强迫症状已涵盖了生活的方方面面，只是大多数人没有感觉到而已。

症状

1. 无法控制自己总爱熬夜。
2. 总是怀疑自己有问题。
3. 多次重复无意义行为。

调查

八成受访网民有"强迫症"

最近，网上开展了"办公室一族，你是否有强迫症状？"的调查，超八成调查者都表示自己有不同程度的强迫症状。调查中，"你认为自己是否具有强迫症状"这一问题，近三成网友表示"有，且经常强迫自己做一些非必要的事情"；超过五成的网友表示，自己偶尔会强迫自己；只有不到二成的网友称从不勉强自己。

在"强迫症状发生在哪些方面"这一问题上，37.97%的网友都表示，每当出门后，只要不完全确定是否锁门，就要强迫自己返回检查。13.9%的网友爱强迫自己晚睡，表示就算困得不行了，也要强迫自己熬夜上网、看小说。其余的网友则分别选择了强迫自己反复做清洁、走楼梯必须走右边等等。还有一些白领列举了五花八门的自我强迫症状，如时不时翻下包以确认东西是否还在等。

在"你认为哪个行业最容易出现强迫症状"这一问题中，24.60%的网友选择了销售行业，排在第二位的是设计行业。网友认为强迫症状比较突出的还有：公关、人力资源、媒体等行业。记者调查发现，工作中越是多面手的人，就越容易出现一些看似怪异的强迫症状。

"强迫症"是焦虑症的一种，患者总是为一种强迫思维所困扰。在生活中反复出现强迫观念及强迫行为，患者虽知没有必要，却无法摆脱。目前，"强迫症"已被列入严重影响人们生活质量的四大精神障碍之一，成为21世纪精神心理疾病研究的重点。

原因

"鸭梨山大"惹出的祸

根据大量的案例分析，心理学专家们发现，"强迫症"患者在性格上有一些共同特征：性格相对较内向，甚至自闭；自制能力差，少数患者具有精神薄弱性格，自幼胆小怕事、怕犯错误、对自己的能力缺乏信心；遇事十分谨慎，反复思想，事后不断嘀咕并多次检查，总希望达到尽善尽美；在众人面前十分拘谨，容易发窘，对自己过分克制，要求严格等。由于在有强迫行为的人群中，追求完美的白领精英和大学生相对较多，不少专家形容其为"时尚病"。专家认为，电视、电脑、手机、互联网等各种现代化的通讯设备和传播手段给人们带来方便，也给职场人士带来新的困扰，他们容易出现焦躁、恐慌，甚至头晕、胸闷等症状。

专家指出，"鸭梨山大"的都市白领，尤其容易患信息焦虑症、网络综合征、手机强迫症，这些"时尚病"是社会进步的一种代价。

对策

三种方法自我减轻症状

专家建议，有强迫行为者要加强与外界和他人的沟通，学会多角度看待问题，不要局限在自己的世界和观念中，要有意识地强迫自己不要怀疑自己。对那些有强迫行为，但还不构成心理疾病的人，心理医生提供了几种自我减轻症状的方法：

心理暗示　比如怀疑车门没锁好，在第一次锁好车门后，站在车子旁，心里反复告诫自己："我已经锁好车门了，现在转身离开，没事！"如此这样反复念叨几遍，并坚持这样做下去。

纸条提醒　在办公桌醒目位置贴一张纸条，上面写着"我已经做得很棒了！很好了！"提醒自己不要事事太过追求完美。

自我统计　做一个统计表格，查看自己一天下来，在哪些方面有重复强迫行为，记录重复的次数。同时，给自己设立目标，要求自己逐渐减少强迫次数。

累了，试试几种减压法

蒲昭和

在生活及工作中人们常会面临诸多压力。压力可能来自工作本身，也可能源于难以协调的人际关系等等。结果常会令你感到紧张、焦虑或头痛。如果你能经常试试以下方法，哪怕每天只选做一两项，对你减轻压力、摆脱紧张状态，都是大有裨益的。

静坐放松　静坐在椅子上，让脑海有短暂的空白，啥事也别想，也不必顾虑时间的流逝。唯一做的是：双目紧闭，默默地进行一呼一吸，以深呼吸为主。每次静坐5~10分钟，人的心跳会放慢，血压会下降，精神紧张的症状会明显改善。

放声大笑 身边常准备一些能惹人发笑的东西，如笑话集、漫画册或一些小品光碟等，不妨时常看看。当你发自内心大笑时，体内引起紧张的激素会下降，免疫力得到增强，心情也立刻会得到改善。

构想好事 找点时间，哪怕是 15 秒或 5 分钟，集中精神想想对你来说可亲的人或可贵的事情。也可以构思一幅"安静休假"的画面。我们经常感觉有精神负担是因为无法摆脱不满、委屈和担心等负面情绪，如果多想能让你喜欢的人或事，可以冲淡内心的压抑和痛苦。

适当休闲 苦闷时，最好别呆坐家里，应学会自己找乐。比如：打电话给好朋友聊天，邀约朋友外出美吃一顿；或看看缸中逍遥自在的金鱼、跟宠物玩玩；或者去郊野垂钓、爬山等等，这些都是有效的松弛方法。

经常散步 工作稍久，不妨站出来，在室内来回走上数分钟，能到楼下漫步走上几圈更好。观察证实，散步是有效改善精神抑郁的好方法。如果你能每周坚持散步 4 次，每次30 分钟，对消除烦恼、提高睡眠质量也大有好处。无论何时何地，当你感到紧张时，走上 5～10 分钟，都会有明显的效果。

摆脱常规 学会尝试做一些你不常做的事。比如双脚蹦跳着上下楼梯；没有听音乐的习惯，也应打开录音机，欣赏一下曲中情怀与美妙旋律；对着镜子高歌一曲，或摇头晃脑地朗读几句等等。这些都有助于你舒解紧张情绪。

心理暗示增加幸福感

李 君

乐观的心态是习得的，很多时候，给自己一些积极的暗示，幸福就会来敲门。

今天的心情最重要 有人喜欢追悔过去，还有人总是担心未来。他们没有意识到，过去的经验要总结，未来的风险要预防，但只有当下的这一刻最真实、最能把握。不妨告诉自己，今天要过得开心。

伤心时自己疗伤最管用 其实，依赖别人的帮助走出伤痛，大多数情况下只是奢望。学会自我"疗伤"，内心才会真正强大起来。

好心情是可以创造的 换一个角度，做自己情绪的主人，也许生活就是另一番模样，打造一份好心情。

做好份内的事就是成功 人生其实很短暂，功成名就固然让人羡慕，可哪有那么多时间和精力去实现各种"伟大"的理想？做好份内事，比如完成本职工作、照顾好家人、当个孩子喜欢的妈妈，就是成功。

别跟自己过不去 痛苦并不来自不如意的事情本身，而是不正确的想法。欣赏自己的独特之处，心里就不会"憋屈"。

世俗的名利不值得追求 名利与金钱是给别人看的，花费毕生心血追逐这些虚名，辛苦的是自己，倒不如给自己"减减负"。

别陷在一种想法里 车到山前必有路，面对棘手的问题，潇洒一些，放下得失心，才是智者的态度。

不要自己给心理加压 生活已经很辛苦了，如果不让自己适当解脱，岂不是自讨苦吃？告诉自己，天塌不下来，睡醒再说。

《生命时报》2011.05.21

老人注意"情绪短路"

张笑全

为一些小事而突发其火，乱说话，乱摔东西，这就是"情绪短路"的一种表现。用电短路会损坏电器，甚至酿成火灾；情绪短路，既伤害别人，也伤害自己。这些问题在现如今的老年人身上表现突出，老年人自控与转移情绪的能力不强，加之现在生活节奏快，子女与老人沟通不畅，这些都是造成"情绪短路"的原因。

要克服"情绪短路"的不良反应，就要重视自己的心理保健。正如古语所说："心病还须心药医。"首先要自觉地消除思想上的偏差，人生不可能总是高潮，更不可能事事如意，谁也要在平凡日子中生活，少不了要碰到麻烦事。关键是懂得放松自己，以平常心面对生活。只有这样，才能在不顺心时不致陷入烦恼的泥坑而不能自拔。只有善于保持良好的心理状态才能为自己营造出良好的生理状态，从而赢得"健康人生"。

其次，应该勇敢面对新生活，主动体验生活中的不同乐趣，既能在激荡人心的活动中体验激情的热烈奔放，又能在平淡如水的日常生活中享受悠然自得的生活情趣。既能在群体活动中感受快乐，又能在独自生活时创造充实。只有这样，才能在碰到不顺心的事或发生较大转换时，避免产生心理上的反差而诱发情绪短路。

其三，适当地"糊涂"是医治情绪病的良方。对人对事，只要不是原则问题，就大可"糊涂"待之。"糊涂"者指不事事计较谁是谁非，不去时时考虑个人得失，不去每每分析谁占了我的便宜，不去常常思量，自己有没有吃亏。尤其是老年人，由于有"长者尊严关"、"老年面子关"和不自觉而产生的"老子总是正确关"等等。宽容，该是老年人心理基础最重要的一条。

其四，老人们一定要注意加强理智对情绪的调控作用。古语有云："物极必反"，这句话就是提醒我们，"乐极"与"气极"、"怒极"都不好，应该时刻注意保持适度的冷静和清醒，在欢乐顺心的时侯，要主动降温，遇苦闷的时候要换个积极的想法，事物都有多重性，受许多因素制约，要从好的方面去想，自能理清并脱离情绪困境。用乐观和积极的态度指导自己的思想感情和行动，就能做到以理智控制情绪保康宁。

人生最后悔25件事

胡楚青

1000名患者向护士倾吐临终遗憾。

有什么事情，会让你到临终前后悔不已？如果早点意识到，也许能让你换个活法、换种人生。最近，一个"临终前你会后悔的事"的帖子在国内外网站上被疯狂转载，瞬间点醒了数万人。它的作者是美国一名叫博朗尼·迈尔的临终关怀护士，文中总结了生命走到尽头时人们最后悔的5件事情。其中，"希望当初我有勇气过自己真正想要的生活"排名第一。

无独有偶，在日本也有这样一位年轻的临终关怀护士大津秀一。他在亲眼目睹、亲耳听到1000例患者的临终遗憾后，写下了《临终前会后悔的25件事》一书。其中，"没有注意身体健康"、"没能谈一场永存记忆的恋爱"、"没有留下自己生存过的证据"等，都成为人们的"人生至悔"。活着的我们又该如何拥有一个不留遗憾的人生呢？北京大学社会学系教授夏学銮、上海市心理行业协会会长王裕如、苏州荣格心理咨询中心督导王国荣将为大家一一解读，这25件事为何榜上有名？

第一个遗憾：**没有做自己想做的事**。有人削尖脑袋往上爬，有人辞官归故里；有人自甘平庸，也有人孜孜以求。人生有很多活法，千万别被别人的价值观"绑架"，不要把别人希望你过的生活当作是你想要的生活。想谈恋爱，现在就行动吧；想学点什么，现在就开始吧。人生就像个旅行团，你已经加入了，不走完全程，岂不可惜？

第二个遗憾：**没有实现梦想**。当人们在生命尽头往回看时，往往会发现有好多梦想没有实现。"真正的后悔，其实不是因为没有实现梦想，多半是责怪自己没能尽100%的力量实现梦想。"坚持梦想是一件"知易行难"的事。一个没有期限的梦想只是个梦，给梦想加一个"截止日期"，把它变成现实的目标，才更容易实现。

第三个遗憾：**做过对不起良心的事**。人非圣贤，孰能无过？一辈子不做错事，是根本不可能的。即便不肯杀生的佛家弟子，也难以避免走在路上踩死一只蚂蚁。为了生存而做的无损原则的"坏事"是可以被原谅的，与其背着负罪感生活，不如放下包袱往前看。

第四个遗憾：**被感情左右度过一生**。现实生活中，感性的人总是嘲笑理性的人"活得太严肃"。其实，太在乎自己的感受又能如何？笑过、哭过、发泄过，生活也不会因此改变。也许真要等临终一刻才能明白，每天为之烦恼、痛苦、伤心、气愤、达到忍耐极限的事，是多么可笑和不值一提。

第五个遗憾：**没有尽力帮助过别人**。或是冷漠，或是怕吃亏，让很多人不敢做个善良人。其实，善良的人很少后悔，他们活得坦然、心安，那是善良给予他们的美好回报。去帮助那些需要你的人，"被人需要"的感觉远比"索取"好得多。

第六个遗憾：**过于相信自己**。我们都有过这样自大自负甚至唯我独尊的时刻，认为自己不后悔做过的任何一件事。这样虽然看起来很积极，但却显得盲目。总有一些事，别人比你想得细致周到，多听一句、多想一秒，可以让你少走很多弯路。

第七个遗憾：**没有妥善安置财产**。现在因为财产引发的家庭纠纷越来越多。其实，作为老人，一定要把处置财产当作一件重要的事，在世时就规划好。如果子女多，分配一定要公平，不要因为钱物，伤了孩子们间的感情。

第八个遗憾：**没有考虑过身后事**。这一点和处置财产很相似。一个人活着，会留下很多印记。周围的人和事，都会因为你的离开而变化。提早规划一下，不但可以让自己更坦然接受生老病死，也能提醒自己好好享受人生。别等走不动路、听不懂话的时候，才发现还有很多事情没做。

第九个遗憾：**没有回故乡**。每人心里都有一个地方被埋在最深处，却一生不忘——这就是故乡。很多人会念叨，等我退休了就回老家。往往等来等去，最后回家的只是一个骨灰盒。有生之年，尽量每年都回家看看，听听乡音、吃点美食。这个在地理上让你无法割舍的地方，也是你灵魂的一个居所。

第十个遗憾：**没有享受过美食**。你是否把好吃的东西都留给孩子，因为工作忙每顿饭都随便打发，或是为了健康每天只吃所谓的"营养"食物？吃饭，不仅为了饱腹，它还满足我们很多心理需求。品尝美食，也是一种很好的心灵治疗。还有就是，别放弃任何一个和家人吃饭的机会，总有一天，这个饭桌上的人会慢慢消失。

第十一个遗憾：**大部分时间都用来工作。**在这个逐利的社会，工作、金钱、权势成为成功的金标准，很多人到老才后悔，那么好的青春，怎么都献给工作了呢？看看大自然的样子，感受季节的变化，聆听艺术的召唤，这些事情不会让你变富有，却会让你的人生有意义。

第十二个遗憾：**没有去想去的地方旅行。**积攒了很多旅行计划却没有成行，因为孩子太小、钱太少、休假太少或是工作离不开？很多人都觉得，旅行任何时候都可以去，只有生病的人才懂得，旅行也是一种奢侈品。

第十三个遗憾：**没有和想见的人见面。**可能是你小学时最喜欢的老师，可能是你的初恋，谁的生命都不能永恒，尤其是那些比你年长的人，哪怕身在异地，也可以专门拜访一下。我们应该抱着"一期一会"的观念生活。这是日本茶道的用语，"一期"就是一生，"一会"就是一次相会，说的是人生的每一个瞬间都不能重复，所以每一次的相会都变成了仅有的一次。

第十四个遗憾：**没能谈一场永存记忆的恋爱。**爱，也是人存活世间的证明。我们经常看到，在一起的人未必相爱，相爱的人却被迫分开，这是人生无常，也怪很多人自己没有努力。爱应该是一种忠诚和无私的付出，一种勇敢而无畏的表达，这是我们作为人的权利，千万不能只当儿戏。

第十五个遗憾：**一辈子都没有结婚。**很多人年轻时觉得婚姻可有可无，一个人更自在。年纪大了却开始后悔，没有一个可以相互扶持的人。虽然好姻缘可遇不可求，但是也得自己努力，碰到合适的人千万不要犹豫。这个世界上不会有"最合适"的人，"比较合适"的人也不会等你一辈子。

第十六个遗憾：**没有生育孩子。**现在很多人觉得："我自己都还是孩子，怎么养孩子呢？"其实，为人父母，不仅是为了传承血脉，也是一种"活过的证据"。想想到了老年时儿孙满堂的欢乐，年轻时养育子女受的苦又算什么呢？

第十七个遗憾：**没有看到孩子结婚。**有些子女认为"不结婚"是自己的私事，和父母没有关系。相反，很多老人生前最大的遗憾，就是没有看到儿女结婚。婚姻确实是私事，但有时候，不结婚却是件"自私"的事。不妨也站在父母的角度考虑，努力了却他们的遗憾吧。

第十八个遗憾：**没有注意身体健康。**年轻时，身体是可以最肆意挥霍的资本，熬夜、喝酒、抽烟……健康是这样一个东西，你拥有它的时候往往感觉不到它的存在，失去它的时候才发现，它是那么的重要。从现在开始，努力改掉一些坏习惯，为自己和身边的人，健康生活。

第十九个遗憾：**没有戒烟。**很多癌症和慢性病都和吸烟有关，不少患者直到查出肺癌，才开始悔过没及早戒烟。很多人抱着侥幸的心理吸烟，觉得倒霉事不会落到自己头上。克制欲望需要勇气和付出，但你的付出会以"健康"这种方式再返还给你。

第二十个遗憾：**没有表明自己的真实意愿。**我们怕得罪人，怕给别人添麻烦，在意别人怎么看自己，这样在无形中漠视了自己的真实意愿。其实，无论什么时候，都该说出你真实的想法。只要愿意沟通，你会发现，事情比你想得简单得多。

第二十一个遗憾：没有认清活着的意义。活着，绝不仅仅是寿命的一个数字，而是你活的质量。大津秀一碰到过一个癌症晚期的病人，他把生命仅剩的三个月，分成了许多个周期，每个周期做一件想做的事情。哪怕只剩一天，都用来过最好的生活。这就是活着的意义。

第二十二个遗憾：没有留下自己生存过的证据。很多人觉得，留下房子、财产就是生存的证据，其实不对。既然在这个世界上走过，总该有些精神食粮留给后人。不管是工作、研究、学业上的成就，还是写给亲人、朋友的信，都是这样的"证据"。

第二十三个遗憾：没有看透生死。看透生死不代表轻视生命，而是以一种更理性的姿态活着。中国人往往忌讳谈论死亡，其实，死亡只是所有生命共同的归途。不用忌讳，更不用惧怕。

第二十四个遗憾：没有信仰。虽然很多人没有信仰一样活得很好，但是有信仰的人，会更透彻懂得人生的意义。尤其在面对困苦、无助的时候，信仰更可以成为一种强大的治愈力量。

第二十五个遗憾：没有对深爱的人说"谢谢"。很多时候，我们在外彬彬有礼，对亲密的人说话却毫无顾忌。用好语言是人际交往的一门大学问，哪怕是亲近的人，也不必腼腆，要常说"谢谢"、"对不起"和"我爱你"，这是为感情保温的最好办法。

《生命时报》2011.06.24

＊＊＊养生·心语篇＊＊＊

人生很少风调雨顺一辈子，难免有"漏房遇上连绵雨，破船逢见顶头风"的倒霉之时。面对这被动局面，如果是想不开的人，则是"山重水复疑无路"；如果是想得开的人，则是"柳暗花明又一村"。不妨看看养生心语，多跟想得开的大家们学学。

人生短暂　善待自己

于梅娜

人的一生，来去匆匆。我们在亲人的欢声笑语中诞生，又在亲人的悲伤哭泣中离去。我们无法决定自己的生与死，但我们应庆幸自己拥有了这一生。

人就这么一生，都希望有个幸福的家，每天都快快乐乐。但生活中，不是一切都尽人意，每天我们都会遇到各种各样的困难和烦恼。人的一辈子，有多少无可奈何，邂逅多少恩恩怨怨。可是想到人不就这么一辈子吗，有什么看不开的？人世间的烦恼忧愁，恩恩怨怨几十年后，不都烟消云散了，还有什么不能化解，不能消气的呢？

我们应快乐地度过这辈子。只要我们不丧失对生活的信心，对理想的追求，只要你虔诚地去努力，乐观地去对待，事业上有好的机遇，就快速反应，抓住机遇，果断决策，应有超人的智慧去完成自己的人生理想。因为人生短暂，时光如剑，让我们人生的每个季节都光辉灿烂。

我们不能白来这一遭。所以让我们从快乐开始！做你想做的，爱你想爱的。做错了，不必后悔，不要埋怨，世上没有完美的人。跌倒了，爬起来重新来过。不经风雨怎能见彩虹，相信下次会走得更稳。

人就到这世上匆匆忙忙地来一次，我们每个人的确应该有个奋斗的目标。如果该奋斗的我们去奋斗了，该拼搏的我们去拼搏了，但还不能如愿以偿，我们是否可以换个角度想一想：人生在世，有多少梦想是我们一时无法实现的，有多少目标是我们难以达到的。我们在仰视这些我们无法实现的梦想，眺望这些我们无法达到的目标之时，是否应该以一颗平常心去看待我们的失利。"岂能尽如人意，但求无愧我心。"对于一件事，只要我们尽力去做了，我们就应该觉得很充实、很满足，而无论其结果如何。

人就这么一生，要活得轻松洒脱。要想活得轻松，活得洒脱，就该"记住该记住的，忘记该忘记的，改变能改变的，接受不能改变的"。唯有这样，你才会活出一个富有个性的全新的自我！

人就这么一生，不要去过分地苛求，不要有太多的奢望。若我们苦苦追求却还是一无所获，我们不妨这样想：既然上帝不偏爱于我，不让我鹤立鸡群，不让我出类拔萃，我又何必硬要去强求呢？别人声名显赫，而自己却平平庸庸。我们不妨这样安慰自己：该是你的，躲也躲不过；不是你的，求也求不来。我又何必要费尽心思绞尽脑汁地去占有那些原本不属于我的东西呢？金钱、权力、名誉都不是最重要的，最重要的还是应该善待自己，就算拥有了全世界，随着死去也会烟消云散。若我们要是这样想，我们就不会再为自己平添那些无谓的烦恼了。

开心是一天，不开心也是一天，干吗硬要逼着自己不开心呢？是啊，人就这么一辈子，做错事不可以重来的一辈子，碎了的心难再愈合的一辈子，过了今天就不会再有另一个今天的一辈子，一分一秒都不会再回头的一辈子，我们为什么不好好珍惜眼前，为什么还要拼命地自怨自艾，痛苦追悔呢？

我们要学会把握自己，可以淡然面对，也可以积极地把握，当你看不开、当你春风得意、当你愤愤不平、当你深陷痛苦中的时候，请想想它，不管怎么样，你总是幸运地拥有了这一辈子。

每个人都是以平凡出生的，为什么会有后来的伟大和平凡之分呢？是因为后天的努力不同吧。庄子曰："水之积也不厚，则其负大舟也无力。"荀子亦曰："不积跬步，无以至千里；不积小流，无以成江海。"巨大的建筑物也是由一木一石叠起来的，没有经过刻苦的努力，打下坚实的基础，要想成功是不可能的，即使你有崇高的理想。"我要对自己负责：要通过努力来实现自己的梦想，不能因为此时的平凡而放弃自己远大的目标。"里·尔玛说："希望从来也不抛弃踊跃者。"每个人都不是弱者，更应有成功的希望，所以要积极进取，看清自己的位置，如果能当人前花，绝不做人后草。不看轻自己，好好地把握自己，也许才是善待自己的真正内涵吧。好景不常在，好花不长开。人生短暂，好好地去珍惜它，善待它，把握它。珍惜珍重你身边的每个人，尤其是你自己。

人生需要慢慢才能懂得事

臧希文

遇到事，如果你从乐观的方面去想，你就会有一种积极的心态，结果通常也会是好的；如果从悲观的方面去想，你的心态就会变得很消极，结果通常也是糟糕的！

珍惜人生中的过客

人生中有太多的过客，不管你有多么的不舍，过客始终都是过客，总有一天会离开的，你要学会放手，别等到变成一种伤害再去后悔。记住：是你的跑不了，不是你的再怎么挽留也没用。

别总是拿自己的不幸来博取他人的同情，时间久了会让人反感的，会让别人感到你很龌龊，不如做出点什么让别人尤其是伤害你的人来崇拜你。心情不好了，你可以哭泣，不过哭过之后记得擦干眼泪继续朝着你的目标走。

别人对你的帮助要学会说谢谢，别人对你的付出要学会回报，不要把别人对你的好当作是一种理所应当，没人欠你的。遇到问题别总是说别人的不是，要先从自己身上找原因。记住，万事没有绝对。人无完人，学会接纳别人的缺点。

人的一生中，总会遇到这样那样的过客，你迷恋过，陶醉过。可是，过客终归是过客；梦终归是梦，总有醒的时刻。他是别人的终点站，只是你的某个路口，一个使你不知所措的路口。这样的路口只能是你的美好的回忆；或者，是美好的遗憾。因为，在你出现以前，已经有一个人成为了那个路口的主人。虽然有些不甘心与不舍，那也没有办法，因为那片领土已经被他人占有。只是希望，那处风景记得曾经有个人为他驻足过、为他陶醉过、为他寝食难安过。

坚持人生原则

不要因利益和别人做朋友，那样我只能说你很没本事、没志气，这样的友谊也不会太久。要么真心，要么就做陌生人。不要去报复任何人，那样只会两败俱伤；尽量用法律手段来解决。时间会毫不留情地把一切毫无痕迹地带走，留给我们的只是回忆！谁也没有能力留住自己想要的，赶走不喜欢的。我们只有学会珍惜、满足和面对。人总在不知不觉中伤害着别人，同时也在不知不觉中被别人伤害着。

心情再坏也别忘记对他人微笑，还是那句话，没人欠你的。用行动向所有人证明自己（行动胜过言语）虽然要付出很多却是最令人信服的。凡事都有两面，有好也有坏，有喜也有悲，是好是坏，是悲是喜这就要看你站在什么样的角度来看待这件事了！

"目标永不放弃"，谁都有权利去追寻自己的目标，不要在乎别人的眼光，未来是自己的！人生在世最大的勇气不是不怕死亡，而是坚强地活着，勇敢地面对生活带给的压力和考验！谁都没有能力去改写历史，我们要做的就是把握现在，展望未来，接受生活带给你的种种考验。

持守人生的抉择

人生的每个抉择都像是一个赌局，输赢都是自己的。不同的是赌注的大小，选择了就没有反悔的机会。败给谁都不能败给自己，如果败给了自己，那么，你的人生也就彻彻底底地败了。我们要学会适当地采纳别人的意见。人需要经常自我反省，善于学习，如果仅仅是在自己的固定方式下一意孤行，其实是挺悲哀的。

一个人从小到大，有很多的选择。选择导致结果，用美国电影《黑客帝国》里的一句话就是：诱因导致结果。结果的关键在于选择，一件事情的诱因是什么，你是如何选择的，最终导致了事情的结果。每一种选择都会导致不同的结果产生，所以人生才变得丰富多彩起来。

祖祖辈辈都是农民的人，通过选择，可以进入城市，成就富贵；而豪门之人也可能选择颓废而家道失落。通过选择，可以改变人生，更可以改变历史。

人生就像赌博，关键看你怎么下注，自己走的每一步都要考虑清楚，棋下了就要作好承担后果的准备。

不争是人生至境

向 征

生活中最纷扰的一个字：争。这个世界的吵闹、喧嚣、摩擦、嫌怨、勾心斗角、尔虞我诈，都是争的结果。明里争，暗地争，大利益争，小便宜争，昨天争，今天争，你也争，我也争，鸡飞狗跳，人仰马翻，争到最后，原本阔大渺远的尘世，只能容得下一颗自私的心了。

生活中，可以有无数个不争的理由。心胸开阔一些，争不起来；得失看轻一些，争不起来；目标降低一些，争不起来；功利心稍淡一些，争不起来；为别人考虑略多一些，争不起来……但欲望，让每一个人像伏在草丛深处的狮子，按捺不住。

权钱争到手了，幸福不见了；名声争到手了，快乐不见了；非分的东西争到手了，心安不见了。也就是说，你绞尽脑汁，处心积虑，甚至你死我活争到手的，不是快乐，不是幸福，不是心安，只是烦恼、痛苦、仇怨，以及疲倦至极的身心。

不争不好吗？哪怕是少争一点，把看似要紧的东西淡然地放一放，你会发现，人心就会一下子变宽，世界就会一下子变大。也因了这少争，笑脸多了，握手多了，礼让多了，真诚多了，热情多了，友谊多了，朋友多了。一句话，情浓了，意厚了，爱多了。喧嚣的人世，刹那间，万噪俱寂，恬静出尘。

常记得，乡下三四月间，一院子春花烂漫，桃李吐芳，鲜花傲放，姹紫嫣红，竞相争奇斗艳。然而，荒凉的一角里，总有一针或几针芥草窝在石板下，独自努力地绿着，尽管它仅有一点鹅黄，显得孤单、弱小、了无生气，但它依然是春天的一部分——渺小而又顶天立地的一部分。

是的，这个世界不会厚此薄彼，你没必要去争什么。生命，只在被欲望迷乱了的人心中，才一定要分出尊卑高下。

不争，是人生至境。英国诗人兰德有一首诗是这样写的：我和谁都不争，和谁争我都不屑；我爱大自然，其次就是艺术；我双手烤着生命之火取暖；火萎了，我也准备走了。

《诗》云："高山仰止，景行行止。"言天下皆慕圣德。《运命论》曰：木秀于林，风必摧之；堆出于岸，流必湍之；行高于人，众必非之。又曰：通之斯为川焉，塞之斯为渊焉，升之于云则雨施，沉之于地则土润，体清以流物，不乱于浊；受浊以济物，不伤于清。又曰：是以圣人处穷达如一也。是也夫。余闻闾于此，欲作沛然之辞以广余意，终日孜孜不倦于古今典籍，所为何事？所拥何志？

老子有一句话叫做："江海所以能为百谷王者，以其善下之。"

江海之所以能成为一切小河流的领袖，是因为它善于处在一切溪流的下游。那么，我们做人的道理难道不是一样的吗？有些人之所以能成为杰出之人，就因为他能屈能伸。面对困境，他不消极，不颓废；面对诱惑，他轻轻挥之；面对别人的冷漠，他淡而笑之；面对挫败，他奋而起之……他宠辱不惊，心平气和，难道这不是王者风范吗？

还有一句话叫做："夫唯不争，故天下莫能与之争。"正因为你不争，所以天下才没有人和你争，这是争的最高境界。在这个物欲横流的社会中，在这个充满欲望充满诱惑的社会中，在这个攀比成风、金钱至上的社会中，有多少人成为了这些世俗的傀儡。

走过人生的风风雨雨，经过挫败、颓废、失望与不甘，才找到生活的真正意义。我宁愿做那天边与世无争的一朵白云，冷冷地看世事变迁，看风云变幻，然后一个人乐观而快乐地生活，用我简单的心灵去感受这大自然的美，即使每天面对同一个太阳，同一方天空，同一群人，同一个风景，又如何？人生本来就是一个不断重复着的过程，只要我们拥有一颗健康、善良、乐观向上、甘于平淡的心，那么，生活就会向你展开柔美的画卷！

为人生铺撒一抹阳光

董明业

每到入冬，就有人口口声声念叨夏天，或是留恋夏天的热烈奔放，或是向往夏天的明媚艳丽。至于与其唇齿相依的秋和春，则不提及。由此延展，不难看出季节的转换对于一个人心态的影响。有时，它默不吱声地改变你的行为，掌控你的倾向；有时，它悄无声息地使唤你的命运，主宰你的方向。

用阳光心态乐观处世

当困惑的秋带着少许的忧愁与无奈为宁静奋进的冬所代替，我仿佛一下子钻进了冬的怀抱。当我满屋寻找那份在冬季里少有的绿，少有的清香，哪怕是一缕阳光？却感四壁空空，心绪黯然，就在油然而生的失落与茫然的间隙，忽然发现同室那位青春靓丽的少女，她不是我正要找的答案吗？由她从不认真的早餐，从来简洁明快的装束和口无遮掩的言行，我从脑海存留着的贫乏词汇中搜索来一个最佳组合——阳光心态。

有人说，生命是一个括号，左边括号是出生，右边括号是死亡，我们一生要做的事情就是填括号。在生命当中，阳光心态可奉为一种艺术，这种艺术就是要锻造靓丽多彩的事情，培植豁达乐观的好心情把括号填满。正所谓"内心愁苦命运也将愁苦，心态决定命运"。

阳光心态是一种处世哲学，只要有一个良好的心态，生命皆大欢喜。我有一位活灵活现的朋友，她很喜欢文字，她的生活观永远的别致，永远的新颖。在她的空间里，有这么一段话："喜欢温婉含蓄的文字，喜欢欲语还休的结构。行云流水的笔韵，隐藏着含而不露的情愫和心神交融的怦然……句式间，镶嵌着愉悦欢快的花红柳绿；章节里，浸染着酸涩难辨的风霜雨雪。"

用阳光心态开启心灵

聆听朋友的心语，仿佛一路走过来时那一阵既急促又沉稳的脚步声，还有林涛的喧响和海洋的呐喊，以及春风的和煦，夏日的暖意，秋天的温情。所有历经的往事，转眼间，沿着我身上的遭遇都化作云烟飘逝了，留下的除却朝向阳光的心态，便是带着轻松、愉悦的心情去学习、生活，以微笑面对人生世事。

激情创造生活，心态决定未来。给自己的心灵开一扇窗，让阳光进来。当明媚的阳光抚摸你的心时，你会有一种异样的感觉，那就是阳光心态。阳光心态，是信念的基点，是力量的源泉，是开启人生之路的探照灯，是打开成功之门的金钥匙！生命，因此，而精彩！生活，因此，而瑰丽明快！如果把人生的过程比作船的旅途，那么阳光心态就是扬帆的风，乐意轻松帮我们驶向成功的彼岸。

困境与生活共舞，面对愧疚与忧愁，阳光心态则是一种无言之美，让积极提升点，让乐观增强点，让快乐张扬点，生活就会更加美好。活在当下，导向未来，向下比较，就能使你每天获得阳光心态。

用阳光心态谱写人生

瀑布的壮观是在没有退路的时候形成的，繁星的璀璨是在黑夜到来后弥漫的。投资大师罗杰斯说过，他犯过的错误不计其数，可最终，他从错误中站起来，学会了乐观和从容。而这乐观的根基，是顽强。这段话本是送给投资者的；而对于我们，这又何尝不是生命的真谛呢？

张海迪永远坐在轮椅上，可她仍喜欢面对那给予希望的太阳。乐观就是这么一种美好的态度，给我们以希望的伟大力量。

悲观者最大的不幸就是没有勇气战胜不幸。许多时候，命运给了我们黑暗的际遇，但是并没有剥夺我们追求光明的权利；上天给了我们坎坷的历程，但是并没有剥夺我们乐观的心境。成功和失败之间，其实只隔着一颗充满希望乐观的心，有梦想和坚持的地方就有奇迹！

行到水尽处，坐看云起时。不论处境如何困窘和艰难，不论前进的道路如何步履维艰，给自己的心灵开一扇窗，使心灵随时得到喘息与平静，去接纳明媚的阳光，去期待光明的前程，让不灭的希望时时栖息在我们身旁，让美好的梦想在心扉的窗前翩然翻飞。

达亦不足喜　穷亦不足悲

金雨露

古语说："天下熙熙，皆为利来；天下攘攘，皆为利往。"利当然是社会发展最有效的润滑剂，但不可过于看重名利，过于为名利奔波不休。随着商品经济得到发展，我们每个人都生活在讲究效益的环境里，完全不言名利也是不可能的，但应正确对待名利，最好是"君子言利，取之有道；君子求名，名正言顺"。

当然，最好的活法还是淡泊名利。因为人要是出了名，就会招致嫉妒，受人白眼，遭到排挤，甚至有可能由此种下祸根。正如古语所说："木秀于林，风必摧之；堆高于岸，流必湍之；行高于人，众必非之。"而利字右边一把刀，既会伤害自己，也可能伤害别人，小利既伤和气又碍大利。如果认为个人利益就是一切，便会丧失生命中一切宝贵的东西。

一个人若养成看淡名利的人生态度，面对生活，他也就更易于找到乐观的一面，但许多人口口声声说将名利看得很淡，实际内心中无法摆脱名利的诱惑而做出自欺欺人的姿态。未忘名利之心，好做讨厌名利之论的人，内心不会放下清高之名。名利本身并无过错，错在人为名利而起纷争，错在人为名利而忘却生命的本质，错在人为名利而伤情害义。如果能够做到心中怎么想，口中怎么说，心口如一，本身已完全对名利不动心，自然能够不受名利的影响，那么，不但自己活得轻松，与人交往也会很轻松了。

法国杰出的启蒙哲学家卢梭曾对物欲太盛的人作过极为恰当的评价，他说："10 岁时为点心、20 岁为恋人、30 岁为快乐、40 岁为野心、50 岁为贪婪所俘虏。人到什么时候才能只追求睿智呢？"的确，人心不能清净，是因为欲望太多，欲望的沟壑永远填不满，人心永远不知足。没有家产想家产，有了家产想当官，当了小官想当大官，当了大官想成仙……精神上永无宁静，永无快乐。

人生的沮丧都是因为你得不到想要的东西。其实，我们辛辛苦苦地奔波劳碌，最终的结局不都只剩下埋葬我们身体的那点土地吗？伊索说得好："许多人想得到更多的东西，却把现在拥有的也失去了。"这可以说是对得不偿失最好的诠释了。

其实，人人都有欲望，都想过美满幸福的生活，都希望丰衣足食，这是人之常情。但是，如果把这种欲望变成不正当的欲求，变成无止境的贪婪，那我们无形中就成了欲望的奴隶了。在欲望的支配下，我们不得不为了权利，为了地位，为了金钱而削尖了脑袋向里钻。我们常常感到自己非常累，但是仍觉得不满足，因为在我们看来，很多人比自己的生活更富足，很多人的权利比自己大，所以我们别无选择，只能硬着头皮往前冲，在无奈中透支体力、精力与生命。

扪心自问，这样的生活，能不累吗？被欲望沉沉地压着，能不精疲力竭吗？静下心来想一想，有什么目标真的非让我们实现不可，又有什么东西值得我们用宝贵的生命去换取？朋友，让我们斩除过多的欲望吧，将一切欲望减少再减少，从而让真实的欲求浮现。这样，你才会发现真实、平淡的生活才是最快乐的。拥有这种超然的心境，你就能做起事来不慌不忙，不躁不乱，井然有序。面对外界的各种变化不惊不惧、不愠不怒、不暴不躁。而对物质引诱，心不动，手不痒。没有小肚鸡肠带来的烦恼，没有功名利禄的拖累。活得轻松，过得自在。白天知足常乐，夜里睡觉安宁，走路感觉踏实，蓦然回首时没有遗憾。

古人云："达亦不足喜，穷亦不足悲。"当年陶渊明荷锄自种，嵇叔康树下苦修，两位虽为贫寒之士，但他们能于利不趋，于色不近，于失不馁，于得不骄。这样的生活，不失为人生的一种极高境界！

神欢体自轻

温长路

俯饮一杯酒，仰聆金玉章。
神欢体自轻，意欲凌风翔。

——唐·韦应物

诗词赏析

这首诗是韦应物在公元789年担任苏州刺史时，宴请被贬往饶州的好友顾况时的即席之作，全诗共写了20句。可贵的是，作为苏州民众的父母官，韦应物在饮酒时也没有忘记自己的职责，用"自惭居处崇，未睹斯民康"的诗句表达了自己对百姓没有得到安康生活环境而深感愧疚的沉重心情。白居易很欣赏他的这首诗，公元825年，当白出任苏州刺史时，就将此诗刻石展示，并作《吴郡诗石记》一首以示景仰之情，韦的诗也因此得到了广泛流传。韦应物的这句诗"神欢体自轻"，揭示了生活中的哲理，把精神与健康间的辩证关系精辟地表现了出来。

健康话题

在世界卫生组织（WHO）提出的健康新概念中，健康不仅是不生病，还包括心理健康和人际交往方面的健康，即要有良好的个性人格、良好的处世能力、良好的人际关系。只要我们每个人都能够对精神健康问题引起足够的重视，出现"神欢体自轻"、神欢体自壮、神欢体自健的结果不是梦。

不容忽视的精神疾病

有资料统计，截至20世纪末，我国精神类疾病的发病率已由20世纪50年代的2.7%增加到13.47%，发病人数高达1600万人，在我国疾病的总负担中排名第一。

人的一生中难免都有心情不愉快的经历，那吃饭不香、说话无力、体困难动、见人心烦的折磨实在是难以忍受的。在医学上，这就是"心病"，或叫做"精神疾病"。在社会经济变化迅速、生活节奏飞快运转、竞争压力日益增加的今天，精神疾病已成为人类健康的大敌，严重影响到人类的正常生活和健康。

北京市的一项调查表明，在门诊就诊的各类病人中，有70%～80%的人所患疾病与心理因素有关，有65%～95%的疾病与精神压力有关。在校大学生中，有30%的人存在有心理障碍；中学生中的比例也不低，占被调查人数的1/3。这些人常表现出不同程度的抑郁、焦虑、强迫等症状，性情烦躁、胡思乱想、好发脾气、摔东西、与人关系紧张、睡不着觉、没精打采等，严重影响到生活、工作和学习的质量。联合国对包括中国在内的14个国家中去内科就诊的患者进行了专项调查，得出了"精神疾患是世界性疾病"的结论。在被调查的对象中，1/5的病人有精神症状，能够主动找医生治疗的仅占50%，另外一半人明知有病也不去就诊，或根本不知道、不承认自己有精神上的障碍。由于缺乏客观的诊断指标和专门从事心理治疗的医生，即使去医院就诊的精神病人中，外国医生的识别率只有50%，中国医生的识别率只能达到16%。

高发的抑郁症

在精神疾病中，发病率最高的是抑郁症，发病人群中有女性明显高于男性的倾向。其主要症状是情绪低落和精力不足，具体表现为食欲差、吃饭如嚼蜡、周身酸软、活动无力、疲劳懒动、性欲减退、失眠健忘、自卑悲观、体重减轻等，有5%的患者还表现有自杀心理。在这些患者中，有一部分是"情绪病"，发病与外界的某种刺激、不快、压力、紧张等因素有直接关系，只要找准病因，循循善诱，并采取能够解决问题的相应措施，一般都可以较快地得到缓解。一部分人确实存在着病理因素，必须给予适当的药物治疗。天津中医药大学的一项科研成果，从分子学水平揭示了包括抑郁症在内的情志病的发病机制，并根据中医的理论制定出了一套治疗方案，用具有理气、降逆、散结作用的复方中药成功地治愈部分病人，表现出中医学在治疗该病上的优势。

抑郁症的防治方法

对于抑郁症的治疗，要从防着手，就是要防病于未然。开阔心境、合理安排工作和休息、正确对待矛盾和困难、积极参与公益事业、学会放松自己等，都不失为预防抑郁症的有效方法。有研究说，饮食也能调节人的情绪，也有预防抑郁症发生的作用。香蕉、意大利麦和鲔鱼、乳酪等食品，能够使人的心情变好；咖啡、巧克力、糖类，会使人的情绪变坏。听音乐是防治抑郁症的最有效方法，这是被无数病例证明了的。需要说明的是，在对待抑郁症的问题上，一不能听之任之，二不能疑神疑鬼，三不能草木皆兵。不能把一时的心情不快、把一时出现的某些症状（如偶然失眠、过度运动出现的乏力等）、把本来属于其他疾病（如神经衰弱、消化不良等）的病都当成抑郁症。德国专家指出，通常情况下，人没有抑郁是不可能的，他们认为，轻微、短暂的精神抑郁，属于人精神上的一种健康免疫机制，是精神上的"刹车"，让精神走入"冬眠"不是坏事情。在问题没有想通以前不"抑郁"一下自己，继续干下去效果会更糟糕。

宽字之道

周志伟

马克·吐温说："你踩在紫罗兰上，但它却在你的脚下留下芳香。"这就是宽容之道。

宽容是处世准则

宽容是交友之道，宽容的朋友一定情同手足。a君和b君是一对好朋友。一天，a君因家庭那些事而恼火，b君去劝他。两人一起走到海滩，a君实在忍不住了，给了b君两拳，而b君却没有发怒。他在沙滩上写着"兄弟今天怒了给我两拳"。又一天，a君因和邻居那些事又烦了，又去找b君诉苦，b君和a君又到那海滩，同样a君再给b君两拳。b君又写着昨日那几个字，这时候，浪花一拍，沙滩上什么也没有了。a君觉醒，原来b君为了友谊让自己把怒气发泄在他身上。这就是宽容之道。

在人的一生中，常因一件事或一句话，使人不理解或不被信任，但不要苛求任何人，以律人之心律己，以恕己之心恕人，这也是宽容。所谓"己所不欲，勿施于人"寓理于此，学会宽容意味你不再心存疑怒。法国19世纪文学大师雨果说过"世界上最宽阔的是海洋，比海洋还宽阔的是天空，比天空更宽阔的是人的胸怀"。话虽浪漫，却也不无现实启示。相传古代有位老禅师，一天晚上在禅院散步，看到墙角边有一张椅子，他一看便知有位出家人违规越墙出去蹓跶，老禅师不张声，走近墙边。一会儿，果然有一个小和尚翻墙回寺，这时禅师把椅子移开，刚好那个小和尚把脚踏在自己师傅背上。小和尚惊恐万份，而禅师并没有责备他，只是用日常语气说："夜深天凉，快去多穿衣服。"宽容可以是一种无声的教导，所谓宽容之道就是如此。

宽容是为人美德

宽容是一种高尚的美德，因为它包含着人的心灵；宽容可以超越一切，因为宽容需要一颗博大的心；宽容是情感中重要的一部分，这种情感能融化心头的冰霜。而缺乏宽容，伟大亦会堕落成平凡。

在生活中每个人都会有不如意，每个人都会有失败。当你的面前遇到了竭尽全力仍难以逾越的屏障时，请别忘了：宽容是一片宽广而浩瀚的海，包容了一切，也能化解了一切，会带着你跟随着它一起浩浩荡荡向前奔涌。

唯有宽容的人，其信仰才更真实。最难得的是那种不求回报的给予，因为它以爱和宽容为基础：要取得别人的宽恕，你首先要宽恕别人。尽管我们不求回报，但是美好的品质总会在最后显露它的价值，更让人感动。责人不如帮人，倘若对别人的错处一味挑剔、呵责，只能更加令人反感，而且可能激起逆反心理一错再错。

宽容是处世境界

宽容是一种博大精深的境界和待人的艺术，体现着人的涵养和胸怀。与别人为善，就是与自己为善，与别人过不去就是与自己过不去，只有宽容地看待人生和体谅他人时，我们才可以获取一个放松、自在的人生，才能生活在欢乐与友爱之中。宽容别人也是宽容自己、保护自己，给别人留一些空间，你自己将得到一片蓝天。一个宽容的人，到处可以契机应缘，和谐圆满，微笑着对待人生。

没有人会穷困到没有机会来表达宽容的地步，没有人会比施行宽容的人更强大。一个人的心胸有多么宽广，他就能赢得多少位朋友的友谊，只要付出宽容，你将收获无穷。人人多一份宽容，人世界就会多一份理解、多一份真善、多一份珍重与美好。

厚道是交往的基石

海 涛

契诃夫说：有教养不是吃饭不洒汤，是别人洒汤的时候别去看他。

有一个相似的美国俗语说：犯错误不是稀奇事，稀奇的是别人犯错的时候别去讥笑他。

"别去看他"和"别去讥笑他"是一种做人风范，在中国叫做"厚道"。

厚道不是方法，虽然可以当方法练自己。它是人的本性。厚道之于人，是在什么也没做之中做了很大的事情，契诃夫称之为"教养"。

如果美德分为显性和隐性，厚道具有隐性特征。

厚道不是愚钝，尽管很多时候像愚钝。所谓"贵人话语迟"，迟在对一个人一件事的评价沉着，君子讷于言。尤其在别人蒙羞之际，"迟"的评价保全了别人的面子。真正的愚钝是不明曲直，而厚道乃是明白而又心存善良，以宽容给别人一个补救的机会。

厚道者能沉得住气。厚道不一定能得到回报，但厚道之为厚道就在于不图回报，随他去。急功近利的人远离厚道。

在人际交往上，厚道是基石。它并非一时一事的犀利，是别人经过回味的赞赏。处世本无方法，也总有一些高明超越方法，那就是品格。品格可以发光，方法只是工具。厚道是经得起考验的高尚品格。

厚道是河水深层的潜流，它有力量，但表面不起波浪。

厚道是有主张。和稀泥、做好人，是乖巧之表现，与"厚"无关。无准则、无界限，是糊涂之表现，与"道"无关。厚道的人有可能倔强，也可能不入俗境，宁可憨，而不巧。

厚，是长麦子的土壤之厚，墙体挡风之厚。厚德而后载物，做人达到这样的境界，已然得道。

幸福在敲知足者的门

潘妍芝

知足者常乐，人生百年，不如意事常八九。所谓人比人气死人，涉及到名誉、地位、钱财……人与人之间实在没有多大的可比性。这倒不是说自己一定比别人差多少，可"好事"总和你"捉迷藏"，可望而不可及。每当此时怎么办？怨天尤人？没用，权且把没有吃到的葡萄理解成是酸的，不吃也罢。

所谓君子之交淡如水。一个把名缰利锁看得太重的人，注定是不快乐的。快乐是人类社会众望所归的最高境界。快乐就是看淡尘世的物欲、烦恼，不慕荣利。假如你喜欢武侠小说，你没有必要愧对红楼梦；假如你喜欢的人突然销声匿迹，你没有必要寻死觅活地，断言他一定洒脱地离去；假如你的朋友不幸，你没有必要怨天尤人；假如你认为张曼玉艳美绝俗，你没有必要眼馋肚饱虐待老婆；假如你已经身心交瘁，那就去教堂忏悔，没有必要仇视别人的平庸；坦然面对心融神会，快乐就在你心里。

我怜悯一个有点荣誉、就目中无人而因此失去快乐的人。

能把名利得失置之度外，而凡事都能以诚相待的人一生将是快乐的。我们应从平淡的生活中去提炼体会，如：赤诚待人的那种快乐。低待遇下一如既往工作的快乐，助人为乐一介不取的快乐，一片至诚去感化恶人的快乐，热心被人误解依然如故的快乐，信实可靠的服务态度为目的的快乐，尽责任吃苦耐劳的快乐，因为这些"快乐"能保持住人内心的快乐，使人的容貌永远那么牵挂。一句亲切的问候，甚至一个关切的眼神，快乐无处不有，唯有胸襟开阔的人，才能体会到。

形单影只的人仍然可以享受着闲情逸致的快乐。乐山乐水各不相同。爱静的人可以看书、听音乐、上网、写作、画画、搜集各种收藏品。爱动的人则不妨练习舞蹈、慢跑、爬山、游泳。看电影，去健身房，做编织、陶艺。练瑜伽、潜心发明、闭门创作、摄影、观鸟，我们仍然幸福不浅，乐不可支。

小草因偶尔的阳光沐浴而乐上好一阵子，它没有期盼更多的机会。鲜花展示给人最美的一面，它视这为幸福，尽管那娇丽会为枯萎所替代。小鸟为有一个家而欢跳，纵使这个家有点简陋，会经历风吹雨打，但它是温馨的。

现实往往是残酷的。万恶的金钱，由于它，多少人一步一步走进无底的深渊。也有人说过，金钱不是万能的，但没有它是万万不能的。也许它对于某些人来说，它与权利给他们的诱惑力实在是太大了。人之初，性本善。也许，他们也曾拥有善良的本心，但在悄然之间，在他们不经意之间，一层薄纱轻轻地蒙上了善心。

知足常乐是一种轻松的幸福。它不用受拘于任何枷锁、任何冷冰冰的权场斗争。

当然，人难免会有贪欲，但可否平息，就各不相同了。人，通常满足了，会更加想要自己没有的，这是人类的共性。有时候甚至不择手段，但那有什么意义呢。

置身于嘈杂中，人们渴望高傲，追求清静寡欲；孑然一身时，又害怕孤独，不愿独处。这样的平衡点几时才能找到？有人问幸福是什么，有人一辈子都在奋斗中来寻找，明明已经功成名就；有人恣意挥霍，把自己的世界搬到了现实，认为自己永远是那个世界的最高者，于是，变得傲慢，进而贪婪。

人们总是注意没有什么，眼光盯着少了什么，为了那可有可无的残缺而忧心忡忡，绞尽脑汁，尽管那是前行的动力，那是追求更好的权利，那是欲望的驱动，可在那同时还要叫嚣着无聊、寂寞，贪婪与懒惰相结合，自然是看不到想要看到的东西。

守着自己拥有的东西吧，用心去珍惜她，享受现在，沉郁不会让你成熟，孤僻不代表成熟，理性自己放着就好，活得感性一点，让生活性感一点。生活的艺术全凭儒雅的情趣和睿智的态度，一切顺其自然便是好，有些事，该放下就放下，该努力就努力。时时对自己说：一切都会好起来的。

幸福在敲门，用你的心去听，用你的一切去珍惜。

珍惜今天　善待自己

柳再义

有的人对生活很将就，总认为好日子还在后面。他们吃很多的苦，受莫大的委屈，期待着苦尽甘来。

面包会有的，一切会有的。现在条件不具备，还是将就一下吧。等房子买了就好了，等孩子大了就轻松了。临时的心情让我们错过了许多，甚至把生活的标准也降低了。

将就的人因陋就简，一包榨菜、一勺辣酱、一碗方便面、一双拖鞋、一条西装短裤、一辆破自行车、一个按月付租的房间……将就的人有吃的就行了，不一定要新鲜；有穿的就行了，不一定要漂亮；家具不一定要实木的，旧的也可以……

正在过着的日子啊，就这么一分一秒地过去了。若干年后，当我们坐在阳光灿烂的房间，回首往事，面对蜿蜒曲折的道路、一个个被克服的困难，会不会涌起辛酸的感觉？

讲究还是将就，是一种生活态度。将就看好的是未来，而讲究注重的是现在。讲究的人讲究了一生，将就的人将就了一生。

人生的路是分段走的。只要对生活多一点热爱，一切都会兴趣盎然。不再随便马虎打发时光了，住的房子要温馨，穿的衣服有款式，吃的饭菜合营养，玩的地方风景美。家电要好的，床单要棉的，空调要变频的，朋友要真心的……

所以，该讲究就讲究一点吧，生活的质量就是在讲究中提升起来的。人生苦短，应该珍惜今天，善待自己。

摘编自《广州日报》，《健康文摘报》刊载

八分生活　幸福达人

苗向东

如今，日本和中国台湾正流行"八分生活学"，一向追求完美主义、几近强迫症状的日本人能放自己一马，不再跟自己较劲。所谓"八分生活"哲学，是指无论生活还是工作，不再苛求全力投入，十分力气只使上八分，不必每件事情都做到十成满，适可而止就好，剩下的可以用来养心，也可以用来蓄锐。它的真谛是：生活需要冲，更需要缓冲。这种心态透着一种知足与淡定的生活智慧，充实且平和，丰富而坦然。

八分生活学是一种现代的健康的科学的生活理念。历史上的大家曾国藩曾经有一句著名的家训："花未全开月未圆。"正是"八分生活学"的最佳写照。不过满、不极端、不偏执，主张以十分的努力收获八分的希望，以宽松的心境度过每一天，以适度的方式应对世事，带来人生平衡和良性循环。竭尽全力将不再是个光鲜的褒义词，甚至有可能会成为不懂得保持生活平衡和再循环之道的贬义代码。凡事留一点余地，留一寸心路，我们才会有耐力把路走得更好、走得更远，才能享受和谐的人生、健康的生活、活着的快乐。

所谓光鲜，拼命挤往大城市，为房子首付和车贷，为拿足绩效奖金日日熬夜加班。但物极必反，弦绷得太紧，反而易断。有数据也证明，钱越多的人，幸福指数反而不高。就是因为他们没有为自己养心而留出二分。老想着竞争啊，争第一啊，当我们觉得可以歇息时才发现，还来不及享受美好的生活，就失去了健康，甚至还会丢失对家庭的经营，对爱人的珍惜，对孩子的珍爱，对父母的孝敬。为此我们要改一改"凡事争第一"心态。

也许你要说了，只做八成好，却不去全力以赴，这样的人生态度不是不进取吗？这并不是不进取，而是给自己留一些空间、一些追求、一些希望、一些寄托。八分生活，是给自己留两分空间来享受、蓄锐，让自己走得更远，可持续发展能力更强。这不是要逃避工作，而是让工作与生活的搭配更和谐更合理，让工作变成一个非压迫性的力量。

八分生活哲学说起来简单，但真正付诸实践却并不容易。最关键的一点是：你要时时刻刻提醒自己，并且在各方面都按比例加以执行和落实。烹饪时，用盐量若能从1勺改为0.8勺，不仅能保有食材的生鲜原味，对肾脏也不会造成太大的负担。饭只吃八分饱，胃吸收得更好。

不要总看着别人好

孔令雪

"别人家的孩子多会学习，你怎么就那么不认真"、"别人家的老公下班回来就做饭，你怎么一回来就看电视"……这种话，每个人都可能说过。不少人诉苦，"我从小最恨'别人家孩子'，他们总比我优秀；现在又要和'别人家老公'比，真郁闷"。

其实，自己的孩子也不差，懂事乖巧；自己的爱人也挺好，勤劳顾家。为什么我们总是看到缺点、抱怨不断呢？一方面，每个人都向往美好、追求尽善尽美，当然希望自己的孩子、老公、老婆一点不比别人差。因此，有时难免求全责备，希望督促身边的人向"完美"靠拢。另一方面，用流行的话来说，是"羡慕嫉妒恨"的心理作怪。当然，人有七情六欲，偶尔眼红是正常的。但若总是这样，久而久之，很容易走进误区。这时，就会像戴了有色眼镜一样，总是对身边的人和事选择性地记忆和评判。最后变得爱攀比，喜欢较劲，凡事爱往坏处想；对身边人的优点视而不见，对生活中的收获熟视无睹。

事实上，这种比较是没有意义的。首先，别人不见得比你好。心理学家发现，大多数人都容易看不到别人的"不好"，因此，总觉得自己活得没别人好。其次，"面对阳光，你就把影子留在了身后；背对阳光，你永远沉默在阴影之中。"因此，多想想优点，给自己积极的心理暗示，事情就会朝着你期望的方向发展。如果总是拿自己的弱势和别人的长处比，只能让自己越发丧失信心。

我们拿"别人家"来比较，其实还是希望像"别人"一样幸福。想要达到这一目标，其实并不难。第一，不要攀比。与其看到"别人"光鲜的幸福，还不如去看看别人为得到幸福，背后付出的努力。第二，换位思考。把抱怨转化成你希望的事情，然后进一步思考，怎样做才能达到更好的效果。比如，把抱怨老公爱打游戏转化为"他为什么不做饭"，然后再想想"我怎样才能让他愿意做饭"？换一种思维方式，也许你的生活就会变得积极起来。

随富随贫且欢乐

温长路

蜗牛角上争何事，石火光中寄此身。
随富随贫且欢乐，不开口笑是痴人。

——唐·白居易

诗词赏析

在唐代诗人中，白居易算得上一位看破红尘的人。对于富贵与贫贱、入仕与在野、生男与育女、欢喜与忧愁、健康与疾病等问题的关系，他都有过比较客观的论述。本诗名曰《对酒》，实乃对酒当歌、以诗言志，是作者世界观的表露。作者认为，对于一个人来说，世界那么小，生命那样短暂，好像石头碰撞产生的火花，一瞬即逝。人活在世上，如果心胸狭窄、心事重重，凡事斤斤计较，非要争个高下不可，下场肯定是悲哀的。把什么事都想开了，"随富随贫且欢乐"，就能自得其乐；经常保持精神愉快，乐观处世，"不开口笑是痴人"，才是正确的人生哲学。去除白居易说这些话的政治背景和话中多多少少带出的消极厌世情绪，从养生学观点来看，应该说他的话是对的。

健康话题

人的一生确实是很短暂的，对于大部分人来说，在现阶段，寿限能超过100年的不多，活上百岁左右就算得上是"寿星"了。由于错综复杂的因素，五彩斑斓的生活中也会时风时雨、时晴时阴的。所以，一个人的一生不可能总是一帆风顺，波折、失败带来的痛苦和打击所留下的烙印，或许比和顺、胜利带来的喜悦和收获更使人刻骨铭心。生存就要奋斗，奋斗就要有付出，付出就要和与生俱来的惰性斗争。为了战胜对方，人经常为自己制订出宏伟的目标，从某种意义上说是时刻在主动出击；从另一种意义上说，是时刻在强迫自己去搏斗。人很难满足，从人生意义的角度上去认识，是对的；人又必须满足，从生命生理的角度上去认识，也是对的。如何处理好两者间的矛盾，是人类自己给自己出的一份很难两全的试卷，因之而引起的体病、心病也就不可避免地与人纠葛一生了。

想出来的强迫症

就心病而言，强迫症是常见的一种。许多人感到越活越累，经常处于苦闷之中。其主要表现在，一是苦思冥想，大到前途、进步、升迁、发财，中到婚姻、住房、子女、工作，小到买米、煮饭、穿衣、坐车的事都要去想，恨不得长出三头六臂来。有时甚至还异想天开，产生出许多诸如"我为什么不长六只手"、"怎样能一觉醒来变成巨富"、"一辈子只吃一顿饭多好"等一些明知是不可能实现的荒唐想法。满脑子的事此起彼伏，心里一直没有安宁的时刻，烦躁、焦虑、苦恼、失眠、食欲减退、身体消瘦等表现势必就会相继出现，心病、身病就胶结难分了。二是追求不止，干什么事都觉得不满意、不满足、不圆满、有欠缺、有毛病、有距离，不符合自己的心愿。于是乎，对干过的工作摸摸再摸摸、看看再看看、动动再动动、想想再想想。其结果是，心力交瘁了，思维混乱了，差错也就挡不住发生了。本想干好的事却干砸了，本能成功的机会却失去了，对于一个一贯心高气傲的人来说，其思想上受到的打击就可想而知了。从医学角度去认识，这是一种典型的精神、神经症状疾患，是长期思想紧张、压力过大的结果。

愁出来的抑郁症

抑郁症，也是心病中常见的一种。据世界卫生组织的一份报告说，目前全球患该病的人数已有4.5亿人，差不多每4个成人中就有1个，已成为在世界上居第4位的疾病。该病主要表现为压抑、忧郁、多疑、焦虑，诸如上下级关系、同事间的关系、家庭和夫妻关系等，都会困扰着他们，使他们心事重重。谨慎从事之外，时常担心"领导对自己是否有不好的看法"，担心"话说得不恰当会不会得罪人"，担心"家里的煤气是否关好了"，担心……甚至担心天会不会突然塌下来。用这种心态去认识问题、处理问题，什么事都优柔寡断，三思而难行，似乎每时每刻都生活在空气即将爆炸的氛围之内。把许多不该想的事都闷在心里，又轻易不肯向人吐露，逐渐地把自己变成孤家寡人。医学研究证明，这种内向型的不良情绪，会直接导致人的免疫力下降，并成为百病之源。一些患者感觉心碎了、心累了、心死了，精神支柱倾斜了。至此，病理上的表现也就在所难免了：轻则夜不能寐、神魂颠倒、饮食不香、周身乏力，重则意识恍惚、哭笑无常，甚至想到自杀。

链接：全球已有相当大一部分人因精神类疾病暂时或长期地丧失了劳动能力，每年在全世界造成的经济损失高达 1500 亿美元，仅北美洲就占 600 亿美元。另有 5000 万人因此患上了精神分裂症，2000 万人企图自杀，100 万人已实施了自杀，其总死亡率比癌症还要高。

有所不为才能有所为

苏建平

学会给自己减压，量力而行，同样是一种成熟的生活态度

夜晚听一档热线节目，打进热线的人几乎都在诉说着一个共同的话题——心理压力太大。虽然每个人遇到的问题不尽相同，但都让他们感到了巨大的压力，有的人甚至到了"快要爆炸的程度"。听到此，我忽然想到了补车胎的事。记得每次补好车胎后，修车师傅给车子打好气，总要捏一捏车胎，若是气太足，则要放掉一点。此举的目的就是为了给车胎减压，避免车胎因气太足而爆裂。

由于生活节奏加快，以及各种竞争的加剧，现代人在生活中承受的压力、遇到的问题日益增多。在生活中，一个人承受一点压力还是有益的，它可以激励人去克服困难，不断进取。但是，当压力超过了人的心理和身体所能接受的程度时，就要产生反作用了。这时候，就需要及时给自己减压了。

在日常生活中，我们每天要做的事情的确很多。我们不妨开一张清单，将这些事情分出个轻重缓急来。这时你就会发现，单子上肯定有一些可做可不做，只是为了满足自己的虚荣心而勉强去做的事。还有一些是超出了自己的能力，明知不可为而非要为之的事。对于此类事情，我们完全可以将其从单子上抹去。

我有一位搞销售的朋友，在工作初期，每天给自己定下非常高的指标，如果完不成就用相应的措施惩罚自己。实践了一段后，效果却很差。他很少有按计划完成指标的日子。高标准、严要求带给他的是日渐增大的压力，让他陷入身心疲惫的境地，甚至影响了他的正常生活。后来，他试着降低了给自己定的指标，结果成功率反而上升了。小小的成功极大地提升了他的自信心。他不但在工作上取得了成绩，还感受到了工作带来的乐趣。

古人讲，有所不为，才能有所为。我们不必把自己每天的时间都排得满满的，更不必让那些难题把自己折磨得身心疲惫。学会给自己减压，量力而行，同样是一种成熟的生活态度。

人生不会太圆满

在现实生活中就有很多这样的"樵夫"，他们过分追求完美，而其代价往往就是将稍有瑕疵的"宝玉"也追求没了。人们往往因为坚持完美而扔掉了一些他们原本可以拥有的东西，但他们是不可能拥有完美的，尽管他们还在永远找不到完美的地方到处搜寻。

不要奢求人生的完美

想追求完美无缺的事物，本是无可厚非的，然而，这种愿望一般情况下是不可能实现的，落空是必然的结局。"优点与缺点齐飞，长处共短处一色"，最完美的是最好的，但是最好的却不等于就是最完美的。"白玉无瑕"基本上是不可能的，"瑕不掩瑜"才是正常的心态。

记得回老家时，家里做一桌正式点的菜，总是很讲究。一定要有这么三样菜：韭菜，代表"永久"；面，代表"长寿"；鸡蛋，代表"圆满"……其实这是家里人的一种祝愿与心意，是人生的追求、美好的愿望、积极向上的精神状态的体现。但我们必须明白，所谓"完美"，仅仅存在于理想之中，现实生活中从未产生过，将来也不可能有。我们的古人早告诉我们这个道理了，"金无足赤，人无完人，水至清则无鱼，人至察则无徒"等等，一条条的名言隽语，说的都是这个意思。

对生活不要过分苛求

我们可以发现，有时我们越要求"完美"失误越多，常常因此而失去机遇，导致失败。比如举办一次同学聚会，如果要求计划中的全班同学在某一时刻全到场，常常会"不齐不聚"，拖延又拖延，最后致使聚会"泡汤"，但如果把"求全"降一格，改为"求多"，即超过半数就聚，则肯定能办成。毕竟，个人的发展空间不一样，有的远在海南岛，有的跑到黑龙江，哪能在同一时间每个人都来呢？

我们经常说"三七开"，这句话有很深的哲理，蕴含着科学的理论观点。其科学之处，就是对一切事物都采取一分为二的分析态度，分清主流和支流。讲成绩时不掩盖缺失，讲问题时不抹杀成绩。世上只有相对的真理，没有绝对的真理。凡事只要利大于弊，成功大于失误，就应给予充分肯定。而如果说成"完美无缺"、"百分百正确"，那肯定是说过了头。相比之下，"三七开"更接近于真理。

命运掌握在自己手里

"完美无瑕"是我们不可能做到的，在这个世界上也是不存在的。任何事物的发展、任何人物的成长过程中都有缺失，"十全十美"不可能，"美中不足"才是常态。有一个很漂亮的女孩，一直梦想有朝一日能当上电视节目主持人。她觉得自己有这方面的才干，因为每当与人相处时，即便是陌生人也愿意亲近她并和她交谈。于是，这个女孩见人就说："只要给我一次上电视的机会，我相信一定会成功，一定能成为出色的主持人。"可是，好几年过去了，奇迹并没有发生。而这个女孩的一个初中同班同学却实现了自己梦寐以求的理想。她白天去打工，晚上到大学舞台艺术系进修。经历了一次又一次碰壁，最后被一家很小的广播站录用，在那儿她当上了主持人。有一次，省电视台发现了她，她有幸被录用了，从而实现了自己做节目主持人的梦想。

不管别人怎么跟你说，不管"算命先生"如何给你算，记住，命运在自己的手里，而不是在别人的嘴里！古往今来，凡成大业者，他们奋斗的意义就在于用其一生的努力去换取在自己手里的那"命运"。

心静则禅

俞利亚

很多时候，陷在滚滚红尘，我们的心灵被现实的伤，折断了翅膀，仿佛迷途的蝶，只能栖在风尘的肩上，看流年携着岁月，迷惘地飘去远方。

也许只有禅，才能偶尔让我们的灵魂，在无处安放的日子里找到片刻的停顿，犹如浪迹江湖的船只，在漂泊的途中找到停泊的港湾。

禅是什么？似乎神秘莫测。其实禅无所不在，静定下来，禅就在我们内心一个柔软的角落。禅并不专指寺院的晨钟暮鼓，经卷青灯，以及青烟的氤氲。在烟火人间，在恬淡闲散的生活中，皆蕴藏着禅机。"一花一世界，一叶一菩提"。宇宙间的奥秘，不过在一朵寻常的花中。禅是你无意中行走山路时，采一束雏菊回家，然后插在瓶中，看它静静地开放的一段时光。

禅是一种诗意的栖居。有时候，心中的召唤如同一叶兰舟，在寂寞的时候，载着你去那青山斜阳外，探看那片疏远已久的山水。它告诉你，在衣食住行的日常中，还应该对诗意栖居的生存状态有所向往，有所追求。

禅是一种豁达的觉悟。既然错过了昨天的一枝花，又何必再辜负今晚的一盏茶。一盏适合自己口味的茶，只为清心，不为风雅。在那一缕安静温润的茶香里，细数光阴的淡定，让所有的浮沉荣辱，成败得失，都化作一场渐行渐远的云烟。这时，我们会有一种清明的洞彻，透过时间的伤，看到优雅背后的狼狈；透过浮名的酒，看到富贵背后的贫瘠；透过钱财的毒，看到荣耀背后的惨淡。我们会明白，人生，那些精心涂抹上的斑驳颜色，非但不能增添深邃的底蕴，反而到头来让自己疲惫不堪。

禅是一种柔软的怜悯。在花草虫鸟中参悟，在一瓢一饮中悟道，努力让自己过得谦卑而淡定。把繁芜过滤，留下简约；把怨恨遗忘，留下善良。在熙熙攘攘的人流中，让我们偶尔停留下来，为一只虫蚁低头，为一株花草俯看，看它在脚下的尘土中，怎样婀娜多姿地旋转。

禅是一种无意的发现，是你信步闲走时，闯入深山的几户人家。那里不时飘来几声狗吠，疏落歪斜的篱笆上缀满了寂寞的花。

禅是一种虔诚的感恩。是你登高处时回望人间烟火，突然对那里的一瓦一檐、一丘一壑、一溪一河，产生了深深的留恋。那时你会很虔诚地许愿：用情感的砖瓦，在那个颠沛红尘，砌一间幸福的小巢，和一个温和庸常的人，素食布衣，简单自持地过完流年。

禅是一种清净的充盈。"菩提本无树，明镜亦非台。本来无一物，何处惹尘埃？"六祖慧能告诉我们，一切源于心中的欲念，只有抽空由它派生的种种妄念俗相，才能把握生命当下的本真状态。这种"空"并不是空虚，而是一种拒绝妄念遮蔽的生命内在智慧的充盈。只是这样禅定和超脱的涅槃境界，我们凡人，又有几人能够达到？倒是另外一位高僧说得比较实在："手把青秧插满田，低头便见水中天。六根清净方为道，退步原来是向前。"一高僧告诉我们，不要为苦种薄收、日复一日的命运感叹，要让低头中的那片水田，如明镜一样洁净自己的身心，消除所有的妄念。当你退步劳作的时候，其实是向前，今日的辛勤，一定会换来明日的收成。

禅是一种醇厚的世味。在俗世中，只能以红尘为道场，以世味为菩提。有时在乡村僻壤，共几位老农闲拉家常，聊话古今，亦可以领悟到最深刻的禅理。宋朝高僧石佛显忠的一首《白云庄》说得好："高下闲田如布局，东西流水若鸣琴。更听野老谈农事，忘却人间万种心。"王维也说："偶然值林叟，谈笑无还期。"正如一个品尝过沧桑的人，有时只想喝一碗清淡的茶水；一个漂泊江湖日久的人，看惯云卷云舒，听惯潮涨潮落，有时只想枕着涛声，听一曲渔樵冷暖的闲话。

心静自然禅。"春有百花秋有月，夏有凉风冬有雪。若无闲事挂心头，便是人生好时节。"

以微笑的姿态面对人生

甘素梅

我们在这个多姿多彩的世界里生活，经历过快乐，也有过悲伤，在失败中体会到了人世间的酸甜苦辣，在成功里找到让自己继续前进的自信心。现实的社会里，微笑是人间最真实的语言，失败的时候给自己一个微笑，让自己更深入地了解自己。

生活，其实并没有拖欠我们任何东西，所以我们没必要总板着脸给它看。我们应感谢它，至少，它给了我们生存的空间。

笑容，是对生活的的一种态度，与贫富、地位、处境没有必然的关联。比如，一个有钱的富翁或许会整天焦虑不安，忧心忡忡；而一个穷人，则可能心情舒畅；一位残疾人，也许能坦然乐观地面对生活；一位处境顺利的人，可能会愁眉不展；一位身处逆境的人，也可能会淡定从容地微笑着面对。

日常生活中，一个人的情绪受环境的影响，这是很正常的。但是，你总是苦着脸，一副苦大愁深的样子，对你的处境并不会有任何的改变。相反的，如果微笑着去面对它，那会增加你的亲和力，会有更多的人乐意与你交往，那么，你就会有更多提升自己潜力的机会。

阳光，多么温暖的名词。可是，真正懂得用心中阳光温暖别人的，又有几人？只有心中存有爱的人，才能感受到那现实中的阳光有多温暖。如果连自己都冷落了，那生活将如何才能恢复美好？

生活对于我们来说，就像是一面镜子，它能够把我们的影像清楚地反射出来。当我们在哭泣时，生活，它也在哭泣；当我们露出笑容面对它时，生活，也在对着我们微笑。

笑容，是发自内心的，不卑不亢，既不是对弱者的愚弄，也不是对强者的阿谀奉迎。献媚时的笑容，是一种虚伪的假笑，而那层带在脸上的面具是不会长久的。一旦有了机会，那虚伪的面具便会被摘除，露出那丑陋的面目。

浅浅的一个笑容，就会让人感觉很舒心。微笑，那是对别人的一种尊重，不论是上司或是下属；人际关系就像物理学上所讲的力的平衡，你怎样对待别人，别人就会怎样对待你，要想别人尊重你，首先，你得尊重别人。

当发生了不愉快的事，受到别人的误解时，你可以选择暴怒，也可以选择一笑而过。通常这笑容的力量会比暴怒更大。因为，你的笑容，足以震撼对方的心灵，你所显露出来的宽容与气度会让对方觉得自己的渺小与心胸狭窄。清者自清，浊者自浊。有时候，过多的解释与争执是没有必要的。对于那些无理取闹、蓄意诋毁的人，给他们一个微笑，剩下的事就交给时间去验证吧！

很久以前，看过一篇报道说：有一百位科学家联合作证，爱因斯坦的理论是错误的。当爱因斯坦知道这件事后，只是淡淡地笑了笑，说：一百位？要这么多人么？要证明我真的错了，只要一个人出面执政，我就会改进！最终，爱因斯坦的理论，经历了时间的考验与认证，而那一百位科学家，就这样被一个笑容打败了。

泰国商人施利华，是商界上拥有亿万资产的风云人物。1997 年的一次金融危机使他破产了，面对失败，他只说了一句："好哇！又可以从头再来了！"生活，也应该如此，在每一次失败中微笑，给予自己继续前进的自信心，把失败看作是成功的垫脚石，学会拥抱成功，走向成功。

人生中，有误解，有挫折、失败，这些都是常见的。要想生活中一片坦途，那么，必须先清除掉自己心中的障碍物，懂得取长补短，谦虚上进。

如果，要想别人牢牢地记住你，微笑，就是你最好的名片，谁不希望有一个乐观向上的朋友？因为，在你给自己信心的同时，也给了别人一种鼓舞，从而更好地发挥出自己本身的潜能。

朋友间，一个自然流露的笑容，甚至胜过千言万语。无论是初次谋面或是相识已久，以一个浅浅的微笑就能拉进彼此的距离，两颗心备感温暖。

微笑，算得上是一种修养，也是一种内在的的涵养，它给了别人亲切、鼓励与温馨。真正懂得微笑的人，总是比别人活得更轻松，也得到更多的收获。

所以，善待自己，端正态度，微笑着面对生活，相信它会赋予我们更绚丽多姿的人生……

微笑让你脱颖而出

姗　姗

微笑是一个可以让你脱颖而出的好办法。微笑让你变得更健康、更能抵抗压力和让你更有魅力。

微笑使我们有吸引力　我们被微笑的人吸引。我们渴望了解一个微笑的人；想知道是什么让人如此开心。愁眉苦脸只会把人推开，而微笑却把人吸引过来。

微笑改变我们的心情　当你情绪低落的时候，你试着去假装微笑。这个尝试会让你心情变好。微笑可以"欺骗"你的身体，从而达到改变你的心情。

微笑会传染　当某个人在微笑时，会使整个房间气氛变得轻松，其他人的心情也就随之改变，使事情变得更加快乐。微笑多点，那么更多的人将向你靠近。

微笑可以减压　微笑让我们避免看上去很疲惫、疲倦和受打击。当你感到压力，你该抽出时间装个微笑。这样压力就会减少，那么你的工作就可以做得更好。

微笑增强免疫力　微笑可以让免疫系统更好地工作。当你微笑，免疫功能可能会因你的放松而增强。

微笑让你更年轻　肌肉群通过微笑可以达到修整容颜的效果，能让人看上去更年轻。只要试着微笑，感觉自然就好了。

微笑让你保持积极　当我们微笑的时候，我们的身体向我们传输的信息是"生活是美好的"！微笑让消极、压力和恐惧都离我们远去。

《现代保健报》

人生快乐公式

卢素玉

近日，我从一本书上看到一个"快乐公式"：快乐值＝得到值－期望值。乍一看这个"快乐公式"很简单，如果你细细品味，会发现其中蕴含着深刻的人生哲理。它启发我们从中悟出不同人之所以有快乐与苦恼两种不同感受的答案，那就是一个人快乐的程度，是与对快乐的期望值与得到值的大小密切相关的。如果得到值不变，期望值愈大，则快乐值愈小；如果期望值不变，得到值愈大，则快乐值愈大。

因此，一个人要想不断提高自己的快乐值，就要从两点入手。

一是量力而行，求真务实，恰如其分地确定自己的期望值。脱离实际、盲目追求高期望值，明明是不可能办到的事，却硬要自己瞎想，其结果常常事与愿违，期望愈高，失望愈大，给自己增添本不应有的苦恼。当然，也不能故意缩小期望值，更不是期望值越小越好，如果那样的话，就会把人生追求的品位降格，有自欺欺人的嫌疑了。

二是尽力而为，把能做到的事情做得卓有成效，从而使自己的得到值尽量大一些，最大限度地增大快乐值，获得更大的快乐。不然，能办的事情如果没有办好，致使得到值变小了，快乐值也就随之变小，其结果是本应到手的快乐白白丢失。

一个人的快乐和苦恼，并不全是由事情本身决定的，而是往往在很大程度上由我们自己的心态决定的。人在一生中，历经纷繁世事，谁也不会幸运得只有快乐，没有苦恼；同样，谁也不会倒霉得只有苦恼，没有快乐。生活中乐有几分，苦有几分，就看你化解苦恼、营造快乐的能力大小了。要提高这种能力，不妨多想想"快乐公式"吧！

勇敢面对失败

余爱文

战场上有败仗，比赛中有败绩，下象棋有败招，写文章有败笔……人生如旅，世事如云，失败就这样若即若离地伴随着我们。

所谓的"常胜将军"、"天下无敌"，不过是自己的一种幻想或是别人的赞誉之词。除非我佛如来，谁也没有这等吞吐日月的天地大法。诸葛亮料事如神，尚有出师"二表"之无奈，祁山"六出"之徒劳，以至于后人在高度评价他"能攻心则反侧自消，自古知兵非好战"的同时，不无沉痛地叹息"不审时则宽严皆误，从来治蜀要三思"。人非圣贤，孰能无过？

失败是一回事，承认失败又是一回事。失败是事实，承认失败需要勇气。败下阵来，可能获得同情；勇于言败，更值得尊敬。"败军之将不言勇"，却不能不言败。失败固然不值得炫耀，也从不见有谁敲锣打鼓为败绩庆祝。但是能够心平气和地承认失败，客观冷静地分析失败的前因后果，即使不能说"虽败犹荣"，至少称得上是"虽败有得"；如果说有时候失败是因为缺乏智慧，那么勇于言败至少还没有愚不可及。

直面失败是一种勇气

勇于言败，才能领略到自知之明的乐趣；勇于言败，才能体现出泰然自若的气度。

在战场、商场、官场、赌场，获得最多敬意的，往往不是那些胜利者，而是那些面对失败淡然一笑的人。一句平静的"我输了"，会博得满场的注目礼。

可惜，有些人不敢面对失败，更不敢承认失败。且身份越高、名气越大的人，越是这样。胜利了，一百条理由中有九十九条是自家的本事；失败了，百分之百的原因是老天爷闹别扭，这样的事情国人早已耳熟能详。败笔墨迹未干，败招音犹在耳，避而不谈者已属不错，更有"反面文章正面做"的诸位高人，败仗下来树英雄，败绩显露找亮点。"反败为胜"的本领直叫芸芸众生难以望其项背。

直面失败就是战胜自己

失败也许可悲，但并不可怕；掩饰失败不仅可怕，而且可耻。

有一则故事，两位顶尖高手切磋剑法，三天三夜不分高下。刀光剑影，高招迭出。最后，双双纵身跃出，同时抱拳称败。

两位高手都是胜者。他们的胜利不仅是看到了对方的破绽，更是找到了自己的败招。几千个回合一破一立之间的较量中，他们悟出了胜利的最高境界：勇于言败。

勇于言败，首先已经战胜了自己，得失之心、荣辱之虑、进退之患、沉浮之忧轻轻放下。而世界没有任何力量能够彻底打垮一个占胜了自己的人。

永不言败的东方不败，一旦败落，便坠入万劫不复的深渊。而唯愿一败的独孤求败，却成了鲜逢对手的武林第一人。

直面失败成就人生坦然

胜败乃兵家常事。既然是常事，就应该像对待吃饭穿衣那样对待胜败，像谈论山水风光那样谈论胜败。生活节奏越快，社会压力越大，竞争对手越强，失败的因素就越多，越需要人们具备良好的心理素质，这就是要善于应败，勇于言败。有一首激励下岗职工的歌曲"论成败，人生豪迈，只不过从头再来"。而面临"从头再来"的，岂止是下岗职工，我们每个人不也如此？爱情、事业、家庭、工作……人生道路上每前进一步，都可能栽跟头、碰钉子、遭不测，而每一次挫折，都在启迪着我们；不怕输，才有赢的机会；不怕败，才有胜的希望。

楚河汉界，跳马出车。兵临城下之际，炮打当头之时，四面楚歌，腹背受敌，跃出棋枰一步，自得对弈的真谛；胜固可喜，败亦欣然。

世事如棋，胜负难料，而最终胜出的，必然是那个勇于言败的人。

苦闷与快乐的距离

周志伟

在人感到苦闷的时候，是由于自我被压抑。在这种情况下我们只能坦然地面对。不要害怕苦闷，因为它是催促我们奋勇冲破阻力的前奏。

安于现状的人苦闷虽少，进步也少。越是对自己现况不满意，觉得受压抑而不愿妥协的人，越是因为急于要挣脱，而能发挥潜力，终于有所成就。

"苦闷"是对自己不满意，对身边的人、事不满意。希望生活充实些、有成绩些，而又做不到的一种失望或焦灼之感。它也正是努力向上的原动力。

由于我们精神上常常觉得茫然与空虚，所以才尝试去给生活增添许多目的和意义，以使生活生动而丰富。它往往促成深思与创造。

不快乐并不等同于不丰富

几乎每一个人在年轻时都曾感到自己是不快乐的。但不快乐并非不丰富。相反的，正因为能感到不快乐，所以才丰富。

苏格拉底说："如果把世上每一个人的痛苦放在一起，再让你去选择，你可能还是愿意选择自己原来的那一份。"这说明，各人对自己的痛苦有适应力。

"人在福中不知福"，固然是至理名言，"人在苦中"却也会"不知苦"。至少，它不会像旁观者所想象或自己以前所想象得那么苦。当逆境来临时，人自然会产生适应力，也就因为我们对痛苦有适应力，并可发挥潜能去超越痛苦，所以才往往因祸得福。

面对困难问题时，除需要勇气、毅力、智慧与经验之外，更需要冷静。因为冷静才能发挥潜力，千万不要以烦躁的心态去看待一件事情。稳定步骤，对问题作清醒的判断。

岁月，就像一把雕刻刀，永无休止地雕刻着世间万物，也楔刻着形形色色的人生。世间一切都是它的模子，谁也无法躲避它锋利的刀刃。天上的云，地上的草，沙漠里每一颗细小的尘埃，丛林里每一片翠绿的叶子，老人头上的白发和脸上的皱纹是他的作品，少男少女眼神里的清纯和激情是他的写意。每一个人都请珍惜吧，在岁月的长河中，我们是那样的渺小柔弱。我们即使不能在这条河流中留下自己浓妆艳抹的一笔，至少我们能怀揣真爱，与自己相亲相爱的人搀扶着度过剩下的旅程，当我们到达终点后，便不会有太多遗憾了。

坦然平和地去面对生活

感情这个东西太难以让人琢磨，在我们情感路上"心"被伤到了一定程度时，有时你真的想哭，但却欲哭无泪时，心痛、想哭，但是却又哭不出声音时，没有泪水时，这才是最痛苦的时候。

就像一个人刚爬到自己理想的山峰，却因一不小心，瞬间跌入了万丈深渊。你明白这种感受吗？

生活里许多的人，我们是捉摸不定的，甚至防不胜防。但我们不必去计较，更不必去埋怨。我们唯一能做的就是坦然地面对。因为只有自己站出来面对了，才会让人感觉到光明磊落。

坦然地去面对生活中的每一件事，和善地对待周围的每一个人，幸福地过好每一天，愉快地度过每一时，把开心融入到分分秒秒，只有这样，我们才不会感到有太多、太多的遗憾……

一个人的生命有长有短，一个人的生活也许有甜有酸，一个人的爱情或者有深有浅，一个人的快乐也会有浓有淡；但是，人生想要活得真实，在现在的环境来说真是一种挑战。

乐观与悲观

戴默舟

人的一生从开始到结束，或许就像小沈阳说的那句话："眼睛一睁一闭一天过去了，眼睛再一睁一闭一辈子过去了。"所以在这睁来闭去中，生活也给我们带来很多阳光的快乐和痛苦的悲伤。有些事让我们高兴得合不拢嘴，可有时的确让我们哭得睁不开眼。世间所有事情的降临都不是你所预想的。

让自己倾向乐观

乐观和悲观只是两种不同的人生态度。乐观的态度去对待一些事情，就好像你带这墨镜去看世间的风景，看到的都是灰暗的。而带上绿色的镜片去看，那就是充满绿色，而赋有生命和希望的。当你用悲观的态度去看待一些事情，你就会认为自己做不好，所以就会变得更有可能出差错，而且也会有更少的生活乐趣。比如你只要将眼睛紧紧地盯在地面上，那你就一定是抑郁。

有很多人因为一点小事就会产生轻生的念头，虽然最终不会真的去死，也没有想过要真的离开这多姿多彩的人世间。其实，对待人生，我们要以乐观的人生态度去看待，处理事情，要以积极的心态去处理。抛开那些烦恼，自由自在地活着。不必因为某些事情就去伤心难过，那不过是自己给自己找不乐，更多的应该去想想怎么解决这些事，把这些繁琐的事情解决得更透彻、更清晰。

乐观之于人生，是浮荡在地平线那袅袅升起的热望与希冀，是普照生灵的不息的阳光，更是寻得一份旷达与美好的铺垫与勇气。在乐观中撷取一份坦然，你的面前就会盎然多彩；在悲观中摘下一片沉郁的叶子，只能瓦解你积攒的力量。

让人生充满阳光

人生是什么？人生好像一本甜美苦涩的书。而乐观与悲观是你拥有和失去人生的分界线。只有每天写好希望的一页，才能拥有深远的生命内涵。人生就像一张强弓，不因身躯被弯曲而痛苦。因为外力的强行弯曲，才使你有了内在的力量。人生就像白云那样飘逸，但不轻浮；要像鲜花那样美丽，但不娇柔。你要是能够做到这样就是信心，信心必将会拥有一个绚丽多彩的人生。正如温总理所说："信心就像太阳一样，充满光明和希望。"

"人的一生何其短暂！"当你能有幸留意到那些花开花落，相信你就会有这样的感叹。的确，无论你是否作好了准备，总有一天这一切都将会结束。到了那时，你的财富、名望和世俗的权利都将变成细枝末节的事情，不管你拥有的还是亏欠的，都不再重要。你会明白，你唯一能够带走的只有你自己。

有两个人同时遥望夜空，一个人看到的是沉沉的黑夜，而另一个人看到的却是闪闪的星斗。这就是乐观与悲观的区别。在要付出巨大努力和经受众多无奈的尘世之中，守住一种乐观着实不易，那是坚韧的心才能支撑起来的恬淡的风景。

让找们学会知足

人生的道路是崎岖不平的，直面人生，每当遇到艰难挫折，乃至蒙受冤屈和无故的凌辱时不悲观、不低头的人，才算得上生活的强者，才不会为生活的海洋所淹没而有所作为。所以，无论人生路上是风是雨，是沼泽是泥泞，都要保持乐观向上、不时进取的心态，你会觉得世界精彩无限，值得眷恋；否则你永远走不出低谷，人生灰暗，前途迷茫。

静坐常思己过，闲谈莫论人非。能受苦乃为志士，肯吃亏不是痴人，敬君子方显有德，怕小人不算无能，退一步天高地阔，让三分心平气和，欲进需思退，若着手先虑放手，如得意不宜重往，凡做事应有余步。持黄金为珍贵，知安乐方值千金，事临头三思为妙，怒上心忍让最高。切勿贪意外之财，知足者人心常乐。若能以此去处事，一生安乐任逍遥。

在前进的道路上，能够保持乐观的心态，在对待生活中的困难时，也会泰然处之。知足常乐，在烦躁与喧嚣中，会过滤掉压抑与沉闷，沉淀一种默契与亲善。

看开人生

潘妍芝

人生十有八九不如意，烦心事、伤心事、痛心事、苦心事常相伴。我们对朋友、亲人、情人送上最多的祝福往往是"万事如意"四个字，它代表了人们之间最美好的祝福，最深切的期愿。

在现实生活中如意的事情总是很少，多的却是失意、苦痛。生活之路总是曲折坎坷的，在漫漫人生路上，忧愁与伤痛常伴随左右。本该幸福的生活却被无情的现实击碎，化为无法触及的泡影，生活的主题成了苦难，生活的历程成了苦旅，无法知道彼岸在何方，无法看到出口在何处。生活的答案只能自己找寻，在失意的生活中找寻希望，找寻出路，找寻生命中微微点点的光芒。坚强，唯有坚强面对苦难的生活，回应苦难的生活，才能从迷雾重重的生活中走出来，走进原本充满阳光、雨露的生活去。

感情世界并不是一个晶莹剔透、一尘不染的地方。在男与女的感情世界中，心与心之间的距离有多近？感情的纯度有多少？本真的感情是圣洁的，但感性的感情有时总会偏离航向，驶向重重迷雾。

功利的现实生活中，有些人把感情当成是一种游戏，一种可以"寄宿"的游戏，在"得到"与"失去"中穿梭游戏，辱没了爱情的神圣。人生的旅程是短暂的，在感性的世界中保持一丝一毫的理智，让我们不至于陷入感情苦海中太深，更不至于让感情的烈焰灼伤真正爱我的人和我爱的人。在感情的追逐中，一厢情愿的执著并不能换来你想要的完美爱情，当激情退去时，留下的也许只有幽幽暗暗的伤与痛。

同样，事业是人生的追求，是人生的梦想，是人生价值的体现。在追求事业的路上并非一路坦途，并不是每个人都能如愿成就梦想，除了不懈努力、艰苦付出，思想上还得作好承受一次又一次失败的准备。现实是无法抗拒的，环境是无法改变的。事业上的突破，除了自己要具备成就事业所必需的素质外，还得遇到人生中的伯乐，还得适应、融进你所处的环境中去，天时、地利、人和缺一不可。

有的人为了事业放弃了做人的人格与尊严，他们的一言一行显得那样的卑微与可怜；有的人为了心灵的那片自由之地而甘愿事业停滞不前，因为他不愿退让做人的最后一道底线。我们没有权利去评判谁是谁非，没有权利去评论谁成谁败，但相信时间会说明一切，也会证明一切。在这样一个功利社会，在这样一个以成败论英雄的时代，我们能坚守住人生本真的最后一块阵营，这本身就是人生当中莫大的成功，其他又有何所惧、何所求呢？

其实，活着就是一种心态，当你心无旁骛，淡看人生苦痛，淡薄名利，心态积极而平衡，有所求而有所不求，有所为而有所不为，不用刻意掩饰自己，不用努力逢迎他人，不用做伪君子，做一个真真正正的自我。如此这般，人生就算失意，也会无所谓得与失，坦坦荡荡，真真切切，平平静静，快快乐乐。人生十有八九不如意是说人生如意的人毕竟是少数。大作为、大造就必经大挫折、大磨难，百炼才能成好钢，炉火烧到一定火候才能变成纯青。

行得春风，便得春雨，人生一切是造化。人生是由酸甜苦辣所组成，我们喜欢欢乐却无法拒绝苦难，倘若没有苦难的对应存在，如何才知道珍惜欢乐的价值？自然而然，人生随缘，随遇而安，知足常乐。

遵循自然起伏变化规律，合拍自然生存节奏，顺遂相遇的缘分而安乐，你才能寻求到属于自己生活的真正幸福快乐。人生不如意十有八九，看破不如看开。红尘繁复，看破世间种种的七巧玲珑心又有多少呢？可是，有些事情，不是看破就可以的了。如果缺少那份容纳海阔天空的胸怀，世事洞察的聪慧，反而成了压榨生命的苦酒。看得越清也越痛苦。

一个正确的心态，才可以让生命如虎添翼，抽干一切浮躁在心中的恶水，注入一股清新的泉流，还一个清静的灵魂，容江海之天下。

随　和

周志伟

很久以来，总是在思考，什么是随和？有人说，随和就是顺从众议，不固执己见；有人说，随和就是不斤斤计较，为人和蔼；还有人说，随和其实就是傻，就是老好人，就是没有原则。那么，随和到底是什么？随和，是一种素质，一种文化，一种心态。随和是淡泊名利时的超然，是曾经沧海后的井然，是狂风暴雨中的坦然。

随和是一种尊重

人要善于随和。既要原则问题，也要平等地和人家交换意见，不闹意气，不存成见，切莫居高临下，杀气腾腾地采取压制人家的态度，那是自己水平不高的表现，很难达到目的，还损害自身形象。

要随和，就得克服"以我为中心"的思想。如果你的见识主张和能力比别人强，人际关系好，人家就可能会尊重你，如果自己不具备这些条件，又要搞"以我为中心"。既不能满足你的欲望，又有可能毁掉你自己。斤斤计较自己的名誉、地位，什么都要比人家的好，情绪又烦躁，对自己身体必定伤害较大，会容易衰老。要人家尊重你，关键是自己要尊重人家。

随和是一种远见

做到随和的人，必定是高瞻远瞩的人，宽宏大度的人，豁达潇洒的人。而胸怀狭窄的人，做不到这点。"难得糊涂"就妙在其中。在日常工作、生活中，只有随和的人，才能发现周围的真善美，才可以真正享受生活赐予我扪的快乐。在随和中，我们可以拥有宽广的胸怀、高瞻远瞩的目光和无以伦比的智慧。

随和绝不是没有原则。随和的人，首先是聪明的人，他以睿智的目光洞察了世界；随和的人，是谦虚的人，他始终明白"尺有所短，寸有所长"的道理；随和的人，是宽宏大量的人，在人与人之间发生摩擦时，在坚持原则的基础上，他能够以谦和的态度对待对方；随和的人，是没有贪欲的人，他可以很好地控制自己的世俗欲望……

随和是一种品质

随和需要有良好的自身修养。要善于和有不同意见的人沟通，学会换位思考，学会感恩；要真诚地赞赏别人，夸奖别人；要不吝啬自己的微笑。随和需要有淡泊名利的心境。"宠辱不惊，闲看庭前花开花落；去留无意，漫随天外云卷云舒。"

随和需要与人为善的品质。"不以善小而不为，不为恶小而为之"是做人的准则。善良作为人们最美好的品质永远闪耀着人性的光辉！一个与人为善、从善如流的人总是受到人们的称赞和尊重。对周围需要帮助的人，伸出热情的双手给他一份力量；面对他人过错，善意地给予诠释和谅解……与人为善，善待他人，就会多一份坦然，增一份愉悦，添一份好心情。如此说来，善待他人不正是善待自己吗？

随和是一种心境

"心静自然平"，很多富有哲理的语言都谈到"心静"的妙处，而这恰恰能将随和有力地支撑起来。"非淡泊无以明志，非宁静无以致远"，诸葛孔明留下的千古名言，正是修身、处世的名言；一些人面对纷繁多彩的世界，面对俗世的种种诱惑，不免会产生浮躁、彷徨，对名利的追逐之情也愈加迫切，随之而来的是身心终日忙碌，并由此带来一系列的困惑。而当一种欲望满足了，又会产生新的失落、迷茫、困惑、彷徨……曾经的辉煌也只是一个经历，而不要把它当作资历。抛开世俗的杂念，让心静如秋水，思绪如行云，在思考中不断地顿悟、升华、豁达、随和。

品味随和的人会成为智者；享受随和的人会成为慧者；拥有随和的人就拥有了一份宝贵的精神财富；善于随和的人，方能悟到随和的真谛。真正做到为人随和，确实得经过一番历练，经过一番自律，经过一番升华。

养生先养心

刘永晓

话题缘起：中国现有老龄人口已超过 1.6 亿，且每年以近 800 万的速度增加。帮助人们建立正确的养生观念与方法，是一件利国利民的事情。

全国人大原副委员长许嘉璐日前于海口举行的第三届中国老年保健产业高峰论坛上，以"养生与养心"为题即兴演讲。在近一个小时演讲中，近 200 名代表沉醉其间，多次报以热烈的掌声。

我今年 75 虚岁，谈老年养生应该是现身说法。去年，我提出了"养生先养心"的理念。下面，我就谈谈"养生先养心"这个理念和我的看法。

老年养生的故事

正式讲之前，我先讲几个小故事。

第一个故事发生在西班牙。一位孤独的老太太被他的外甥发现时，已经在自己的公寓死去了九个月了。在这九个月当中，她的外甥曾经从别的城市给她打过好几次电话，都没有人接，他以为她出门了。后来她的外甥就想：怎么每次打电话都这么巧合呢，她年纪大，出门又不方便，怎么老出去呢？于是就跑来看她，敲门没有人应。于是他报警了。而警察打开门之后，这个老太太已经是一具骷髅了，通过法医鉴定，她已经死去九个月了。

第二件事情发生在今年一月份。我陪着台湾的朋友游览漓江，在阳朔上岸后，看到了两个牵着手从商店出来的爱尔兰的老太太，她们看到我们、群人非常高兴，和我们打招呼说话。她们主动说这里太美了，风景真好，而看她们年龄，大概都在 70 岁以上。

这是在西方发生的两种极端，一种孤独，死了都没有人知道；另一种结伴而行，到万里之外的中国旅行，而且是到阳朔去，见到了中国人还主动交谈，兴奋之情溢于言表。这两个故事很好地解释了老年人的心理状态和处境。

过去曾经有这样的说法："美国这种国家，是儿童的天堂，中年人的战场，老年人的坟场。"意思是全社会关爱儿童，他们生活得很幸福；中年人拼搏、竞争；等人老了失去劳动能力了，社会给你一定的物质保障，但却没有心灵上的关爱。

我想，爱尔兰这两个老太太突破了"老年人的坟场"。在工业发达、技术发达、财富高度积累的国度并不能避免老年人问题，而这些老人，是应该得到我们同情、关爱的。

第三个故事不久前发生在北京。有一位老先生，年轻的时候参军，离休之后和老伴一起生活，孩子不在身边。老伴前几年去世了，老先生身体也不好，就找了个保姆。这个保姆50多岁了，对老先生照顾得非常尽心。老先生有时候大小便失禁，都由她动手清理。老先生曾经五次病危，都是老保姆送她到医院，把他救了过来。而且是用自己积攒的钱给他付医药费。

后来，老先生觉得他离不开这个保姆了，又为对方的付出而感动，就要和保姆结婚。老先生的子女发现了端倪之后，把老先生送到了养老院。老先生吃不香，睡不好，整日在养老院里踱来踱去，而保姆感觉老先生肯定会回来，所以也没有离开他们家。过了一个星期，老先生自己想办法回到了家，一进家门，见到保姆，虽然不像年轻恋人那么浪漫地拥抱，但是也有如隔三秋的感觉。

可结婚一年后，老先生就要离婚，法院在调解过程中，问他为什么要离婚，他当场朗诵了裴多菲的诗："生命诚可贵，爱情价更高。若为自由故，二者皆可抛。"他说钱都在保姆那里，自己没钱。但是保姆告诉法官，钱原来都在老先生那里，可是他并不会买东西，之前就是全靠老伴，现在虽然保姆管钱，但钱都是花在了老先生身上，每一笔支出都记得清清楚楚。

因为老先生在他们小区偶然知道了年轻时的暗恋对象就住在附近，这位保姆就陪老先生去探望对方，却没有一丝醋意。老先生想去饭馆吃饭，保姆搀扶着他去，走到半路他却对保姆说："你怎么也来了，你别忘记你是保姆啊。"

最后法官问他怎么样才能不离婚，老先生说："每个月给我一千块钱。"法官又问："你要一千块钱干什么？"老先生说，置办点家当，买把太师椅、买点好茶叶享受一下；每个月的钱放抽屉里，将来生病了，先用这个钱，再用保姆身上的钱……

我为什么说这个故事？因为这个老人，有可能是我们这个年龄人的明天。人一到七十五岁，大脑不可避免地要退化萎缩，就变成了老小孩。这个可爱而可笑的老人是不是像个孩子啊，就像一个不懂事的孩子缠着爸爸妈妈，看到这个也要，看到那个也要，但他根本不会买东西，要了就满足了。

这个故事最后是一个喜剧结局，这是介于前面两个故事中间的一个结局，既没有因为孤独而去世，也没有结伴去国外旅游。但老先生这个处境，更需要关怀。

第四个故事是我的。我是典型的空巢家庭，儿、女、孙都不在身边。因此，在那一年春节晚会上，听到《常回家看看》这首歌的时候，我和我的老伴都哭了。真的，像我们，不需要儿女作什么贡献，只要"回家看看"，跟老爸老妈絮叨絮叨。

但是，当一个人在事业爬坡的时候，或者达到了事业顶峰的时候，常常忘了过去和未来，只关注现在。他们常常对老年人不理解。回想我当年处在这个年龄段的时候，也是这样，我不是一个不孝的人，但有时候对年迈的母亲的有些事情不理解。直到她身后，我的年岁大一些的时候才明白。

例如，当老人的身体衰弱到一定程度的时候，他会有一种莫名的恐惧、莫名的不安全感。这个在中年人看来是很奇怪的，但没办法，老人自理能力减弱之后，自然会产生这种想法。还有一点，老年人需要说话，没事去陪老爸老妈叨唠叨唠，不只是对他们心理上的安慰，而且可以锻炼他们的说话能力。一个人说话自己能听到，声带颤动，周围的肌肉都在动，脑子在动，这些就反作用于大脑神经中枢，让大脑中枢的衰老减缓。老人就怕孤独，一个人坐着晒太阳、看电视，不说话衰老得更快。所以有时候我在一些场合说了很多话，老伴批评我说得太多了，我说我是在防老。当然，这是一种自我解嘲。但是的确，从人的生理上看，老年人是需要说话的。

心和身密不可分

现在的生理学、心理学，早就有充分的理论和更多的实践证明：心和身是密不可分的。西方医学也逐渐发现，情绪和心态对健康有直接的关系。

洪昭光先生曾经讲过这样一个故事：美国有一个人几次因心绞痛送到医院，用机器一看没事。后来就做造影，证明心脏没有任何问题，血流状况、血管弹性都很好。可为什么会出现几次心绞痛呢？医院和专家反复研究，推测是由于他在瞬间受到一种强烈的刺激，于是在一次住院治疗的时候，用他最厌恶、最反感的事情猛然对他进行刺激，他马上就出现了心绞痛，这时候设备立即捕捉到了。

西医已经在思考心态、心情、胸怀和健康的直接关系。他们落后于中国两千年，我们在两千年前就明白了这个道理，所以好中医在治病的同时，也在治心。

心怎么治？我想首先是自养，要树立需求和追求，比如学国画、书法，年纪小一点的学跳舞，出去旅游。可如果学国画、书法，一旦手颤了，他可能就会从高峰跌到低谷，会失落。所以这些活动，是外在的，更重要的是让老年人有一种信仰。

凡是信仰的东西，都是永不可达到的。限于老人的文化水平，这可能比较困难，但是也不是做不到。现实中，有的老人信佛，有的老人信道教。作为儿女，不要去阻拦。因为正经的宗教都是引人向善的。生活中，更多的可能是按照儒家思想去做，比如"老吾老，以及人之老；幼吾幼，以及人之幼"的道理老人都能接受，推己及人。一个白发苍苍的老人和小孩子下围棋，可以看成小孩子给老人以安慰，让他活动一下，动动脑子，跟老年人聊聊天，这是"老吾老，以及人之老"；但同时，也是老年人"幼吾幼，以及人之幼"的体现，这就是高尚的德。儒家的东西并不高深，可以用世俗的生活去体验，追求人性的完善。所谓信仰，就是对做人的道德、人品、胸怀的无穷尽的追求。实际上就是一种情怀、胸怀和思想的高度。

养心的另一面

养心的另一方面是"社养"，就是社会共同帮助老年人养心。最小的社会就是家庭，所以我说要对中年人进行普及养生、保健知识，中年人有儿女，只要中年人做好了，孙子辈也会跟着。

第一，别跟老人"较真"，即使老人的决策是错的。说老实话，天塌不下来，这个美好的家庭不会因为老爸老妈多买了一台电视，丢了一个东西就散架了。别把家里的事情看得那么重，何况多数家庭老人孩子不在一块儿生活，所以更要理解老人。

家庭是小社会，家庭之外的一层就是社区。中华文化的建设应该从社区开始，比较小的社区就是居民小区或者一个弄堂。政府应该承担起责任来，建设社区文化。现在社区有棋牌室、书画室，有的还有小花园、健身器材，但是这些还是对"身"的关怀，是消磨时间的，不是开拓胸怀的。能不能组织更多志愿者，经过培训后，和老人结对子，和老人聊天，甚至听老人发泄，叨唠他儿孙孝不孝，帮他"养心"。

说实话，进入老年我才发现，人生高妙的道理，在中年的时候常常是难以领会的。经过了风风雨雨、曲曲折折，老了，回过头一想父母的教育、老师的教育、书上的教育，才能深入领悟。现在我们就要把老年才会体悟到的道理推向社会，特别是推向现在舍命追求物质的中年人。

这代人如果受我们的影响，救了他自己，救了老头老太太，也救了未来的中年人，未来的老头老太太。

《健康时报》2011.04.18

学会欣赏

李永忠

对于地球而言，没了阳光，就没有了光明，没有了色彩，没有了生命。

对于人来说，没有相互欣赏，就没有了合作，没有了鼓励，没有了进步。

欣赏，是进入心灵的阳光，是融化坚冰的暖流，是沟通人与人关系的桥梁，也是做人的必修课。

学习欣赏，必须打开心灵的窗户；学会欣赏，首先要学会尊重。想要每一天的生活、工作和情感，都在幸福、快乐、愉悦中度过，就必须让欣赏的阳光进入心灵，善待生活、工作和他人……

欣赏，是一种胸怀，一种雅量，能阅人，能容人，放大他人优点，缩小他人缺点。学会欣赏，就会明白每一个人都是独立的、自由的，每一个个体都希望得到关爱、尊重和理解。学会欣赏，就能"大其心以容天下之物，和其心以敬天之人"。

漫漫人生，我们无法预测生活中的每一个节点；朝夕劳作，我们不能避免工作中的每一处失误；多彩世界，我们难以绕开情感中的每一场波澜……学会欣赏，就不会以小人之心度君子之腹；理解欣赏，就不会以己之言堵他人之口；懂得欣赏，就不会要求"玫瑰花散发出和紫罗兰一样的芳香"。

真诚的欣赏，既能让别人感觉自身价值，也能让自己从中受益。懂得欣赏，就能从困境中转入佳境，既能历尽劫难情意在，又能赠人玫瑰手留余香。理解欣赏，即使先天不足，也会努力向上；即使身陷困境，也会充满希望。

每一个成功的人背后，都有欣赏自己、发现自己的"贵人"。他们的鼓励、支持和欣赏，激发了个人的潜能，最终将成就英才。相反，没有人去欣赏、发现，即使是千里马，也可能郁郁而终、没有作为。我们每一个人，都离不开他人的鼓励；同样，我们也应该怀着爱心，去欣赏和鼓励他人。

学会欣赏他人是做人的一种至高境界，欣赏与被欣赏同样是快乐的，是成功的。欣赏，让您在生活中成长为仁者；欣赏，让您在工作中成为智者；欣赏，让您在情感中成长为爱者。以仁者、智者、爱者的情怀，去欣赏生活工作情感中每一天，就会有更多的发现，收获更多的快乐。

自赏与欣赏

唐 占

人生在世总是要与人交往，与人打交道，与人共事。人生或平平凡凡，或出人头地；或轰轰烈烈，或默默无闻，同样是在实践人生。无论人生如何书写，都需要学会自我欣赏，也要学会欣赏他人。

自赏是追求人生的境界

很长一段时间，人们总是认为自赏不是一个好词。自赏，有自命清高的成分在里面，这与中国传统文化价值观相冲突。中国自古认为，把自己放在一个太高的高度是一种孤傲，是对他人的藐视，不符合"礼"的要求。同时，在"三人行必有我师"的教诲中，人们已经忘记了自赏，常常埋没了自己的发光点，这未尝不是一种可惜。自赏，不是孤芳自赏，不是自慰，不是自命不凡，不是自视甚高，不是自负，不是自大。

自赏的地基是自知之明，自赏的精神源泉是自信，自赏的尺度在于自量。

懂得自赏的人不会自吹自播，更不会自卖自夸。懂得自赏的人最瞧不起自满的人，最讨厌自惭形秽的人，最不喜欢自卑的人。

学会自赏是人生不断追求的一种无我的境界。

学会自赏就是学会换位思考，就是学会保持清醒的头脑，就是学会与时俱进的自我人生定位。

欣赏是由人及己的品格

从小我们就被教育，要看到别人的长处来弥补自己的不足。话虽然这么说，但是能做到这一点的人却少之又少，往往能够看到自己的长处，对自己的短板却视而不见。在我们扳着手指能够数出的人物中，都有一个共同的特点，就是能够看到自己的短处，同时用别人的长处来弥补自身的不足。唐太宗李世民就是一个很好的典范，大将魏征的进谏虽然气得自己牙痒痒，但是李世民却欣赏魏征的直言上谏，当魏征是自己的"镜子"，有了这份欣赏，才成就了辉煌的盛世唐朝。

欣赏，是对身边人精神道德人格的审美，是发现身边人品行修养亮点的透视，是探究身边人潜质本性的挖掘；是对身边人流派风格的理解性的把握，是将欣赏对象当作自己的一面镜子，透过镜子照出自己的优点和缺点，也是融合社会和平相处的人性需求。

学会欣赏，需要宽容之心，需要容纳之量，需要兼容之怀，需要谦虚之德，需要真诚之意。学会欣赏就是学会尊重，学会宽以待人，学会以诚相待，学会取长补短，学会广收博取。

懂得欣赏的人痛恨心怀嫉妒的人，厌恶吹毛求疵的人，唾弃自以为是不把别人放在眼里的人，也不喜欢戴有色眼睛看人的人。

用自赏和欣赏来完善人生

曹操欣赏刘备才有煮酒论英雄；刘备欣赏孔明才出现三足鼎立的局面；曹操欣赏陈宫

才有起身泣而送之就刑并差人送公台妻母去许都养老；曹操欣赏关云长才有千里走单骑过五关斩六将的传奇。

恩格斯欣赏马克思的天才才会无私地支持帮助马克思度过经济难关。

历史故事如此，现实社会生活中也是如此。夫妻相互欣赏才能源源得到爱情的滋润；朋友相互欣赏友情才能天长地久；恋人相互欣赏才有可能走上婚姻的殿堂。爱好艺术的能够通过欣赏获得美的享受，热爱自然的通过欣赏来满足精神的需求，热爱生活的人通过欣赏提高生存的质量。

自赏完成信念的支撑，欣赏完善人生的理念。自赏是健康向上的人生心态，欣赏是和谐共处的一条美丽的纽带。自赏与欣赏是人的精神文化的一种结晶，是人受教育程度受环境影响的体现，是人的品行情操风格的外在表现，也是内心修养人生阅历的自然流露。

学会自赏走好人生之路，学会欣赏营造和谐生存氛围。在自爱自尊中学会自赏，在相互欣赏中建立诚信大厦。做人发挥所长，做事回避所短，在做人做事中享受快乐人生。

学会接受不完美

苏青青

厌世消极观念和自杀企图在抑郁症患者中是十分常见的，因为抑郁症使他们过于关注人生的阴暗面。而当他们感到无力改变现状时，自然会产生绝望。所有的问题都无法解决，死亡是唯一的出路。这往往是患者付诸行动的最主要原因。

作为抑郁症患者，要敢于说出这种想法，听听别人的意见，不要总是待在自己的小天地里，因为抑郁症会削弱我们理性思考的能力，让我们感到能力下降，精力不足。因此，日常生活中的一些微不足道的小事，如洗漱、穿衣、走路、购物等，也会让我们筋疲力尽，更别说那些复杂的活动。慢慢地恢复这些能力，不一蹴而就，是至关重要的。

当我们的腿骨折了，我们不会期望在石膏刚拆除时就能够正常行走。而对于抑郁症急性发作以后也是同样道理，我们需要时间来找回过去的感觉，将这时的能力和发病前相比较是毫无意义的。

抑郁症常常让我们感到能力下降，所以当我们做事时，不要强求自己一定做得很好，学会接受结果可能并不完美，如办事效率不高，或完成后兴味索然。即使这么做无法带来愉悦感，但一定要坚持，愉悦感会在不久的将来重新回来。

正确对待生死观

人有生就有死，天地不生故天地不死。列宁也曾说"生老病死是宇宙间的自然法则"，是谁也逃脱不了死亡这一关的，但却可以通过自我养生保健，健健康康、潇潇洒洒、幸幸福福地活他个一百多岁。所以，对待生死不要听天由命，也不要像秦始皇那样，硬是指派徐福带上五百童男童女去寻找什么长生不老、不死之药，其结果只是一场梦幻罢了。

有诗为证：

长生不老是空言，秦帝求仙也枉然。

千名童子顺海去，空留故事在人间。

＊＊＊养生·知识篇＊＊＊

养生知识的匮乏，让我们很被动，有时病魔缠身，有时付出惨痛的代价！多学些养生知识，做到红灯停，绿灯行，才能一生平安健康。

了解些医学数字有益健康

以下内容摘自《健康报》

世界卫生组织专家称，每天吃水果患肝癌概率减52%。——拥抱水果，拥有明天。

英国莱斯特大学一项新研究称，每天食用富含抗氧化剂和微量元素镁的西兰花、甘蓝、菠菜、卷心菜，可以使患糖尿病的危险降低14%。——果然绿色。

统计显示，在痛风初发病患者中，宴席不断者占30%以上。——这就是痛饮的代价！

世界卫生组织称40%癌症可以预防。——好习惯很重要。

加拿大研究称，过于追求完美者死亡率较常人高51%。——不现实。

荷兰科学家称，减少吃烟熏的三文鱼、香蕉等食物，而且戒咸戒钾质食品，生女婴的机会高达80%。——科学生女法。

瑞典最新研究称，长期饱食增加患癌概率，2分饥饿可延寿。——寿命是从自己嘴里省出来的。

美国科学家试验证明，喂食很少的老鼠的寿命比喂食多的老鼠长一倍。人类采取这种永葆青春的饮食法可以长寿，而且精力充沛。要求每天摄取的热量保持在1200～1500卡为宜。——饥饿长寿法。

澳大利亚一项新研究发现，年轻人睡眠不足5小时，患心理疾病风险高3倍。——现代病。

台湾一项研究指出，坐在靠窗位置工作的员工，可能会比他的同事看起来老10岁。因为阳光更易透进来。出租车司机和驾驶人士都有这方面的风险。——阳光照耀不都是福。

美国最新研究显示，男性失眠可使早亡危险增4倍。——不是不想睡啊！

研究发现每天锻炼30～45分钟，可以使患各种癌症风险降低12%。——运动的好处不止减肥啊！

瑞典一项最新研究成果显示，年轻人缺乏锻炼会使血管壁增厚，建议每天应至少进行30分钟不太剧烈的运动。——关键是坚持。

美国研究称，每周3次40分钟散步头脑更灵。——走出来的智慧。

美国密歇根州韦恩大学一个科研小组发现，开怀大笑（发自内心）可延长7年寿命。——"强颜欢笑"，无济于事。

美国最新研究证实，打鼾者患心律失常风险高出正常人18倍。——鼾声影响的不仅是枕边人。

我国一项研究发现，常穿化纤内裤患膀胱癌概率高出正常人28倍。——吃要健康，穿也要健康。

广东省气象局研究发现，穿红蓝绿三色衣服易遭雷击。——不是迷信，是光谱特征的缘故。

英国研究称，妊娠25周甚至更早就出生的极度早产儿，可能终身受哮喘等肺部问题困扰。——早生的不都是贵子。

英国雷丁大学日前发布新闻公报说，喝牛奶可使因冠心病、中风等疾病死亡的风险降低15%～20%，而且有助于长寿。——牛奶有益健康，前提是别加什么"三聚"。

美国华盛顿大学研究者证实：学习第二语言黄金时期是从出生到7岁，大脑在这个阶段最易接收第二语言的声音和模式。——"双语宝宝"很容易。

瑞典萨尔格伦斯卡大学医院研究人员发现，受教育程度较低（少于或等于8年教育）者罹患心脏病的概率比接受过高中以上教育的人高31%。——教育的保健功效。

英国伦敦大学一项研究发现，刷牙次数低于每天2次可增患心脏病风险。——口腔卫生关乎心脏健康。

上海市高血压研究所专家说，老人心跳每分钟50次以下需警惕心脏病变。——生活可以慢节奏，但心脏不能。

苏格兰皇家爱丁堡医院对欧洲国家和美国的3500人进行十年追踪研究，发现人的外观25%来自遗传、75%来自行为，而行为包括三个因素：身体运动、心理活动、性爱。——我的美丽我做主。

美国研究发现，女性每周走2小时患中风概率降三成。——"有车"女性切记。

美国一项研究显示，每天快步至少1小时或运动量相等的人，比那些1周走不到1小时的妇女患乳癌的概率低了15%。——你走癌也走，未必只是乳癌。

美国加州科学家通过长达21年的跟踪调查后得出结论：中年人如果每天跑步40分钟，则寿命更长，认知功能也更强。——常跑才能长跑。

丹麦癌症流行病学中心研究人员发现，改善五种生活方式可使肠癌减少23%。少量饮酒、少吃红肉、多多锻炼、戒除烟瘾、关注腰围。——生活箴言，切记！也未必只是减少肠癌。

英国爱丁堡大学研究发现，每日吃75毫克阿司匹林，肠癌风险降22%。——多吃不增效。

北京一职业健身教练提示，每天站军姿25分钟可减肥。——不妨一试。

根据《美国医学杂志》刊登的一项研究，一个耳垂上出现折痕，患心血管疾病风险提高33%，两个都有将提高77%。——独特的表征。

美国科研人员警告说，梳头1分钟脱发50根以上要警惕健康问题——梳头自测健康。

中国中医科学院专家提示，每天下蹲10分钟可强健腰腿，预防痔疮。——蹲出健康。

广州一医生提示女性长期打避孕针可增加患癌风险，建议长期激素避孕者每6个月体检一次。——避孕避不了癌。

科学家发现，深色猫饲主患有中度或重度过敏症状的概率是浅色猫饲主或无猫人士的

2~4倍。——好猫的标准原来不一定是抓耗子。

德国研究人员发现，暴露在飞机噪声下的男性罹患心血管病的风险增加69%；而女性则升高93%。——升高的不仅是飞机。

《美国国家科学院院刊》刊登的一项研究发现，身高超过1.57米的女性可能缺少一个能帮助她们活到100岁的基因突变。——身长寿不长。

研究表明，女性在一生中如果有一次完整的生育过程，就能增加10年的免疫力，这种免疫力主要是针对乳腺癌、卵巢癌等妇科肿瘤。——多生孩子少得病？

意大利研究者发现，晚上22时04分左右，人的创造性思维最为活跃。——似乎不适用于儿童。

美国俄克拉何马州大学研制出辣椒减肥药，服一粒效果等同慢跑25分钟。——"辣妹"即将流行。

美国国家癌症研究所的研究人员在受调查的人中发现，有20%的人进食猪肉和牛肉等红肉最多，他们比进食红肉少的人患前列腺癌的概率要高出12%。——那就多吃白肉吧。

美国国家卫生所的研究表明，菠菜等绿叶蔬菜中含有大量的叶黄素，常吃可以导致视力恶化的眼病减少43%。——好吃看得见。

美国盐湖城山间医疗中心研究人员发现，与维生素D水平正常的人相比，维生素D水平非常低的人罹患冠心病的概率要高45%，患中风的概率要高78%。而后者患心脏衰竭的概率也要比前者高两倍。——缺哪样都不行。

美国爱荷华州玛赫西管理大学的研究人员发现，练习"沉思冥想"的患者，动脉壁厚度明显缩小，患心血管疾病、中风及死亡的概率比对照组要低47%。——请区别于胡思乱想。

美国哈佛大学附属医院的一项新研究发现，呼吸热气会使感冒症状减轻50%，将吹风机温度调到中档，吹风口距离面部至少45厘米，用鼻子吸入热气，每次20分钟最佳。——去馒头房做义工可一举两得。

据美国《科学》杂志在线新闻报道，科学家查明家庭灰尘来源60%来自户外。——时时勤拂拭，勿使染尘埃。

中山大学孙逸仙纪念医院科研人员说，儿童一年感冒4次属正常情况，可降低大病发生率。——感冒不是坏事。

美国《预防》杂志日前提出生活中16种简单易行的保健方法，其中包括吃苹果不削皮、坚持喝绿茶、每天吃一个鸡蛋以及常与爱人亲吻等。——简单易行还要切实可行。

世界癌症研究基金会的英国科学家研究发现，男性常吃香肠易患大肠癌，一周不宜超五片。——管住嘴吧。

美国芝加哥大学研究者发现，孤独人群患心脏病和中风的可能性高3倍。——百年孤独，一朝犯病。

美国科研人员在患肺癌烟客的肿瘤中发现5万个基因变异。——几乎每一支烟都会引发基因突变。

广东省呼吸专家称，30岁前戒烟能使肺癌风险降低90%。——免得越陷越深。

美国北加州癌症中心的研究人员发现，年龄超过20岁的女性，特别是停经女性如果长期暴露于二手烟环境中，会增加乳腺癌风险。——不仅仅是乳腺癌。

美国哥伦比亚大学一项最新研究发现，网球、慢跑和游泳等相对剧烈的运动可将男性发生中风的概率降低近三分之二，而舒缓运动不降低。——抓紧吧，坐等中风吗？

瑞典斯德哥尔大学近日一项研究发现，对于认为工作中受到不公正待遇的男性而言，与能发泄的人相比，隐忍者心脏病发作甚至导致死亡的概率要高出4倍。——男人哭，不是罪！

美国生理学家爱尔马研究发现，人生气10分钟耗费掉的精力不亚于参加一次3000米赛跑。建议生气不要超过3分钟。——是我不对，生什么气？别人不对，我生什么气？

英国一名科学家最新研究发现，女人寿命普遍比男人长，这是因为男人的身体在生物学上更像是"一次性用完即丢弃的用品"。——男人，要节省着用啊！

世界卫生组织营养合作中心等机构完成的一项报告指出，吃盐过多增加患中风和心血管病风险。如果那些摄入盐分过多的人每天少吃5克盐，就可以减少23%的中风风险和17%的患心血管病风险。——说容易，做很难。

美国研究人员调查后发现，与每晚睡7~9小时的人相比，每晚睡眠少于4小时的人患肥胖症的危险较前者高出73%，睡5小时的人高出50%，睡6小时的人高出23%。——夜猫子易增肥。

英国"精明头脑"网站智力专家蒂姆·福里斯特等研究人员说，玩智力游戏可大量消耗热量，猜谜语或做智力题平均每小时燃烧90卡路里热量。——所以叫脑力劳动。

研究显示，长期面对电脑警惕惹上早衰综合征，而网络性心理障碍的发病年龄介于15~45岁，男性占发病人数的98.5%，女性占1.5%。——男人要当心。

英国公共健康专家彼得·阿科斯特教授表示，懒散的生活方式有助延年益寿。如果你希望长寿，50%的自由支配时间应该被浪费掉。——生活的真谛？

美国研究人员发现，看爱人照片可减轻痛感，哪怕只看一张所爱的人的照片也可以产生同样的效果。——"真心爱人"才有效。

美国最近的一项研究结果表明，女性的胸部越丰满，她就越聪明。智商要比普通女性高出10点左右。——对"胸大无脑"的有力反击。

英国剑桥的维康基金会桑格研究中心的研究人员和其他一些国家的科学家们日前宣布，他们成功绘制出了肺癌和皮肤癌的基因图谱，这在世界上尚属首次。研究同时表明，烟民每吸15根烟可导致细胞发生1次突变。——请烟民自己计算一下。

美国研究人员发现，工作中手机铃声会降低人创造力和记忆力。当人们专心工作、学习时如果被电话打断，需要15分钟才能重新投入。——工作期间禁止手机铃声响，能做到吗？

北京市卫生局疾控处专家指出，烟草会形成人的一种"精神依赖"，烟民单纯依靠毅力戒烟的成功率仅为5%~7%。——吸烟的理由。

英国布里斯托大学的一项研究称男性不常刮胡子性生活质量也不高，而心脏病、中风的罹患率明显高出70%。——刮刮更健康。

西班牙研究人员近期在《英国心脏杂志》发表报告说，每天饮酒的男性比不饮酒的男性患心脏病风险降低三分之一。——适度很重要。

英国科学家利用新测量标准，结果发现酒精是整体上危害最大的，危害程度相当于可卡因或烟草的近3倍。而摇头丸的综合危害度仅仅是酒精的1/8。——宁可信其新标准。

澳大利亚昆士兰理工大学的一项研究称，男性结婚所获幸福感约为女性2倍。——男性更需要结婚。

日本科学家研究称，每天吃5个金橘可有效预防感冒。——金橘广告？

法国奥弗涅大学研究表明，每天喝2杯橙汁可以降低高血压，减少心脏病。——还用药干吗？

美国明尼苏达大学研究人员称，每天喝1~2勺苹果醋有益心脏健康。——信他一次，就当广告了。

国务院体改办公布的一项调查结果指出，我国知识分子平均寿命仅为58岁，比全国人均寿命低10岁左右。——知识的代价？

日本大阪大学和美国德州大学阿灵顿分校的科学家最新研究发现，人类8%的遗传物质来自一种病毒，而不是来自人类的祖先。——所以人先天就有免疫力？

英国埃克塞特大学等机构的研究人员称，使用不粘锅可导致甲状腺疾病高发。因为资料显示，体内全氟辛酸铵（不粘锅的一种材料）含量较高的人，甲状腺疾病发病率是含量低的人的2倍以上。——锅不粘了，病却粘上了。

美国研究人员发现，有憋尿习惯的人，患膀胱癌的风险会增加3~5倍。——别小视上厕所。

英国研究人员耗时5年对200名男性进行的一项实验发现，男性每天看漂亮女性几分钟可延寿4~5年。——好色赋。

科学家发现，人在愤怒时血压升高，而7天后想起吵架的事，血压仍会升高。——要淡定。

美国近期出版的《神经学》杂志指出，聊天、下棋、写作、听音乐等健脑活动能延缓记忆力衰退。每周参加11次这些活动的老人，记忆衰退的时间要比其他人晚1.29年。——大脑也要运动。

英国伦敦南部毛德斯里医院心理学院研究人员发现，多工作一年，可延缓痴呆一个月。如果退休年龄从65岁延迟到70岁，痴呆症就可迟半年到来。——上司或老板会这么想吗？

最新研究发现，常逛街可减肥促进健康，每个女性每周徒步逛商场的过程中消耗约385卡路里热量。——想减肥？那就多购物吧！

英国朴次茅斯大学的研究人员在一份报告中指出，人类找到理想伴侣的概率为1/280000。——想过理想的生活很难啊。

澳大利亚研究人员一项研究显示，人们每看一小时电视，因心血管疾病死亡的危险性就会增加18%，因其他原因死亡的危险性也会增加11%。——不知得吓退多少"沙发土豆"？

芬兰研究人员发现，吸烟者患短期腰痛的概率比不吸烟者高31%。——站着吸烟也腰痛。

新英格兰研究所流行病学部门研究人员发现，在对年龄及相关危险因素进行调整后，患有勃起功能障碍的男性所面临的心血管病风险仍高出40%。——真是祸不单行。

科学家仔细考察1606名妇女，他们发现，上夜班的妇女比非夜间工作的妇女患乳腺癌的概率高出 60%，而且上夜班年头越多，时间越长，患病的可能性越大。——夜晚是用来休息的。

美国约翰霍普金斯大学的布莱恩·马特拉加研究小组发现，肥胖者患肾结石风险更高，而男性患肾结石的概率是女性的 2 倍。——胖是"凶"之源。

西澳大利亚大学一项新研究称，每天喝三杯茶可防止心脏病和中风。——卖茶的又火了。

男性秋冬保健法则之一：每天嚼生洋葱 3 分钟，就能把口腔内的细菌全部杀灭。——不妨一试。

对英国人的调查显示，年龄超过 52 岁的人笑得远比年轻一些的人少，抱怨则多得多。——脾气随年龄长。

世界卫生组织专家的一项最新研究发现，在没有医学指征的情况下选择剖宫产手术的产妇，比自然分娩的产妇患产后严重并发症的风险几乎增加 3 倍。——现在不是流行"自然"吗？

澳大利亚珀斯特雷森儿童健康研究所的一份研究显示，母乳喂养期超过 6 个月的宝宝，以后患精神病的风险可能会更低。——要母爱更要母乳。

第四军医大学西京医院营养专家说，高血压患者每天吃 50 克紫菜可辅助降压。——就怕难以坚持。

英国布里斯托尔大学的一个研究小组生现，骨骼强度与脂肪摄入量有关，女孩脂肪量增加 11 磅（约合 5 公斤），胫骨密度可相应提高 8%，少女过度减肥可增加患骨质疏松的风险。——要风度还是要强度？

台湾大学医学院等机构的研究表明，雌性激素在女性肝癌中扮演保护角色。在乙肝患者中，雄性激素愈多，罹患肝癌的概率愈高。男性患癌概率为女性乙肝患者的 4 ~ 8 倍。——男人好难。

一项最新研究表明，偶尔做白日梦有利于身心健康并激发创造潜能。每天做 5 分钟白日梦，一边深呼吸，一边幻想，对免疫系统起着良好的促进作用。——"白日梦"的价值。

加拿大一项医学研究发现，有流产经历的女性出现早产概率可增 35%。——经验并非越多越好。

美国杜克大学儿童与家庭政策中心参与的一项研究显示，幼儿常挨打可影响思维能力的发展，从一岁就开始挨打的幼儿在认知测试中表现糟糕，有更强的攻击性。——暴力的根源。

美国密歇根大学的研究人员称，连续 2 小时吸入被污染的空气可导致血压升高，严重者还会引发心血管疾病。——不是谁都适合户外活动。

近日，美国 20 世纪福克斯公司在英国展开了一个有关撒谎的调查。调查发现男性日均撒谎 6 次，是女性的 2 倍。——但愿都是善意的谎言。

美国俄勒冈州立大学研究所的一项研究表明，一些有预防癌症作用的天然食品成分，在化疗中发挥重要作用。例如叶绿酸，比常用化疗药杀死结肠癌细胞的作用要强 10倍。——食疗是最安全的药方。

英国牛津大学罗伯特·克拉克率领研究小组随访调查 40 年，研究各种因素对中年人预期寿命的影响。最终发现，吸烟、高血压和胆固醇高，3 个因素将使中年人的预期寿命减少 10 年；如果再加上肥胖因素，则会减寿 15 年。——有多少 10 年可以再来。

以色列研究人员发现，心脏病患者戒烟后死亡率可降低 37%。——何时戒烟都不迟。

英国雷丁大学的研究人员称，每天饮用 2 杯香槟可提升心脏健康。——小酌怡情又宜心。

英国《fabuious》杂志最新一期刊登了一所大学的研究：每天吃 2 个鸡蛋减肥防衰老。——试试也无妨。

有研究表明，在水中漫步 40 分钟有助减肥塑形。——不会游泳的人请记住。

日本的调查报告及英国的研究均显示，经常超时工作的人，如果每周工作 50 小时，则有损心脏与大脑。——张弛相彰，才是好生活。

据中国、美国、澳大利亚合作开展的防治儿童近视研究项目前期调查显示，我国人口近视发生率为 33%，全国近视眼人数近 4 亿，近视眼人数世界第一。——如此"桂冠"令人不爽。

墨西哥国家生态学会日前表示，乘坐快速公交车比乘坐小汽车的乘客少吸入 60% 的污染物。——绿色出行。

德国一项最新研究显示，人们陷入交通堵塞 1 小时后，心脏病发作的风险会增加 3 倍。——堵车时心态很重要。

美国癌症学会日前汇总的报告称，全球每年约有 600 万人因吸烟引起癌症、心脏病等而死亡，预计这一数字将进一步上升。——你会成为 600 万分之一吗？

美国佛蒙特大学的应用数学家耗时四年"计算"出人们一周的情绪周期。依照此法计算，他们发现人们在星期三心情最低落。——上班族要注意了。

美国研究人员发现，接受早期乳腺癌治疗的患者服用阿司匹林后，癌细胞扩散和死于乳腺癌的风险均降低 50%。——简单易行，成本且低。

美国一项研究警告说，女人过于洁癖，特别是在家居环境方面过于挑剔，则可能会增加乳腺癌风险。每天使用空气清新剂会使乳腺癌发病概率增加 30%。——干什么都不能矫枉过正啊！

加拿大不列颠哥伦比亚大学的科研报告指出，宝宝在娘胎里有分辨两种语言的能力，如果经常听双语，比较客易接受双语训练。——学语言离不开环境。

法国的一项调查表明，女性吃盐多了容易长皱纹，每天盐摄入量不要超过 6 克。——身边的美丽杀手。

加拿大的一项研究发现，驾驶者平均驾车 1 小时，寿命便缩短 20 分钟。——是真的吗？

加拿大麦克马士德大学的研究人员发现，黑巧克力在中风 3.5 小时内降低大脑的损伤程度。每周食用 50 克巧克力，因中风死亡的风险可降低 46%。——又一喜爱吃巧克力的理由。

有关专家警告，反复做 CT 致癌风险高。——只顾现时，别忽略未来。

美国密歇根州大学安阿伯分校的一项研究发现，口罩加洗手液可将流感发病率降低 50%。——不妨一试。

西澳大利亚大学健康与老化中心的一项研究发现，70 岁以上的老人适度肥胖可延寿，比正常体重者死亡危险低13%。——胖一点没关系，但要运动。

美国布莱根妇女医院的最新研究发现，女性每日饮一两杯酒，体重增加的概率会减少30%，有助保持体形。——塑身不一定靠健身。

美国一项最新研究显示，喝酒脸红的人比喝酒不脸红的人患食道癌的风险高出6～10倍。——天生的。

美国密歇根大学研究称，每天与人闲聊天15分钟可提高记忆力。——是当面聊不是网聊。

武汉工业学院食品科学与工程学院教授何东平估计，目前我国每年返回餐桌的地沟油有200万～300万吨。也就是说，你吃10顿饭，可能有一顿碰上的是地沟油。——你还想出去吃吗？

日本专家研究认为，唠叨、撒娇、哭泣和吃零食这4个女性特有的习惯，对维护女性健康起着意想不到的作用。比如，撒娇有利于宣泄不良情绪，哭泣后负面情绪强度可减低40%等。——女人示弱有好处啊！

英国研究人员发现，如果想快速回忆起某件事情，只要将眼球左右转动30秒，就会产生良好效果。——眼珠一转，计上心来。

波兰科研人员最新研究发现，每天吃一个苹果，患结肠癌的风险会降低，概率为65%。——种苹果的乐了。

世界卫生组织调查发现，全球近1/3的儿童缺乏运动，这一点同他们生活在穷国还是富国无关。——总算找到人人平等的感觉了。

英国心理研究表明，常做以下5件事可提升幸福感：经常联系周围的人、让身体动起来、留心周围、学无止境和与人为善。——幸福的营养素。

英国一心理学家说，早晨6时是女性最易受孕的时间。——怀孕也赶早啊！

美国最近研究发现，女性过量饮啤酒患痛风风险较常人高7倍。——女人不宜豪饮。

第四军医大学一专家说，女性每天吸烟超过10支，绝经提前比例达40%。——做女人还是做烟民？

挪威樱兰迪特医院的一项研究发现，女性吸烟将使其怀孕的可能性降低40%。——又见烟祸。

专家提示，每天吸烟的支数乘以吸烟年限大于400为肺癌高危人群。——烟民算一下吧。

日本科学家最近研究发现，每日吃40克熟芝麻具抗氧化作用，可保肝护心。——小东西，大作用。

加拿大的研究人员称，有1%的新生儿在出生时便带有因母体酗酒过度引发的缺陷。——城门失火，殃及池鱼。

瑞典进行的一项研究称，女性服复合维生素患乳癌的风险可增20%。——令人担忧的研究发现。

美国专家研究称，每天吃一块西瓜，患心脏病的危险可降30%。——"贴心"西瓜。

哈佛大学公共卫生学院研究人员表示，每周吃鱼两次以上，患心脏病的危险可降低30%以上。——吃完西瓜再吃鱼。

美国夏威夷大学癌症研究中心调查了10年发现，每天吃50克以上猪牛肉等红肉的人得胰腺癌的风险增加50%。——红肉的新"罪状"。

美国《预防》杂志指出，每天吃7粒杏仁。患老年痴呆的风险可减少67%。——食物药丸。

日本专家在研究中发现，唾液中的过氧化物具有抑制致癌物质的特殊功效。一口饭嚼30秒，可防病抗癌。——咀嚼的不是饭，是健康。

新近一项检验发现，世上最脏的东西是刮胡刀，其含菌数过百万个，是马桶的125倍。——这可让男人难堪。

美国研究发现，心理压力可致伤口恢复时间延迟25%。——那就放松。

美国一项最新研究指出，在绿色自然环境中进行5分钟运动最为合适，可增加幸福感。——与大自然亲近真好。

美国科学家最新研究指出，夫妻一方患老年痴呆，配偶发病率高6倍。——真是心连心啊！

卫生部、中国抗癌协会发布的最新数据显示，19～35岁青年人胃癌发病率比30年前翻了一番。——记住：早检出，5年生存率可达95%。

英国媒体报道，10年研究最近得出结论，发现每天打手机超过30分钟，与患脑癌风险相关联。——宁可信其有。

英国格拉斯哥大学一项最新研究说，中风后90分钟是黄金急救期。——切记。

据卫生部注册护士信息数据库最新统计，中国现有男护士2.1万名，约占注册总数1%。——这里是就业洼地。

近日一项发表在美国《健康事务》杂志上的研究报告称，中国人腰围增长速度居世界第一。——要是健康第一多好哇！

英国一项调查结果显示，14岁女孩与15岁男孩叛逆性最强。——要顺势而为。

瑞典科学家发现，母乳中存在可杀死40种癌细胞的物质。——天然的馈赠。

1包方便面钠含量等于10.9克盐。而成人一天的钠摄取量约6克为宜。——光吃面别喝汤。

调查显示，女性28岁时幸福感最强。——短暂的幸福。

北京体育大学研究人员称，半数减肥运动过度，每周减重不宜超1公斤。——欲速则不达。

每毫升精液中有4000万个精子的男性，其抵抗疾病及免于因病死亡的身体机能，比每毫升精液仅有1000万个精子的男性高出40%。——你有4000万吗？

旅行者患下肢血液凝结者的危险性显著增高，是非旅行者的3倍；而且旅行越长，风险越增加。旅行每增加2小时，风险增加18个百分点；乘坐飞机每增加2小时，风险增加26个百分点。——徒步旅行似乎除外。

日本东北大学日前发表报告说，略胖者反而最长寿，平均比瘦人多活6年。——"有钱难买老来瘦"不时兴了。

人体抵抗力的好坏与否跟生活习惯息息相关。近日，美国《预防》杂志刊文称，有6个朋友可使抗感冒病毒的能力提高4倍。——你的朋友够数吗？

瑞典社会研究所一项研究发现，妻子受教育程度对丈夫未来健康的影响大于丈夫本身的教育程度。也就是说，想长命百岁的男性最好娶一位受过良好教育的女子为妻。——知书达理为伴才是福。

英国营养学家和医学家最近推出了一本50页的特殊食谱——《前列腺保护食谱》。专家们发现，参试者中葱属蔬菜吃得多的男性比此类蔬菜吃得少的，得前列腺癌的危险低50%。大葱防止前列腺癌的效果尤为突出。——男士要多吃大葱了。

韩国一项研究发现，无名指长的男人罹患前列腺癌的概率会增加3倍。——行家一伸手，就知有没有。

英国伦敦大学研究人员研究发现，与常吃新鲜食品的人相比，常吃加工食品的人发生心情抑郁的可能性要高出58%。——吃"神"造的，少吃人造的。

美国宾夕法尼亚州立大学一个研究小组针对女生进行的调查发现，小时候（5岁）每天喝2份或更多甜饮料的女孩，长大后容易出现超重等问题。——女孩少喝甜饮料。

英国伦敦大学的研究人员调查发现，妈妈肥胖，女儿肥胖的概率增加10倍。——可怕的规律。

英国一家研究机构最近公布了一项涉及5000个家庭的调查：孩子在22岁时开始理解父母，对父母的态度发生转变，感激父母为自己所做的一切。而其他亲子关系的改善则来得更迟。女性到了30岁左右才开始认可父母的健康理念。——成长路漫漫。

美国丹佛大学的研究人员发现，每天果糖摄入量超过74克（相当于喝两杯半含糖饮料），会大大增加血压升高的风险。——甜蜜的诱惑。

美国哈佛大学最近一项研究表明，每周吃2~4次菠菜，可降低视网膜退化的危险。——越吃越好看。

英国《每日邮报》报道称，承受高度压力3~5年可导致记忆力衰退。——谁又希望有压力呢？

英国一名癌症研究专家得出惊人的结论：因使用手机致死的人数将超过吸烟受害者。报告指出，使用手机10年以上的人，患脑癌的风险增大一倍。——长话短说。

奥地利的研究人员调查显示，每天使用手机超过10分钟，耳鸣风险增七成。——应该叫"耳机"。

当人们牙齿少于25颗时，患脑卒中的风险要比正常人高50%，甚至更高。有牙周病的人患心血管病的危险比健康人要高25%。——中医的整体观念又一次体现。

65岁以下人群也存在患老年痴呆症概率，已提前到55岁。——年轻了10年。

北京市疾控中心检测发现，92.3%的香水含邻苯二甲酸酯，使用不当可杀精和增加乳腺癌概率。——"香水有毒"，有歌为证。

日本小儿科学会公布的调查结果表明，2岁以下的婴幼儿看电视的时间越长，除视力不佳外语言表达能力越弱。——少看会儿。

美国哈佛大学研究发现，每天喝6~10杯水能有效降低膀胱癌的危险。没有什么副作用，但却受益匪浅。——水放多日产毒，何况尿乎？膀胱是安全了，可肾是否负担加重？

目前我国脑卒中已经成为第2大致死病因，每一分钟约有5人发病，3人死于脑卒中；而且发病率还在以每年10%的速度递增。——值得警惕啊！

美国医学杂志《儿科》上提出了三手烟的概念及危害问题，研究核心内容是记吸烟者服饰沾染香烟致癌物可能引发三手烟危害。通常我们以为只要在吸烟结束后开窗换气或打开风扇就会吹得"烟消云散"，就可以避免非吸烟者被动吸烟。现在看来，事实并非如此。——在二手烟的危害广为人知之后，我们的认识也该升级换代了。

在 2009 年 1 月 1 日出版的《自然》上，科研人员撰文称炎症已成为癌症的第 7 特征，提醒某些部位经常有炎症的人群应提早进行癌症筛查。——但愿不会太多人杯弓蛇影。

西班牙《世界报》报道了一项科研成果：人类六七十岁时幸福感最强烈。幸福感越强烈的人寿命越长，而金钱绝不是提供幸福感的渠道，健康往往比金钱更给人带来幸福感。——金币当眼镜的人似乎除外。

高血压与老年痴呆症之间存在密切关系，使用降压药物的老人患老年痴呆症的概率比不使用者要低 50%。——中医总是讲既病防变。

伦敦大学附属学院——伦敦卫生与热带医学学院的研究者发现，体重超重的人无论是吃还是行，都比瘦人排放出更多的温室气体，平均每年比瘦人多排放 1 吨二氧化碳，从而对环境造成更大的破坏。——肥胖不但影响美观，也影响环保。

美国加州大学等研究机构的营养学家发现，中年人多摄入柠檬水、亚麻籽、核桃、辣酱、鲑鱼等 5 类食物，可减少体内多余脂肪。——找齐 5 类不容易。

据美国《华盛顿邮报》报道，医学专家们发现，压力会伤害人体以下 7 个系统的健康：神经系统、骨骼肌肉系统、呼吸系统、心血管系统、内分泌系统、消化系统、生殖系统。——压力对哪儿都不好。关键是哪儿来的压力？

英国《新科学家》杂志的报道称，丈夫比妻子年长 15 岁，婚姻最美满。——爱情面前，年龄不是问题。

美国芝加哥大学的一项最新研究显示，妒忌心会导致心脏病等多种疾病高发。在社会关系网排名很低的人，要比那些对自己社会地位很满意的人患病概率高 22 个百分点，尤其是心脏病更明显。——妒忌心换成博爱心就可长寿了。

世界卫生组织专家首次发现，世界各地医院的甲型流感数据显示，体重指数在 40 以上的病态肥胖者，往往出现难以治疗甚至致命的呼吸道并发症。——肥胖的又一害处。

美国全国癌症研究所的研究员表示，身高可预示健康程度。比如，高于 175 厘米的女士非常容易患上乳腺癌并因此丧生；超过 182 厘米的男性比矮于 170 厘米的男性患前列腺癌的概率增加了 59%；超过 168 厘米的女性患胰腺癌的概率增加 81% 等等。——高矮都有隐忧，上帝是公平的。

随着年纪增长，大脑中的早老蛋白会随之增加，从而对记忆力造成损害。——糊涂不难得。

发表在《自然》上的一项来自西班牙的最新研究显示，经常喝啤酒的女性，骨骼会变得强壮，降低患骨质疏松症的概率。即使喝少量啤酒（每天少于 1 品脱），也会预防骨质疏松症。——少喝有益但也不能开车。

多伦多儿童医院工作人员研究后发现，母亲怀孕头 3 个月孕期晨吐严重预示孩子智商高。——"害喜"无害。

哈佛医学院及美国医学协会的研究人员发现，六种生活方式可降低 80% 妇女患高血压的危险性：保持正常的体重；规律锻炼；多吃水果和疏菜；摄入低脂乳制品；低钠饮食；补充叶酸。——好像不难做到。

西班牙德里大学医院专家研究发现，睡眠时间超 8 小时的人群患老年痴呆概率可增两倍。——睡得太多不叫睡觉，中医称之为"失神"。

在美国德克萨斯州大学生化学院工作的研究员唐纳德·戴维斯研究发现，现代蔬果的矿物质含量比50年前收获的同类农作物平均降低了5%～40%。这些矿物质包括镁、铁、钙、锌等。大个儿果蔬的营养反而少。——真是中看不中用。

瑞典斯德哥尔摩卡罗林斯卡医学院研究人员发现，幸福婚姻能使患老年痴呆症的概率降低50%。——老伴不仅仅是老伴。

牛津大学英国癌症研究中心流行病学专家蒂姆·凯伊教授研究称，吃素可使白血病等癌症发病率降低50%。——对素食者是个好消息。

美国罗切斯特大学医学中心研究人员发现，果汁饮料可使牙釉质硬度降低84%。——用处之大有点让人不敢相信。

意大利天主教大学的研究人员发现，每天1杯葡萄酒有助于乳腺癌患者减轻放射治疗的痛苦及副作用。葡萄酒中的多酚可帮助保护患者正常组织减轻放射治疗的影响。——喝葡萄酒不仅能抗衰老。

一项研究报告指出，每天喝约半杯干红葡萄酒可使男性寿命比不饮酒者延长5年，同时降低患心脏病的风险。——但愿不是红酒厂的研究成果。

人到中年如烟瘾严重会大幅增加老年痴呆风险，20年后阿兹海默病与痴呆的患病概率可能翻倍。——愿意得老年痴呆症吗？那就别戒烟。

瑞典学者的一项研究称：每天有1440分钟，其中最易引起夫妻争吵的只有8分钟，即早晨临出门上班前的4分钟以及下班回家后的4分钟。——生活学问无处不在。

在英国近130万女性中，一项新研究发现，每天即使只喝一杯酒，也会增加女性罹患7种癌症的风险。——管住嘴即可。

所有放松活动中，阅读舒缓心情效果最佳，6分钟内就能够降低压力水手68%。——阅读有益身体健康。

心肌细胞可再生，一生更新率约50%。——希望就此打开心肌受损的治疗之门。

9种食物以期通过饮食调节，抗击流感。分别是：酸奶、红薯、茶、鸡汤、牛肉、蘑菇、鱼和贝类、大蒜、燕麦和大麦。——通过饮食来提高免疫力、避免感冒还是有效的。

母乳喂养可减少母亲患心血管病风险。一项关于对140000名绝经后，并且至少生过一个孩子的妇女的研究发现，其心血管疾病、高血压、糖尿病和高血脂症等患病风险，在一生中均显著低于其他人。——母乳喂养就不需要理由。

英国曼彻斯特大学的研究者发现，摄入更多的维生素D，可以让你上了年纪后更聪明。维生素D可能还有助抗癌，并有助遏制动脉疾病和结核病。——名不虚传的"阳光维生素"。

妇女在孕前服用叶酸补充剂可大大降低早产的风险，但服用时间不能少于1年。——防患未然可行。

男性并没有我们认为得那样强壮。由于来自各方面的压力，男性寿命正在缩短，男性青壮年的死亡率比女性高3倍。——男人难人！

世界癌症研究基金在英国对几家知名咖啡连锁店的冰咖啡热量进行了调查。结果是：1杯冰咖啡热量堪比一顿正餐。——欲减肥者慎入。

美国健康专家警告，能量饮料虽可增强体力，但每16盎司（约473毫升）能量饮料的咖啡因含量为70～200毫升，一杯8盎司咖啡可能含有40～150毫升的咖啡因。——渴了喝水，慎用"能量"。

法国比桑肯大学科研人员发现，女性更易因心脏病发作而死亡，女性在心脏病发作后的一个月内死亡风险约为男性心脏病患者的 2 倍。——女性的心更"脆弱"。

美国 CDC 研究人员收集分析数据后说，感染甲流病毒的孕妇，患重病的概率比其他病人高 3 倍。——孕妇本来负担就重。

英国最新研究发现，每天喝 3 杯茶，可以大大降低"心梗"风险，高达 70%。而芬兰的一项研究认为，男人每天喝茶 2 杯以上，中风的危险会降低 21%。法国研究也发现，女人每天喝茶 3 杯以上，血栓危险降低 32%。——可中国人饮茶的好习惯似乎在消退，甚至用饮料代茶。

美国最新一项研究发现，对生活保持乐观者要比悲观者长寿，身体也更健康。研究还发现，不信任他人者与诚恳待人者相比寿命短，前者比后者早死概率高 16%。——"乐者寿"，"仁者寿"，其实中国在两千多年前就发现了。

接种天花疫苗的人要比没有接种天花疫苗的人更能有效抵御艾滋病病毒侵袭，后者感染艾滋病病毒的概率要比前者高 5 倍。——抗体的效力。

研究发现，降脂药、抗抑郁药、降高血压药、口服避孕药等可引发男性勃起功能障碍。——是药三分毒，"有毒"不丈夫。

丹麦科研人员称，女性工作压力大患心脏病风险较常人增加 50%。——女人也不抗压啊！

首都医科大学专家提示，补钙最佳时间是在晚饭后 1 小时内，以及睡前 2 小时左右。——选对时间很重要。

英国营养基金会的一项最新研究发现，红薯中植物营养素含量是胡萝卜的 2 倍。——过来人都知道。

湖南省一呼吸专家说，儿童反复哮喘六成以上因为牛奶过敏。——和"三聚"无关。

卫生部老年医学研究所专家说，男人"啤酒肚"能导致 15 种疾病。——做男人"挺"不好。

英国格拉斯哥大学研究人员的一项最新研究显示，过度饮酒且过于肥胖者因肝病死亡的概率是普通人的 19 倍。——过度的危害多么巨大。

美国国家癌症研究所证实，女性每天戴 12 小时胸罩患乳腺癌概率提高 21 倍。——是胸罩还是凶器？

美国加州洛玛大学研究发现，每天吃坚果可有效降低胆固醇水平。但由于坚果热量很高，所以每天吃的数量不应超过 85 克。——好东西吃多也不行。

美国研究发现，人在不同年龄段食补有差异：30 岁需补能量，40 岁要护心脑。——吃的学问大啊！

哈佛大学研究人员发现，每天都吃大豆制品的男性精子数量低，容易不育。——想育儿就少吃豆腐。

有研究人员总结出 8 项可以让女性变聪明的运动：健走、舞蹈、搏击、滑雪、乒乓球、瑜伽、定向越野、游泳。——总有一款适合您。

专家表示，每天摄入 16 毫克番茄红素可将晒伤的风险系数降低 40%。——比防晒霜更耐用、更健康。

健康专家说，男性夜晚如厕超过两次，需警惕前列腺病变。——啤酒喝多了除外。

法国专家推荐说，石榴是预防癌症最有效的水果之一，它的抗癌作用比红酒和绿茶高3～4倍。——石榴多子亦多寿啊！

英国研究发现，每天看电视4小时，死于心脏病风险增28%。——看世界杯，令心脏更"悲"。

每周喝两次碳酸饮料，患糖尿病概率增70%。——把住嘴吧。

研究称，泡面潜藏着巨大的有害健康的危险因子，吃一包泡面需肝脏解毒32天。——泡面里的"杀气"。

有研究发现，父母有11项特征易传给子女，其中智力60%取决于遗传。——望子成龙要先为龙。

美国睡眠专家发现，推迟30分钟上学，对青少年学生身心健康有益。——是推迟，不是减少。

过度锻炼会对男性生殖能力产生负面效果。——锻炼虽好，安全为先。

江苏省耳科疾病与听力障碍诊治中心专家提示，3岁前是治疗听力障碍最佳时机。——机不可失。

美国研究人员发现，对于40岁以下的成年人，睡眠时间不当可致腹部脂肪增加。——睡得好，腰围小。

英国食品研究所的研究显示，男人每周吃2～3次豌豆（约400克）可降低患前列腺癌和原位癌扩散的风险。——豌豆价值新说。

美国科学家研究指出，一个人即使腰围符合标准，但如果脖子过粗，也预示着有罹患心脏病的风险。结果显示，男性的平均颈围为40.5厘米，女性为34.2厘米。颈围越大，风险越高。——领子紧了要注意。

美国科学家研究发现，与每天至少喝1杯绿茶的烟民相比，每天不喝绿茶的吸烟者肺癌发病率增加了12.7倍。——绿茶是个宝。

美国威斯康星大学麦迪逊分校的科学家研究发现，在猴子饮食中减少热量摄入可延长其寿命；它们死于心脏病、癌症和糖尿病的概率也减至1/3。——人类或许也不例外。

心理专家提示7种信号暗示夫妻关系出现问题，分别是：不再讲甜言蜜语，热衷于社交活动，第一次约会时穿的衣服不再合身，羞于把两个人的合影摆在桌面上，悄悄地等待离开的一天，不愿和伴侣度长假，俩人不再争吵。——对症下药似乎是个不错的选择。

英国诺丁汉大学一份报告称，与烟民一起生活或工作的孕妇，发生胎死腹中的概率比一般孕妇高23%，出现先天畸形胎儿的概率也比常人高13%。——让我们集体控诉二手烟。

美国哈佛大学医学院一项新的研究发现，无论男女，每周吃2～3杯草莓等浆果可以使帕金森病危险降低40%。——春天草莓正当时。

美国国家睡眠基金会调查发现，对电视、手机和笔记本电脑的依赖可能正让美国人付出沉重代价——缺觉。近95%的受访者表示，他们在睡前一小时内会使用某种电子产品，且有大约2/3的受访者承认，他们在一周中睡眠时间不足。——缺觉吗？关掉科技产品！

英美科学家在最新一期的《高血压》中指出，参与者每天多喝一罐含糖饮料，其血压的收缩压平均增加1.6mmHg，舒张压则平均增加0.8mmHg。——少糖少盐多健康。

意大利那不勒斯费德里科二世大学医学院的科研人员发现，如果每天能多摄入 1.64 克的钾，研究对象患中风的概率可降低 21%，患心脏病的风险也有所下降。——富"钾"天下好生活。

美国食品和药品监督管理局说，孕妇服偏头痛药托吡酯（topira - mate）产下裂唇儿风险高 20 倍。——还不抓紧检查自己的药箱？

英国科学家一项历时 11 年、跟踪调查了 7100 位英国人的研究显示，每天工作超过 11 小时的人，比每天工作 7～8 小时的人患心脏病的风险高 67%。——工作狂多是被动的。

加拿大圭尔夫学的研究人员发现，餐后 1 杯咖啡，血糖加倍升高。——小资生活的隐患。

哈佛医学院一教授研究发现，过度吸烟者和被动吸烟者患上糖尿病的风险一样高。每天吸烟超过 2 包的妇女，最容易患糖尿病。——远离烟雾。

澳大利亚研究发现，每天吃 4 瓣大蒜，能很好地平衡胆固醇，保护血压。——生活不能没蒜。

美国研究者发现，人们在运动时发作心脏病或心源性猝死的概率是不运动时的 3.5 倍。——生命在于不动，主静学说的证明。

日本广岛大学研究人员表示，牙齿少于 24 颗中风危险增加 57%，而常用牙线清洁牙齿可以预防中风。——无可奈何的结果。

陈震宇研究小组报告的首份证据表明，食用苹果中的一种有益健康的抗氧化物质，能够延长实验动物的平均寿命约 10%。——果为助。

美国、芬兰、瑞典三国联合对 4000 余名男女长达 12 年的研究发现，疏离人群的人患严重疾病或在此期间死亡者，比社会活动活跃的人高出 2 倍。并且人与社会疏离越远，患病率与死亡率就越高。——孤独的人老得快。

美国伊利诺斯大学高级研究员某某人发现，只是普通的走路，就可以把你的生物钟回拨 2 年，能极大地增进你的记忆和大脑健康。——人有双脚干吗不走路！

英国一项研究显示，多喝红茶可舒缓压力，过量饮用无害健康。每天喝 4 杯红茶的人，在 6 周后，体内皮质醇的水平有显著下降。——红茶绿茶都有益。

德国一项调查显示，夫妻间"晨吻"可以使人的平均寿命延长 5 年左右。此处，调查还显示，享受到"晨吻"的人很少受车祸和职业病的困扰，同时还能多赚 20%～30% 的钱。——一吻千金。

美国北卡罗来纳的一项研究发现，静坐可使疼痛强度减少 40%，疼痛不快感锐减 57%。静坐镇痛的效果，甚至超过吗啡或其他止痛药，而这些药物通常只减轻大约 25% 的疼痛。——还不用花一分钱。

美国亚特兰大研究人员发现，太爱干净会增加哮喘、过敏、抑郁风险。西方国家抑郁症发病率比贫穷国家更高，原因是人体免疫系统更少经受细菌"磨炼"。比如，英国抑郁症发病率为 10%，而尼日利亚只有 1%。——干净要适度。

著名的瑞典卡罗林斯卡医学院的一项最新研究报告显示，大部分在工作时间久坐不动的男人患前列腺癌的概率要比经常参加运动的人高近 30%。——是男人，就要运动。

据美国明尼苏达大学和拉什大学研究人员的一项问卷调查发现，邻里关系好，经常与邻居互动的老年人，比不善社交的邻居中风死亡危险要小一些。问卷调查涉及的"邻里凝聚力"得分每增加一级，中风患者生存率就提高 53%。——独立但不独处。

美国马里兰大学医学院研究发现，每周快走 2.5 小时减肥降血脂。——跟减肥药说"88"。

专家称，把两腿跷在椅子或者桌子上高过心脏 3~5 分钟，可改善记忆力。——记住，别让老板看见。

日本京都府立医科大学一份研究报告发现，冬天长时间泡热水澡可能会给健康带来意想不到的危害，冬天洗热水澡时心脏骤停的概率可能比夏天时增加 10 倍。——享受也要有度。

美国匹兹堡大学一项研究发现，走路快慢可预测寿命长短。走路速度每增加 0.1 米/秒，死亡危险就会下降 12%。——如果跑起来呢？

日本有关专家发现，有 30%~40% 的老年痴呆病人，在青壮年时期都有长期饱食的习惯。——所谓"吃饱了撑的"。

美国一项长期研究发现，每天吃 2 盎司（约含 57 克或一把）核桃仁，可以使乳腺癌危险降低 50%。——据说核桃还健脑呢。

希腊研究者发现，与晚餐后 60 分钟内就睡觉相比，那些过 60~70 分钟入睡的人中风概率减少 76%，超过两小时入睡的人风险度就更低了。——睡前就别吃了！

有专家说，饭后 70 分钟左右再去 KTV 开始唱歌，没有后顾之忧。——吃饱了就去 K 歌并不 OK。

目前国民的健康状况调查

摘自《中国保健》总第 296 期

（该文为部分简要内容）

卫生部副部长王陇德在国务院新闻发布会上宣布，最近十年，我国城乡居民的膳食、营养情况有了明显改善，营养不良和营养缺乏患病率继续下降，同时，我国也面临着营养缺乏与营养结构失衡的双重挑战。特别是慢性病和亚健康呈上升趋势。导致慢性病和亚健康越来越多的原因：一是由于物质生活水平提高了；二是由于精神文明没跟上，一手硬一手软导致富贵病越来越普遍，这正是向社会文明过渡但还不够文明的一种社会现象。

成人超重率达 22.8%

因畜肉类及油脂消费过多，谷类食物消费偏低，目前约有 2 亿人体重超重，6000 多万人患肥胖症，成人超重率达 22.8%，肥胖率为 7.1%。与 1992 年相比，成人超重率上升了 39%，肥胖率上升了 97%。

慢性病呈上升趋势

随着膳食结构和生活方式的改变，慢性非传染性疾病呈迅速上升趋势。除肥胖症外，目前，中国的血脂异常现患病人数约 1.6 亿，成人患病率为 18.6%。中国约有 1.6 亿多人患高血压。

亚健康人群接近 10 亿

亚健康是介于健康与疾病之间的一种生理功能低下的中间状态。无论是身体还是心理均处于一种非健康的状态。亚健康最容易导致肿瘤、心血管疾病、呼吸及消化系统疾病和代谢性疾病，这些疾病均有一个缓慢发展的过程，刚开始均表现为亚健康，如不采取控制手段很容易就会发展为真正的疾病。

改善亚健康的关键在于"早发现、早预防、早治疗"，学习正确的健康知识，养成良好的生活习惯，并长期坚持锻炼或多运动。据不完全统计，目前亚健康人群占75%以上，也就是说，在中国亚健康人已接近10亿，这个庞大的群体还在不断扩大和蔓延。

城乡儿童营养呈两极分化

城市肥胖儿童越来越普遍。农村男性平均身高比城市居民相对低4.9厘米，女性低4.2厘米。农村婴儿辅食添加不合理的问题十分突出。

寿命延长了　生命质量降低了

我国居民平均寿命是62.3岁，在世界排名第81位。而日本平均寿命是74.5岁，世界排名第一。

国际卫生组织衡量一个国家人口的生命质量，最主要的评判标准是健康年龄，而不是单纯的生理寿命的长短。如果一个人活到100岁，却有30年重病缠身，或者处于植物人状态，这样的寿命简直就是灾难，不仅于自己于家人无益，还会给社会造成很大的负担。

在此提倡：高质量地活着是人类的权力，也是对生命的一种尊重。

国民体质呈下降趋势

总体来说，我国国民体质呈下降趋势，七成以上的人遭遇亚健康威胁，"白领"的亚健康比例更高。每7个中国人当中，有一个营养不良；0到5岁儿童身高达不到国际标准；脑血管病已经成了中国人死亡的第一主因；一亿多高血压患者，五千多万（应该更多）糖尿病患者，每年新增癌症病人160万；性病、结核病等又死灰复燃……慢性病快速攀升，发病率和死亡率居高不下，已成为威胁国人健康的主要问题。

疾病的低龄化趋势严重

现在国民提前得病、提前残疾、提前死亡的现象也不断增多。调查表明，一些小学生已经有了高血压，中学生发现有了动脉硬化。以前到60岁才有可能发生的疾病，现在20来岁的年轻人就早早患上了，一些疾病的低龄化趋势十分严重。

物质文明发达　精神文明匮乏

人们一方面越来越关注健康、追求健康，一方面又表现出健康知识的匮乏和健康观念的落后。为什么经济发展了，人们的收入水平提高了，物质生活改善了，疾病反而增多了？甚至有人认为心脑血管病、肿瘤、糖尿病不断增多，都是因为经济发达、生活富裕造成的。其实不然，疾病增多并不是物质文明提高造成的，而是因为精神文明不足，健康知识严重缺乏而导致的。如：对疾病的预防保健重视不足、生活习惯不科学、生活方式不健康、膳食不合理、缺乏锻炼等。

社会进步带来的副效应

过去没有这么多好吃的，甚至吃不饱，也没有这么多病！

没错，过去人吃的是没有农药的粮食和蔬菜；没有添加剂的鸡鸭鱼肉；喝得是没污染的水；吃得是不带防腐剂的食品……

环境污染　而今，我们不得不面对粉尘和排污的世界；生活在钢筋水泥的城市，看不见蓝天和白云，大自然给予人类的远红外都为电磁波所破坏；特别电脑一族忍受着电脑辐射；装饰材料带给人类的化学污染（苯、甲醛）等。由于外来因素在不断改变，加之饮食结构人为的蜕变，使得人类不得不重新调整自身，来适应各种外在因素"日新月异"的变化。

农药的危害 空气清新剂、卫生球、杀虫剂、加工食品使用的防腐剂、保鲜剂、农药、灭草剂等，就连土壤都被污染。更有甚者，为了蔬菜色泽好看或提早上市，使用催红素等激素类农药，吃了带有雌激素蔬菜，长胡子的男人越来越少了。我们每天都在定时定量地吃着农药。农药消灭了人体的正气和免疫力。

营养素丢失 由于长期农药作用，人们将买回来的蔬菜洗了又洗、泡了又泡，等把农药洗得差不多了，蔬菜的营养也丢失得差不多了。尤其是那些水溶性维生素几乎都丢失了。

饮食不合理 由于饮食结构不合理，肥胖症、糖尿病、高血脂症、高血压、长期过量饮酒，特别易患脂肪肝。脂肪肝已成为第二大肝病。

缺乏运动 以车代步的生活习惯，使日常生活中运动的机会太少，人体免疫机能逐步下降，再加上营养过剩，造成肥胖、糖尿病、三高症（高血糖、高血脂、高血压）慢性病患者越来越多。

健康素养66条

2008 年 1 月　卫生部发布

一、基本知识和理念

1. 健康不仅仅是没有疾病或虚弱，而是身体、心理和社会适应的完好状态。

2. 每个人都有维护自身和他人健康的责任，健康的生活方式能够维护和促进自身健康。

3. 健康生活方式主要包括合理膳食、适量运动、戒烟限酒、心理平衡 4 个方面。

4. 劳逸结合，每天保证 7~8 小时睡眠。

5. 吸烟和被动吸烟会导致癌症、心血管疾病、呼吸系统疾病等多种疾病。

6. 戒烟越早越好，什么时候戒烟都为时不晚。

7. 保健食品不能代替药品。

8. 环境与健康息息相关，保护环境促进健康。

9. 献血助人利己，提倡无偿献血。

10. 成人的正常血压为收缩压低于 140 毫米汞柱，舒张压低于 90 毫米汞柱；腋下体温 36~37℃；平静呼吸 16~20 次/分；脉搏 60~100 次/分。

11. 避免不必要的注射和输液，注射时必须做到一人一管一针。

12. 从事有毒有害工种的劳动者享有职业保护的权利。

13. 接种疫苗是预防一些传染病最有效、最经济的措施。

14. 肺结核主要通过病人咳嗽、打喷嚏、大声说话等飞沫传播。

15. 出现咳嗽、咳痰两周以上，或痰中带血，应及时检查是否得了肺结核。

16. 坚持正规治疗，绝大部分肺结核病人能够治愈。

17. 艾滋病、乙肝和丙肝通过性接触、血液和母婴三种途径传播。

18. 蚊子、苍蝇、老鼠、蟑螂等会传播疾病。

19. 异常肿块、腔肠出血、体重减轻是癌症重要的早期报警信号。

20. 遇到呼吸、心跳骤停的伤病员，可通过人工呼吸和胸外心脏按压急救。

21. 应该重视和维护心理健康，遇到心理问题时应主动寻求帮助。

22. 每个人都应当关爱、帮助、不歧视病残人员。

23. 在流感流行季节前接种流感疫苗可减少患流感的机会或减轻流感的症状。

24. 妥善存放农药和药品等有毒物品，谨防儿童接触。

25. 发生创伤性出血，尤其是大出血时，应立即包扎止血；对骨折的伤员不应轻易搬动。

二、健康生活方式与行为

26. 勤洗手、常洗澡，不共用毛巾和洗漱用具。

27. 每天刷牙，饭后漱口。

28. 咳嗽、打喷嚏时遮掩口鼻，不随地吐痰。

29. 不在公共场所吸烟，尊重不吸烟者免于被动吸烟的权利。

30. 少饮酒，不酗酒。

31. 不滥用镇静催眠药和镇静剂等成瘾性药物。

32. 拒绝毒品。

33. 使用卫生厕所，管理好人畜粪便。

34. 讲究饮水卫生，注意饮水安全。

35. 经常开窗通风。

36. 膳食应以谷类为主，多吃蔬菜水果和薯类，注意荤素搭配。

37. 经常食用奶类、豆类及其制品。

38. 膳食要清淡少盐。

39. 保持正常体重，避免超重与肥胖。

40. 生病后要及时就诊，配合医生治疗，按照医嘱用药。

41. 不滥用抗生素。

42. 饭菜要做熟，生吃蔬菜水果要洗净。

43. 生、熟食品要分开存放和加工。

44. 不吃变质、超过保质期的食品。

45. 妇女怀孕后及时去医院体检，孕期体检至少 5 次，住院分娩。

46. 孩子出生后应尽早母乳喂养，6 个月合理添加辅食。

47. 儿童青少年应培养良好的用眼习惯，预防近视的发生和发展。

48. 劳动者要了解工作岗位存在的危害因素，遵守操作规程，注意个人防护，养成良好习惯。

49. 孩子出生后要按照计划免疫程序进行预防接种。

50. 正确使用安全套，可以减少感染艾滋病、性病的危险。

51. 发现疫死禽畜要报告，不加工、不食用病死禽畜。

52. 家养犬应接种狂犬病疫苗；人被犬猫抓伤、咬伤后，应立即冲洗伤口，并尽快注射抗血清和狂犬病疫苗。

53. 在吸血虫病疫区，应尽量避免接触疫水；接触疫水后，应及时预防性服药。

54. 食用合格碘盐，预防碘缺乏病。

55. 每年做 1 次健康体检。

56. 系安全带或带头盔、不超速、不酒后驾车能有效减少道路交通伤害。

57. 避免儿童接近危险水域，预防溺水。

58. 安全存放农药，依照说明书使用农药。

59. 冬季取暖注意通风，谨防煤气中毒。

三、基本技能

60. 需要紧急医疗救助时拨打 120 急救电话。

61. 能看懂食品、药品、化妆品、保健品的标签和说明书。

62. 会测量腋下体温。

63. 会测量脉搏。

64. 会识别常见的危险标识，如高压、易燃、易爆、剧毒、放射性、生物安全等，远离危险物。

65. 抢救触电者时，不直接接触触电者身体，会首先切断电源。

66. 发生火灾时，会隔离烟雾、用湿毛巾捂住口鼻、低姿逃生；会拨打火警电话119。

世界卫生组织制定的十大健康准则

第一，有充沛的精力，能从容不迫地担负日常生活和繁重工作，而且不感到过分紧张与疲劳。

第二，处事乐观，态度积极，乐于承担责任，事无大小，不挑剔。

第三，善于休息，睡眠好。

第四，应变能力强，能适应外界环境的各种变化。

第五，能够抵抗一般感冒和传染病。

第六，体重适当，身体匀称，站立时，头、肩、臂位置协调。

第七，眼睛明亮，反应敏捷，眼睑不易发炎。

第八，牙齿完整坚固，无龋齿，不疼痛；牙龈无出血现象。

第九，头发有光泽。

第十，肌肉丰满，皮肤有弹性。

并且还提出：健康不仅仅是身体没有疾病，而且还包括精神上完全处于心平气和，心情安宁的状态。

健康的定义包括：1. 身体健康；2. 心理健康；3. 社会健康；4. 道德健康。这样的人才是全面健康。

健康是金子

"健康是金子"，这是 1953 年 4 月 7 日世界卫生组织提出的"世界卫生日"主题口号，旨在号召人们关爱健康，珍爱生命，提高健康水平，提高生命质量。

洪昭光教授说，健康不仅仅是金子，健康还是节约、是和谐、是责任。"脱贫致富三十年，一场大病回从前"，"爱妻爱子爱家庭，不爱健康等于零"。播种健康，收获和谐；珍爱健康，收获幸福。

健康的8大基石

合理膳食，适量运动，戒烟限酒，心理平衡，远离淫毒，避免伤害，充足睡眠，早防早治。

健康是一座"银行"

《中国质量报》　记者

正当城乡居民储蓄额猛创新高，生活中的另一座"银行"却充斥着呆账、坏账以致亮起红灯——这就是令人堪忧的国民健康状况。那些患上各种综合征、亚健康乃至重病缠身的人们，极不情愿地当上了"健康银行"最大的"债主"。

不妨把健康看成一座银行，每个人都是它的客户。和它打交道不用货币，而是采用另类的储蓄方式。您只要保持心情愉快和适时锻炼，就相当于参加了定期储蓄。而"银行"每收到一笔"存款"，都会及时返还一份高额"利息"——若坚持长跑，它会兑现给您一副强健的双腿；每存进一份快乐，它便会回报您两份幸福；但您若"预支"一夜声色，或狂饮海吃，它也会自动划走一笔"款子"，并在留下的账单上注明"小心高血压、糖尿病或心肌梗死"等字样。敬请储户放心：该银行的一大优点为账目清晰，绝无贪污、糊弄之嫌。另一个特点就是从不借贷。如果有人希望预支20年的身强力壮，或者按揭一副后天的好心情——甭想。

和其他金融机构相似，健康银行不光嫌贫爱富，而且还嫌弱爱壮呐。有些人仗着早年储备雄厚，取得多，存得少；甚至只取不存，故意恶意透支；还有的人错以为自己本钱雄厚，根本用不着登银行的门。他们离了办公桌奔饭桌，离了饭桌又奔麻将桌。不知不觉间，属于自己的那一大笔财富流失殆尽；最遗憾的是，那些弱不经风的"成功人士"，从不锻炼，苦熬硬撑，常常在事业揭幕之时被迫谢幕。直到料理完后事，亲友才发现这种人的账户上原来躺着个巨大负数。健康银行还有个特色，这儿从不预备坐椅，来者一律站着结账。银行经理都是些急脾气的健康专家，他们苦口婆心，一遍遍地向公众疾呼：快来储蓄吧，只需每天拿出半小时来锻炼，您即可得到高息回报。他们的苦心没有白费：如今，"健康消费"的名词正在许多地方流行起来。据一项对京、沪、穗等5城市居民健康消费调查显示：城市居民平均运动花费为654.49元，北京人又以880元高居榜首。要知道，"健康储蓄"是个愉快的过程。人们通过各种体育锻炼，收到心情舒畅、身强体壮的效果。是啊，一想到自己的"资金"雄厚，就禁不住挺胸抬头，脚下就跟踩了弹簧似的。怕什么水深火热？怕什么万里长征！

这儿还有个提醒：要当VIP储户，就该养成定期储蓄的好习惯，切不可学那些懒人，忽然来了兴头，半年练它一场，练得大汗淋漓，指望一下子存个盆满钵满。最近美国医学家公布了16年来的追踪调查结果：偶尔运动者因耗氧巨大，很容易破坏人体新陈代谢过程。这种"抽风型"的锻炼者，反而老得更快。所以，指望一夜间堆起座金山的想法，在泡沫泛起的房地产业可能实现，在健康事业中却难以做到。只有那些持之以恒的储户，最受"银行家"的欢迎。

一个生意垮了，一场战斗失利，仍可重振旗鼓，重新夺回阵地。可一旦被健康银行取消户头，恐怕连重新申请的资格也难获得。富、强二字，不可分开。只有拿出积极储蓄的热情，投入全民健身运动，身兼两种银行的"股东"，才能品尝到生活的蜜柑。

将生命健康握在自己手中

万承奎

世界卫生组织称，个人的健康和寿命60%取决于自己、15%取决于遗传、10%取决于社会因素、8%取决于医疗条件、7%取决于气候的影响，这就明确告诉我们，个人的健康和寿命，很大程度取决于自己。

健康是个极为复杂的概念，影响人的健康和寿命是由许多因素相互交叉、渗透、制约、作用的结果，保健学家把这些因素归纳为四大类，即环境因素、机体生物学因素、生活方式因素和卫生保健设施因素。而这四大类又可以分为大环境因素和小环境因素。大环境因素为自然和社会环境，是不以个人的主观意志为转移的，而小环境因素为生活方式因素和遗传心理因素，则是自己可以支配和改善的。著名的医学家、社会学家诺勒斯说过："99%的人生下来就是健康的，但由于种种社会环境条件和个人不良习惯使人生病，不良习惯给人类带来极大的危害。人不在习惯中长生，就在习惯中衰亡。"

现代社会60%病因是由不健康的生活方式造成的，而70%～80%的人又死于这些生活方式病。从世界范围看最不健康的生活方式、最为危险的行为因素有以下6种，即吸烟、酗酒、膳食结构不合理、缺乏运动、心理应激能力下降、车祸。因此许多国家都把不健康的生活方式导致的疾病叫"生活方式病"，即心脑血管病、癌症、肥胖病、糖尿病等。"生活方式病"又被称作"文明病"、"富贵病"和"自我创造性疾病"。这不是自然灾害，是人为的灾害。如果人们能获得有关健康方面的科学知识，成年人死亡总数可以减少50%以上。

健康是生命的基础，健康的水平决定生命的质量，学习自我保健知识是掌握健康和生命的重要手段。了解生命，才能掌握生命。人的生命由很多因子交织在一起，相互作用，相互渗透，相互促进，在延长或缩短人的生命，我们要尽可能更多、更快地掌握延长生命的因子，让它牢固地保护自己的生命。现代科学高度发达，健康信息已广为传播，现代社会不是没有自我保健知识，而是如何学习、掌握和运用这些知识。而目前了解保健知识，真正具有综合自我保健能力的人不足10%。

"人要管理好自己的生命，就要把生命紧紧掌握在自己手中。"学会健康地生活，紧紧掌握通往健康大门的"五把钥匙"，即积极锻炼身体是保证身心健康的首要途径；加强脑力训练是开发智力、延缓衰老的关键；营养合理、膳食平衡是保证身心健康的物质基础；乐观情绪是保证身体健康的灵丹妙药；保持良好的生活方式和行为是保证身心健康的重要原则。唯有如此，才能提高自我保健能力，把健康和生命牢牢掌握在自己手中。

（作者系卫生部健康教育专家，该文为作者在日前由中国老年保健协会主办、上海好尔生物科技有限公司承办的"畅谈十二五，健康增一岁"健康教育报告会上的发言摘要）

养生是个"硬道理"

曹东义　河北省中医药研究院

根据科学家的计算，人的自然寿命应该在 100 年以上，有的说人类可活到 150 岁，也有的说可以活到 120 岁，而中医经典《黄帝内经》中也说人的自然寿命应该是 100 岁。

可是人们却长久没有达到这个理想状态，基本上活到 60 岁就可以"安享晚年"了；甚至很多人没到退休年龄，就匆匆忙忙地结束了自己的生命，把本来可以活到 100 岁以上的身体，"打折"处理了。

在这里，笔者绝没有嘲弄那些不幸同胞的意思；有的只是悲哀、惋惜，甚至是深深的歉意。因为我们无论作为亲属，还是作为医学工作者，都没有把生命研究透，没有把应该提供给每个人的知识告诉大家。对于不断上演的一幕幕的"生命缺憾"，我们有着深重的历史责任。

人生在这个地球上，应该是幸运的，也是偶然的。

首先，地球的生物圈，在天体里是非常特别的。假如地球离太阳再近一点，地球的水分早就蒸发没了，产生不了人类。如果离太阳再远一点，地球就是一个冰天雪地的星球，也不适宜人类生存。地球所处的特殊位置，是地球的幸运，更是它怀抱里各种生命的幸运。

地球并不是一开始就是一个"宜居"的地方，几十亿年之前，它还热得让人受不了。恐龙生活的一亿年之前，也不适合人类生活。当然，生物进化到那个时代时，人类还没有诞生。

但是，这千奇百怪的生命，都有一个或短或长的过程，都有一个或好或差的生活状态，都达到了一个或高或低的境界。

各种生命，都有趋利避害的趋向，候鸟南飞与北归，都是为了生命的美好，蚂蚁筑巢，蜜蜂社会化劳动，也是为了种群繁衍。但是没有哪一种生命可以达到人的境界，它们没有记载下来的语言可以穿越时空，它们凭借的只是历史经验的积累，是一代一代的遗传，也是大自然刻画在它们骨髓里、脑海里的规定性。动物的脑容量小，也没有进化出文字语言，所以它们不可能有养生之道。

不懂养生之道，不按养生之道去做的人，实在是不负责任的人，不仅是对自己不负责任，而且对不起社会。

养生，就是保养生命，就像爱护汽车那样，需要定期或者不定期地进行保养，不然就会出毛病，生命过程就将被打折处理。

汽车坏了可以修，也可以换，人报废了就难换了，因为生命对于每个人都只有一次机会，只准成功，不允许重新再来。

有的人说，很多长寿老人，他们文化水平不高，也不懂什么养生之道，却活了很大的年纪；很多整天不忘养生的人，也未必能长寿。这句话只说对了一部分，这也说明了生命的复杂性。乌龟不懂得养生，它的生命也一定会超过兔子的生命，但是，也有例外。乌龟养不养生不要紧，但是如果改变它的生活环境，让它生活在大草原、大沙漠里，它的生命也未必会超越兔子的生命。

长寿老人尽管不懂得养生的大道理，但是他们的行为一定符合养生的道理，是在不自觉的情况下践行了养生之道，如果逆于生命的规律，饮食无节制，情绪不控制，该睡不睡，该起不起，整天吃污染的垃圾食品，酒色无度，他们也绝对不会长寿。这恰好说明了，人必须按照养生的道理去生活，才能健康长寿，而不是无所顾忌、自以为是。

养生之道的有效性，是做出来的，而不是说出来的。假如行动上不养生，即使你天天喊养生、唱养生，给自己取个"万寿无疆"的名字也没用。

养生之道之所以是人生最大的"硬道理"，就是它的"不讲道理"。只要你违背了它，它就会按着自己的规律惩罚你。争也没用，怕也没用，只有乖乖地按照养生之道的要求去做，才可以获得健康长寿的目的。

不知道养生保健，获得了健康长寿的效果，是幸运的，也是偶然的；知道养生保健的道理，按照它去做，去生活，即使没有达到健康长寿的客观效果，也可以延长生命旅程，改善生命的状态，提高生命的质量，达到一个理想的境界。

关于养生的大道理，让我们一起慢慢体悟吧，或许年龄大的体会深，年龄小的也不一定没体会，但都是一种独特的体验，有经验，也有教训，翻看历史，就更会深刻地认识这一点。

构筑健康铁三角

刘玄重

如何拥有健康的心脏，是一件知易行难的事。卫生部健康教育专家、北京天坛医院心血主任医师刘玄重教授，以"健康生活方式"为题，袒露了心血管病专家的心声。

许多事情都可以重来，唯独生命健康没有第二次——失败不是成功之母，人生之路是无法返回的单程之旅，我们没有从头再来的机会。

硬汉短命，常去医院的人长寿

癌，一个病字头，下面三个口是岩石的意思。在医生看来，三个口，第一个口是一口污染了的空气，第二个口是不清洁的饮水，第三个口是有问题的食物。恶性肿瘤的形成，是一个比较慢长的癌变，当这些不干净的"三口"东西堆积成山时，不就成癌了吗？

现在如果是冠心病，放几个心脏支架，十几万，相当于一辆桑塔纳。我们辛辛苦苦把生产力搞上去了，老百姓生活好了，却因一场大病，生活水平又回到解放前。

很多病就好像海洋上的冰山，露出来的是一个个独立的山头，其实水下都连在一起，医学上叫代谢综合征。

我们不妨从人类发展的足迹去追溯。很多人年纪轻轻就腰酸背疼，为什么？因为脊椎生理结构决定了人不能整天趴在桌子上打电脑，而是要每天都要做各种活动。

我们显然不适应社会的变化。有许多人，平常没时间去医院，总有一天，别人会把您送到医院。世界各国都是硬汉短命，而平常对自己的身体关注，经常去医院的人往往会长寿。年轻时的率性生活，代价是晚年的折磨。

过富裕生活，你准备好了吗

您对富裕生活作好准备了吗？全世界有一个规律，贫穷地区的人心脑血管病发病率不高，因为艰苦劳作，连取水都要往返走20公里；富裕地区的人，比如美国中产阶级，由于良好的健康管理，他们心脏发病率和死亡率也减少了一半。

最危险的地区是发展中国家。以前贫穷，近期富裕起来了。我们不少中国人就是高危人群。我们的物质水平提高得太快了，但是身体的代谢跟不上，不留神就肥胖了；一测，血压就高了；抽血，胆固醇、血脂就紊乱了，血糖就上来了。

我们把人群大致可分成这几类，一些人无知无畏，生于无知，死于无知。一场大病，甚至连县医院都没住进去就死了。

大部分人是有知难为。大家都有健康意识，也有许多健康知识，但做起来却有很大难度。许多年轻人就是这种情况，透支健康，我以青春赌半生，最后却把一生的健康都搭进去。

还有有知不为。这背后的原因主要是知易信难，行更难。比如我知道抽烟有害，但真的相信害处这么大吗？不信，所以对戒烟就无所谓。

所以，我们只有做到有知有为，行动起来，健康长寿就不是梦。

现在富裕起来的人，疯狂养生，大家都想抗衰老。皮肤松了，头发脱了，肚子大了，耳朵背了，眼睛花了，动脉硬了，腿脚软了，脾气急了，反应慢了，体力弱了，心智钝了，血压高了，血脂乱了，食欲差了，排便难了。人一老，这些问题都会慢慢出现。

很多富裕起来的人，不惜重金，让皮肤光洁紧绷；肚子胖，就去抽个脂。这样就能重返青春了吗？

什么才是正确的抗衰老？其实，衰老和抗衰老一辈子都在拉锯。真正的抗衰老，应该从每个年龄阶段开始，保持当下的最佳状态。你今天把烟戒了，少喝一点酒，少吃一点鸡鸭鱼肉，不就是抗衰老么？

寿命是从嘴里省出来的

《黄帝内经》有"三有理论"，中医养生的基本核心：饮食有节，起居有常，劳逸有度。千百年来，这绝对是真理。

构筑健康三角，稳住心，管住嘴，勤动腿，构健康，铁三角，不可摧。做好了这三点，慢性病的病死率会大大减小。

我们的健康教育是不是就是告诉大家：少油少盐，少吃鸡鸭鱼肉，饮食回到旧社会？其实，饮食除了温饱外，还要获得愉悦。所以，健康教育应该要寻找一个恰当的平衡点，我们既要享受生活，又不要把身体吃坏。

寿命是从嘴巴省出来的，但没必要按照膳食宝塔那样去吃，每天吃多少克，多少卡路里，只要总体保持平衡就好。

食品一成"精"就不是好东西

我们都知道要吃红橙黄绿蓝靛紫，现在要吃"彩虹食物"，还有白和黑。白，就是牛奶、豆腐等；黑，就是黑五类。

我们还要多吃"神造"的食物，少吃人造的食品。什么是"神造"的？就是大自然赐予的。人造的就是违背自然规律，这种东西大自然本来没有，人硬把它造出来。

比如转基因食品，美国人原也认为，转基因食品廉价、高产，解决人们的饥饿问题。但是2009年得出了结论，医生劝告自己的每一个病人，不要吃转基因食物。

再比如反式脂肪酸。顺式脂肪是自然界的，反式脂肪是人造的。哪里有反式脂肪呢？酥皮点心，吃着香香的、酥酥的那一层就是反式脂肪。炸鸡腿、炸鸡翅、汉堡包、冰激凌等也都是反式脂肪藏身地。

我认为，食品一成"精"，就不是好东西。比如说糖精，煤焦油提取出来的，现在大家都不吃糖精了。味精，加热到150℃后会变成致癌物，在欧美国家基本不用。鸡精，袋子上画上一只老母鸡，其实它和鸡毫无关系，就是味精加咸盐。

健康饮食还要注意烹调方法。我认为，东北人对全国的最大贡献是一道东北乱炖。各种菜、肉，一锅炖，100℃多一点，非常好的吃法。

快吃吃出危险，慢吃吃出安全

有人问，你们这些专家，整天说这不能吃，那不能吃，那我们究竟能吃什么？总不能等食品问题都解决了才动筷子吧？

的确有些客观上我们无能为力的问题，但我们至少要把握好最后一道防线，就是细嚼慢咽，好处无限。

很多寿星都是瘦瘦的，他们共同的饮食习惯都是细嚼慢咽。而如果我们稀里糊涂把食物往嘴里一倒，5分钟就把饭全倒进去，总有一天要出事。所以说，放松心情，浪漫地吃；放缓速度，慢慢地吃。快吃吃出危险，慢吃吃出安全。

一张苦瓜脸，熏黑一片天

我觉得，慢不下来的另一个原因是心态问题，要做到稳住心。祖国医学说，心动，则五脏六腑皆摇。心稳住了，五脏六腑不容易得病，即使得病也容易稳住。

情绪波动在正常范围内，对身心健康是有益的。适度冷静郁闷、焦虑、烦躁，可以放缓脚步，促进我们思考，总比一帆风顺，突然栽个大跟头要好。

再比如说，哀愁、乡愁、离愁，本身就是对故土亲人的挂牵、想念。台湾诗人余光中先生那首《乡愁》的小诗，脍炙人口，最后一句就是"现在，乡愁是一湾浅浅的海峡，我在这头，大陆在那头"，这种情绪非常有益于健康。反过来，如果人从早乐到晚，吃饱了饭就去卡拉OK，妻儿老小全忘，这人肯定不健康了。

不健康的心理，有污染性。一张苦瓜脸，可以熏黑一片天空。所以，我们要塑造阳光心态，心理动态平衡。正常人应该在两者之间保持动态平衡，避免长时间地陷入强烈的复性情绪之中。

有人说不要去攀比。这对吗？你不跟人比，人家要跟你比。以前有"人比人得死，货比货得扔"的说法，现在应该改成"人比人得活着，货比货得留着"。

欲望只有在合理的范围内去满足它，才能缓解它。古往今来，凡成就大事者，都有强烈的欲望，欲望有激发创造力、竞争力，以及审美热情等正面效应。欲望，用在事业上会是成功的动力，用在享乐上是陷阱。

淡泊名利。人活着如果不为名利所累，可能要为生计所累。大多数人爱名利，就是为了摆脱寻常生活的烦恼，试想从小就淡泊名利的人，他这辈子干什么事能有动力？况且许多时候个人的名是和集体乃至国家民族连在一起的。合理所得，适度拥有，知止长乐。

既要酸葡萄心理，又要甜柠檬心理

我觉得，我们需要酸葡萄心理和甜柠檬心理。酸葡萄，就是伊索寓言里的狐狸，够不到的葡萄就是酸的，不值得吃，就是珍惜自己有的。我有的东西，哪怕是柠檬也是甜的。心理学的问题，说起来好像很复杂，但想明白了，其实很简单。

再说到快乐，我们常形容是"十分快乐"，其实，只要八分快乐就是最佳心态了，留两分，该生气，该发怒，都可以。至于"十分"快乐，任何事情，都是做不到十分的。

一个人如果有一百岁的境界，八十岁的襟怀，六十岁的智慧，四十岁的意志，二十岁的激情，两三岁的童心，就太好了；如果再加上六十岁的人，四十岁的心脏，那你就更棒了。

肥胖困扰中国人

王君平

中国人曾将肥胖视为"发福"、"富态"的象征。近年来，由于居民膳食结构的变化和体力活动减少，我国超重和肥胖人群明显增加，慢性病的发病率和死亡率迅速上升。因此，预防超重和肥胖，成为关系中华民族健康素质的重大公共卫生问题。

肥胖的根源是热量过多。单纯由于营养过剩所造成的全身性脂肪过量积累，占肥胖人总数的90%以上

"活着不是为了吃，而吃是为了活着"。但是，我国居民吃得并不健康。中国营养学会秘书长翟凤英说，中国居民营养与健康调查数据表明，随着经济收入和生活水平不断提高，城乡居民出现了膳食结构不平衡问题，最突出的是脂肪摄入量在不断增加，脂肪提供的能量已经超过全天能量摄入的30%。这促进了营养相关慢性病如超重和肥胖、糖尿病、高血压及血脂异常等发生。

现代生活方式，缺少运动和食物过量，肥胖就会悄然而至。体力活动减少、能量摄入过多，都会造成能量蓄积。国际生命科学学会中国办事处主任陈春明教授给记者算了一笔账：每天在体内蓄积能量25千卡，1年就会蓄积9125千卡，相当于长了2.5斤肉，而40年下来，体重就会增加100斤。

人为什么会发胖？哈尔滨医科大学孙长颖教授认为，肥胖是指人体脂肪的过量储存，表现为脂肪细胞增多或细胞体积增大，即全身脂肪组织块增大，与其他组织失去正常比例的一种状态。肥胖按发生原因可分为三大类，第一类是遗传性肥胖，常有家族性肥胖倾向。第二类为继发性肥胖，主要指内分泌障碍而导致的肥胖。以上两类肥胖病人占整个肥胖人数的10%以下。最后一类为单纯性肥胖，主要是指排除由遗传性、代谢性疾病、外伤或其他疾病所引起的继发性、病理性肥胖，而单纯由于营养过剩所造成的全身性脂肪过量积累，占肥胖人总数的90%以上。

俗话说："千金难买老来瘦。"这也说明，老年人更容易肥胖。据调查，50～59岁之间的老年人最易发生肥胖。北京协和医院陈伟副主任医师分析说，主要在于体力活动的减少，高糖、高脂、高热量的食物摄入增多。另外一个重要因素就是"更年期"。这个时期打乱了体内激素的平衡，使营养物质的代谢受到影响，造成包括肥胖在内的多种疾病高发。

对肥胖和与肥胖相关疾病的关注已经成为全球话题。专家指出，把超重和肥胖单纯地归因于某种食物的观点是片面的，科学并不支持"唯一元凶"的论点。均衡的饮食和健康积极的生活方式是保持理想体重的关键。

美国饮食协会指出，科学家不能认定任何一种食物或饮料是造成肥胖的根本原因。肥胖的根源是过多的热量，不论热量来自哪里，如摄入的热量超过燃烧的热量，多余的就会

变成体脂从而造成体重增加。

胖与不胖不能单凭感觉。医学上，体重标准是根据体重对健康和疾病的影响制定的。理想的腰围，男性应在 85 厘米以下、女性应在 80 厘米以下。

30 多岁的杨昶，体重 240 公斤，腰围近 6 尺，号称"北京第一胖人"，进门都需要侧着身子，只能坐在特制的椅子上，自己连鞋带都系不上。经过一年治疗，杨昶目前的体重降至 120 公斤，腰围 3 尺 2 寸。

我国每 10 年进行一次全国居民营养与健康状况调查。根据最近的调查结果，早在 2002 年，我国就有近 3 亿人超重和肥胖，全国 18 岁以上成年人超重率为 22.8%，肥胖率为 7.1%。其中，以大城市 18 岁以上成年人超重率最高，达 30%；1992 年至 2002 年，我国居民超重和肥胖的人数增加了 1 亿人。

超重和肥胖已经成为城市儿童青少年突出的健康问题。2005 年全国学生体质健康调查结果也表明，7 ～ 22 岁城市男生，2005 年超重和肥胖的检出率分别是 13.25% 和 11.39%，比 2000 年分别上升了 1.4 和 2.7 个百分点。

中国疾控中心研究员杨晓光认为，预计未来 10 ～ 20 年肥胖及相关慢性病患病率将大幅上升，如不采取有力的干预行动，我国正常体重居民的比例将由，目前的 70% 下降为 1/3。

有人不胖，却总是想尽办法减"肥"；有人体重已经超过正常，仍旧认为自己不胖。胖与不胖不能单凭感觉，而需要根据科学的标准。

北京大学教授李可基指出，医学上，体重标准是根据体重对健康和疾病的影响制定的。这种影响主要指与肥胖有关的糖尿病、高血压、高血脂、心脏病、肿瘤等疾病的发生风险。我国制定了中国人自己的体重标准，以体质指数衡量体重。具体到个人健康体重的判断，还需要考虑其他一些影响因素。如体内脂肪分布，腹部脂肪的堆积对人体有更多的危害。理想的腰围，男性应在 85 厘米以下、女性应在 80 厘米以下。

肥胖不仅是心血管病一个重要的独立危险因素，而且还容易诱发某些癌症。肥胖导致的疾病，成为全球卫生保健和卫生资源的沉重负担。

中国军事医学科学院程义勇研究员指出，从临床医学角度看，肥胖对生命的短期影响当然不像心脏病、肿瘤那样严重。但是，肥胖带来的长期后果不容忽视。

肥胖成为糖尿病、冠心病、高血压、高血脂发生的危险因素。世界糖尿病日就曾提出"战胜肥胖，预防糖尿病"的口号；而世界心脏病日也把活动的主题定为"远离肥胖、健康心脏"。

国内外多项长期研究结果提示，肥胖是心血管病（包括冠心病、脑卒中和高血压等）患病率和死亡率的一个重要的独立危险因素。人发胖之后会发生许多代谢改变。血液中的胆固醇和脂肪含量会增高，对血管有保护作用的高密度脂蛋白反而下降。多余脂肪对血管和心脏的压力也增加了这些器官的负荷。这样就很容易引起动脉粥样硬化和高血压，后果严重者则发展为冠心病和脑卒中。

肥胖还容易诱发某些癌症。程义勇认为，肥胖的人由于摄取的脂肪太多，膳食纤维素过少，或体内对脂肪的转化发生障碍，使肠道中的脂肪堆积过多。其结果导致体内胆液分泌过多。结肠中过多的胆酸与中性类固醇在微生物作用下，容易转变成致癌物，从而诱发结肠癌。

李可基强调，肥胖是"万恶之源"。每增加 5 公斤体重，患冠心病的概率将升高 14%，中风危险率提高 4%，缺血性中风提高 16%。高血压、心脏病、肿瘤等等都会因为肥胖而增加其发病率。

中华预防医学会会长、中国工程院院士王陇德教授在近日举办的"健康中国 2020 第二届中国健康管理论坛"上指出，到 2020 年中国内地将有 85% 的死亡归因于慢性病，其中约 70% 的高血压、糖尿病、超重肥胖、血脂异常将发生在劳动力人口。

杨晓光指出，肥胖所导致疾患的医药费用和死亡率远远高于包括癌症、艾滋病在内的其他疾病，已成为全球卫生保健和卫生资源的沉重负担。

防治肥胖 重环境 变行为

邹大进

肥胖目前成为全球负担。据统计，中国有约 1/3 的人超重和肥胖，大约为 3 亿人。儿童超重和肥胖占 17.5%，成人则达到 32.5%。尽管科学家已对肥胖机制进行了深入的研究，但想要缓解肥胖危机，可能更需要从环境和行为入手。

不良肥胖非减不可

现代人对肥胖的认识不太全面，往往走两个极端：一端是不该减肥的人猛减肥，比如一些追求骨感的女性，通过禁食和挑食来控制体重，这对健康是有害的；另一端是已经患有高血压、高血脂和血糖异常的人不认真面对减肥，直到发生严重疾病才想到治疗。

医学把肥胖分为两种：一种是良性肥胖，大约有 1/3 的肥胖人群属于此类。他们在代谢方面没有任何异常，相反长寿人群通常偏胖一些，完全无需外部干预。另一种为不良肥胖，约占 2/3，往往带有特征性疾病，如糖代谢异常、脂代谢异常、高血压等，这些情况都容易导致心脏病。我们通过甘油三酯、脂肪肝、炎症标记物等指标，判断是否存在不良肥胖倾向，这是非常重要的第一步。一旦存在不良肥胖，应该立刻减肥，而不是等到已发生糖尿病、心脏病再采取措施，尤其是有家族史的糖尿病人群。

肥胖，人们过去总认为它不是好事，现在并不是这样认为。目前发现，大概有 1/3 的肥胖人血压、血糖、血脂等大多正常，没有代谢异常。这些良性肥胖者除了体形不好看外，只要不让体重持续增加就可以了。应避免过度减肥，尤其是很多年轻的女孩子盲目减肥，易导致机体免疫能力、应激能力、抵抗能力下降，对健康造成损害。

相反，那些不良肥胖者则需要积极减肥。不良肥胖的人脂肪主要分布在腹部，同时伴有甘油三酯、血压、血糖升高，睡觉打呼噜（呼吸暂停综合征）等。如果不减肥，高血压、糖尿病和血脂紊乱等病因则不能得到有效控制。

我们建议，健康人群体重指数应控制在 25 以下。年轻人应保持在 23 以下，中老年人在 24 以下。特别要重视儿童肥胖问题。研究发现，青少年时期肥胖的人成年以后更易变胖，且减肥更难。

告诉你简单可行的减肥方法

减肥说起来容易，我们都知道要管住嘴、迈动腿，做起来需要一些技巧和方法。我通过这些年的摸索，总结出了一些简单可行的方法。

如何管住嘴

第一，非优势手吃饭。比如原本习惯用右手吃饭的，现在就改用左手吃，既能放慢吃的速度，消耗能量，又能开发右脑。

第二，延长咀嚼时间。一般一口饭以嚼半分钟左右再咽下去为宜，这样能很好地减肥。

第三，餐前喝汤。汤能稀释胃酸，明显减少饥饿感。餐前喝汤就不会狼吞虎咽吃很多东西，避免食物摄入过多。

第四，控制晚餐。晚间人体代谢率只有清晨的一半，过剩的热量贮存在体内，天长日久造成脂肪堆积变胖。控制好晚餐对控制肥胖很重要。我经常建议那些要减肥的胖子晚饭不吃米饭、面条、馒头等含有大量碳水化合物的主食，先喝蔬菜汤消除饥饿感，再吃一个鸡蛋和一小块肉；如果还有饥饿感，就再吃一点黄瓜。长期坚持这样的晚餐会使人适应这种能量摄入方式。也就是说，正常的早餐和午餐，严格控制晚餐，是一个减肥的好方法。

第五，避免熬夜。熬夜也是导致肥胖的因素之一。晚上睡得晚，习惯吃夜宵，慢慢就会导致肥胖。想有健康的身体，就要养成规律的生活习惯，尽量不要熬夜。

如何迈开腿

每天走10000步，所消耗的能量就比摄入的能量多一些；每天走5000步，摄入和消耗则正好达到平衡。所以如果你相对偏胖却不需要特别减肥，那么每天就走5000步，如果已经胖了就必须走10000步。很多人会说自己没有时间，这都是借口，当你觉得健康比任何事情都重要时，自然会有时间去这么做。

体重控制好"洪水"不泛滥

邹大进

肥胖是糖尿病暴发的上游

人体对脂肪的存留仓库大小是固定的。当体内脂肪过多时，多余的脂肪就像难民一样在身体里游荡着找地方停留。其中，首当其冲的是肝脏，所以很多人会得脂肪肝；其次是肌肉；第三就是胰岛。一旦胰岛存贮起脂肪，胰岛素分泌就会不正常，血糖将偏高。另外，脂肪越多，胰岛素降血糖的功能就越差，久而久之产生胰岛素抵抗，导致胰岛细胞分泌更多的胰岛素，形成恶性循环，对血管和整个身体会产生非常严重的损伤。

目前我们认为，在肥胖人群中，肥胖是其罹患糖尿病的最主要病因，比例大约在50%，当然还有一些其他因素导致糖尿病，如家族病史、胰岛损坏等。对于原本有糖尿病家族史的肥胖人群来说，后天的生活方式更需要注意。有一句话可以形象地形容——基因让你的子弹上了膛，生活方式扣动了扳机。

因此，在全民倡导健康生活方式方面，政府应该有所作为，更好地设计一些简易方便的控制饮食和积极运动的具体措施，而不是简单地停留在口号宣传上。特别是青少年肥胖问题。2型糖尿病在青少年中已经暴发，如果再不未雨绸缪，政府再不加大对肥胖症的投入，局面将难以控制。

社区医生是"大坝"守护者

预防肥胖防治糖尿病是上游治理，就像长江三峡，如果把大坝拦紧，洪水不泛滥，下游才不会被淹没。像中风和心血管疾病、下肢截肢、失明、肾脏病变等都是下游疾病，如果预防没做好，下游就会被淹。因此内分泌要筑一道坚固的三峡大坝，社区医生正是"大坝"的守护者。

对糖尿病这种疾病而言，预防比治疗更重要，所以有三级预防：没胖的人预防变胖，胖的人预防得糖尿病，这是一级预防；得了糖尿病的人预防得并发症，这是二级预防；有了并发症的人预防并发症进一步恶化，这是三级预防。其中最重要的是一级预防。肥胖要从儿童抓起，糖尿病同样要从源头抓起。

针对不同肥胖采取不同治疗措施

轻度肥胖　控制晚餐，晚餐后坚持一个小时的运动，体重大多能得到控制。

中度肥胖　饮食控制加坚持运动，应用一些药物帮助减肥、控制体重，如二甲双胍对肥胖型 2 型糖尿病有很好的治疗效果。提供膳食纤维，增加饱腹感。

重度肥胖　严重肥胖伴糖尿病者，可以选择外科手术治疗。长海医院在国内率先开展肥胖型糖尿病的外科手术治疗，质量好、并发症少，已成功实施 300 余例手术。国际糖尿病联盟发表声明，建议符合减肥手术条件的患者（体重指数 ≥32kg/m^2），应及早考虑手术治疗，预防肥胖与糖尿病出现的并发症。

肥胖是发生糖尿病最危险的环境因素，80% 以上的 2 型糖尿病与超重和肥胖相伴，尤其是近年来青少年及儿童肥胖者发生 2 型糖尿病的比例明显增加，故糖尿病又被称为"糖胖病"。有 1/2 ~ 2/3 的糖尿病患者伴有脂代谢紊乱，"脂毒性"引发的胰岛损害和甘油三酯的异常升高多出现在血糖升高之前，故糖尿病又有"糖脂病"之称。很多糖尿病患者虽经治疗，但没有重视严格控制血糖及其他危险因素（如高血压、血脂紊乱、肥胖），这也是当前糖尿病并发症居高不下的重要原因。要有效地阻止和延缓糖尿病并发症，需采取"双 ABC 达标"策略。

糖尿病第一个 ABC 达标要求：

A（A1c，糖化血红蛋白）：<7.0%。

B（BP，血压）：<130/80 毫米汞柱。

C（LDL - C，低密度脂蛋白胆固醇）：<2.6 毫摩尔/升。

糖尿病第二个 ABC 达标要求：

A（阿司匹林）：对无禁忌证且认为是心脑血管病高危的糖尿病患者，每天需用 75 ~ 100 毫克的阿司匹林。

B（纠正胰岛素抵抗）：70% 的 2 型糖尿病患者伴有胰岛素抵抗，必须纠正。

C（控制体重）：控制体重是超重或肥胖的 2 型糖尿病患者的重要控制手段。

长期缓解肥胖型糖尿病不是梦

肥胖型糖尿病完全可以缓解。这里的缓解是指不服药，不用采取任何外部手段，只需通过健康的生活方式管理自己。治疗方案是两手抓，一手抓减重，一手抓降糖。过去传统的降血糖药物在治疗过程中会导致病人体重不断上升，而体重每上升两千克，对心血管的危险因素就会加重一点，所以肥胖型糖尿病患者一定要注意在治疗过程中控制体重上升。目前已经开发出了既能降血糖又能治疗肥胖的药物。

国外还有一些比较新的技术，比如在胃上插一个电极，当你有饥饿感时就会给予刺激，使患者减少进食，收到减肥降糖之效。把糖尿病患者分为两组，一组安装电极，一组不装，两组的进食量和进食时间相差很多，半年之后两组体重相差 6000 多克。未来在消化道上研究减肥可能是主要方向。

减肥成功秘诀在"三心"

减肥是与人类的食欲和不爱动的本能作斗争，其难度可想而知，没有决心、信心和恒心，不可能成功减肥；即使暂时瘦下来了，也很快会反弹。

1. **减肥要有决心** 首先要弄清楚我们为什么要减肥，是因为不良肥胖威胁健康，会得糖尿病、高血压、脂肪肝、肿瘤、激素分泌异常、中风、冠心病和骨关节炎等严重疾病。减肥后能预防和缓解这些肥胖相关性疾病。明白了道理，就会下决心减肥。

2. **减肥要有信心** 经常有人说我喝水都会长胖，从科学的角度讲这是不可能的。能量摄入和消耗达到平衡就不会胖，能量消耗大于摄入就能减肥。减肥的信心来自于对科学知识的了解，化为戒除零食和食欲成瘾性的动力。肥胖是"病从口入"，每天减一点就会有信心。

3. **减肥要有恒心** 减肥不可能一蹴而就，要树立一旦肥胖终身减肥的恒心，坚持不懈毫不放松，否则就会前功尽弃，减了又肥。减肥要注意几点：对减肥效果要有思想准备，短期内可能看不出明显效果。但一个月减半斤，一年能减 6 斤，长此以往会大有成效。适当躲避应酬与宴请，避免环境诱惑。经常想想我今天的能量超标了吗？凡是能量消耗的事要坚持做。必要时咨询医生，采取合适的治疗方式。减肥不要紧跟广告走，所有的减肥保健品都是骗钱的，服用减肥保健品遭遇生命危险的不在少数。

重点提示

敬告 世上没有特效安全减肥药

目前，国际上已经禁止任何减肥药上市。此前，氛氟拉明因易导致心脏瓣膜损害早已禁止使用，西布曲明已经退市，赛尼可被提出警告。

那些大肆吹嘘"一个月能减几公斤"的宣传，肯定是骗人的。一些所谓的"特效减肥药"也许掺进了不明成分的西药，甚至包括甲状腺激素、氛氟拉明、西布曲明等，有可能自对身体造成严重损害，须警惕。还有很多号称"能减肥"的保健品，基本没有减肥作用。

警惕 肥胖是可以"传染"的

《新英格兰医学杂志》发文证实，肥胖可以通过人际关系传播，即"近胖者胖"。

一项国外研究持续了 32 年，一共有 12067 名志愿者参与。志愿者之间因各种各样的社会关系而连接成一个社交网络，如朋友、夫妻、同胞、邻居等。研究者对收集来的数据进行了分析，绘出了每名志愿者的社会关系网络图，以此来观察一个人变胖是否和人际关系有关。

研究发现，肥胖的传染效果在男性朋友之间很明显，在女性朋友之间则不明显；在兄弟姐妹之间，一方肥胖，另一方肥胖的机会增加 55%；在夫妻之间，丈夫把肥胖传给妻子的机会和妻子把肥胖传给丈夫的机会差不多，在 30% ~ 40% 之间；在肥胖的传染过程中，朋友比配偶更危险。

剖析 减肥为什么这么难

减肥难就难在控制食欲上，食欲为什么这么难控制？

答案是：不完全是因为饿，而是因为食物实在太好吃了。以味觉为例，人类的许多饮食习惯都是由于美味的诱惑而不是营养需要。味道的产生依赖于舌头上的味蕾，人的舌头上分布着大约 1 万个味蕾，每种味蕾只负责一种味道。2009 年 11 月，有科学家发现了一种新味蕾，专门用来感受脂肪，负责让人喜欢上含有脂肪的食物，并启动人类的脂肪代谢。另有研究证实，"贪吃"有一定的成瘾性。

减肥难，是因为你在同本能作斗争。换句话说，你的对手是几百万年的人类进化史，其力量当然很强大。

希望　减肥疫苗不断进展

目前研究证实，20 多种基因的变异可以使人容易长胖。但进一步的调查表明，基因的影响是有限的，无法解释目前肥胖为什么流行。基因或许仍然通过环境发挥作用。目前，小鼠体内的大多数肥胖基因开关已被发现，但人体中类似的基因开关只找到了很少的几个"候选者"。

比较吸引人的是，科学家已经找到一些比较明确的、引起肥胖的原因，如胃肠道激素、脂肪运输工具等。如果运用免疫的方法将这些活性物质制成疫苗，让身体产生抗体，可以阻止脂肪运输、吸收，就可以有效地控制肥胖。

肥胖疫苗，人们一直在期待。5 年前，美国加利福尼亚州一家研究所的老鼠实验显示，疫苗可以减缓老鼠体内一种关键的饥饿激素分泌，从而防止老鼠体重增加，哪怕老鼠吃得过多也能够保持体形。

目前，国内外科学家都在加紧研究。肥胖疫苗已进入动物实验阶段，但距临床推广使用尚有一段距离。

60 种病因酒而生

江大红　尹若雪

2006 年，世界卫生组织就将中国列为世界酒精"重灾区"。世界卫生组织的数据统计显示，有 60 种疾病是由于饮酒不健康造成的。

令人震惊的饮酒数字

有资料显示，近年来中国饮酒人数一直呈上升趋势，目前已超过 5 亿人，其中又有近四成人每天饮酒 1 次以上。全国每年能喝掉 300 亿公斤左右的酒。卫生部、科技部和国家统计局曾发布的一项调查显示，我国女性的饮酒率比 20 世纪 90 年代初期上升了 73% 左右。按照这样计算，全国居民中真正做到滴酒不沾的可能不足 2 亿人，而沾染过白酒、啤酒及其他酒类饮料的人数不会少于 8 亿人，这是个令人震惊的数据。

中国保健协会秘书长徐华锋表示，有关调查结果显示，我国公众在饮酒常识、饮酒量、饮酒年龄和控制趋势上均存在着严重问题。其中我国男女饮酒比率分别高达 84.1% 和 29.3%，多达 65.39% 的饮酒者健康饮酒状况不合格；仅有 0.51% 的饮酒者，属于具有正确饮酒观念的人群，还有三成以上的酒民甚至不赞同"过量饮酒有害健康，应控制饮酒的度和量"。

目前我国酒业已由过去的"白酒一统天下"，转变为多种酒型"百花齐放"的格局。

仅啤酒产量便由 1949 年的 7000 余吨，提高到 2008 年的 4103.09 万吨，提高了 5800 倍；而白酒的产销量在过去的十几年中都以平均 20% 的年增幅持续增长；在并不是主力战场的葡萄酒领域，仅 2008 年国人就喝掉了 9 亿多瓶红酒。

酒让身体伤不起

空腹喝酒 5 分钟，血液中就有酒精 　北京东直门医院消化科主任医师刘敏说，如果是空腹饮酒的话，只需要短短 5 分钟，血液中就会含有酒精。

肝脏是第一个受害器官 　卫生部中日友好医院感染疾病科主任徐潜表示，过量饮酒肝脏"最受伤"，约 90% 的酒精在肝脏内代谢，一次醉酒相当于得了一次肝炎。即便没有喝醉酒，只要是长期过量饮酒，酒精也会像"沉默杀手"一样损害肝脏。如果每天摄入 80 克酒精，一喝就是十几年，那么 50% 都会出现肝硬化。

灼伤消化道黏膜 　酒精进入消化道后，会对食管黏膜、胃黏膜和肠黏膜产生化学性灼伤，导致肠功能紊乱、胃出血、胃炎等问题。还会增加肝癌、胰腺癌、食道癌等的患病风险。喝酒时出现的恶心、呕吐等症状，就是酒精在伤害消化系统的表现。

急性酒精中毒来势凶猛 　北京市朝阳医院急诊科副主任梅雪说，急性酒精中毒会有两个严重的并发症，一是喝多了呕吐，会因神志不清导致窒息，轻则肺炎，重则死亡；二是引发低血糖昏迷，这也可能是致命的。

慢性病不放过 　饮酒是 2 型糖尿病的重要致病因素。糖尿病患者饮酒会导致血糖波动大，增加并发症的风险。著名心血管病专家、健康教育专家洪昭光教授说，酒精对心脑血管的伤害也很大，会导致酒精性心肌病、高血压等多种疾病。酗酒还是导致"心梗"、"脑梗"等突发事故的一大因素。

破坏生殖系统 　酒精会导致男性精子数量减少，致使其不育。孕妇饮酒生出来的孩子易患"胎儿酒精综合征"，甚至能造成流产、死产、早产或胎儿畸形。

国人"酒风"不可长

上海复旦大学社会学系教授于海说，中国酒文化当中的糟粕并未随着时代的发展而消亡，反而不断得到鼓励，"会喝酒"甚至被当作一项技能。实际上，酒不仅伤害人体健康，还伤害社会。于海说，如今的商业活动、官场交际等，都少不了酒这个主角。酒成了社会关系的润滑剂，却也成为社会腐败的催化剂。它被赋予了太多社会意义，被很多人当成了感情深浅度等的"试金石"，也因此成了"不得不喝"的东西。

实际上，相比于声势浩大的控烟行动，国家对酒的限制则小得多。不管是电视、报刊还是网络，酒类广告都充斥其中。洪昭光建议，国家应对此进行限制，提高酒类产品的税收。

虽然中国的酒文化和饮酒风俗一时无法改变，但专家表示，在遇到非喝不可的情况时，大家要了解喝酒的误区，并保护好自己。

《生命时报》2011.07.26

引爆危害健康的六个细节

洪昭光

"猝死"是让很多人感到恐惧的一个词。不幸的是，猝死的悲剧在生活中并不少见。

数学家华罗庚教授 1985 年在日本讲学时，心脏病发作，猝死在讲台上。2000 年，国际知名的健康教育专家谢华真教授，因急性心肌梗死猝死在旅途中……其实，只要我们严格管理，避免诱发因素，就可以远离猝死的悲剧。

上面这几位都是知名人士，引起悲剧的是心性猝死。心性猝死发生时非常突然。很多发病的人平时看上去很健康。即使有疾病，病情也基本恢复或者很稳定。但世界上没有无缘无故的猝死。心性猝死其实是由"定时炸弹"和"引爆操作"共同引发的。

什么是引起心性猝死的"定时炸弹"呢？简单地说，就是胆固醇沉积在冠状动脉血管壁上，形成很多粥样斑块，造成冠状动脉部分堵塞。因此，随时有引起心脏缺血，发生猝死的危险。

那么，"引爆操作"又是什么？其实是心性猝死的一些诱发因素。心性猝死是"定时炸弹"和"引爆操作"加在一起，瓜熟蒂落的结果。只要严格管理、避免诱发因素，炸弹就可能永远休眠。

六个常见的心性猝死诱发因素

1. 持续、过度的紧张和疲劳

动物实验已经证明，在猴子身上，精神压力、睡眠不足都能引起动脉硬化、急性心肌梗死、心力衰竭、猝死。在人身上，因持续、过度紧张和疲劳，引发猝死的例子也很常见。因此，我们不提倡废寝忘食。

2. 大喜大悲，大惊大恐

有位中年男士，第二天要和领导谈话，结果一夜未眠。第二天上午工作时，忽然心脏骤停，最后猝死。情绪波动引发的猝死，有的发生在情绪大波动时，有的发生在情绪大波动后几小时或者一两天后。

3. 酗酒和饱餐

有位房地产老总，因为上级来参观，喝白酒一直喝到深夜两点。天亮时，他突发心肌梗死，失去了生命。酗酒和饱餐都能造成心跳加快、血压升高、心肌耗氧量增多，引起心律失常。

4. 过量运动

有一位干部，平时打网球没有任何不适。一次比赛绳，他奋力拼搏，突发严重心绞痛。幸亏抢救及时，才转危为安。过量运动可能伤害身体，诱发心性猝死。适量运动助人，过量运动伤人。运动应该因人而异，动静结合。

5. 狂喝冷饮

有一个 29 岁的小伙子，下班途中在一个小店狂喝了 1 升的冰啤酒。半小时后，他突发心肌梗死，失去了生命。酷暑天狂喝冰饮料，也是近些年来引发心肌梗死的常见因素。因为食道在心脏后面，胃在心脏下面。心脏表面受到寒冷刺激后，易引发冠状动脉痉挛。

6. 两个"死亡三联征"

"冬天、凌晨、扫雪"和"饱餐、酗酒、激动"是两个"死亡三联征"。这六个因素都是心性猝死的诱发因素。几个因素一旦联合在一起，危险性会大大增加。所以，冬天下雪后的第二天上午，逢年过节亲友聚会后，都是心性猝死的高发时段。

健康生活六法则

瞿 边

药永远吃最小剂量 英国著名药剂师西德·戴加尼指出，所有药物都会影响大脑，即便是普通的止痛药。药并不是吃得越多，效果越明显，应吃最小剂量。

每天穿不同的鞋子 著名足病医生特雷弗·皮尔奥说，鞋里的汗液不可能一晚上蒸发干净，如果连续两天穿同一双鞋，温暖潮湿的环境很容易让真菌大量繁殖。

晚上8点后绝不吃东西 英国伦敦大学附属医院胃肠病医生马太·班克斯解释，晚上吃东西会增加胃酸反流的概率。短期内让人感觉烧心、不舒服，长期胃酸反流还可能导致食道癌的发生。

用5分钟放松跟腱 英国利斯特医院骨科创伤医生罗伊·图德琼斯每天都用5分钟放松跟腱。具体做法是：脚尖点在楼梯上，让脚后跟慢慢下落。他认为，跟腱不好是所有足病问题的根源。

少喝一点果汁 英国营养学家艾玛·威尔只吃水果，很少喝果汁。她认为，果汁的糖分和热量都很高。柑橘类水果榨出的果汁酸性非常高，容易诱发肠易激综合征、偏头痛、牛皮癣和蛀牙。很多果汁的原料是浓缩汁，这说明它们兑水前冷冻过，抗氧化剂大量流失。

避免用电动工具 听力专家保罗·达罗克在生活中尽量不用电动剃须刀、电吹风等，因为它们噪声太大，使用时如果不注意保护耳朵，会导致听力受到永久性损伤。

德国人的养生保健理念

霍雨杨

德国一位医学专家最近将经过数十年的研究成果发表，他的研究发现并且告诫中老年人：想健康长寿，务必动用"保、活、转、参、睡、调、听"这七个字。

"保"即保持大脑的活力 用进废退，故中老年人要多用脑，如坚持读报看书，绘画下棋，培养各方面的兴趣爱好。研究表明，一个经常用脑的65岁老人，其脑力并不比不爱动脑的35岁左右的青年人差。

"活"是指活动手指 俗话说心灵手巧，经常活动手指，做两手交替运动可以刺激大脑两半球，有健脑益智、延缓大脑衰老的作用。

"转"即转换不同性质的运动 在较长时间的单调工作或读书、写作后，应及时转换另外不同性质的活动，使大脑神经松弛而不过分疲劳，使脑力保持最佳状态。散步、做体操等是较好的转换活动方式。

"参"即参加社会活动和体育活动 结交年轻朋友，以接受青春活力的感染，经常保持愉快的情绪，脱离孤僻的生活环境。积极有趣的体育活动，可促进疲劳消除，使体质增强，身体更健康。

"睡"即睡好觉，保证睡眠充足 中老年人要学会有规律地生活，合理安排作息时间，保证一天有8小时（老年人10小时左右）的睡眠时间。

"调"是调节饮食 做到粗细混杂，荤素搭配，兼收并蓄，多吃维生素和矿物质丰富的红枣、牛奶、豆浆、蛋黄、桑椹、芥菜、芝麻、胡桃仁、百合、猪心、木耳以及大部分蔬菜水果；少吃些动物脂肪和含糖类食物。

"听"即听优美动听的歌曲 歌曲中优美的旋律可以调节中枢神经系统的功能作用，使人情绪良好，有一种心旷神怡的欢乐感觉。

中年养生调养五要点

中年以后，身体状况开始发生变化，往往不再像年轻时那样胜任高强度的工作了，也更易"积劳成疾"。中年人只要在饮食习惯、生活方式和心理状态方面进行调整，依然能充满能量地适应新变化。

中年人应控制饮食，少吃甜食，并适当运动，防止肥胖及体重超过标准。因为肥胖可导致高血压、冠心病、糖尿病、恶性肿瘤等多种疾病。

中年人消化系统也开始出现衰老变化，故平时应定时定量进餐，不暴饮暴食，不偏食，不吃零食，不吃过多的精制食品，多吃水果及新鲜蔬菜，吃盐不要过多，戒烟，少饮酒。

此外，心脏病专家的结论是：人从中年起就须注意防止肥胖，除了注意饮食均衡，日常坚持运动是控制体重的不二法则。

锻炼要适度

人到中年，体力精力开始下降。散步、慢跑、爬楼梯等体育锻炼可以增强体质和一般的抗病能力，并可消耗掉多余的能量，保持体重的稳定。但是，过于激烈的运动和某些骑跨运动，如激烈的竞技运动、长时间骑自行车等对中年人却是有害的，应该尽可能节制及回避。

中年人的心肺功能也逐渐下降，不要参加过重的体力劳动及剧烈的运动，并避免高度的精神紧张，防止发生心律失常及心脏骤停而猝死；不宜突然改变体位，如久蹲后不宜突然站立，防止昏倒。

情绪需平稳

中年人家庭琐事多，工作任务重，情绪容易波动。发怒时，情绪急剧变化，交感神经极度兴奋，肾上腺素分泌增加，心跳加快，血压升高，体内血液循环不畅，各器官的正常生理功能受到干扰，容易诱发胃肠溃疡、高血压、冠心病等。

要淡泊名利，不要为金钱、名利、地位而太过辛劳、太过争强好胜，不良情绪不仅会招致各种疾病，还会影响家庭关系。

四个健康预警信号

一、体重是否下降？

做饭困难 老年人操作能力下降，可能连做饭都会感觉到困难，长期饮食质量的下降会导致体重的降低。

味觉或者嗅觉丧失 随着年龄的增加，人的味觉和嗅觉也会下降，尤其是 60 岁之后。

潜在疾病 有时候体重下降是由于严重的潜在疾病造成的，如营养不良、痴呆、抑郁或者癌症。

二、是否可以照顾自己？

衣服是否干净？房间是否干净？是否可以照料好自己？每天生活行为如洗澡、刷牙和梳头等是否正常？是否有痴呆、抑郁或者其他异常行为？忽视家务可能是痴呆、抑郁或者其他精神疾病的信号。

三、精神状况是否正常？

是否参与一些简单的锻炼或者社区娱乐活动？是否与朋友们联系？是否保持着自己的爱好或者其他日常活动？有没有参与一些组织或者俱乐部？

四、散步是否正常？

是不愿还是不能够走像以前那样长的距离？是否膝关节炎或者髋关节炎导致步行困难？是否需要拐杖或者扶车帮助步行？肌无力、关节疾病和其他年龄相关的改变都可导致老年人的步行问题。

《老年生活报》

心脏病的 9 个征兆

一、呼吸　做一些轻微活动时，或者处于安静状态时，出现呼吸短促现象，但不伴咳嗽、咳痰。这种情况很可能是左心功能不全的表现。

二、脸色　如果脸色灰白而发紫，表情淡漠，这是心脏病晚期的病危面容。如果脸色呈暗红色，这是风湿性心脏病、二尖瓣狭窄的特征。如果呈苍白色，则有可能是二尖瓣关闭不全的征象。

三、鼻子　如果鼻子硬邦邦的，这表明心脏脂肪累积太多。如果鼻子尖发肿，表明心脏脂肪可能也在肿大或心脏病变正在扩大。此外，红鼻子也常预示心脏有病。

四、皮肤　慢性心力衰竭、晚期肺源性心脏病患者的皮肤可呈深褐色或暗紫色。皮肤黏膜和肢端呈青紫色，说明心脏缺氧。

五、耳朵　心脏病人在早期都有不同程度的耳鸣表现，如果你的耳垂出现一条连贯的皱褶，极有可能是冠状动脉硬化所致。

六、头颈　如果由锁骨上延伸到耳垂方向凸起一条表筋如小指粗，很可能是右心功能不全。

七、肩膀　天气明明很好，左肩、左手臂内侧却有阵阵酸痛，这有可能是冠心病。

八、手脚　手指末端或趾端明显粗大，并且甲面凸起如鼓槌状，常见于慢性肺源性心脏病或先天性青紫型心脏病患者。

九、下肢　中老年人下肢水肿，往往是心脏功能不全导致静脉回流受阻的表现。如果常心悸、气喘，只有蹲位才能缓解，这是紫绀性心脏病的特有表现。

心跳快一点寿命短一点

吴　瑕

心率就是每分钟心脏跳动的次数，与呼吸、血压一样，都是人体基本的生命体征。很多人对自己的血压、体温情况非常在乎，却很少留意自己的心率。

那么，冠心病、高血压患者，心率每分钟 80 多次算不算正常呢？

虽然目前医学界认为，每分钟超过 100 次的心率才能诊断为心动过速，甚至是医学教科书，几乎也没有提过心率增快与心血管病发病率、死亡率的关系；但是，大量的研究和流行病学资料表明，心率持续性增快（大于 80 次/分）能明显缩短寿命，增加死亡风险。当人体的心率平均为 79 次/分时，其寿命为 80 岁；当心率降低到 60 次/分时，平均寿命可提高到 93 岁。而老年人的平均心率每增加 5 次/分，其患急性"心梗"和猝死的危险将增加 14%。

由此可见，心跳快一点，人的寿命就会短一点。不仅人类如此，对哺乳动物的研究结论也一样：乌龟的心率仅为 6 次/分，其正常寿命长达 177 年；而心率高达 500 次/分的老鼠，其平均寿命仅为 2 年。

因此，有人风趣地比喻：上帝造人时就限定了其一生的心跳总数，节省着用的人寿命长，挥霍的人寿命短。

其实，心率持续性增快不仅本身是心血管病的一个独立危险因素，还能加剧和恶化心血管病的其他危险因素，不断推进心血管病的发生与发展。心率增快，会使人体的血压、血糖增高，也会增加甘油三酯、胆固醇的浓度。血压、血糖、胆固醇升高，都对人体心脑血管不利。

因此，近些年来，国内外心血管专家一致认为，健康人群的静息心率（保持安静、休息状态至少 15 分钟以上）维持在 60～70 次/分，冠心病患者的心率维持在 55～60 次/分，对健康最为有利。对冠心病患者来说，减慢心率是他们预防猝死唯一有效的方法。

《家庭医生》2011 年 6 月上半月版

你知道心脏多累吗

田　野　江大红　冯国川

几天前，39 岁的凤凰网前总编辑吴征因心脏病突发离开人世。更让人震惊的是，从 2010 年 1 月起至今不到 19 个月的时间里，已经有 19 名企业高管离世，其中近一半的死因都与心脏病有关。

心脏性猝死　居世界之首

据统计，我国每年因心脏病猝死的人数达到 54.4 万，相当于一个小城市的人口总和，这让中国心脏性猝死总人数位居世界之首。日前，凤凰网发起的一项叫做"你的心脏还好吗"的调查，25460 名参与者中，仅有 7.8% 的网友表示"心不累"，高达 41% 的网友表示"很累，感觉快受不了了"；33% 的人近期曾出现过心脏不适现象。遗憾的是，出现心脏不适时，竟有一半的人"不会就医，忍一会就过去了"。与心脏对人体的重要性相比，我们对待心脏的态度，却是忽视与怠慢。

呼吸短促鼻子硬　说明心脏累

中国中医科学院杨力教授告诉记者，现代人呼吸越来越急促，速度比古人快了 1 倍，每次只用 3.33 秒。急促的呼吸和心跳与健康有着重要关系。研究表明，如果成人安静时的心率维持在 60 次/分钟左右，其寿命可达 93 岁；反之，如果安静时的心率大于 80 次/分钟，其寿命明显缩短。

事实上，很多生活习惯都会让你的心脏伤痕累累。当你每吸一口烟雾，里面的烟焦油、尼古丁、一氧化碳等就会刺激你的肺并导致全身血管收缩一圈儿，你的血压越来越高，这使心脏向外排血所受到的阻力大大增加。它不得不拼死拼活地收缩，力争把血挤向全身。时间长了，它的肌肉会变得越来越肥厚，内腔却变得愈来愈小。当你若无其事地省掉了一顿早饭的时候，血糖供应不足导致你的心脏失去了动力，不得不快马加鞭地使劲跳，几乎精疲力竭。当你吃着大鱼大肉的时候，那些不断积累的血脂堵塞血管，切断了供应心脏能量的生命线，让它垂死挣扎……

如果心脏累了，会通过各种方式告诉你：做一些轻微活动或仅仅是安静地待着，也会感觉呼吸短促，这可能是左心功能不全的表现；天气明明很好，左肩、左手臂内侧却阵阵酸痛，这可能是冠心病的表现；鼻子硬邦邦的，表明心脏脂肪累积太多；中老年人下肢水肿，往往是心脏功能不全……

16个习惯最"伤心"

卫生部中日友好医院心血管病中心副主任黄力说："说实话，我最担心的病人里，最典型的是IT行业的人。这类人的屁股就像粘在凳子上一样，加班熬夜，久坐不动，身心过度疲惫，积劳成疾。另一种是肥胖的病人，我常跟他们开玩笑，腰围没减到90厘米以下就别再找我看病了。"北京大学人民医院首任心内科主任徐成斌则将心脏最累的人分为五类：高压应酬族，包括企业高管和媒体人；久坐少动族，包括公务员和司机等；急躁较真族，包括警察、教师等；运动过度族，尤其是举重、摔跤、柔道等项目的运动员，以及平常体力活动少、突然大量运动或做重体力劳动的人；黑白颠倒族，如夜班族、保安等。

近日，美国《健康》杂志网站总结出以下16个非常"伤心"的坏习惯：常看电视、积压情绪、忽视打鼾、不用牙线、孤独、运动不规律、喜欢畅饮、吃得过饱、自我忽视、爱吃红肉、拖延就医、吞云吐雾、忘记吃药、不吃果蔬、轻视身体不适、口味太重。

定期给心脏做保养

专家提醒："每一颗心脏都需要善待。"通过以下几种方法，经常给心脏做个保养，是我们对它辛苦劳累的最好报答。

红黄绿白黑搭配好 红指葡萄酒，每日饮50～100毫升；黄指西红柿、胡萝卜，日食1小碟；绿指青菜，每日适量；白指燕麦粉等，日食50克；黑指黑木耳、黑芝麻，日食5～10克。每天喝牛奶250克，吃鸡蛋每周不超过4个。

喝三杯"安全水" 第一杯是在睡前半小时喝的凉开水；由于脑血栓和心肌梗死多发于午夜2时左右，患者应在深夜醒来时饮下第二杯水，尤其是在出汗多的夏季或出现腹泻、呕吐症状时；第三杯水安排在清晨醒后喝，这杯水非常重要，可稀释黏稠的血液。

带计步器快走 人在快走时，全身各个器官都得到了锻炼，其中受益最大的是心脏。

《生命时报》2011.07.22

哪种健忘该看医生

陈宗伦

年龄越来越大，记性越来越差。医学专家指出，其实健忘有三种程度，有些不用在意，有些却是疾病信号。

正常情况

1. 爬上楼后却忘记为了做什么。

2. 想了几分钟才记起停车地点。

3. 忘记给朋友回电话。

4. 将东西放在某处，不久就找不到了。

5. 忘记了前一天朋友告诉你的一件琐事。

6. 忘记你刚认识的某个人的名字。

7. 一时想不起某种东西叫啥名。

分析：英国伦敦神经病学专家奥利弗·科克雷尔博士表示，人的短期记忆很容易发生转移，很多小事会迅速从记忆中抹去，以便腾出空间记忆更重要的事情。有时，压力、悲伤和缺乏睡眠都会影响记忆力。

轻度健忘

1. 复杂的工作比以前难应对，比如技术熟练的大厨突然发现准备烧烤都困难重重。

2. 在十分熟悉的地点常出错，比如，经常在停车场找不到自己的车。

3. 忘记关系密切的亲戚或朋友的名字。

4. 在识别人的面孔、色状或词汇方面出现问题。

5. 重复半小时前刚问过的问题。

6. 性格变化，如一向爱交际的人突然变得沉默等。

7. 发现自己将东西放错地方，比如，开门后忘记拔掉钥匙，却不知道将钥匙放在何处了等。

分析：上述很多症状可能是由抑郁、压力或注意力不集中造成的，但也可能是老年痴呆症的早期症状。英国老年痴呆症协会的安娓·考贝特博士表示，这种老年痴呆症发生时，记忆力尚未受影响，但是负责视觉的大脑区域已受损。当然，如果你注意到了自己的记忆问题，那就说明你不可能得了老年痴呆症。

该看医生

1. 要求倒一杯茶，而没有意识到自己已有了一杯。

2. 忘记孙子的名字，但是有关儿时的记忆却非常鲜活。

3. 不知道如何做日常家务和自理，比如洗碗等。

4. 分不清家庭成员关系，如不清楚孙子是谁的等。

5. 判断力出现严重问题，如夏天穿上厚实的大衣等。

6. 不能说出日常物件的作用。

7. 不认识朋友和家人。

8. 将自己的东西放在奇怪的地方。比如，将水壶放在床底下，或者将钱包放进冰箱等。

9. 在时间和空间上失去方向感。经常光顾的地方变得陌生。

分析：考贝特博士表示，老年痴呆症会损害大脑中负责短期记忆的海马区域，长期记忆通常不受影响。

抵抗力最差的10种人

1. 交际圈子太狭窄。2. 平日欠下"睡眠债"。3. 凡事老往坏处想。4. 有话憋在肚子里。5. 顶着重压过日子。6. 外出常以车代步。7. 随身物品不齐备。8. 朋友是个大烟鬼。

9. 过分依赖抗生素。10. 不容易被逗笑。

长寿 10 特征

性格外向和爱好跑步的人更有可能长寿。长命百岁有 10 个迹象。

1. 感觉自己比实际年龄年轻 13 岁，是长寿的一个重要因素。自我感觉年轻健康，会增强乐观情绪及战胜困难的信心，有助于减轻压力，增强免疫系统，降低患病风险。

2. 紧跟时尚走，会发电子邮件，通过谷歌搜索失去联系的朋友，甚至在网上约会，有助老人在智力上保持活跃，还有助于增强社交能力。

3. 绝经期 52 岁以后开始，意味着寿命增加。

4. 每日热量摄入少，限制在 1400～2000 卡的人，心功能与年轻 15 岁的人一样。

5. 脉搏每秒 1 次，心跳次数越少，身体越健康。较慢的心率意味心脏无需太过卖力工作便可完成输送血液的任务。

6. 不打鼾。正常人的寿命是重型睡眠呼吸暂停综合征患者的 3 倍。

7. 更年期后腹部平坦。腰部过于丰满的女性面临的死亡风险较常人高 20%。

8. 血液中维生素 D 水平高，也降低患癌症、心脏病及传染病风险。

9. 性格开朗。性格开朗者患痴呆症的概率低 50% 左右，还不易受外界压力影响。

10. 每天跑步 40 分钟，不但寿命长而且认知功能也更强。

让你长斑的原因

内分泌：雌激素可刺激黑素细胞分泌黑素颗粒，孕激素能促进黑素体的转运和扩散。研究发现，提示女性黄褐斑患者的发病与性激素水平改变有关。

紫外线：紫外线是人类黑色素细胞增殖、皮肤色素沉着增多的主要生理性刺激。

皮肤上的微生态失衡：皮肤正常菌群的改变使皮肤定植抗力降低，及细菌之间的竞争性抑制作用和干扰现象减弱。使产色素微球菌大量繁殖并沉积在表皮内，使皮肤颜色加重。

体内微量元素：微量元素的改变和黄褐斑有一定的关系。

遗传：研究发现 30%～47% 的黄褐斑有家族史。雀斑的致病基因是 4 号染色体长臂 32～34 带区域。

慢性疾病：从中医角度上来说，肝脏病、慢性酒精中毒、结核、内脏肿瘤、甲状腺疾病、月经不调、痛经、子宫附件炎、不孕症等等均会导致黑色素沉着。

内服药物：长期内服冬眠灵、鲁米那、安体舒通、避孕药等，也可以诱发黑色素。

酸性体质：因为血液偏酸，细胞代谢及生理机能的运作受阻，使黑色素无法正常代谢，造成黑色素之沉积形成黑雀斑。

环境污染：污染会造成我们皮肤上的细胞微小炎症，导致皮肤内的细胞自然分泌出一种花生四烯酸的物质来对抗这种炎症。而这种花生四烯酸的物质在一定程度上激活了酪氨酸酶并加速黑色素的形成。

中脑辐射：每天在电脑前工作六个小时以上长期这样的工作，会导致皮肤自身免疫降低，从而变得黯黄无光泽，致使发生色素沉着。

皮肤内的皮脂膜破坏：皮脂膜是表皮最外一层水包油性乳化体，偏酸性。这个环境中不利于细胞成长繁殖。对皮肤的呼吸、渗透、代谢、调湿等正常生理功能起着帮助的作用。

《健康文摘报》

抑郁有 19 种警报

张振清

抑郁好像离我们越来越近，一不小心就会中招。其实，只要稍留心，抑郁靠近你时，就能把它挡在门外。加拿大《星星生活报》告诉你，常见的抑郁报警信号有 19 种。

1. **人逢喜事而精神不爽**。时常因为一些小事愁眉不展，无缘无故地闷闷不乐。
2. **凡事提不起兴趣**。成天没精打采，连以前的兴趣爱好都不想去碰了。
3. **生活变得懒散，不爱动弹**。感觉懒洋洋的，谁也不爱搭理。
4. **睡不好觉、失眠**。特别是早上醒得早，不到四五点就自然醒了。
5. **脑袋转得慢了，遇到事情做不了决定**。
6. **觉得自己没用、没出息**。总是自卑、自责，心里充满了悔恨。
7. **善感多疑，老怀疑自己生病**。不断做各种检查，但还是不放心。
8. **丢三落四，记不住事情了**。
9. **动不动就发脾气，做事精力难以集中**。
10. **心里惴惴不安**，经常莫名其妙地感到心慌。
11. **肠胃不舒服**。没有原因地出现厌食、恶心、腹胀、腹泻，或胃痛等。
12. **不想吃饭**。甚至连体重也下降了。
13. **做事力不从心**，常常感到疲惫不堪。
14. **不想跟人说话，对周围一切都很冷淡**。
15. **全身疼，可又查不出毛病**。
16. **不想跟亲戚朋友走动了**。关门窝在家里，社交活动明显减少。
17. **对性生活提不起兴趣了**。
18. **感到空虚，觉得自己没有生存的价值**。
19. **常想到与死亡有关的话题**。比如人死了会去哪里等。

《生命时报》2011.04.12

人为什么会衰老

1. 大脑细胞死亡；2. 机体免疫功能失调；3. 体内毒素积累；4. 内分泌激素减少；5. 细胞分裂能力丧失；6. 胶原纤维硬化；7. 遗传物质受损；8. 细胞内线粒体受损；9. 溶酶体膜损伤；10. 缺乏微量元素。

人生暮年有多长

杨思琦

中央电视台有个夕阳红节目，象征着老年照样可以散发光芒，受到老年朋友的欢迎。

大自然夕阳红一天之中不过 1~2 个小时，然而人类的夕阳红到底有多长呢？

我国夏商时代人口平均寿命为 18 岁，秦汉 20 岁，唐朝 27 岁，宋代 30 岁，清代 33 岁，20 世纪 40 年代平均 35 岁。20 世纪 50 年代我国人民平均寿命为 60.04 岁，60 年代 60.81 岁，80 年代 67.88 岁，90 年代 70.8 岁，2000 年为 71.8 岁。如今，时代不同了。人均寿命随着时代的发展而提高。日本是世界上有名的长寿国，其平均寿命已超过 80 岁。在我国在现实生活中，八九十岁的老人到处可见。人生七十古来稀的年代已永去不复返了。现在是八十不算老；九十年尚小；人生活百岁，风光无限好的年代。同济医科大学名誉校长、中国科学院院士裘法祖教授，现年已 85 岁了，仍然主持高等医学院校统编教材的评审，主编《外科学》《中华名医谈百病丛书》《普通外科学》，并继续为我国的医学作出贡献。在校园中，常见他独自外出办事，步履稳健，思维敏捷，谈笑风生。

由此可见，人生如能基本上控制病理性损害和精神上的损害，人类活到百岁是完全可以的。美同著名的生物学家、研究长寿的专家卡尔博士说：我们都可以活 100 岁。他对长寿提出了 5 点看法：①要有绿色空间、新鲜空气。生活在绿色树木花草环境里，视野所及绿意盎然，一片生机，胸襟开阔，身体自然就会健康。②保持活跃的好奇心、丰富的精神生活。③适当的工作。人们一旦停止工作，人体的生理机能就开始退化。④食勿过量。只要营养适量均衡，就足以充分供应身体活动所需的营养。⑤预防疾病，同时对疾病作进一步认识，以便医治疾病，而不只是控制疾病。只要做到上述 5 点，人人都可以活到百岁。

据老年专家们研究得出来的结论是：大自然赋予人类的平均寿命为 120 岁。现在人类之所以罕见超越百岁者，主要原因是不健康的生活方式和疾病对人类的侵袭。当前人类的三大杀手是心脑血管疾病、恶性肿瘤和意外事故。世界科学家正在研究如何攻克这三大杀手，人们正在努力增强体质，保持良好的心态，增强人体免疫功能，戒除不良生活力式，与疾病作斗争。相信，人类步入 21 世纪后，人均寿命达到 90 岁，屈指可待。这就是说，人到 60 岁退休，活到 90 岁，人生暮年 30 载，将成为现实。人类夕阳红的时间，正在向 30 年进军，这决非空。在这 30 年里，老年应怎样渡过，怎样为社会、为人类作出更大贡献，是每个老年人应当考虑的。

九个长寿新观点

田　野

一些平时看似不重要的生活细节，或是你习以为常的爱好、习惯，都可能影响你的寿命。日前，美国《about》杂志的长寿专栏载文推荐了几款新的长寿良方。

放下筷子吃得慢　"想长寿吗？那就吃慢点吧。"在以长寿著称的地中海地区，人们一顿晚餐可以吃三四个小时。一般来说，每口食物咀嚼 15~20 次，一餐饭不少于 20 分钟，有助消化，避免发胖，还能缓解紧张、焦虑的情绪。北京抗衰老生命科学研究所所长黄又彭博士表示，当咀嚼食物的次数增多或频率加快时，大脑的血流量也会明显增多，活化大脑皮层，从而延缓衰老。所以，不妨尝试在吃饭时用筷子来夹菜，然后放下筷子，再用勺子吃米饭。轮流使用勺子和筷子吃饭，即使想快也快不起来，保证每口食物都能充分咀嚼。

适当吃糖果　日本著名长寿县、红糖产地冲绳县的老人，有每天喝一杯红糖水的习惯。所以，老人在吃糖时，不妨选择适量红糖，但消化不良者和糖尿病患者应慎食。

喝"粗"点的茶 "粗茶"指的是较粗老的茶叶，价格昂贵的新茶反而不如价格相对便宜的"粗茶"。"粗茶"尽管又苦又涩，但其中的茶多酚、丹宁含量丰富，既有抗衰老作用，还能降血脂，防止血管硬化，维护心、脑血管的正常功能。

中年后，增鱼减肉 日本长寿专家高居酉合子教授指出，人到中年后摄入鱼的量应为肉的2倍，即假如摄入肉量为30～50克的话，鱼肉量应为60～100克，这可是长寿的重要法宝。鱼肉是动物肉类中最容易被消化吸收的一种。

了解家族病史 要预知你未来的健康状况，第一关就是从家人入手，了解家族病史。不妨动手建一份家庭"健康档案"，列出你所有的直系亲属——爷爷、奶奶、姥爷、姥姥、父母、兄弟、姐妹，记录他们的既往病史、诊断治疗情况、过敏反应记录，以及历次体检结果等。再去看病，医生一翻档案便一目了然。档案中还要保存自己完整的病历、X线片或报告、心电图、化验单、体检表等原始单据。

避开交通"魔鬼时间" 据世界卫生组织统计，全球每年有120万人死于交通事故，平均每25秒就有1人死于车祸；而在中国，平均每天近300人葬身车下。国内知名安全驾驶行为研究专家范立表示，新手事故率并不高，真正的"马路杀手"是驾龄1～2年的人，此时最易松懈。穿凉拖或高跟鞋开车、边开车边接电话、开车吸烟都是车祸发生的高危因素。他提醒，11：00～13：00、17：00～21：00是"魔鬼时间"，此时开车要格外警觉。行人过马路时，要学会首先左看观察车辆，然后右看，最后再左看，确认安全后，才可直线过马路。黄昏时更要注意，因为这是驾驶员最不容易发现你的危险时段。

泡个温泉 研究表明，过去20年间，长寿之国冰岛居民的心脏病发病率降低了50%，这与他们热衷露天温泉有关。常泡温泉，可以治愈关节炎、哮喘等慢性病，对各类皮肤病也有显著疗效，还能缓解现代人的精神压力。要注意的是，泡温泉要从水温较温和的池水开始浸泡，每一次在烫身的池水中浸泡时间不要超过10分钟，及时让身体露出水面或离水歇息；睡眠不足或是很疲乏时不要泡。如果突然浸入温度很高的温泉，可能会发生晕厥。泡温泉时，应该尽量合上双眼，以冥想的心情，缓缓地深呼吸数次，才能真正释放身心压力。

"懒"人有懒福 早在20世纪初，德国生理学家马克思·卢讷指出，过快的生活节奏、剧烈的运动、过度紧张焦虑都会消耗我们的"生命能量"。大自然中的许多动物也遵循着同样的法则：蜂王稳居蜂窝，懒惰至极，可活到5年或更长；工蜂终日劳碌，飞奔不停，但3～6个月即亡。乌龟生性迟滞、雷打难动，但寿命高达150年。不妨偶尔懒一懒，推掉无聊的饭局，不想干的家务留到明天，会节省我们的能量，才能活得更久。

戒掉一个坏习惯 美国作家马克·吐温曾说："习惯就是习惯，任何人都不能把它扔出窗外，但可以一次一个台阶地把它骗下楼梯。"从今天开始，不管是吸烟、不锻炼，或者吃太多零食，一次只戒掉一个坏习惯，并注意以下几点：起步要小。如果想要养成早起的习惯，那就试着每天早起10分钟，而不是1小时。让你的家人、朋友、同事来帮助你，或者为自己找个"一帮一"小组也是很好的办法。

《生命时报》2011.05.24

让五官年轻 10 岁

瞿　晟

我们的眼睛、牙齿从 40 岁开始走下坡路，听力从 55 岁老化，65 岁后声音变得苍老。如果不注意保护，五官不仅会过早衰老，还会引发各种疾病。怎样能让五官年轻 10 岁？现在介绍一些生活中的保养小窍门。

眼睛减龄方法

1. **多吃黄绿色食物**。如胡萝卜、玉米、西红柿、西兰花、猕猴桃等，丰富的叶黄素和玉米黄素会在眼睛后部的光敏感组织中积累，帮助眼睛对抗紫外线，也能防止眼睛的功能性退变。

2. **打乒乓球、多转动眼睛**。打乒乓球时，眼睛随着快速运动的物体转动，可以起到调节、放松的作用，延缓老花、预防近视。

3. **用眼不超过 40 分钟**。用眼 40 分钟，应休息至少 10 分钟，最好的放松方法就是看远处。另外，夏天到了，出门一定要戴上太阳镜，防止紫外线让眼睛老化。

口腔减龄方法

1. **睡前用一次牙线**。英国研究发现，睡前使用牙线清洁牙齿，比刷牙重要 10 倍。

2. **别老用一边嚼东西**。这样不仅会让脸左右大小不一，还会导致一边牙齿磨损严重，容易折断；另一边却因为很少用到，积攒牙结石，引发牙周疾病。

3. **半年看一次牙医**。有了牙病一定要及时治疗，最好半年看一次牙医。

耳朵减龄方法

1. **远离嘈杂的地方**。临街的窗户最好有隔音功能，窗前多摆绿色植物也能起到隔音作用。

2. **锻炼平衡能力**。可以倒着走、走猫步、单腿站立，这种反常规运动能刺激人体平衡反应，达到锻炼目的。

鼻子减龄方法

1. **常用清水洗鼻子**。如果感觉鼻子里分泌物太多，可以用清水或盐水洗鼻子，清除鼻腔内废物，对于鼻炎患者来说，这个方法尤其有效。方法是用掌心捧起水，低头用鼻轻轻吸入，再擤出来，反复几次。

2. **别闻刺激味道**。过分干燥和污浊的空气也会让鼻子的抗菌能力降低，患上鼻窦炎。

3. **感冒了赶紧治**。感冒容易引起鼻塞或鼻炎，如果不赶紧治，就会落下病根，对鼻子的嗅觉造成影响。

喉咙减龄方法

1. **说话多停顿**。说话时，最好多停顿几次；长时间讲话，多喝温开水；不要用力清嗓子和咳嗽；少吃过冷、过热的食物。

2. **给嗓子"做桑拿"**。嗓子疼时可以倒一杯热水，张口呼吸热气，为嗓子做个桑拿。注意水温不要超过 50℃，每次"桑拿"时间控制在 20 分钟左右。

3. **减少打鼾**。打鼾者除了接受正规治疗外，睡觉时最好不要仰着，睡前别喝酒、浓茶。

《老年日报》2011.05.17

我们的眼睛用得太狠了
瞿 晟

最新数据显示，北京同仁医院日门诊量目前已突破1万人次，其中眼科日门诊量超过4500人次，同比增长14%。同时，北京协和医院、友谊医院等眼科就诊人数也高于往年。

国人眼睛不堪一击

台湾一项针对10～65岁民众进行的调查显示，大多数人每周平均盯在电视、电脑、手机上的时间高达49小时，近八成人都出现过眼睛酸胀、疼痛、流泪、干涩等。一项流行病学调查还发现，干眼病患病率在不断上升，仅北京的患病人数就达到200万，其中白领占了很大比例。

北京大学医学部眼视光学研究中心主任谢培英指出，现代生活让国人的眼睛变得不堪一击，每个年龄段都有不同的问题。广州中山医科大学眼科中心教授余敏斌指出，如果你发现近距离或长时间阅读时，开始看不清东西；光直射眼睛时感到刺眼时，就说明你的眼睛受伤了。

五大元凶毁眼睛

是什么原因让现代人的眼睛变得越来越脆弱？

长时间近距离用眼 "劳累是夺走明亮双眸的最主要原因。"谢培英说，无论是越来越多的近视眼孩子，还是被视疲劳、干眼症困扰的中青年人，共同的特点就是用眼过度。眼睛长期超负荷工作，很容易引起疲劳，出现视力模糊、干涩发痒等症状。用眼过程中，不正确的坐姿、长时间戴隐形眼镜、走路、乘车时看书和电子设备，都会加剧这些不良反应。

用眼卫生习惯差 当眼睛不舒服时，人们会习惯性用手揉一揉。殊不知，手上细菌最多。北京协和医院眼科近视治疗中心李莹教授当了20年的眼科医生，从来没有得过眼病，最重要的原因就是不随便揉眼睛。

乱点眼药水 工作累了提神、眼睛又红又痒……只要眼睛不适，不少人就向眼药水求救。其实，这样做反而有损健康。李莹介绍，目前大多数眼药水中含有防腐剂，长期用不但伤角膜，还可能因不对症造成严重后果。

光污染 家居装饰中五彩斑斓的灯光、户外时尚的玻璃幕墙、星星点点的汽车灯光……都是损伤眼睛的"帮凶"。中国环境科学研究院环境污染与健康研究室副教授聂静指出，装有玻璃或镜子的墙面、磨光大理石地板反射的光线以及各种彩色光源被称为"光污染"，长时间会刺激视网膜，出现视疲劳、视觉功能下降。尤其是长期接触玻璃、镜子反射光线的人，白内障的发病率会增加。

吸烟 吸烟过程中产生的一氧化碳会严重影响视神经功能，导致视力下降。

眼科专家的护眼秘诀

要想拥有一双健康明亮的眼睛，除了改掉错误的习惯，还要注意方法。在这方面，三位眼科专家的独家妙招就是最好的护眼指南。

不用手揉眼睛　千万不要用手揉眼睛，如果眼睛不舒服，先把手洗干净，然后闭上眼，轻轻按一按。眼里有异物时，也应先闭上眼睛，等到眼泪大量流出时，再睁开眼睛眨几下，多数情况下，泪水会将异物冲洗出来。

做到"5个不"　不躺着看书；不连续长时间、近距离看，超过45分钟，休息10分钟，先看远处，再看近处；不趴在桌上歪着头看；不在光线太暗或太亮的地方看；不看字迹太小的书或屏幕。

家居装饰避开光污染　尽量少在墙上装镜子、玻璃等饰品；选择光反射系数低的涂料，墙面以米黄、浅蓝等浅色为主；客厅、书房、厨房中的大灯最好选冷色调，也就是可以发出白光的灯；光线照射方向避免直射眼睛。

多眨眼　眼珠之所以黑白水灵，除了特殊组织结构，和泪液的润泽作用也密不可分。但看电脑时，眨眼次数会大大降低，导致眼睛干涩。在干燥的冬季和空调房中，也要多眨眼。

夏天外出必戴太阳镜　太阳镜颜色最好选择深色，并且最好是偏光镜，可以消除车辆和建筑物反射的眩光。

多吃黄绿色蔬菜　胡萝卜、玉米、西兰花、猕猴桃等，含有丰富的叶黄素和玉米黄素，都能防止眼睛的功能退化。

打乒乓球　打乒乓球时，眼睛会随着快速运动的物体转动，起到调节、放松的作用，延缓老花、预防近视。

少戴隐形眼镜　现在普遍使用的隐形眼镜透氧效果不好，容易使角膜缺氧，一旦有细菌、病毒侵袭，就特别容易感染。

《生命时报》2011.08.02

7项技巧　缓解眼睛疼痛

金　婷

看电脑时间长了眼睛疼是现代非常普遍的情况，因为电脑的辐射和亮度是会对眼睛造成伤害的，但如今电脑又是必不可少的工具。看电脑时间长了最好的方法就是休息，除此之外，再告诉您几项缓解眼睛疲劳和疼痛的技巧，以有助于您在工作和生活中保护眼睛。

1. 注意眼睛的保健，积极参加户外活动，每次连续用眼半个小时，最好站起来休息5分钟，轻轻闭上眼睛，做做眼保健操；向远处眺望，视疲劳会立刻解除。

2. 不要在震荡、晃动的条件下如坐车时阅读，别在黄昏时阅读；阅读时光线不要过暗或过强；电视屏幕亮度与色调选择要适中，图像不清时应及时调整；在暗环境中（如放映幻灯、电影）时间不要过长。

3. 佩戴适合自己的矫正眼镜，眼睛和书本及电脑屏幕的距离最好在一尺左右。看书的姿势要正确，注意调整桌子和椅子的高度。

4. 有眼病和其他全身性疾病时应及时诊治；注意眼的调节和保护，在干燥、长期开空调的办公环境中，可滴用减轻眼部充血的滴眼液，使疲劳的睫状肌活跃，改善眼部微循环。

5. 平时要保证充足睡眠，劳逸结合，平衡饮食，多吃谷类、豆类、水果、蔬菜及动物肝脏等食品，生活要有规律。

6. 不妨常喝菊花茶。菊花具有养肝清火明目之功效，当感到眼球疲劳时，沏上一杯热气腾腾的菊花茶，伏在杯口上用菊花茶的蒸汽熏眼，约两三分钟即可消除眼球疲劳。

7. 多吃些富含维生素的明目食品，如动物肝脏、鸡蛋、牛奶、胡萝卜、西红柿及水果等。常喝菊花茶也能收到清心明目的效果，同时增加户外活动和适当体育锻炼，对保护视力也有很大好处。明目食品有荠菜、芥菜、苦瓜、胡萝卜、香榧子、无花果、动物肝脏、青鱼、白鱼、蚌肉、螺蛳。

坏毛病带来骨骼亚健康

北京军区总医院教授　张俊杰

什么是骨骼的亚健康？由于饮食、环境等因素，影响到骨的代谢，骨的正常生理功能降低，但仅处于生理生化改变的初期阶段，还没有表现出病理症状，此时骨已经处于亚健康状态了。以下生活中的一些坏毛病可以促使骨亚健康的发生，应及时纠正。

活动太少　肌肉牵拉骨骼适度、经常、规律性的运动，会留住机体中的钙、锰等矿物质，减少丢失，增加骨密度。多运动还会增加骨小梁的数量，有助于加强骨小梁的应力性排列。

喝酒太多　酒精会刺激破骨细胞的活性，加速骨异化。大量的酒精分解还会加速镁的排泄。肝细胞大量分解酒精，会降低维生素 D 的加工与生成。

吸烟　烟中的尼古丁、一氧化碳、焦油等可抑制内分泌激素的分泌。而钙的代谢、骨的再建，都受甲状旁腺激素、降钙素等影响。

喝茶、喝咖啡过多　浓茶中的氟可减少羟基磷灰石的形成，影响骨钙化。咖啡可与钙结合成难溶性的螯合物，还可以提高甲状旁腺激素的水平。

将甜饮料当水喝　大多数罐装的甜饮料里都含有磷酸化合物等添加剂。在正常情况下，人体中磷和钙的浓度保持着动态平衡；磷多，钙就会减少。此外，碳酸饮料中的碳酸根会与体内的钙离子直接结合排出体外。

偏食草酸类蔬菜　菠菜、青菜、芦笋等蔬菜里含有大量草酸，草酸与钙离子极易结合成草酸钙，导致钙不能被机体吸收，钙积累过多还会形成结石。

蛋白质、脂肪吃太多　摄入蛋白质过多，会促进钙的排出。另外，吃太多的油脂会抑制钙的吸收和利用。

不好好刷牙　带来很多病

金　也

据英国媒体近日报道，刷牙不彻底除了导致口臭、牙龈炎、龋齿、牙齿松动及脱落等牙病之外，还可能导致 7 种其他疾病。

1. **怀孕困难**　澳大利亚研究人员发现，导致牙病的细菌也会引发子宫壁炎症，导致怀孕至少晚两个月。牙病还与早产和流产关系密切。

2. **关节炎**　德国研究发现，类风湿关节患者出现牙病的概率是健康人的 8 倍。

3. **支气管炎** 一项新研究发现，呼吸道感染与牙病存在关联。有支气管炎等呼吸道疾病史的人，牙病问题更严重。

4. **勃起功能障碍** 印度一项涉及 70 名男子的新研究发现，男性牙齿越不健康，勃起功能障碍（ED）就越严重。他们认为，牙病会导致血液中传输氧气必需的一氧化氮减少，因而造成阴茎供血不足，导致 ED。

5. **老年痴呆症** 牙病会增加老年痴呆症危险。哥伦比亚大学研究人员对 60 岁以上老人调查发现，有牙病或掉牙的参试者更容易出现记忆问题。

6. **心脏病** 牙病会使冠心病危险加倍。苏格兰一项涉及 1100 人的研究发现，每天刷牙少于两次也会增加罹患心脏病的风险。

7. **糖尿病** 牙病会加重 2 型糖尿病病情。爱丁堡大学研究人员对 7 项相关研究结果的分析发现，治疗牙病，减少牙龈炎，有助于降低眼病等糖尿病并发症的危险。

《生命时报》2011.07.19

9 种食物可护牙

付金如

拥有一口洁白坚固的牙齿，是每个人的愿望。除了坚持良好的卫生习惯外，常吃这些食物对护牙也有帮助。

芹菜 芹菜含有大量的粗纤维，嚼芹菜时，它就像在帮牙齿进行大扫除，能擦去附着在牙齿表面的细菌，从而减少牙菌斑形成。越是嚼得费劲，就越能刺激唾液分泌，平衡口腔里的酸碱度，达到自然抗菌的效果。

香菇 除了能烹制美味佳肴外，其所含香菇多糖体还可以抑制口腔中细菌制造的牙菌斑。

芥末 不仅是吃生鱼片时必备的调料，研究发现，其含有的异酸氰酸能抑制造成龋齿的变形链球菌的繁殖。

洋葱 洋葱里的硫化合物是强有力的抗菌物，能杀灭造成龋齿的变形链球菌，尤其以新鲜的生洋葱效果更佳。

白开水 喝白开水是最简单，也是最重要的护牙方法。适量喝水，能使牙龈保持湿润，刺激唾液分泌。吃完食物后，再喝些水，可以顺便带走残留在口中的食物残渣，这样不易形成牙菌斑，进而保护牙齿。

乳酪 乳酪不但是钙的良好来源之一，对牙齿还能发挥其他保护作用。乳酪里所含的钙及磷酸盐可以平衡口腔中的酸碱值，改变口腔处于有利于细菌活动的酸性环境，防止造成蛀牙。

富含维 C 的果蔬 西红柿、西兰花、甘蓝、猕猴桃、柑橘、木瓜、草莓等果蔬，是维生素 C 的最佳来源。多吃些，不仅能补充体力，还能保护牙齿。

绿茶 绿茶含有大量的氟，与牙齿中的磷灰石结合，具有抗酸防蛀的效果。绿茶中的儿茶酚能减少口腔中造成蛀牙的变形链球菌，还能除去口腔中的难闻气味。

薄荷 薄荷不仅能缓解牙龈发炎、肿胀等不适，还能减少口腔内细菌滋生。

60 岁不长皱纹的秘密

管丽莎

人都想保持美丽年轻的容颜，于是从 25 岁开始，女人们开始关注肌肤状况，生怕脸上会留下岁月的痕迹，30 岁过后更加关注了，弹性和保湿也成了女人们最关心的话题。下面看看 60 岁老人不长皱纹的秘密。

抗氧化营养素抗老 有一些营养素具有抗氧化作用，维生素 C、维生素 E 和胡萝卜素等，普遍存在植物性食物当中。这 10 年来最受重视的胡萝卜素就大量存在于绿色蔬菜、深黄或橙色的蔬菜中。

社会和环境抗老 生活环境、污染物质、生活压力都会对我们的衰老起作用，吸二手烟、吃含高脂肪的食物，在不安全的环境里工作，使用手机等，都会缩短寿命或遭受更多疾病折磨，通过长寿学习班或者用其他方法刺激你的大脑，会帮助你保持青春。

美满婚姻抗老 人们最好的社会支持当然是婚姻，美满的婚姻使人长寿。研究显示，那些证明自己过着美满婚姻的人们比那些没结过婚或丧失配偶的人多活 6.5 岁，一位 35 岁的男子从未结过婚，他会比同龄结过婚的男子真正年龄老 5.8 岁。

芥菜抗老 芥菜被营养学家指为蔬菜之王，含有蛋白质、糖类、脂肪酸、维生素 A 和维生素 C、矿物质以及胡萝卜素。尤其是抗老防癌物质胡萝卜素，可说是现代人治疗、养生、抗老的长年菜。

维生素 C + 维生素 维生素 C 具有抗氧化及抗胶原生成的作用，可提高白细胞功能，可预防感冒。维生素 E 经常被认为是防止老化的维生素，因为它能发挥抗氧化作用，含丰富维生素 E 的食物有小麦胚芽油、玉米油、黄豆油、麻油、花生、芝麻、鳗鱼等。

人参抗老 人参被誉为百草之王，有延年益寿之效。现代医学分析指出，人参含有人参皂苷、人参二醇、多种糖类、维生素以及矿物质等多种成分，可增加脑循环、健脑、增进记忆、抗疲劳、提高工作效率；有胰岛素协同作用，能降低血糖，作为糖尿病辅助治疗，促进性腺功能；提高免疫力，有助抗老防癌。

核桃抗老 核桃自古以来有"长寿果"的美称，富含油脂，而且 90% 是不饱和脂肪酸，如亚油酸、亚麻仁油酸等，对于身体的细胞生长和更新十分重要。核桃仁也含丰富的维生素 B 和胡萝卜素，以及锰、锌、钼等微量元素，可保护眼睛和延缓人体老化的速度。

大蒜抗老 大蒜含有蛋白质、脂肪、糖类、维生素 A、维生素 B、维生素 E 及些许矿物质，科学家认为，消化道癌、乳腺癌、卵巢癌等病因均与体内硒元素的不足有关。而大蒜内含丰富的硒，能加速体内过氧化物的分解，减少恶性肿瘤所需的氧气供给，从而抗癌细胞，抗老防癌。

武则天的美容秘方

常 虹

有资料表明，女皇武则天之所以到老仍保持皮肤细嫩，与她终生坚持使用一则中药美容秘方有很大关系。后来这一秘方收录入《新修唐本草》，流传至今，现介绍给大家。该方简单易制，爱美的女士们不妨一试。

具体的制法是：益母草 5000 克，于每年的农历五月初五采取带根全草，除去泥土、晒干、粉碎、过细罗，加入适量面粉和水，调成鸡蛋大小的团药，晒干。用黄土泥做一炉子，分上中下三层，上下两层用来放置炭火，中间层的四周各开一小孔，将药团放入中间层中烧制。先用武火烧 30 分钟，然后改用文火。最后可得到色洁白细腻的药团，如果烧成黑黄色，就失去了药效。一般需用文火烧 24 小时。将药团取出待凉后放入瓷钵中，用玉锤研粉，过细罗，再研，如此反复数次，粉质越细越好。放入瓷瓶中，密闭备用。

使用时，每 300 克加入 30 克滑石粉，30 克胭脂，以粉洗脸，早晚各一次。如能在药粉中加入玉粉或鹿角粉，效果更好。此药粉能润洁肌肤，消斑去皱。主治面黑、面斑、面皱等。

九种方法帮大脑"驻龄"

陈　希

现代人压力大，经常感到大脑疲劳，其实大脑也需要保养。英国《每日邮报》载文指出，保持大脑最佳状态有 9 种方法。

多用脑抗衰老　科学家发现，大脑用得越多，神经元储备越多，认知和记忆能力就越强。

说话快助记忆　说话快，词汇重复的频率就高，有助于提高短时记忆力。但难记的事情最好写出来，有助记得更牢。

记忆在 20 岁前处于发育阶段，30 多岁达到峰值，之后随着衰老进程，大脑每 10 年大约萎缩 2%，记忆会有少许下降，但在 60 多岁前通常不会有任何感觉。因此任何人在任何年龄，都宜锻炼记忆力。

物品分类记忆　读音差别大的词比读音接近的词更容易记忆。因此，列购物清单时，尽量不要将易混淆的商品排在一组。

消除 TOT 现象　话在嘴边说不出来（TOT）被认为是记忆障碍的表现。使用词语的频率越多，就越不容易忘记，而且在说到一个词时，可以尽量用其他词帮助解释，这样记得更牢。

常玩智力游戏　字谜、接龙游戏是提高大脑效率的极好方法。可以给自己制定一个目标，比如，30 秒内尽量多地说出动物名称，或 1 秒钟说出一种动物。

努力减轻压力　压力太大会导致大脑中负责吸收新信息的海马区皮质缩小。而且，压力会导致高血压，进而增加认知损伤危险。

每天运动一刻钟　科学家发现，每天锻炼 15 分钟可有效改善睡眠，从而使白天更加神清气爽，脑子更灵。

环境常换常新　散步时，最好经常改变路线。因为，经常走同一条路，每天看相同的树木花草会让大脑产生"厌倦感"，不利大脑健康。而变换路线，能给大脑新的刺激，让你感觉更新鲜、有趣。

善于"用嘴"延年益寿

李兴军

长寿听起来是项大工程，但实际上，一些小细节日积月累后能发挥意想不到的功效。

少食多餐 老年人的胃肠道、肝肾等脏器功能较弱，少食多餐能在保证营养摄入的前提下，将身体负担减少到最小。老年人最好每天吃四至五顿，每次五六成饱为宜。

细嚼慢咽 人的咀嚼活动和大脑息息相关。当咀嚼食物的次数增多或频率加快时，大脑的血流量也会明显增多，活化大脑皮层，从而延缓衰老。

善于漱口和吞津 俄罗斯科学家发现，连续漱口5分钟左右，中枢神经系统就会开始兴奋，漱口结束后瞬间分泌出的大量唾液会加剧这种兴奋，对大脑起到良好的保健作用。中国传统的养生术中就有"鼓漱"一说，用舌头在口中上下搅动36次以上，产生的唾液分3次咽下，方有邪火不生、气血畅通、利五脏、益寿延年的功效。

勤于交谈 我国著名国画大师关山月的长寿之道就在于经常与人交谈，既活跃了自己的脑子，又结交了各界朋友。

唱歌发笑 唱歌不仅能让人心情愉快，还能增强免疫力。笑也是健康最好的帮手，法国心理学家指出，人们发笑时，大脑内会发生一场"生物化学暴风雨"，可使大脑功能得以极大改善。老年人多唱歌，多开怀大笑，能放松大脑，有效地预防老年痴呆的发生。

《长寿养生报》2011.05.10

养生禁忌你犯了几个

人民网

老了才养 许多人认为养生是老人的事，年轻时无须养生。其实，养生要从娃娃抓起，一旦零件有损，效果必将大打折扣。

饿了才吃 生理学告诉我们，食物在胃内经过4～5个小时后就全部排空。感到饥饿时胃液已经开始"消化"胃黏膜，而规律饮食、均衡营养，是养生保健必不可少的物质基础。

渴了才喝 感到口渴时表明身体已经缺水到一定程度。临床发现，不常饮水的人，患便秘、尿路结石的概率会明显高于有饮水习惯的人。

急了才排 大小便在体内停留时间过长，容易引起便秘或膀胱过度充盈，粪便和尿液中的有毒物质被人体吸收，造成"自身中毒"。

困了才睡 人的一生约有1/3的时间是在睡眠中度过的，睡眠是新陈代谢活动中重要的生理过程。只有养成良好的睡眠习惯，保证每天不少于7小时睡眠，才能维持生物钟的正常运转。

累了才歇 累是身体相当疲劳的感觉，这时休息已为时过晚。

胖了才减 进食过量、营养过剩、缺乏运动是导致肥胖的主要原因，这些都是可以预防的。因此，减肥不如防胖。

老人养生四戒

马建智

现在的老年人越来越注重自身的健康了，所以老人养生是一个值得关注的问题。那么老年人养生的窍门有哪些呢？专家说老人养生在四戒，一起来看看吧。

戒久卧 "久卧者伤气"，要顺应四时，春夏"晚卧早起"，秋季"早卧早起"，冬季"早卧晚起"。睡眠不能少，一般8小时足矣。适量的睡眠才能宁神养气，确保益寿延年。

戒久立 "久立者伤骨"，人的一举一动，都要消耗气血，如果久坐不动或久立不走，会出现气血凝滞，而招致疾病。老年人气血本来弱，全靠动静结合调节平衡，因而要坐与行走轮流交替，活动筋骨。

戒久视 "久视者伤血"，人到老年，眼目本已昏花，倘过于用目，会伤血耗气，头晕目眩。因此，65岁以上的老年人看书报杂志或电视以1~2小时为宜。

戒久坐 "久坐者伤肉"，坐是消除疲劳的一种休息，但长时间坐着不动，会使肌肉缺乏锻炼，从而导致肌肉松弛，久而久之加速肌肉的衰退与萎缩。因此，老年人应多参加户外活动。

影响一生的11个年龄

江大红

在人体这部充满奥秘的机器里，"潜伏"着一些神秘"按钮"。英国《每日邮报》健康专栏刊文总结，尽管存在强烈的个体差异，人一生中总有一些年龄值得关注。请听多位国内相关专家为你一一解读。

10岁：骨骼在冲刺 多数人会在10岁左右经历一系列巨大而奇妙的变化，男性比女性晚一两年。40%的骨骼在此时以冲刺的速度形成。北京协和医院内分泌科主任医师伍学焱教授表示，此时人体对各种营养需求量很大，最渴望的是钙质、维生素D及蛋白质食物，但也不能过量。

18岁：智齿作乱 北京大学口腔医院副主任医师张晔表示，智齿通常在18岁以后出现，并因此时是智力发展高峰得名。如果某个部位反复肿胀疼痛、吃东西总塞牙等，可能是智齿发出的信号。

25岁：骨骼最富有 我们可以将骨骼的物质含量看成一个银行账号，25岁时是最富有的。喝奶制品、晒太阳、吃蛋白质含量高的食物、锻炼，能为你的骨骼"挣钱"，而长期吃素、过度减肥对骨骼总量来说是笔"大开销"，要避免。

30岁：身材开始走样 从30岁开始，人体的新陈代谢能力开始下降，尤其需要提防身材变样。建议每周最少运动3次，每次30分钟。

30岁：赶上生孩子的"末班车" 英国科研人员发现，女性的"卵子库存"有200万个，但30岁时，约90%卵子被消耗殆尽。到了40岁，卵子数量仅剩3%，其中能发育成熟的只有450个。

30岁：长出第一根白发 北京大学第一医院皮肤科副主任医师杨淑霞说，30岁后出现白发是岁月的正常印记。这是由毛囊中黑色素细胞不活跃造成的。吃首乌、芝麻、核桃可能有一定效果。还要避免精神过于紧张、熬夜、抽烟、高脂饮食，能预防部分脱发的发生或发展。

35 岁：精子质量下降　一项研究发现，30 岁后中国男性的精液质量开始倒退，不管是数量还是活性。35 岁后下降速度明显加快。吸烟越久，精子畸形越多，尽早戒烟限酒很关键。

41 岁：骨头开始走下坡路　当你的骨含量比高峰期时骨含量低 2～2.5 个标准时，就表明你被骨质疏松缠上了。应加强锻炼。

48 岁：第一次发现老花眼　北京协和医院眼科主任医师李莹教授说，大约从 45 岁左右开始，晶状体逐渐硬化、弹性下降，睫状体的功能也在减弱，从而出现老花眼。此时可通过老花镜解决。一般来说，50 岁配 100 度，往后每长 10 岁增加 100 度。

49.5 岁：更年期出现　北京协和医院妇科主任医师朱兰教授表示，女性正常的绝经年龄在 45 岁左右，黄金年龄则是 49.5 岁。如果在 40 岁之前就停经的话，就是卵巢早衰了。睡觉是女人天然的保养品，一定要少熬夜。此外，长期压力大、精神紧张也容易导致卵巢功能减退。

50 岁：前列腺要"年检"　中国工程院院士、中国医师协会泌尿外科医学分会会长郭应禄教授曾表示，调查发现，到了 50 岁，超过 40% 的中国男性患有前列腺增生。只要一到 50 岁，每年就应到正规医院的泌尿外科做次筛查。

55 岁：帕金森找上门　北京协和医院神经科教授张振馨表示，帕金森病是发生于中老年的中枢神经系统疾病，多发于 55 岁以上，发病率随年龄增长而增长。增加脑部刺激或许能在一定程度上减缓该病，平时应多动脑做做填字游戏、猜猜谜语，多找人唠唠嗑等。

60 岁：白内障很常见　"60 岁以上的人群中，10 个有 8 个会被白内障问题困扰。"李莹表示，随着年龄增加，晶状体变得混浊。一旦确诊为白内障，且影响了生活质量，就应尽早手术。

60 岁：躲开高血压　中国心血管病报告显示，49.1% 的 60 岁以上人群患有高血压。年龄越大，患病率越高。不过，高血压并非是你老了之后才出现的疾病，它与你年轻时如何对待身体对待健康密切相关。越来越多中青年人的血管已提前老化。减少油、盐的摄入，勤运动，少熬夜，心态平和非常关键。

《生命时报》

别给健康放长假

中国疾病预防控制中心营养与食品安全所研究员　马冠生

现在的工作和生活节奏太快了，总结起来就是一个字：忙！如果是假期，大家各有各的计划：有的准备好好睡个懒觉，把平时的睡眠不足补回来；有的准备投身于看电影和连续剧；女生们则摩拳擦掌准备花上一整天的工夫逛商店，血拼钱包；还有的准备走亲访友，请客吃饭，联络感情……不管是休闲、娱乐还是请客吃饭，都应该把健康考虑在内，不要给健康放长假。

充足睡眠 不过长 平常上班怕堵车、怕迟到，所以每天不得不睡眼惺忪早起。每逢放假，经常在上午 11 ~ 12 时才醒。可问题是由于白天睡多了，半夜依旧精神，如果是 7 天假期则容易养成晚睡晚起的坏习惯。假期多睡会儿没关系，但还应该按照平时的作息规律，成年人每天睡上 6 ~ 7 个小时就够了，多睡等于浪费了大好时光。五一、十一正是温度宜人的时节，外出看看美丽风光有益健康。

少坐多动 晒太阳 长时间看电视、玩牌这些多坐少动的活动，会使我们的食物摄入过多但能量消耗甚少。这种生活方式会使体重增加，营养过剩。因此即使放假每天也应该多动动，外出散步，晒晒太阳。

食物多样 要适度 油腻的食物要少吃。这些食物一旦吃多则会停留在胃肠内，不能及时消化，可能引发急性胃肠炎，出现腹痛、腹胀、恶心、呕吐、腹泻等症状。长假期间，和家人朋友一起做饭，既增加感情和友谊，又做出了安全、可口的饭菜，有益健康。尽量不在外就餐，餐馆、饭店对热菜的加工往往有一道"过油"的程序，也就是把准备好的肉菜原料在热油中烹调成熟，然后再回锅加辅料和调味品烹调成菜。这样的烹调过程增加了菜肴中油脂的含量。

喝酒助兴 不过量 无酒不成席。亲朋好友相聚，酒是少不了的。不要过量喝酒，喝酒过度会造成肠黏膜的损伤及对肝脏功能的损害，从而影响营养物质的消化、吸收和转运；还会引起胰腺炎，影响蛋白质、脂肪和脂溶性维生素的吸收和利用。

营养缺乏的 7 个身体信号

陈宗伦

缺乏维生素和微量元素等营养会导致很多疾病和不适。了解营养缺乏的危害及症状，有助于对症下药，及时采取食补或药补措施。英国《每日邮报》9 月 6 日最新载文总结出"营养缺乏的 7 个身体信号及其对策"。值得一读。

1. **身体疲劳：缺铁**

【其他症状】注意力不集中，食欲不振、面色苍白、黑眼圈等。

【日推荐量】男女分别为 8.7 毫克和 14.8 毫克。

【作用】铁是形成红细胞必需的营养物，是血红蛋白的重要组成部分，血红蛋白的作用是向全身传输氧。

【需求人群】多项研究表明，缺铁是最常见的营养不良问题，18% 的女性因为生理原因而缺铁。其他缺铁人群包括消化道慢性失血等人群。

【食物源】红肉、鸡蛋、绿叶蔬菜。由于维生素 C 可促进铁的吸收，用餐时可喝一杯橙汁。

2. **皮肤瘙痒：缺锌**

【其他症状】伤口愈合慢，指甲出现白点。

【日推荐量】男女分别为 9.5 毫克和 7 毫克。

【作用】锌有助于新细胞和酶的形成，对伤口愈合非常关键。锌对于健康精子的产生功不可没。

【需求人群】世界卫生组织估计大约三分之一的人口缺锌，特别是饮食差的儿童、孕妇和老人以及素食者。

【食物源】坚果、种子、全谷食物、蟹、沙丁鱼和红肉。吃一只牡蛎或200克牛排，可满足一天的锌需求量。

3. **舌头痛：缺维生素 B₁₂**

【其他症状】口鼻皮肤干燥开裂。

【日推荐量】男女分别为1.3毫克和1.1毫克。

【作用】维生素 B₁₂可保持皮肤、眼睛和神经系统健康。

【需求人群】大约十分之一成年人维生素 B₁₂摄入不足。

【食物源】牛奶、鸡蛋、大米、强化早餐谷物。一大杯半脱脂牛奶（300毫升）或150克烤瘦肉，可满足维生素 B₁₂日需求量的50%。

4. **背痛腿痛：缺维生素 D**

【其他症状】胯部疼，骨头脆。

【日推荐量】男女均为10微克。

【作用】维生素 D 促进骨骼生长，帮助肠道钙质吸收。对免疫系统健康也十分关键。

【需求人群】每个人，特别是老年妇女和小儿。研究发现，超过一半的成年人维生素 D 水平过低。

【食物源】最有效的补维生素 D 的方法是晒太阳。脸和手臂晒太阳20～30分钟，每周3次。

5. **频繁感染：缺硒**

【其他症状】经常生病。

【日推荐量】男女分别为75微克和60微克。

【作用】硒可提高免疫力、防止细胞损伤、抗击癌症。《科学》杂志刊登意大利帕多瓦大学研究发现，饮食缺硒会造成男性精子质量下降，生育能力降低。

【需求人群】营养学家萨拉·辛克纳博士表示，每个人都应考虑补硒。

【食物源】每天7粒巴西坚果。

6. **焦虑：缺镁**

【其他症状】易怒。

【日推荐量】男女分别为300毫克和270毫克。

【作用】镁有助于人体将食物转化成能量，确保产生有益骨骼健康的副甲状腺健康。镁还关系到人体肌肉收缩和体温调节。

【需求人群】经前期妇女和老年人。

【食物源】吃90克菠菜可满足镁日需求量的75%。杏仁和全谷物面包中也含有一定的镁。

7. **口腔溃疡：缺维生素 A**

【其他症状】经常感冒和感染，皮肤掉皮和掉头皮屑。

【日推荐量】男女分别为0.7毫克和0.6毫克。

【作用】维生素 A 有助于抗击炎症，改善光线昏暗时的视力和保持皮肤健康。

【需求人群】英国营养基金会的伊丽莎白·威奇塞鲍姆博士表示，严重维生素 A 缺乏的情况比较少见，但很多成年人维生素 A 摄入不足。建议孕妇不要摄入太多的维生素 A，否则容易导致新生儿畸形。

【食物源】动物肝脏、鸡蛋、奶酪和酸奶等。

多吃低热量食物活得长

徐 江

美国一项新研究表明，低热量饮食对人类延年益寿至关重要。

美国国立糖尿病、消化和肾脏疾病研究所完成的一项新研究发现，新陈代谢率与寿命关系密切。与新陈代谢率较低的人相比，新陈代谢率较高的人过早自然死亡的危险更大。

研究人员分析指出，新陈代谢率较高会导致体内自由基增加，进而加速人体自然衰老进程。自由基与很多衰老性疾病有关，会加速人体器官损伤。

研究负责人雷纳·尤姆佩茨博士表示，新研究结果有助于更好地理解人类衰老机制，可以通过诸如低热量饮食之类的措施，降低新陈代谢率，改善健康状况，提高人类寿命。尽管新研究还需要更大规模研究的证实，但是如果每天摄入热量在1500卡路里以下，能量消耗就更低，新陈代谢率也就越低，就动物而言，这一结果有助于延长寿命。而如果体内脂肪过多，那么能量代谢就会更高，这也就是，肥胖是增加早亡风险的主要原因。

《生命时报》2011.08.19

10种睡眠坏习惯

滨 海

睡眠就像空气、阳光、水分一样，是人体必不可缺的"营养"。而不正确的睡眠方式也会大大降低睡眠质量，威胁到我们的健康。

枕头过高 从生理角度上讲，枕头以8～12厘米为宜。太低容易造成"落枕"，或因流入头脑的血液过多，造成次日头脑发胀、眼皮浮肿；过高会影响呼吸道畅通，易打呼噜，而且长期高枕，易导致颈部不适或驼背。

枕着手睡 睡时两手枕于头下，除影响血液循环、引起上肢麻木酸痛外，还易使腹内压力升高，久而久之还会产生"反流性食道炎"。

被子蒙头 以被蒙面易引起呼吸困难；同时，吸入自己呼出的二氧化碳，对身体健康极为不利。婴幼儿更不宜如此，否则有窒息的危险。

张口呼吸 闭口夜卧是保养元气的最好办法，而张口呼吸不但会吸进灰尘，而且极易使气管、肺及肋部受到冷空气的刺激。最好用鼻子呼吸，鼻毛能阻挡部分灰尘，鼻腔能对吸入的冷空气进行加温，有益健康。

剧烈运动 睡前剧烈活动会使大脑控制肌肉活动的神经细胞呈现极强烈的兴奋状态，这种兴奋在短时间里不会平静下来，人便不能很快入睡。所以，睡前应当尽量保持身体平静，但也不妨做些轻微活动，如散步等。

对着风睡 人体睡眠时对环境变化的适应能力降低，易受凉生病。古人认为，"风为百病之长，善行而数变；善调摄者，虽盛暑不当风及身卧露下。"所以睡觉的地方应避开风口，床离窗、门有一定距离为宜。

坐着睡 有些人吃饱饭往沙发一坐，打开电视沏壶茶，够舒服的。可能工作太累了，看着电视就睡着了，这就使第二大隐患出现了。因为坐着睡会使心率减慢，血管扩张，流到各脏器的血液也就少了。再加上胃部消化需要血液供应，从而加重了脑缺氧，导致头晕、耳鸣的出现。

睡前生气 睡前生气发怒，会使人心跳加快，呼吸急促，思绪万千，以致难以入睡。

睡前饱餐 睡前吃得过饱，胃肠要加紧消化，装满食物的胃会不断刺激大脑。大脑有兴奋点，人便不会安然入睡，正如中医所说"胃不和则卧不安"。

睡前饮茶 茶叶中含有咖啡碱等物质，这些物质会刺激中枢神经，使人兴奋。若睡前喝茶，特别是浓茶，中枢神经会更加兴奋，使人不易入睡。

如何提高睡眠质量

云 集

避免饮酒和含咖啡因的饮品、避免吸烟，尤其在傍晚以后；睡前两小时不要进食难以消化的食物；晚饭后，不可大量饮水，以减少夜尿；作好睡前准备，如无睡意可通过读书、听音乐等方式使自己放松；卧室环境要有利于睡眠，如适宜的温度、光线等；就寝后，放松思想，可以想一些愉快的事情以促进睡眠；每天在同一时间起床，周末也不例外；保持规律的体育锻炼，但是睡前不可进行大强度的运动；如果要午休，20～30分钟即可，不要太长，太长反而会使精神不振。

午睡避免四误区

李跃华

立夏一过，白天相对变长，很多老人因此习惯中午休息一会。研究表明，有效的午休可以改善大脑代谢，使上午劳累的脑神经获得更充分的新鲜血液和养料。对老人来说，规律午休还可以降低心绞痛、脑梗死的发病率。不过前提是有正确的午休方式，否则事与愿违。尤其老人最易出现以下四个误区。

强撑着不睡 有的老人害怕中午睡了晚上睡不着，所以即使中午很困也坚持不睡。其实，适当时间的午休不会影响夜晚睡眠，反倒是坚持不睡会令大脑过度紧绷，更加疲惫。

凑合着睡 有的老人觉得午休就是眯一会，随意靠在沙发上或者躺椅上，甚至趴在书桌上就睡着了。这种方式非常不可取。靠在沙发上睡会减少头部供血，醒后有头昏、眼花等现象发生，尤其患有颈椎病的老人。午休一定不能凑合，即使睡一会，也尽量躺在床上，换上舒适的衣服，盖上被子再睡。

睡得太久 老年人午睡时间最好不要超过1个小时。时间过长，大脑中枢神经会加深抑制，促使脑组织毛细血管关闭时间过长，使脑的血流量相对减少，体内代谢过程逐渐减慢，导致醒来后周身不舒服而更加困倦。

午饭后立刻睡 中午进餐后，胃肠蠕动加快，使得体内大量血液集中到消化系统，大脑供氧明显下降，不宜立刻入睡，一般应餐后半小时之后再休息。

《老年日报》

影响您一生的健康"菜单"

1. 聪明地锻炼

如果你在健身馆里只知道发狠用劲的话，最好不要浪费时间。一般来讲，十个人中只有一个人了解正确的健身方法，绝大多数锻炼的目的似乎只是让自己疲劳，这种方法很容易受伤，而且收获甚微。最好是对自己的锻炼方法进行一次正确的评估。

2. 散步半小时

尽量每周散步 4~5 次，每次 30~40 分钟，这对身体非常有益。有规律的活动有助于身体健康，还具有减肥功效。无需花费巨资参加健身俱乐部，只要买一双舒适的鞋穿就行了。

3. 保持正确的行走姿势

保持正确的行走和坐立姿势对健康非常有益，很多人都养成了懒散的坏习惯，一些不良姿势会导致背部痉挛和头痛等毛病。请在行走时放松双肩，保持颈部直立、骨盆肌肉紧张，挺胸收腹，这样你就看起来更棒一些，自我感觉也会更好。

4. 经常伸伸脖子

每天最好抽时间轻轻地伸一伸脖子，很多慢性头痛病都是由于颈骨接合处和神经损伤引起的，而人们长时间保持坐姿最容易引发这种损伤。尽量将下巴压低，抵住胸口，使两耳低于双肩，这样可以帮助你预防或减轻头疼。

5. 多吃有机食品

人们应尽量多吃有机食品，即使是有机的根茎蔬菜也行。这些食物对身体健康非常有好处，种植方便，成本低，味道也不错。

6. 食用更多的酸酵母

每天早上最好吃一片加奶酪的面包。奶酪中富含叶酸，这是一种维生素 B，可以解决贫血症和胃肠类疾病等问题。考虑怀孕的女性应该服用叶酸，因为它可以帮助防止某些孕期疾病。

7. 补充更多的维生素 C

建议大家每天服用 1000 毫克的维生素 C，这样可以全天保持充沛体力，同时还可以少患感冒。

8. 听自己的"心声"

经常听听你的"心声"，看看你的心脏在告诉你什么信息。休息时，如里胸部出现短暂疼痛，你可以不用担心。但是如果你在正常的活动中或在步入办公室的时候发现此类疼痛，即使并不剧烈，但你却感到呼吸短促，这时最好去看医生，因为你的身体在告诉你可能出现了一些问题。

9. 尽情地唱歌

音乐是一种创造性的活动，可以愉悦身心。有研究证明，唱歌可以促进一种感觉良好的荷尔蒙的产生，有益于身体健康。

10. 关怀双脚

最好每天晚上都蜷着双脚（就像双手握拳一样），用双脚外脚掌着地保持平衡，行走十分钟。这样练习可以提高平衡能力，增强足弓和踝的力量，帮助你解决由于穿高根鞋或不舒适的平底鞋而造成的脚部损伤问题。

11. 增强骨骼强度

健身专家提醒，清关注自己的骨骼发育，避免骨质疏松症，50 岁的女性有三分之一都患有这种病，然而这种病是可以预防的，实践证明负重练习可以有效增强骨质健康。园艺、家务和爬楼梯等活动效果都不错，而抽烟则会导致骨质疏松。

12. 留住耳垢

最好不要总清洁内耳的耳垢，很多人都是掏耳朵时造成耳部受伤，引发感染，还有可能损害耳鼓。其实耳朵具有自清能力，耳垢可以在无需外力帮助的情况下自行清除。

美国医生保健有妙招

李婷婷

去医院看病时，医生不大可能在短时间内告诉你关于某项疾病的完整注意事项。而那些在口头或者处方中遗漏的信息却往往能起到不可忽视的作用。为此，我们精选了美国八大学科资深临床医学专家的悉心提醒，为大家奉上他们的健康绝招。

一、心血管病医生的建议

1. **观察肚脐**。纽约大学心脏项目医务主任奈卡·戈德堡表示："腹部囤积过多脂肪会增加心脏病的患病概率。所以要经常观察自己肚脐的深浅，测量自己的腰围，理想状态是控制在 899 厘米以内。"

2. **记住自己的身体指标数值**。如果在 35 岁以上还不知道自己的血压和胆固醇指标，就要去看医生了，这些信息可以用来帮你评估心脏病的患病概率。

3. **吃一些坚果**。核桃中含有的不饱和脂肪酸对心脏健康很有好处，因此一周应适当吃几次核桃。

二、肿瘤医生的建议

1. **小火烤肉**。在高温下，肉类很容易烧焦，这时候肉里的氨基酸成分会分解出致癌物质。明尼苏达州罗切斯特医学院梅奥诊所肿瘤科爱德华·克雷根教授建议："可以将火关小或者把烧烤架抬得高一些。"

2. **养只宠物**。与动物住在一起可使人体内产生内啡肽，能增强免疫力，产生的催产素可促进幸福感并减轻压力。

3. **减少阳光直射**。不要忽视紫外线的威力，在阳光最毒的时候应尽量减少户外活动，以降低患皮肤癌的概率。

三、牙医的建议

1. **多吃含抗氧化剂食物**。纽约牙科医生詹妮弗·贾布洛表示，牙床和牙龈是由胶原质构成，蓝莓、椰菜等富含抗氧化剂的食物会减少牙龈发炎的概率。

2. **少吃柠檬**。喝点柠檬汁对健康有好处，但不要过量饮用，因为柠檬中的强酸性物质能够腐蚀牙齿上的牙釉质。

3. **使用软毛牙刷**。常用硬毛牙刷会磨损牙釉质，还会导致牙龈萎缩。因此可以考虑多多使用软毛牙刷。

四、妇科医生的建议

1. **不要把自己当医生。** 耶鲁大学医学院妇产科临床教授玛丽·简·闵金说，如果女性感觉自己患上了宫颈感染，可以去药店买一个疗程的药。但如果症状持续未消，最好去看医生。通常在 2/3 的情况下，是受到了轻微刺激或者细菌感染，而非霉菌感染。

2. **重新考虑吃避孕药。** 在闵金看来，吃避孕药的好处比坏处多，因为研究证明，避孕药能将患卵巢癌的风险降低 35% ~ 50%，而这种病在早期很难被发现。

五、足科医生的建议

1. **勤测量脚的尺码。** 伊利诺伊州韦斯特蒙特足科医生、美国足疗协会发言人马林·里德建议，最好每隔几年就测量一下自己脚的大小，尤其是在生完孩子或体重有所变化时。不要总买同一尺寸的鞋子，因为"穿小鞋"会引起拇趾囊肿、鸡眼等足科疾病。

2. **勤换鞋。** 不要每天穿高跟鞋，因为即便一点高度的差别，也能改变对脚部的压力以及对跟腱的牵拉力。最好多穿平跟或者低跟鞋。

3. **不要长时间光脚走路。** 长时间赤脚或者穿着人字拖走动时，脚底的结缔组织会过度疲劳，引起脚后跟损伤。

六、运动学家的建议

1. **做不擅长的运动。** 芝加哥拉什大学医学中心女性运动学主任凯西·韦博说："人们总做自己擅长的运动，而忽视了其他活动。但是长期从事一项运动会引起全身肌肉发育不平衡，导致肌肉疲劳或者损伤。"

2. **让臀部更结实。** 女性的臀部往往较脆弱，但如果这一部位不够结实，会让膝盖和髋关节受到影响，而且患滑囊炎、肌腱炎和臀部扭伤的概率会大增。

七、脊柱外科医生的建议

1. **做腰部和脊椎锻炼。** 纽约西奈山医疗中心骨科脊外科联合主任肖恩·麦坎斯提出了"超人锻炼法"：腹部贴地趴下，双臂举过头顶，然后拱起后背，让手臂、肩膀、头部逐渐离开地面，这样坚持几秒后再放松。

2. **少弯腰捡东西。** 弯腰捡东西时，脊椎所承受的压力是平时的 4 ~ 5 倍，很容易导致背部损伤。所以最好蹲下捡东西。

3. **不要久坐。** 如果一个姿势保持得太久，会导致肌肉僵硬，增加脊柱的压力。因此，每坐 30 ~ 45 分钟就起身活动一下。

八、神经学和记忆学家的建议

1. **勤动脑。** 经常做猜谜、填字游戏能有效保护大脑，同时也需要通过一些实际的记忆来让大脑保持敏捷。洛杉矶加利福尼亚大学塞梅尔研究所记忆与老年中心主任加里·斯默有一套提高记忆力的口诀"观察，捕捉，联想"。观察：集中精力；捕捉：在大脑中创造一幅画面；联想：将该画面放入特定情景以助日后回忆。

2. **缓解压力。** 压力会使大脑记忆中心萎缩，同时压力激素也会影响学习和记忆能力，所以要学会减轻压力。

《生命时报》2011.09.02

美加两国专家建议7招预防遗传病

如何解开一个"家族的疾病魔咒"？美国和加拿大有关专家研究报告指出，很多疾病的确有遗传"倾向"，但并不会百分之百地遗传。只要作好家庭健康计划，预防和监测并举，就可以未雨绸缪，阻断它在你身上的延续。

1. **做好健康饮食**。女主人给家庭成员准备的食物是健康的根本。要做好合理搭配又不让全家人挨饿。方法就是让男人、孩子少吃甜、油腻、煎炸、烧烤、烟熏的食物；每天早上为家人准备1小碟核桃仁、亚麻籽油，任由大家选用；将坚果、蔬菜水果洗干净摆放在随手可得的地方，不知不觉，这些健康的食物就会被孩子们消灭掉。

2. **全家一起减肥**。一项有关肥胖的最新研究发现，如果母亲患有肥胖症，女儿41%可能会超重。在患有肥胖症的父亲中，他们的儿子有18%肥胖。奥兹教授建议全家人尽量回家吃晚餐；每天坚持全家至少锻炼30分钟。对于祖父母辈有肥胖症的家庭，更要坚持，比如晚饭半小时后，要集体出门散步、快走，还可以增加20分钟左右的跳绳、仰卧起坐、俯卧撑等项目。

3. **让全家都睡好觉**。加拿大拉瓦尔大学心理学院查尔斯·M.莫林博士发现，67%的失眠来自于遗传。因而建议睡前全家都喝杯热牛奶，并且跟孩子们在床上好好谈一谈。奥兹教授还建议，全家人都要保证至少7小时的睡眠，才会远离中风的骚扰。如果实在睡不着，可以尝试冥想、阅读等。

4. **趁晚饭机会聊聊天**。奥兹教授说，抑郁症可以遗传，晚饭不仅仅是个简单的仪式，更是全家融洽感情解决心理问题的好机会。与家人话聊，一聊双方误解消，二聊大家心情好，三聊能治血压高，肿瘤、糖尿都见效。话聊舒解郁闷气，话聊提高抵抗力。天天话聊三四起，家家快乐甜如蜜。话聊可以使家庭成员亲密无间，产生巨大的幸福感。

5. **无烟家庭**。父母都有哮喘，孩子得病的机会达60%。美国亚利桑那大学的保罗·恩莱特博士指出，空气中的灰尘和细菌是引致哮喘病发作的主要致敏原，所以应该勤加打扫，减少空气中的尘埃。厨房抽油烟机要开到最大档位，家中成员也严禁吸烟。

6. **乳癌家族要定期检查**。母亲、姐姐得了乳癌，你就是乳癌家族的成员之一了。除了多食用富含纤维的食物、养成运动好习惯之外，定期互相提醒做检查很重要。40岁后应该每年做1次检查。而35岁以下女性，建议首选B超，也是每年1次，不必过多。

7. **服用钙片**。母亲患有骨质疏松疾病，其女儿发病率也会很高，更容易骨折、驼背、弯腰、臀部断裂等。日常生活中要注意提高钙和维生素D的摄取，可通过喝牛奶、吃钙片、加强锻炼、戒烟、戒酒使骨骼保持健壮。

哪些因素导致亚健康

金秀莲

"亚健康"是介于健康与疾病之间的状态，又称为"中间状态"、"灰色状态"，亚健康人群常感到疲惫、烦躁、腰酸背痛、头痛眼花、失眠或嗜睡、健忘、食欲不振等，但查不出什么病，早期常不会引起人们的重视。

随着科普的宣传，人们对亚健康已有所了解，但哪些因素会引起亚健康，怎样远离亚健康，还是应引起足够的重视，这里我们再详细地认识亚健康的成因。

精神紧张 现代生活中人们的压力无处不在，升学压力、就业压力、工作压力、升迁压力等使老百姓精神过度紧张，种种压力对人们的身体长期影响，慢慢形成亚健康。

过度工作 有调查显示，几乎所有企业经营者，20世纪90年代工作时间超过8小时企业家高达90%，10小时以上为62.3%，超过12小时以上为20%；在21世纪人们的生存压力越来越大，工作时间也越来越长，由于超负荷的工作强度和过长的工作时间，会导致亚健康状态，

不良生活习惯 现代人缺乏户外活动，饮食失衡，尤其是年轻人晚上应酬多，暴饮暴食，使肠胃受伤，代谢紊乱，出现肥胖、高血脂症等。

缺乏运动 很多办公室人员大部分时间都是在操作电脑，而缺乏运动，长期处于缺氧状态，致使许多人患上颈椎病、骨质疏松等症，产生头晕、目眩、恶心等亚健康症状。

七情太过 中医讲"喜伤心、怒伤肝、思伤脾、悲伤肺、恐伤肾"。现代年轻人对挫折失败承受能力差，一旦学习、工作、事业、感情等方面受到挫折，就产生自卑、焦虑、烦躁情绪，长期不得舒解，逐渐发展到亚健康状态。

信息污染 现代是信息社会，现代化的快速发展，报纸、广播、电视、电影、电话、手机等有大量的信息，不管你愿不愿意都得塞进你的大脑。信息接收得太多，大脑也会"消化不良"，究其原因是"信息污染"的结果，信息污染综合征可涉及每个人，中老年人面对信息更新过快，跟不上时代的步伐，与年轻人无法沟通，于是心神不安，大脑处理信息更加迟钝，出现忧郁、血压升高等亚健康状态，青少年出现学习兴趣下降、心烦意乱、失眠等症。

以上种种都会导致亚健康。亚健康作为健康与疾病的中间状态，处理得当可向健康转化，处理不当将直接导致严重的疾病，故及时消除这些因素十分必要。

电脑让健康倒退很多年

有了电脑，你几乎可以足不出户，做好购物、存钱、交水电费、买飞机票等生活琐事，享受到影视、音乐、游戏等各种娱乐，甚至能够将会谈、炒股等工作转移至这方寸之间。但与此同时，你的身体却在这种快乐中经历着苦痛。

据了解，今年10月，韩国议会将通过法律，要求网络游戏公司必须禁止16岁以下的孩子在午夜到清晨六点之间玩游戏，以"挽救这些青少年的大脑"。英国伦敦大学教授斯蒂夫·琼斯在《科学导报》上载文指出，在电脑全面普及的年代，人脑退化的速度已经超乎想象。

我国的一项调查表明，在参与的16397人中，七成以上承认自己对电子产品有依赖性，一旦离开，会觉得生活很不方便，其中电脑占到绝大多数。《中国网上购物消费者调查报告2011》则显示，仅2010年度，中国网购人数已达1.85亿。

电脑给身体带来的"副作用"

电脑等科技产品的发明是为了让人们生活更方便快捷。这个初衷电脑已经达到了，但不可否认，科技越发达，人类似乎越懒惰，身体机能越退化。

大脑不断缩小 一项研究显示，每天花大约10小时上网的大学生大脑中灰质，比每天上网两小时以下的学生要少很多，而灰质是负责大脑思考的部分。中国疾病预防控制中

心妇幼保健中心儿童卫生保健部研究员蒋竞雄表示，如果让孩子过早接触电脑，可能会对其大脑的发育产生影响。英国一项研究表明，在普及电脑之后，儿童的"高层次思考能力"明显降低，孩子越来越笨。

年轻人患上"痴呆症" 韩国一项以2030名上班族为对象的调查显示，63%的人觉得自己有健忘症，20.4%的人认为，这是手机、电脑等无需直接用大脑去记忆的因素所致。苏州荣格心理咨询中心高级督导王国荣认为，提笔忘字，就是很好的例子。

眼睛提前衰老 长时间对着电脑屏幕，会出现视觉模糊、视力下降、眼睛干涩、发痒、灼热、疼痛和畏光等不适。眼球长时间暴露在空气中，泪膜保护功能下降，还易产生视疲劳。

鼠标手、冻结肩、电脑脸 这三种是最常见的"电脑病"，不仅会导致手指、手臂、头部、肩膀的疼痛、麻木，甚至可能危害手部的神经系统，并对心肺功能造成损害。而一直对着电脑屏幕，难免会眯眼、皱眉，久了就会出现一种暂时的表情障碍，俗称电脑脸。

语言、阅读能力退化 北京大学社会学系教授夏学銮指出，用惯了电脑，导致很多人只会用零散的语言交流；用游戏和电视节目取代了传统阅读，以至于2010年我国国民年人均阅读图书只有4.25本，而这个数字在发达国家是10本以上。读得少，分析能力就会减弱，于是造成思考能力下降。"传统文化可能就在这些闪光的屏幕中渐渐消失。"

人际交往障碍 日本专家研究发现，从事计算机或软件开发的人，往往会在人际关系上受挫，从而产生不同程度的心理障碍。王国荣表示，天天对着电脑，还容易引起网络孤独症、人际信任危机等多种交际障碍。

摆脱电脑的"奴役"

应该说，电脑已将大部分人的生活牢牢捆绑。因此王国荣呼吁，现代人亟须从自身细节做起，在用电脑的同时，学会远离电脑。

把网上能做的事情转移到现实中 在网上阅读、下棋、逛商店，远远不如现实中做这些事来得健康。英国《流行病学与社区健康杂志》刊登一项为期10年的最新研究发现，逛街有助于延年益寿，男性也能从中受益。

坐直了人会开心一些 坐在电脑前，坐直是第一位的。腰板挺直，不仅有益身体健康，还能让自己更开心。美国心理学家威廉·詹姆斯表示，开心地坐直身体，并装作很开心的样子，说话及行动，都能真正让人快乐，理论上就叫"情绪的动作反馈"。

给自己建一个时间表 依赖电脑的人，往往对时间观点比较模糊。王国荣表示，应该严格要求自己，该睡觉的时候睡觉，该起床的时候起床，顺应规律。

过滤垃圾信息 要学会对网络信息进行甄别，进行有目标的浏览。

驾车应防五种病

唐 冉

腕管综合征 又称"鼠标手"。司机长时间手臂悬空开车，汽车和方向盘的震动会对人体的手臂和手指产生影响，容易导致驾车族手腕周围的神经受损伤，出现手掌麻木、腕关节疼痛等症状。

缓解小窍门： 驾车族应避免长时间悬臂开车。开车二小时左右应停下来休息一下，双臂、双手伸展进行扩胸运动，多转动手腕，多握拳、揉手指，缓解手部疲劳。

呼吸系统疾病 北京同仁医院呼吸内科主任刘涌提醒，车内如果长时间封闭，空气不流通，有害气体就不能及时排出。有的人在车内吸烟，烟中的致癌物质对人体有很大危害。尤其对一些安装了劣质地胶等材料的车，地胶会释放出苯等有害气体，从而加重哮喘、慢性支气管炎等呼吸系统疾病。

缓解小窍门：驾车族要常开窗通风，在车内封闭的环境下不要吸烟，尽量不要在车内安装劣质地胶等。

肛肠疾病 北京市肛肠医院（二龙路医院）肛肠科副主任朱钢提醒，驾车族久坐不动会影响血液循环，导致肛门出现淤血。尤其一些长途驾车族，不能按时排便，容易便秘。

另外，驾车族中存在饮食不规律的情况，进食忽冷忽热，从而易得痔疮，痔疮还很有可能引发其他肛肠疾病。

缓解小窍门：驾车族要规律饮食，少吃辛辣刺激、油腻的食物；多吃蔬菜、水果，促进排便；不要久坐，一小时左右就下车活动活动。

妇科疾病 北京武警总医院妇科副主任李瑞霞提醒，女性驾车族长时间保持同一个姿势，不利于阴部透气，容易滋生细菌，导致外阴不适。阴道本来清洁度不好、有疾病的女性朋友，长时间驾车会加重妇科病，如阴道炎、外阴炎、泌尿系统疾病等。

缓解小窍门：女性驾车族要定期活动，不宜久坐；要穿一些棉布衣料及透气性好的衣服，少穿化纤料的衣服；经常清洗阴部，常换内裤，保持阴部干燥。

心理疾病 堵车、工作压力大、精神紧张等问题容易让驾车族产生急躁、焦虑、愤怒的心理。在情绪状态不佳的情况下，驾车族常会开快车、口出脏话、抢占道路，甚至借用酗酒的方式缓解精神压力，这为行车安全埋下了隐患。

缓解小窍门：驾车族要注意休息，保持精力旺盛；压力大时，可以大喊几声，进行深呼吸、向朋友倾诉；在行车路上可以听一些节奏欢快的歌曲，以调适心情。

《健康时报》2011.04.11

经常三憋坏处多

隋鸿锦

小便是健康的晴雨表

我们平常不经意间排出的小便到底是如何产生的呢？小便的生成包括以下几个过程：首先血液中的细小物质被过滤，称为原尿。人体每天生成约180升原尿（差不多能装1大铁桶）。普通成人1天的尿量约为1.5升。接下来，将选择性地吸收留在原尿中的营养成分以及水分，被称为再吸收。肾脏的这种机制把需要及不需要的物质严格区分开来。在这个阶段，原尿越来越接近我们常见的小便。每天排尿量多少、尿频的原因、尿液颜色的改变，都代表着身体的某种变化，里面大有学问。因此，小便是身体健康的晴雨表。

憋尿使尿液排出细菌减少

由肾脏产生的尿液通过尿道储存到膀胱里，如果尿液装满了，膀胱壁的厚度将达到3毫米左右。尿液全部排出后，厚度是1.5厘米左右。当我们感觉想去排尿的时候，实际上膀胱只充盈了约 1/3 的尿液，它的量大约也就是 1 杯。如果膀胱充盈到了极限，恐怕在去厕所的路上就要尿裤子了。关于膀胱的极限，虽然存在个体差异，但基本上在 600～800 毫升，算起来也就能储存 3～4 杯。所以人的身体总会留有余地，提醒我们该上厕所了。

健康人的尿液本来是无菌的，但如果一直憋尿的话，尿液将通过膀胱壁被吸收到体内。而膀胱壁并不是用来吸收尿液的，因比会对身体产生负面影响。另外，如果久不排尿的话，通过尿液排出的细菌就会减少，增加罹患膀胱炎的风险。

三招远离便秘

当下，很多人被便秘困扰着。据统计，60% 的女性出现过便秘或有便秘倾向。其主要原因可能是没有养成清晨排便的习惯、缺乏运动、日常饮食不规律、疲劳等。简单地说，便秘是指大便长时间停留在肠道内，从而导致水分减少，不能顺畅地排便，并伴有腹痛症状。

通常我们摄入食物后将在 1.5～3 天排便。一般来说，我们把 3 天以上没有排便或者虽然每天排便，但是大便较硬等情况称为便秘。保持生活规律、注意每天排便、有了便意不要憋着，这些都是远离便秘的秘诀。

屁跑到哪里去了

你有没有过这样的经历？在别人面前虽然有屁却不想放出来，想要过会儿再放，屁却没有了。那么，屁跑到哪里去了呢？

其实，憋着没放的屁从大肠逆流而上到了小肠，大部分被小肠壁吸收到了血液中。这样在体内巡回的时候进入到肺内，通过呼气排放到体外。

屁是吃饭时随着食物一起进入的空气，以及肠道中的食物残渣，经细菌分解、发酵而产生的气体。其成分多种多样，根据食物的影响、饮食习惯、肠内细菌种类的不同，其臭味和成分也不一样。如果屁憋得太厉害了，可能会由于屁的压力而压迫内脏，出现便秘，产生对身体有不良影响的气体。

泌尿系统就像城市的下水管网，将人体内产生的各种代谢废物和毒物不断以尿液的形式排出体外。肾脏作为人体的污水处理厂，是这个系统的核心。在肾脏中有总长度达 100 多公里的血管过滤血液中的废物和毒素。研究表明，人一生要喝下 46800 升水，产生约 4000 公斤粪便。21 岁以前，一个人排尿约 4 万升。男人一生中会有 36 天用来小便，而女人则用 40 天来小便。

"娱乐"疗法延缓精神衰退

蒲昭和

经研究发现，采用"娱乐疗法"可使不同类型的慢性精神病患者病情得以好转或稳定。研究人员采用的方法是让病人坚持每天按时参加娱乐活动。具体做法是让病人上、下午各利用 2 小时进行这种活动，这 2 小时又分为 3 个阶段实施，每个阶段为 40 分钟。

第 1 个阶段是"打扑克" 目的是锻炼患者的记忆力，针对患者具体情况，研究人员可适当给予启发，诱导帮助患者唤起记忆，促进大脑功能活跃，使病人感觉到自己能力的存在，从而恢复其自信心。

第 2 个阶段为"音乐治疗" 给病人放些轻松愉快、熟悉、欢快的音乐或歌曲，并让患者参与以激发情绪，使他们感到有同于正常人一般的生活，树立起生活的信心。

第 3 个阶段为"棋类活动" 棋类包括了象棋、跳棋、军棋等，主要锻炼病人动手动脑的能力，并诱导他们每走一步棋多思考，全盘考虑，争取赢得对方，促使病人有一种进取心，树立积极向上的思想。

通过"娱乐疗法"治疗后，研究者发现，病人精神面貌有明显改善，生活能力、交往能力也有显著进步。比如：原来抑郁、缺乏自信心的病人开始建立起信心、提高了对生活的兴趣；生活懒散、自理能力较差的病人其行为也有明显改变，他们不仅能主动料理好个人生活、卫生，还能积极主动协助其他病人干一些力所能及的事情。经过比较发现，参与者的精神面貌、思维能力、待人接物、生活能力等方面都明显超过同期内没有参加娱乐治疗的患者。

研究得出的结论是：娱乐疗法不仅能使慢性精神病患者的病情得以好转稳定，而且也是延缓这类病人精神衰退、缩短疗程的有效方法。

《健康之友》

笑的六大保健功能

郭庆伟

俗话说"笑一笑，十年少"。笑是生活和生命的组成部分，笑是生活和生命的需要，笑也是人类良好心境和美好情感的外在表现。而且笑对人体有许多保健功能，现介绍如下。

强心健脑

笑像做体操一样，使心跳加快、血液畅通、增强心肌功能的同时，把氧气和活力送进大脑，使大脑皮层兴奋，脑部功能增强。

促进呼吸

据观察，笑可使胸部肌肉运动增加，肺部扩张一倍，使呼吸变得深而均匀，还可增强咳嗽的自我保护效应，使支气管腔内的痰液顺利咳出，使呼吸道畅通无阻。

有助美容

心理学家埃克曼说，人笑时能释放一种激素，使人感到舒心、愉快、肌肉自然放松、面部容光焕发、眼睛明亮、表情动人，倍添激情和魅力。所以有"笑是美容剂"之说。

防疾治病

笑能缓解紧张情绪，使内心忧虑和压力得到宣泄，有助于治疗抑郁症等心理疾病。欧美一些医生认为开怀大笑可刺激肾上腺素分泌，使人体免疫力提高，从而增强防病功能。

增强性功能

笑能使人看上去性感。因多笑能给人美好感觉，流露出对生活和爱的热情。据研究，爱笑的人，生殖功能可以保持到高龄。

促进消化

笑可使胃壁张力增大，胃肠道消化液增多，从而使胃肠消化吸收和新陈代谢功能增强，并保持旺盛的食欲。

四种病人不宜大笑

张卓伯

常言道，"笑一笑，十年少"，但笑也得有个度。以下五类病人就得特别注意，不能笑得太过度。

心脑血管病 脑栓塞、脑溢血等脑血管病人的急性发作期和恢复期不可大笑，否则会引起疾病反复，使病情恶化，甚至导致死亡。而心肌梗死病人在发作期或恢复期皆不宜大笑。否则会加重心肌缺血，易导致心力衰竭，甚至心腔破裂引起死亡。而有高血压和动脉硬化疾病的患者在大笑时，容易引起交感神经高度兴奋，肾上腺分泌增多，造成全身血管收缩、血压升高、心跳加快，极易诱发心肌梗死。

外科手术后的病人 胸腔、腹腔、心脏、血管等外科手术不久的病人不宜放声大笑；这类人群大笑会造成伤口疼痛，影响刀口愈合或使刀口破裂。

尿道或肛门括约肌松弛 这类人群也不宜经常大笑。患者在大笑时，腹内压增高，严重时会造成尿失禁。

下颌关节脱位 有习惯性下颌关节脱位的患者因大笑时张口过度，容易使下颌关节脱位，俗称"笑掉下巴"。

《生命时报》2011.09.20

睡觉流口水可能是疾病信号

南京鼓楼医院神经内科 管得宁

很多人以为只有小孩才会流口水，其实成年人也会。正常情况下，成年人睡着后不会流口水，如果出现流口水的情况，很可能是某些疾病的信号。今年60岁的高大叔就因为睡觉流口水到医院检查发现竟是中风先兆。

成年人睡觉流口水的原因可大致分为以下几种。

口腔炎症 口腔炎症会促进唾液分泌，引起疼痛，从而导致流口水。经过治疗后，流口水的现象会自动消失。

用脑过度 用脑过度、极度疲劳或服用某些药物后引起自主神经功能紊乱，睡觉时可能出现副交感神经异常兴奋的情况，使大脑发出错误信号，从而引起睡觉流口水。

面神经炎 面部受凉、吹风或感冒后，会出现睡觉流口水的情况。这类患者往往还同时伴有眼睛闭合不严、口角歪斜等症状。

中风先兆 如果突然出现睡觉后流口水，晨起后自己对着镜子笑一笑，如果伴有口角歪斜或头痛等症状，中风的可能性非常大，建议立即到医院进行相关检查。

动脉硬化 动脉硬化会导致大脑和肌肉缺血、缺氧，引起面部肌肉松弛，加上老年人吞咽能力减弱，从而导致睡觉流口水。如果老年人睡觉时爱流口水，虽然没有口角歪斜、眼睛闭合不严等，也应到医院接受检查。重点检查是否有"三高"，即高血压、高血脂和高血糖。

(柳辉艳整理)

测测您老没老

你的身体几岁了？英国《每日邮报》总结出 8 个测试方法。

大脑 以 7 为间隔，从 100 向后倒数（100 减 7，得出的数再减 7，依此类推）。40 岁以下的人不应超过 20 秒，40～60 岁之间的人不应该超过 40 秒。如果达不到要求，那么身体年龄减 2 岁，超出则加 2 岁。

皮肤 手掌平放于桌面，用力捏起手背的皮肤，保持一分钟，然后放开。看看皮肤需要多久才能恢复正常的颜色。如果耗时不超过 1 秒，身体年龄减 3 岁；1～2 秒，不加也不减；3～4 秒，加 1 岁；5～10 秒，加 2 岁；11～30 秒，加 3 岁。

肌肉 单脚站立，另一条腿在膝盖处弯向臀部，双手按在臀部，闭眼，计算一下多久身体失去平衡。若能保持 1 分钟，减 4 岁；30 秒，减 2 岁；只能坚持几秒，加 3 岁。

眼睛 将尺子的一端垂直碰触眼睛下方的颧骨，手拿一份报纸慢慢沿尺子向眼睛移动。当报纸的字迹变模糊时，让旁边的人读一下尺子的读数。如果距离小于 15 厘米，不加也不减；16～30 厘米，身体年龄加 1 岁；31～60 厘米，加 2 岁；61～90 厘米，加 3 岁；超过 90 厘米，加 4 岁。

肺 取一个常规型号的气球和一把 30 厘米的尺子，深呼吸，吹气球。用尺子量气球的宽度。11 厘米以下，加 5 岁；11～14 厘米，加 3 岁；14～18 厘米，加 1 岁；超过 18 厘米，减 3 岁。

听力 选择最常听的电台节目，将音量调至平时的 1/4，听不清楚，加 5 岁；只能听清背景音乐或个别词句，加 3 岁；基本明白内容加 1 岁；完全没障碍，减 2 岁。

牙齿 牙龈出血，加 4 岁；口臭，加 1 岁。

心脏 测量你的最大臀围和最小腰围，然后计算最小腰围和最大臀围比。比值小于 0.7，减 1 岁；介于 0.85 与 1 之间，加 3 岁；超过 1，加 5 岁。

把你的实际年龄和 8 道题的分数相加减。如果小于实际年龄，证明你很棒。

《健康时报》2011.05.09

健美四忌

王晓东

1. 汤——汤里面含有丰富的脂肪、蛋白质、淀粉类物质，而汤汁更容易被人体吸收，从而导致肥胖。

2. 糖——糖是机体内主要提供能量的物质，但食糖过多超过人体所需，就会变成脂肪使人发胖。

3. 躺——喜静不喜动，活动过少，消耗少，脂肪就会不断增厚，从而影响身体曲线。

4. 烫——温度高的食物可使肠壁血管扩张，消化腺分泌增强，使吸收营养的能力相对增强，吸收的热量更多，为女士们所忌。

辨口味知疾病

口苦：多为肝胆火旺，常以肝、胆炎症或肿瘤为主。如果白天口不苦，只是睡觉醒后口苦，并且饮食正常，不伴有其他症状，多为胆汁反流。

口甜：多为脾胃功能失常，如果伴有三多一少现象者（多吃、多喝、多尿，体重减少）常为糖尿病病人。

口咸：多为肾虚肾液上溢，常见于慢性咽炎、慢性肾炎、神经官能症或口腔溃疡。

口酸：多为肝液上溢所致，现代称胃酸过多。常见于胃炎和胃及十二指肠溃疡。

口辣：多为肺、胃两热所致，常见于气管炎、肺癌、胃炎与胃癌、更年期综合征及长期低热者。

口淡：多为脾胃气虚，常见于营养不良、维生素与微量元素缺乏。

口臭：多为口腔卫生不良或口腔疾患，如口腔炎、咽炎、牙龈炎、口腔溃疡、龋齿等。另外，消化系统病也可导致口臭，如胃炎、胃及十二指肠溃疡、胃癌等。

观尿色　辨病因

秦红群

尿液是人体的"清道夫"，通过尿液可以把机体的废弃物质排出体外，以保持机体的内外平衡。正常新鲜的尿液颜色为淡黄色，透明状，无沉淀浑浊现象，这是因为尿中含尿黄素的缘故。饮水量、冷暖、体温的变化，以及食物、药物的作用，都会影响尿色的深浅，如喝水多时尿量较浅，尿量增多，喝水少而出汗多时尿变浓，颜色就转为深黄。此外，尿中还含有 20 多种成分，它们与人体的新陈代谢息息相关，如果尿憋置过久，尿中的磷酸盐、碳酸盐等会发生沉淀，此时，尿也会变得混浊，但这不是病态。

我们每个人的身体健康状况，能够从尿液颜色的改变上反映出来，尿中如果出现不正常成分，可导致尿色异常，从尿色的改变，可提示患某种疾病的可能，因此，尿液又是反映身体健康的晴雨表，应引起我们的高度重视。

血尿　血尿是指尿中有超过正常量的红细胞，当一升尿中含血量超过 1 毫升时，尿显红色，肉眼可辨，叫肉眼血尿，这是常见的一个症状。发生血尿常见的疾病有泌尿系统疾病，各类原发性、继发性及遗传性肾炎是引起小儿血尿最常见的原因，尤以链球菌感染后肾炎最为多见；泌尿系统的感染除细菌外也可由病毒、支原体、霉菌及寄生虫等引起，如肾结核就常有血尿，且可为首发症状；肾、膀胱、尿道结石均可引起血尿，尤以男孩下尿道结石最为多见；泌尿系统的先天畸形、创伤、肿瘤、血管病等也是产生血尿的原因。

白尿　又称为乳糜尿，系由于脂肪乳浊液进入尿中，尿色白，好像牛奶一样，有时混有白色凝块或血液。此症状意味着体内淋巴管有病变，通过淋巴管造影检查，可以确定病变部位，导致乳糜尿的常见疾病是丝虫病，少数为腹腔结核、肿瘤压迫或手术创伤。有的妊娠妇女也可出现乳糜尿。此外，劳累或吃高脂肪食物时尿白明显，休息或吃低脂肪性食物时，尿白变浅或尿液澄清。

脓尿　泌尿道化脓性感染，脓汁混入尿中，使尿呈脓汁样，或混浊，常悬浮有絮状物，静置后有较多白色沉淀物。患有肾盂肾炎、肾积脓、肾结核或因梗阻、异物引起的尿路感染等疾病的患者，即可见到这种尿。脓尿者常常伴有尿急、尿频、尿痛、排尿不畅、腰痛、发热等症状。此时，患者应到医院做进一步检查，确定感染部位和原因，进行针对性的治疗。

茶尿 血液中的胆红质，经肝脏转化后变为尿而排出体外。所以，一旦肝脏有病，不仅胆潴留，而且未经肝脏加工的胆红质还会直接进入尿液，使尿呈现黄如浓茶样颜色。黄疸型肝炎、肝硬化、胆囊炎和胆石症等疾病，都可出现这种尿色。此时，如果仔细观察，还会发现病人的眼球甚至皮肤，都呈黄色。

黑尿 黑色尿比较少见，常常发生于急性血管内溶血的病人，如恶性疟疾病人，医学上称黑尿热，是恶性疟疾最严重的并发症之一。这种病人的血浆中有大量的游离氧、血红蛋白与氧含血红蛋白，随尿排出而造成尿呈暗红或黑色。另有少数病人服用左旋多巴、甲酚、苯肼等后，也会引起排黑尿，停药后即会消失。国外有资料报告，患阵发性肌红蛋白尿的病人，在运动后也会排出棕黑色尿，同时伴有肌肉无力，可逐渐发展为瘫痪。此外，黑尿还可见于酚中毒、黑色毒瘤、尿黑酸病。

酱油色尿 有的病人，排出的尿宛如酱油。这是因为红细胞被大量破坏的缘故。红细胞内含有血红蛋白，如果非相同血型者相互输血，血中的因素会发生异常改变或感染等，造成溶血，从而使血红蛋白大量进入血液，经由肾脏排出，尿色便呈酱油色。引起酱油色尿最常见的疾病是"阵发性睡眠性血红蛋白尿"。此外，亦可见于急性肾炎、急性黄疸型肝炎、肾脏挤压伤、大面积烧伤、溶血性贫血、错型输血，甚至剧烈的运动后，尿液也可似酱油色。

绿色尿 淡绿色尿见于大量服用消炎药后；暗绿色尿可见于霍乱、斑疹伤寒，以及原发性高血钙症、维生素 D 中毒者。但这种颜色的尿多与服药有关，非疾病所致，如服用利尿剂氨苯蝶啶，注射亚甲蓝针剂或服用美蓝、水杨酸之后均可出现，停药即可消失。

身体是否健康　指甲能告诉你

北京中医药大学东直门医院　李　勇

很多人都有经常修剪指甲的好习惯。人体的许多健康问题都会从自己的指甲里面反映出来。因此，读懂指甲中所蕴含的信息，有助于你知道自己的健康状况。

点状凹陷

正常的指甲表面光滑，如果指甲表面有很小的点状凹陷，预示着可能出现健康问题了。引起指甲表面出现点状凹陷的最常见原因就是银屑病。

匙状指

健康的指甲都具有特定的形状：中部隆起，边缘弯曲向下。如果指甲形状刚好相反，指甲中部凹陷，边缘翘起，是不正常的一种现象。这种指甲叫做匙状指，是缺铁性贫血的一个症状，不过在发生缺铁性贫血之后数月才会发生匙状指。

指甲剥皮

指甲由几层角蛋白组成，且紧密结合在一起，形成统一的、坚硬的指甲。如果指甲失去保护，当手放在水中太久，或者暴露在冷、干燥空气中的时候，指甲的各层就会剥皮。指甲剥皮意味着饮食中缺乏亚麻油酸，因此需要尽早增加植物油的摄入量。

脆甲症

约20%的女性都有指甲脆性增强的症状，即脆甲症。引起脆甲症的原因主要是甲状腺功能低下，需要进行相应治疗。饮食中铁缺乏也可导致指甲变薄、易脆和易损害，需要多吃绿叶蔬菜、红肉和蛋类，增加铁的摄入量。补充维生素如复合维生素 B 也有助于改善脆甲症。另外，生活习惯也很重要，手或指甲经常在潮湿、干燥环境中不断变化也会加重脆甲症。

颜色发黄

健康的指甲呈粉红色，如果指甲颜色变黄，可能是肺病或者糖尿病的信号。指甲上有黄斑则预示着发生了真菌感染。如果指甲黄色一直不褪，需要看皮肤病专家。对于经常擦暗色指甲油的女性来说，指甲轻微发黄无须担忧，因为这可能是指甲油中所含的颜色，停止使用，过一段时间就会消失。

白色斑点

粉红色的指甲上如果有白色斑点，意味着指甲发生了某种类型的损害。如果这些损害位于甲床部位，白色斑点会随着指甲的生长而重复出现。引起指甲出现白色斑点的原因有多种，如皮肤病中的银屑病和湿疹，饮食中矿物质锌缺乏（可通过食用整粒谷物、家禽和海鲜补充锌）。

突然变色

指甲突然发生颜色改变，可能是由于霉菌等病菌感染。指甲容易接触脏物，因此很容易发生霉菌、酵母菌或者细菌感染。酵母菌感染容易发生指甲与皮肤的分离。白色霉菌可导致指甲开始时翘起，然后粉碎。细菌感染可引起指甲轻微变绿。

指甲泄露健康秘密

王山玖

不管是什么内在疾病，通常都会或早或晚地反映到体表外部，而指甲就是帮助判断一个人身体健康与否的晴雨表之一。

一个健康的指甲应该是平滑、红润、有光泽、厚薄适中、对称、不偏斜、坚韧不脆，而且甲面没有纵横沟纹，指甲根部的甲半月（俗称月牙）呈灰白色，指甲形状呈正常的弧形弯曲。如果以上标准中的任何一条没有达到，都可能说明你的身体出了点毛病。

健康指甲上的月牙应占手指甲的 1/5 左右，10 个手指中应有 4 个以上有月牙，而且要边缘清晰。如果月牙变小或逐渐消失，说明人体气血衰退，血液循环不好。如果过大的人表示其经常处于焦虑、紧张的状态；胃肠道疾病患者要小心胃溃疡；心脑血管疾病患者要警惕脑出血。

指甲过硬、纵纹、凸起是内脏硬化；软、横纹、凹陷纹则是供血不足。

察颜观色辨健康

郑延芬

人的皮肤是五脏六腑的镜子，反映内脏所产生的各种变化。而面部的小痘痘则是直接反映在容颜上的"显示器"，痘痘的部位也在一定程度上反映了身体的不同器官的健康程度。下面，从痘痘的部位开始说起，运用察颜观色方法，捍卫我们的容颜和健康。

下颌骨的痘痘　在脖子和脸交界的那一圈皮肤如果长出痘痘，通常是淋巴排毒不畅。

鼻头痘　可能是胃火过大，消化系统异常。

印堂痘　是出现在两眉正中间的痘痘，通常有胸闷、心律不整、心悸等毛病。

左脸颊痘　可能是肝功能不顺畅，如肝的分泌、解毒或造血等功能出了状况。

鼻翼痘　突然冒出大痘痘，可能跟卵巢或生殖系统有关。

发髻痘　因为卸妆没卸干净，造成毛孔堵塞或污染，容易在发髻或眉间形成细小痘痘。

眼角痘　靠近鼻子和眼睛区域的痘痘通常是肝功能不好而引发的。

唇边痘　便秘导致的体内毒素累积，或是使用了含氟过量的牙膏，都是主要原因。

右脸颊痘　可能是肺部功能失常，手脚冰冷，也可能是感冒的预示。

额头痘　可能是压力太大，容易脾气不好，造成心火和血液的循环问题。

眉毛与健康

恒　芳

眼睛是心灵的窗口，眉毛就是心情的门缝。眉毛是美貌的装饰物，是心情的窥视窗，是个性的展示台，更是健康的晴雨表。眉毛长粗、浓密、润泽，体现了气血旺盛；反之，眉毛稀短、细淡、枯脱，则反映气血不足。

眉毛脱落　眉毛淡疏易脱落者，多见于气血衰弱、体弱多病者。甲状腺功能减退症及脑垂体前叶功能减退症患者，眉毛往往脱落，其中尤以眉毛外 1/3 处为甚，麻风、斑秃、癌症、梅毒、严重贫血也可能引起眉毛脱落，有些抗癌药或抗代谢药也有这种副作用。

眉毛下垂　多是面神经麻痹造成，多是单侧垂低，也可见于肌无力症。

眉毛枯燥　眉毛末梢直而干燥者，如果是女性多有月经不正常，男性则多患神经系统疾病。

眉毛冲竖　眉毛冲竖而起，则是病情危急的征兆，此种患者应抓紧时间救治。

眉毛倾倒　表示病重，特别是胆腑严重病变。

眉长茂盛　这往往是老年人强壮的征象，看上去两眉秀美而长，有的其中几根特别长，可达 4~5 厘米，通常 2~3 厘米。旧说眉毛长者长寿，故称"寿眉"。然而，有人根据临床观察及家族史调查认为，"寿眉"的出现并非吉兆。研究发现，寿眉主要与调控失调有关，青中年期出现寿眉可能是肿瘤、免疫性疾病的潜伏阶段的早期外在表现。寿眉发生愈早，走向衰老的步伐愈快，肿瘤发生概率愈高，故而认为，45~50 岁以后出现寿眉较符合生理性衰老规律，但应以单发为主。对青中年期出现寿眉，尤其是丛状、束状分布者应定期体检，跟踪观察，以期早发现，早治疗。

生病时眼睛发出 10 种信号

王　琮

眼睛充血　眼结膜上布满了毛细血管，一旦血管破裂，就会有充血现象。专家提醒，通常结膜出血没有明显原因，但如果患有严重高血压或血小板缺乏等疾病时，结膜也会充血。

眼睛凸出　"甲亢"时甲状腺激素水平异常，会使得眼部周围组织肿胀，眼睛像凸出来一样。

眼睑下垂 随着年龄增长，多数人会眼睑下垂。这也可能是脑部肿瘤或者重症肌无力的信号。

瞳孔异常 正常情况下，左右瞳孔是对称的。如果瞳孔一大一小或者一侧收缩的速度较慢，幅度较小，就可能是中风、脑肿瘤、视神经肿瘤等疾病的前期症状。

眼球变黄 肝炎和肝硬化等肝功能异常都会引起胆红素积聚，导致巩膜变黄。胆红素是血红蛋白的代谢产物，功能不正常时，胆红素无法正常排出，就会在体内聚积。

角膜环 这可能是威尔逊氏病的病症。由于此病患者的铜代谢存在障碍，导致铜沉积角膜上，在瞳孔周围形成一个"角膜环"。

眼睑增厚 眼睑增厚可能是神经纤维瘤的表现。

眼部血管斑 患有动脉粥样硬化的患者，一旦在视网膜毛细血管里发现细小的黄色斑块，则说明动脉粥样硬化已经很严重了。

视神经异常 在正常情况下，视神经应该呈粉红色，如果颜色变为浅白色，则可能是脑肿瘤、多发性硬化等疾病的征兆。

视网膜病变 包括糖尿病、高血压在内的很多疾病都会损伤视网膜上的血管和神经。因此，视网膜渗血、分泌黄色液体、出现白斑等，就应该立即做全身检查。

从肚脐形状看健康
辛 华

肚脐又名肚脐眼，在中医学中称之为"神阙"。临床发现，通过肚脐眼的形状可以看出身体健康与否，详述如下。

向上形 肚脐眼向上延长，几乎成为一个顶端向上的三角形。具有这样肚脐的人，应多留意胃、胆囊、胰脏的健康状况。

向下形 应注意罹患胃下垂、便秘、慢性肠胃疾病及妇科疾病。

圆形 肚脐若为正圆形，女性表示身体健康，卵巢功能良好；男性则表示精力充沛、血压正常，五脏六腑都很健康。

海蛇形 为肝硬化等肝脏疾病的征兆，要注意。

满月形 看起来结实丰盈，下腹有弹性，对女性来说是卵巢功能良好的表征。

肚脐偏左 应预防肠胃功能不佳、便秘或大肠黏膜病变。

肚脐偏右 应注意肝炎、十二指肠溃疡等疾病。

肚脐凸出 当腹部大量积水或卵巢囊肿时，肚脐就会向外突出。

肚脐凹陷 肥胖或腹部发炎时，如患粘连性结核性腹膜炎，肚脐会向内凹陷。

肚脐浅小 表示身体较为虚弱，体内激素分泌不正常，浑身无力，精神状况不佳。

肚脐特大突出 称之为脐疝，多见于小儿，无需治疗，随年龄增长一般都会自行消失。

辨耳识内脏健康
洪 旺

就耳朵整体来看，正常人的耳朵应红润而有光泽，这是先天肾精充足的表现；如果耳朵干枯没有光泽，反映机体肾精不足。

耳朵色淡白，多见于风寒感冒；还见于素体阳气不足的人，这类人多怕冷恶风，手脚冰凉。

耳朵红肿，多是"上火"的表现，常见于肝胆火旺或湿热。

耳郭干枯焦黑，多发于传染病后期或糖尿病，因为在这个阶段，机体阴液已经严重耗伤。

在耳朵的某些局部呈点状或片状红晕、暗红、暗灰等，多见于胃炎、胃及十二指肠溃疡等消化系统疾病。

耳朵厚大的人，肾气充足；耳朵薄而小的人，多为肾气亏虚。

耳朵局部有结节或条索状隆起、点状凹陷，而且没有光泽的人，多提示有慢性器质性疾病，如肝硬化、肿瘤等。

耳朵局部血管过于充盈、扩张，可见到圆圈状、条段样等改变的，常见于有心肺功能异常的人，如冠心病、哮喘等。

若耳内流脓，伴有耳部红肿热痛，听力下降的，是中耳炎的表现，中医认为，这是风热上扰或肝胆湿热。

耳垂与面部相对应，当因"上火"而致牙齿、牙龈肿痛时，或脸上长小疙瘩时，可以用拇指和食指揉捏耳垂，或者在耳垂上点刺放血，有好的治疗效果。经常按捏耳垂还有美容养颜的作用。

正对耳孔开口处凹陷叫耳甲腔，这个地方相当于胸腔内的器官。经常刺激这个部位，对血液循环系统有保健作用。可将食指放到耳孔处，拇指放到耳的背面对捏即可。

耳甲腔的上方凹陷叫耳甲艇，相应于人的腹腔，按摩此处有助于消化，并有强肾健脾之功。

耳郭的外周耳轮相应于躯干四肢，颈肩腰腿痛等躯体疼痛患者宜多按压耳轮。

从身上的印记看健康

武汉大学人民医院皮肤科教授　梁　虹

痣，对每个人来说都不陌生，很多人身上都存在着或大或小、或多或少的痣。然而，很多原因让人们对痣格外关注，甚至是谈"痣"色变。其实，从黑痣变成黑色素瘤的概率很小。

手脚处的痣要特别注意

黑痣可见于任何人以及人体的任何部位，但以面、颈、背等部位最为多见。有的与生俱来，出生时即已存在；有的则是后天的产物，多在两岁后陆续出现。黑痣大多增长缓慢，或持续多年无变化、无症状。随着年龄增长，痣细胞逐渐由皮肤的表层移入真皮，其数量也逐渐增加，一般于青春期达到顶峰。

黑痣是一个大家族，常见的成员有局限性黑痣、巨型黑痣、单纯性雀斑样痣、雀斑等。值得注意的是，长在手掌、脚掌、生殖器附近的痣，因频繁摩擦，易发生病变。特别是足底的黑斑，不痛不痒、无伤大雅，其实常是最危险的"恐怖分子"。其次是头部、颈部的痣，因长期阳光暴晒，也容易发生病变。

一般30岁以后很少出现新的黑痣，如果发生新的黑痣，且直径超过0.5厘米，就应请有经验的皮肤科医生诊断，以排除黑色素瘤。

身上的印记要会辨别

除了痣外，我们身上还会长有或大或小、或深或浅的印记。这些印记与健康有没有关系呢？

橙红色斑 约1/3的新生儿都会出现这种胎记。它是一种小的、淡红色斑块，通常平铺在皮肤上。多出现在后脖颈上、两眼中间、前额以及眼睑上。随着孩子不断长大，大部分会逐渐消失。

蒙古斑 这种胎记平坦、光滑，一出生就有，常见于臀部或腰部。它们多为淡蓝色，也有可能是蓝灰色、蓝黑色，通常在学龄前会逐渐消失。

草莓样血管瘤 这种胎记通常出现在脸部、头皮、背部或胸部，多为红色或紫色。草莓样血管瘤通常在出生后数周形成，可能不突出于皮肤，也可能是稍高出皮肤的草莓状柔软肿块。其虽不会消失，但对健康没影响。

鲜红斑痣 刚出生时，这种斑是桃红色的，但随着年龄的增长颜色会越来越深，变成了淡紫色。其多出现在面部和颈部，且面积较大。暗红色斑由毛细血管扩张引发，多数会变得越来越大。

咖啡牛奶斑 它的颜色就像是咖啡里加了牛奶，呈棕褐色。这种胎记多为椭圆形，常出现在躯干、臀部和腿部。它会随着年龄增长而逐渐变大、颜色变深，一般不会带来健康问题。如果同时出现好几个比硬币还大的胎记，很可能与神经纤维瘤有关，要马上咨询医生。

先天性痣 约1%的新生儿会长这种痣。它的形状不规整，小的直径为两厘米左右，大的则可侵犯整个背部、颈部或整个肢体。这类痣有可能发展为皮肤癌，如果面积较大就应该进行治疗。

服药应留心柴米油盐酱醋茶

张洪军

生活中，很多人都有这样的烦恼：生病后坚持按医嘱服药，却往往达不到预期的疗效。原因很多，其中最容易让人忽视的，就是生活因素对药物的影响，包括油、盐、酱、醋、茶。了解这些因素对哪些药物有影响，将有助于药物更好地发挥疗效，有利于患者早日痊愈。

油与药物

大量食用动、植物油的同时，不宜服用铁剂，如硫酸亚铁、碳酸亚铁、富马酸铁、人造补血药等。油脂能抑制胃酸的分泌，影响三价铁转变为二价铁，从而减少铁在胃肠道的吸收。

高脂肪性的食物能降低强力霉素、盐酸四环素胶囊的吸收，影响其生物利用度。因此，强力霉素、盐酸四环素不宜与脂肪性食物同服。

降血脂药物与植物油同服时，效果较好，因为植物油大多含有不饱和脂肪酸，能与胆固醇结合，易于排出体外，降低血管壁的胆固醇含量。动物性脂肪最好不与降血脂药物同服，否则会影响治疗效果。

油脂可增加某些驱虫药的溶解度，从而增加了胃肠道中的吸收，使肠道中药物浓度下降，疗效降低，还会引起毒性反应。故服用驱虫药时，不宜食用油脂性食物。

盐与药物

使用促肾上腺皮质激素、糖皮质激素治疗的患者，要给予低盐饮食，并补充钾。此类药物有引起水、钠潴留和排钾的作用，如食用盐过多，则可增如水、钠潴留，患者会发生水肿。

大量食用食盐可降低利尿剂的效果，因此，在治疗期间应给予低盐饮食。服用降血压药时，不宜大量食用含有食盐的饮食。因为食盐可增加血压升高的程度，明显降低降压药的疗效。

食盐可加速碘在人体内的排泄，故服用碘制剂的患者应忌盐或低盐饮食。

风湿病伴有心脏损害的患者，在使用水杨酸钠治疗期间，要限制患者食用大量的氯化钠，钠可促发或加重充血性心力衰竭。

酱与药物

酱是用大豆制作的，大豆中含有丰富的钙、镁等金属离子。在服用四环素族抗生素的同时，不宜食用酱。四环素族抗生素能与这些金属离子形成配合物，不易被胃肠道吸收，从而降低抗菌效果。酱也不宜与异烟肼同服，因异烟肼与钙、镁配合成配合物，不易被胃肠道吸收，使抗结核杆菌的效果降低。

酱还含有丰富的酪胺，在大量食用时，不宜服用单胺氧化酶抑制剂，如优降宁、苯乙肼等，否则会引起患者恶心、呕吐、腹痛、腹泻、呼吸困难、头晕、头痛等症状，严重时可引起高血压反应。

醋与药物

食用醋时，不宜服用碳酸氢钠、碳酸钙、氢氧化铝等碱性药物，以防酸、碱中和，使药物失效。

醋不宜与乳酶生、胰酶等助消化药同服，因为这些药物在碱性条件下活性增加，在酸性环境下疗效下降。

醋不宜与红霉素糖衣片同服，红霉素糖衣片在碱性环境下抗菌作用增加，而在酸性环境下如 pH 值为 4 时几乎完全失效。醋会加速红霉素在胃内的破坏，而失去抗菌作用。

醋不宜与磺胺类药物同服，因为在酸性条件下，溶解度下降，可在尿路中形成磺胺结晶析出，产生尿闭或血尿，故应加用碳酸氢钠，并充分饮水。

食用醋后服用四环素类药物，能增加胃肠内的吸收，可增加血浆中药物浓度，使四环素的抗菌作用增加。

醋与呋喃坦啶同服时，因酸化尿液，可增加在肾小管的吸收，提高肾组织内的药物浓度，使杀菌力增加。

茶与药物

缺铁性贫血的患者和孕妇，在服用硫酸亚铁、富马酸铁和枸橼酸铁时不能喝茶，因为茶中鞣酸与铁剂会发生反应并沉淀，影响铁的吸收。

服多酶片、胰酶片、胃蛋白酶等酶制剂时不能喝茶，因为这些药物属于蛋白质，茶水中鞣酸可以和它们发生化学作用，生成不溶性沉淀物，从而降低药效。

痢特灵、苯乙肼、优降宁等都属于单胺氧化酶抑制剂，服用这些药品时也不可以饮茶。医为痢特灵等能使脑细胞的功能活跃，使人兴奋，而茶叶中的咖啡因和茶碱也可使人进入兴奋状态，同用则可导致过度兴奋、失眠、血压升高等不良反应。同理，服用镇静安眠的药物，如安定、利眠宁、三溴片和镇咳药（如咳必清）等，亦不能用茶水送服。

大黄苏打片、健胃片、小儿消食片均含有碳酸氢钠，如同茶一起服，茶水中的鞣酸能和碳酸氢钠发生作用而促使药物分解破坏而失效，因此也应避免同服。

潘生丁是通过增加心肌中的环磷酸腺苷而发挥作用的，茶叶中的成分能对抗环磷酸腺苷，从而降低药效，应避免同服。

＊＊＊养生·妇幼篇＊＊＊

妇女是家庭、社会的一部分，是半边天；幼儿是家庭的希望，祖国的未来。她们的身心健康不但是家庭的财富、家庭的需要，也是社会的财富、社会的需要。

如何对孩子进行心理教育

杨晟宇

1. 每天花半个小时和孩子交流。

2. 和孩子在家也要使用文明用语，"早上好，请，谢谢，晚安"等。

3. 让孩子养成爱卫生的好习惯。

4. 多听听孩子的声音——用耐心、用爱心、用开心倾听，心是长着眼睛的。

5. 不要为了提醒孩子，而总是揭孩子的伤疤。

6. 严肃指出孩子的错误。

7. 不要总对孩子一本正经，要多和孩子一起欢笑；因为笑声能让孩子更加热爱生活；引导孩子积极、轻松愉快地看待事物。

8. 给孩子讲故事，要有耐心，故事有一定的教育意义。

9. 不要把当年未曾实现的理想强加在孩子身上，让孩子去实现。

10. 关爱孩子，但适当时候、适当的惩罚也是需要的，不要为孩子护短。

11. 教育并不一定只是讲道理，有时可以适当采取一些强硬的措施。

12. 结合孩子的表现，每天思考至少一个关于孩子成长的问题。

13. 对孩子进行艺术教育，培养孩子高雅的审美情趣，注意引导、丰富孩子的感性认识，在大自然中加深孩子的情感体验，是非常有益的。

14. 对于成长期的孩子，不要让他们长时间地和祖辈住在一起，虽然隔代更亲，但不利于教育。这也许没有科学道理，但绝对适用。

15. 注意培养孩子的善心。古人云：勿以恶小而为之，勿以善小而不为。

16. 教会孩子微笑，微笑面对生活的一切，微笑面对人生。

17. 对孩子不要乱许愿，承诺的事情想尽一切办法也要兑现。

18. 要常换位思考，对孩子的所做、所想等，家长应常换位思考，假如我是孩子的话，我将会怎样？

19. 给孩子一定的空间和自由，同时给他一定的压力和责任。

20. 向孩子说明，他本身已经很可爱了，不用再表现自己。

21. 不说孩子比别的孩子差。

22. 绝不用辱骂来惩罚孩子。

23. 在孩子干的事情中，不断寻找值得赞许的东西。

24. 不要吓孩子，以免造成孩子过分胆小、怕事。

25. 不要当众批评和嘲笑孩子，以免造成心理畸形，失去自信心等。

26. 不要对孩子过分严厉，以免孩子惧怕、害羞，不敢表达自己的观点，养成面善心恶的性格。

27. 不要过分夸奖孩子，以免孩子养成"沽名钓誉"的不良习气。

28. 不要暗示孩子做不良的事。

29. 帮助孩子正确树立心目中的偶像。

《中国学生健康报》2011.05.30

瑞典：人前不教子

钱国宏

在瑞典人眼中，从孩子降生那天起，便对孩子十分尊重。他们普遍认为，孩子是一个生命个体，应该有自己独立的意愿和个性，任何人包括父母都无权去违背孩子的意愿、抹杀孩子的个性。瑞典的父母把对孩子的尊重体现在生活的具体细节中，比如，瑞典父母在同孩子说话时，全都蹲下身来，与孩子在个头上"保持一致"。这样的动作意在告诉孩子：咱们是平等的。家长在和孩子讲话时，语气也是"和风细雨"式的，绝少那种"命令"式的，大多是"如果你能那样做，我和妈妈将感到十分高兴"、"你能这样去做，我们感到非常的欣慰"！让孩子在父母指引的"大框"下自由选择正确的方法或做法。

瑞典人尊重孩子的最突出表现是：从不在人前教子。瑞典人普遍认为，孩子也有自尊心，父母在任何情况下，都要尊重孩子的自尊，保护孩子的"面子"。这对培养他们的自信是一种捷径和重要途径。在瑞典，孩子们待人接物热情大方，彬彬有礼，遇事不慌，总能开动脑筋想出办法，具有鲜明的独创精神，而且从不"怯场"。这是瑞典父母长期"尊重教育"的结果。

在瑞典首都斯德哥尔摩市普兰顿学校的校园内，镌刻着18世纪英国著名哲学家、思想家、教育家约翰·洛克的一句名言："父母越不宣扬子女的过错，则子女对自己的名誉就越看重，因而会更小心地维护别人对自己的好评。若父母当众宣布他们的过失，使他们无地自容，他们越觉得自己的名誉已受到打击，维护自己名誉的心思也就越淡薄。"这大概就是瑞典人"尊重教育"的"理论根据"吧。

《中国妇女报》2011.06.15

人格的培养，决定孩子一生的幸福

郑 毅

近年来，儿童青少年心理问题备受关注。据调查，全国4~16岁少年儿童心理行为问题发生率高达13.91%。在北京的一项调查发现，32%的中小学生存在一定的心理问题，中国大城市儿童有7%~20%存在各种类型的人格障碍或心理疾病。本该拥有花样年华的青少年，何以在成长过程中会出现人格危机？心理卫生专家的分析和建议，或许能唤起全社会对儿童心理健康问题的足够重视，纠正大家对于孩子教育理念的一些偏差。

小杨是一名13岁的初二学生，因父母忙于做生意无暇管他，从小由奶奶养大。奶奶视小杨为心肝宝贝，给他很多零花钱。整日零食不断的小杨因此养成了爱花钱的恶习。小学时，他经常因为钱不够花而养成了小偷小摸的习惯。进入初中以后，小杨开始经常说谎，好发脾气，不愿接受父母和老师的批评，而且，越来越以自我为中心，好支配和指责同学，缺乏同情心。有一次班级大扫除，他故意将水泼到清扫过的地面，还哈哈大笑。为此，同学们都远离他，他几乎没有朋友了。

许多心理障碍根源就在儿童时期

小杨到底怎么了？他的父母焦急地找到医生，询问中充满着困惑和无奈。医生告诉父母，孩子目前的情况属于"品行障碍"，很容易导致成年后人格变态和犯罪。

的确，心理异常、人格变态与恶性事件及犯罪关系密切。近几年来，从刘海洋事件到马加爵事件，以及屡屡见诸报端的各种学生自杀、杀父弑母、残害同学等案件，几乎都能从当事人身上看到病态人格的特征。据广州某医科大学附属医院心理咨询门诊统计，3828个咨询10～29岁的青少年学生占66.35%，病态人格的咨询病例则占了87.5%。广州的一项调查表明，有人格障碍的学生比例在逐年上升。来自北京的一项调查显示，中国大城市儿童有7%～20%存在各种类型的人格障碍或心理疾病。

随着医学的发展和社会的进步，人们普遍对心理健康开始关注，"抑郁症"、"焦虑症"大家已经不再陌生。然而，儿童心理问题尚未引起重视。殊不知，许多的心理障碍根源就在儿童时期。

生活的艰苦、感情的折磨使一些人走入歧途，行为失控；而大部分人可以调节和适应环境的变化和掌控复杂的事件；更有不少人激励和升华了自己的心理状态，重新开辟了一片"新天地"，成为了事业成功和家庭幸福的佼佼者……同样的环境，同样的遭遇，人生境况迥然不同。究其原因，关键在于"心理防御机制的强弱"和"人格的健全与否"。而决定心理防御机制和人格健全的决定因素在于心理和人格发展的关键期——儿童时期心理是否健康。

重躯体轻心理，重智力轻能力，导致青少年心身发展不和谐

现阶段，我国的独生子女越来越多，人们也越来越重视幼儿的早期教育，正如媒体报道的那样，"中国的家长从来没有像今天这样为孩子的教育投入如此多的时间、金钱和心血"，而事与愿违的是，"中国的孩子也从来没有像今天这样面对如此多的问题：自私、任性、好吃懒做、不讲礼貌、没有规矩、缺乏理想……"研究表明，独生子女常合并较多的心理卫生问题：任性娇气、脾气暴躁、独立性及社会交往能力差在独生子女中较为突出。当今独生子女教育，重躯体轻心理，重知识轻能力，重智力开发，忽视人格培养的倾向极为严重。

素质教育在我国呼吁了已经二十几年，但仍有些人认为"跑跑跳跳、写写画画或弹弹唱唱"就是对学生进行素质教育。其实，这是对素质教育的肤浅之见，甚至是曲解。它实际上只注重了素质教育的一些外在形式，而忽略了其最本质的东西——对学生健全人格的培养。

所谓健全人格，是指具有良好的道德品质，有正确的人生观，有较好的智力水平，胸襟开阔，人际关系良好，情绪经常愉快，善于客观地分析所遇到的事情和问题，具有解决问题或矛盾的毅力和能力。

从儿童心理卫生的角度看，培养儿童的健全人格实属必要，能使他们长大后，具有良好的心理健康水平和适应环境的能力。

美国教育家戴尔·卡耐基对各界名人进行了广泛的调查后认为，个人事业上的成功，15%是取决于他们卓越的学识和专业技术，85%靠的是不凡的人格心理素质。因而有人说："人格即命运。"也就是说，除了才华和机遇外，人格是决定人的一生成功与否、快乐与否的关键因素。

0～6岁是人格形成的黄金时期，健全人格的培养应从孩子出生抓起

在我国著名精神卫生专家陈学诗教授的带领下，我们进行了婴幼儿健全人格的系统研究。研究结果表明，0～6岁是人格形成的黄金时期，以后随着年龄的增长，人格的可塑性会越来越小。

前苏联教育学家马卡连柯也非常强调幼儿时期的人格培养，他认为："主要的教育基础是在5岁以前奠定的，而在此期间的人格教育将影响一个人的一生。"我国有句俗语"三岁看大，七岁看老"，说的也是这个道理。因此，健全人格的培养应从孩子出生抓起。

现代心理和教育专家也总结和归纳出儿童心理发展关键期的作用，认为儿童心理发展存在语言敏感期（0～6岁）、秩序敏感期（2～4岁）、感官敏感期（0～6岁）、对细微事物感兴趣的敏感期（1.5～4岁）、动作敏感期（0～6岁）、社会规范敏感期（2.5～6岁）、书写敏感期（3.5～4.5岁）、阅读敏感期（4.5～5.5岁）、文化敏感期（6～9岁）9大敏感期（蒙特梭利）。关键期的正确引导和科学教育可以对儿童教育起到事半功倍的效果，甚至是决定性的结果。如果一个孩子在语言的关键期没有语言的环境，十几岁再训练语言几乎是无用的，"狼孩"的例子即是如此。在儿童的身心发育过程中，家长往往对于孩子的生理营养补充很及时，但是对于心理营养的补充不但不重视，甚至还"好心办坏事"。例如，有的家长以学习为由，剥夺孩子游戏和交友的基本心理需要，还附加违背孩子心理发展和理解不了的大量"成人化的抽象知识"，更缺乏秩序、社会规范、规矩、礼貌等基本教育和引导。由此导致的结果是，孩子的行为问题层出不穷：学习拿不了第一，就往第一名的饮水中投"铊"；同学关系处不好，就置人于死地；甚至吸毒、自杀、杀人……

科学育儿，防患于未然更为重要。对青少年的培养，应该强调：不求人人成天才，要做到人尽其才，行行出"状元"。

1986年世界儿童代表在美国纽约签署的《儿童和平条约》里写道："我们要共同欢笑，共同游玩，共同工作，互相学习、探索和提高大家的生活。"这就向我们昭示了，21世纪儿童人格发展的趋向：儿童不仅要学会生存，而且要学会关心人，爱护人，团结人，不仅具有开拓的竞争精神，而且要善于与人合作。

孩子最喜欢六种妈妈

钟 科

心地善良，性格温柔，对孩子充满爱。妈妈应多亲近孩子，通过肌肤接触进行情感培育，建立相依情感，让孩子感到可亲可爱。

爱学习，知识丰富，能满足孩子的求知欲。孩子问这是什么、那是什么、为什么，妈妈能正确、耐心解答问题，不懂就翻书或询问别人，给予解答，这样的妈妈会得到孩子的信赖和喜欢。

了解孩子，能满足孩子的正当需要。孩子在成长中有物质需要和精神需要。妈妈了解孩子，与孩子进行心灵沟通，能及时满足孩子的正常需求。

教育讲究方法，不任意打骂孩子。教育孩子的方式是循循诱导，使孩子明确应该怎么做、为什么这么做，不要轻易训斥、谩骂、殴打。能尊重孩子，让家庭充满民主气氛，富于平等。

言行一致，说到做到。妈妈自身言行一致，表里如一，不要轻易允诺孩子的要求，但凡答应孩子的要求，及时兑现。

勤劳做家务，带动孩子一起劳动、游戏。孩子非常希望能与妈妈一起活动，因此，应给孩子机会，培养孩子的劳动习惯与生活自理能力，需要你的带动与以身作则。

《大众健康报》2011.05.26

不要强行改变儿童的内向性格

张磊晶　迟沫涵

在心理门诊，常有不少家长忧心忡忡地问我："孩子性格内向，如何加以改变？"

我觉得，家长对于孩子性格内向存在着偏见，认为这是一个缺点。其实不然。虽然性格内向的人会在某些方面存在不足，比如不善言辞、多愁善感等，但也并不是没有优势。如性格内向的人能够把事情考虑周全，能够抵御诱惑、耐得住寂寞，能将更多精力用于内心的思索。因此，家长完全没有必要因为孩子内向而焦虑，关键是善于引导，发挥孩子的优势，培养其积极乐观的处事态度，建立适合孩子的社交模式，不要以自己的好恶强加于孩子，伤害孩子自尊心，导致孩子邯郸学步，无所适从。

善于发现孩子的优点和特长　很多时候，孩子的某项特长或优点，可以作为其增强自信，与人交往的一个平台。家长要善于发现，及时鼓励，由点带面地扩大交往，提高沟通能力。

不要过分强调内向性格的缺点　有时家长受望子成龙、恨铁不成钢心态的影响，对待孩子的态度简单粗暴，指责孩子，会使孩子更加自闭、自卑。

多与孩子交流　可以谈论孩子学校发生的事情，平等地探讨如何做会更好，也可以谈孩子感兴趣的事情，如军事、体育、衣着、化妆、青春期等，关键是观念不要过于功利或进行道德批判，以培养孩子语言表达能力及思维的广度。

营造和谐的家庭氛围　当父母关系紧张或某一方过于强势，这样的家庭氛围会让孩子焦虑，不敢表达，怕得罪父亲或母亲。时间一长会导致孩子在与其他人的交往过程中过于警觉和敏感，影响敢于表述自己观点的勇气。

创造各种聚会平台　应该鼓励孩子多与同学交往，参加各种集体及社团活动。家长不要对社会"阴暗面"过分强调，以免孩子对社会和交往产生恐惧心理。

不要用成人标准来要求孩子　不同年龄的人有不同的心理成熟程度，如果用成人的标准要求孩子做到，大多孩子会感到困难，进而影响自信。

总之，性格的内向或外向不能决定一个人快乐与否。作为家长，不仅要接受孩子当前的性格倾向，更重要的是培养孩子积极乐观的生活态度。

《家庭医生报》2011.05.23

孩子睡觉比补营养重要

王 艳

目前，我国中小学生普遍睡不够，这背后有学业重、压力大、娱乐多等方方面面的社会原因。对此，多位研究青少年问题的权威人士共同呼吁，睡眠远比营养更重要，让孩子们睡个饱觉吧。

八成孩子睡不够

虽然《中国少年儿童十年发展状况研究报告（1999～2010）》显示，10年来少年儿童在校的时间一直在缩短，但在校时间的减少并不意味着孩子们的休息时间增多了。调查发现，有39.3%的学生在非周末参加课余特长培训，周末参加课余特长培训的比例则达到了49.4%。

"作业多"、"校外补课学习"、"娱乐生活过度丰富"是中小学生睡眠不足的主因。武汉大学儿童发展研究中心主任杨健说："有些家长没有培养孩子的睡眠习惯，甚至自身的不良习惯也起了负面作用；巨大的升学压力，家长'望子成龙、望女成凤'的期盼，也在不断蚕食孩子们的睡眠；现今的孩子还要面对更多的诱惑，一些自制力差的孩子如果没有得到正确的引导，很容易沉迷于电脑、电视等电子产品中，从而造成过多'垃圾睡眠'；而嘈杂的住宅环境也会影响孩子的睡眠。"

睡不够觉危害很多

调查发现，长期睡眠不足是导致目前我国中小学生体质下降的重要原因之一。上海儿童医学中心儿保主任金星明说，睡眠是保证孩子健康成长的重要条件之一，深度睡眠才能有利于身体免疫力的提高。如果睡眠不足，就会造成精神不振、食欲差、免疫力低下、容易得病，甚至影响生长发育，尤其在以下几个方面。

影响身高 如果孩子长期睡眠不足，就会影响体内生长激素的分泌，导致孩子不容易长高。甚至可以说，剥夺孩子的睡眠就相当于剥夺了他们的"生长权"。

导致肥胖 研究表明，孩子缺觉造成的肥胖与其他因素导致的肥胖不同，这是因为睡眠不佳会影响那些与食欲和饱腹感有关的激素，结果就是慢慢变胖。

破坏记忆力 孩子越小所需的睡眠越多，睡眠不足的孩子往往学习时精力不集中，容易减缓认知能力的发展。

此外，从心理学角度来看，睡眠处在"生命金字塔"的最底端。这种最低层次的需要如果长期得不到满足，会引发精神上的烦躁、焦虑不安、情绪不稳等问题。轻则造成上课注意力不集中，影响学习成绩；重则情绪会变得反复无常，破坏人际关系；有的学生甚至会因情绪不稳而容易冲动，产生攻击性。

补睡眠比补营养更重要

其实，世界上其他国家为解决青少年睡眠不足的问题也是煞费苦心。英国一些中小学将睡眠作为一门课程引进学校，不仅让孩子们认识到睡眠对身体的重要性，还要求任课教师充分了解每个学生的睡眠情况，以便教会他们如何好好睡觉；美国的很多高中为了保证孩子的睡眠质量，不惜将上课时间推迟了 15 分钟至 1 小时。

但在升学压力普遍较大的亚洲，牺牲睡眠时间用来学习还是较为普遍的事情。在这种情况下，家长和老师应帮助孩子学会睡觉。

从小培养正确的生活习惯 中国青少年研究中心少年儿童研究所所长孙宏艳表示，家长首先要从小培养孩子正确的生活习惯，做事情干脆利索、不要拖拉。父母在培养孩子睡眠习惯上要起表率作用，减少自身的不良生活习惯。

营造良好的睡觉环境 先将电脑、电视机、过亮的灯以及玩具等移出卧室，给孩子营造舒适的睡觉环境；然后和孩子一起定个时间表，督促他们及时完成作业，睡前让孩子做些准备工作，如刷牙、洗脸、整理床铺等，这个过程看似简单，却是对孩子进行"该睡觉了"的心理暗示；最后，在睡前建立"缓冲期"，通过讲故事、听音乐等活动，让孩子意识到自己该睡觉了，帮助他们安静下来。

避免垃圾睡眠 日本的一项研究发现，睡前用电脑、看电视会严重影响睡眠质量，特别是上网，容易让人神经兴奋。所以在晚上 9 点后，家长要监督孩子尽量不要进行这些活动。

别让"择校"、"兴趣班"加剧睡眠不足 一些家长为了让孩子接受更好的教育，让他们跨区域上重点学校，但如果上学路途过远，会无形中挤掉孩子的睡眠时间。此外，很多孩子都参加各种各样的课外辅导班，但家长应该考虑会不会影响他们休息，要在孩子学有余力的情况下再选择，否则就是得不偿失。

给孩子睡懒觉的理由

上海市儿科医学研究所环境医学研究室主任　颜崇淮

儿童期是人一生中比较特殊的一个时期，也是人体生长发育的关键时期，特别是儿童早期是人脑发育的关键时期。良好的睡眠有利于儿童智力发育和体格生长；相反，睡眠剥夺能够引起脑细胞能量代谢异常、细胞形态结构改变。最近，英国《自然 – 神经学》杂志刊登了哈佛医学院的研究结果，睡眠不足会破坏海马状突起的机能，而这是大脑内负责产生新记忆的区域，故睡眠不足可以降低儿童的记忆力。此外，越来越多的研究显示，睡眠不足或睡眠不定时，是体重增加的独立危险因素。

"缺觉"有损认知

13 岁的小林自从读初中后，每天的睡觉时间就从 10 小时缩短到了 8 小时。渐渐地妈妈发现儿子考试答题时的"怪现象"——难题能答对，而简单的题目总因"粗心"而答错。

发生在小林身上的这两个"无关"现象，其实存在必然联系——睡眠不足会导致儿童及青少年注意力不集中。这个结论源于上海新华医院一项历时 12 年、涉及全国 2 万 0 ~18 岁儿童及青少年睡眠研究的发现，中国超过 70% 的中小学生睡眠不足，与欧美同龄人相比平均每天少睡 40 ~ 45 分钟；高中阶段少睡时间更增加到 1 小时。在高中阶段 100% 的学生都有白天困倦现象。

睡眠被剥夺，影响着孩子们的认知功能。课题组的临床睡眠干预实验发现，与成年人相比，儿童及青少年对于睡眠缺乏的反应较为迟钝——他们也许并没有感觉很困，但认知功能实际上已经受损。课题组还对 40 名志愿者做了睡眠剥夺测试：让他们平均每天少睡两小时，然后分别做简单词汇和复杂词汇的记忆测试。结果发现，"缺觉"的人能够回答难题，而对简单词汇的记忆却出现了偏差。

磁共振扫描最终解释了这一现象。原来，人的睡眠时间被剥夺后，脑部分管记忆的前扣带回和顶叶皮质等出现了不同程度的功能下降。此时人们会打起"十足"精神，通过激活脑部的其他区域来补偿缺失的功能。

这就解释了为什么小林在做容易的题目时出现"粗心"，而难题却能做对。目前，我们尚没有足够的证据证明每天少量的睡眠不足会影响智商，但睡眠不足可以影响孩子的注意力，这一点已经被证实。

睡眠不足的孩子会发胖

人们过去总以为，睡得多才发胖。但是这项儿童睡眠研究却得出一个很有意思的结果：睡得少和睡得多同样会引起孩子肥胖。

课题组曾用 5 年时间跟踪了 500 多名小学生，结果发现，小学一年级时开始睡眠不足的学生，到五年级时发生肥胖和超重的概率就会上升。不仅如此，孩子因睡眠不足发生的肥胖与其他因素导致的肥胖有所不同：他们多余的肉都在腹部，而腹部肥胖更容易导致其进入成年阶段后患糖尿病以及心血管疾病。

睡眠不足为什么会引起肥胖呢？首先，睡眠不足可引起瘦素分泌减少，胃饥饿素分泌增加。瘦素是一种能减少食物摄入却能增加能量消耗的激素，而后者的作用与之相反，能增加食欲。这两者均受睡眠不足的影响，结果是导致体重的增加。另外，由于儿童课业负担加重或花在上网、玩游戏、看电视上的时间增加，静坐时间增加，体育运动减少，能量消耗减少；同时在睡眠不足的时间里，可能会摄入许多高能量零食：最终导致超重或肥胖。

改善睡眠从影响因素着手

改善儿童睡眠不妨从儿童睡眠的特点和影响因素着手。我们可以找到一些方法：

1. 低龄儿童睡觉前可能要求家长陪伴，应尽量满足，以减轻其害怕担心的心理。

2. 从小养成良好的睡眠习惯，规定上床和起床时间；不在床上做一些与睡眠无关的活动，如做家庭作业、看电视等。

3. 儿童的卧室应该安静没有噪声，有较暗的光线；温度要适宜，夏天可以控制室温在 26～28℃，冬天控制在 22～25℃。

4. 避免睡前进行任何兴奋活动或看惊恐的电视节目，以免睡梦中惊醒。

5. 丰盛的饮食可以促进睡眠，但是过饱饮食后马上休息则会影响睡眠质量。所以，孩子的晚饭时间不要过晚。

6. 减轻学习负担，不要给孩子很大压力。

7. 如果儿童睡眠障碍是由于躯体疾病引起的，家长要及时带孩子去相关医院进行检查治疗。

（施　敏　整理）

"温室"育儿不可取

彭永强

一些父母为了避免孩子受凉受热，尽力为孩子打造一个最适宜的生活环境，冬天让孩子住进暖气屋，夏天让孩子待在空调房，出门时候，想方设法保证孩子的保暖、避热措施，几乎让孩子处于一种基本稳定也感觉最舒服的温度环境中。这样一来，孩子的确免去了不少皮肉之苦，不会被冻着、热着，可是，这样"温室"育儿的做法并不可取，它不仅无法保证孩子的健康成长，甚至会降低孩子免疫力，反倒损害了孩子身心健康。

人作为一个完整的生命体，与自然界有着千丝万缕的联系；同时，人的生命活动也受着自然界潜在的影响与制约。时令的更替、温度的变化，本是自然界的自然现象，人体本应适应这一变化。事实上，人体通过皮肤、汗腺、毛发等体表组织的调节，完全能够适应温度的正常变化，这样的调节反倒有利于提高他们适应恶劣天气的能力。在"温室"环境中养育出来的孩子，尽管可以避免一些受凉、中暑之类的伤害或不适，但时日渐长，会导致他们自身对自然界缺乏认识。同时，身体组织的各种器官由于从未经受过"考验"而变得适应能力低下，从而使得身体对恶劣天气的抵抗力变得更弱。这种情况下，就往往更难适应季节与温度的变化，更容易罹患各种疾病。

同时，一直处于娇生惯养状态下的"温室"儿童，其心理发育也更容易不完善，由于对于家庭以及物质依赖性过强，独立能力、自控能力及协作精神等往往较差，还往往缺乏面对困难的勇气和拼搏精神，不单不能适应自然环境，在人际交往及心理素质方面也更容易产生障碍。

因此，父母在养育孩子时，应当把他们从恒温的"温室"里解放出来，让他们更多地接触自然界，更多地感受风雨冷热，让他们在时令与温度的变化中，锻炼自己的身体素质和心理素质。

儿童防病常须三分饥和寒

周　颖

王女士的孩子今年5岁，食欲特别好，从小到大没为吃饭发过愁，而且特别喜欢吃肉，煎炸的快餐食品更是爱不释口。但孩子平时口中老有异味，有两次吃完饭后还吐了。孩子的大便很干，气味儿也很大。

良好的食欲是小儿健康的标志之一，但是，饮食过多就可能出问题了。其实，这种情况老百姓叫"吃撑"了、"积住"了，中医叫"食积"，又称"积证"、"积滞"，与西医的消化不良相近。

"要想小儿安，常须三分饥和寒。"中医这句老话流传至今，不少人只知其然，但不知所以然。今天是"六一"儿童节，我们请首都医科大学附属北京中医医院儿科主任医师李建，给大家讲讲其中的道理，以及儿童防治常见病、多发病的注意事项和方法。

临床：

呼吸和消化疾病占80%

在日常生活中，儿童容易患哪些疾病呢？李建说，这些病大致有三类，一是呼吸系统疾病，如感冒、发热、咳嗽、鼻炎等；二是消化系统疾病，如厌食、腹痛、腹泻、口疮等；三是传染病，如痄腮、水痘、菌痢等。前两类疾病在临床上占80%，是常见病和多发病。

李建说，孩子处在脏腑娇嫩、形气未充时期，即身体以及各器官功能发育还不完善，易受到外邪侵袭而致病；孩子脾胃功能较弱，自制能力又差，常常饮食无度，增加脾胃负担，损伤了脾胃功能，就会产生疾病。

如小儿食积，在临床上，中医常分为伤乳和伤食两类，伤乳多指还在吃奶的婴儿，因哺乳不节，食乳过量，或乳液变质，冷热不调，造成停积脾胃，壅而不化，形成乳积。而伤于食者，多为年龄较大的儿童，因饥饱无度，喂养不当，或过食肥甘厚味及寒凉食物，或食入不易消化的柿子、黑枣、豆类食物，均可造成食物停积在中焦脾胃中，而发为食积。中医所说的"饮食自倍，肠胃乃伤"就是这个道理。

另外，如果孩子有长出气、心烦气躁、厌学、摔东西等情况，应该引起家长的注意。这说明小儿情志有了问题。食积还会引起气郁，加上学习压力大、精神压力就大，容易出现眨眼睛、多动等症状。李建提醒家长，要按照孩子的意愿和爱好让他们学习知识，给他们减压，从而避免情志病的发生。

生活：

饮食穿衣适度不易得病

"要想小儿安，常须三分饥和寒。"李建解释说，要确保孩子平安健康，就不能给他们吃得太饱、穿得太暖。

李建说，孩子常患呼吸系统疾病，这些孩子就是由于吃得过多，内有积热，加上穿得过暖，出汗多反而容易受凉，患感冒、发热、咳嗽就不可避免了。

李建建议，爱护孩子首先要保护孩子的脾胃，做到合理饮食，粗细、荤素搭配，少吃冰凉、油腻、煎炸之物。他介绍，经常用莲子、山药、薏米熬粥给孩子喝，是保护脾胃的好方法。

一位年轻妈妈曾说，自己比较怕冷，就觉得孩子也冷。秋风乍起，毛衣外套就给孩子套上了身，生怕小孩病了遭罪。李建认为，孩子穿衣服应根据季节变化来增减，"春捂秋冻"对大人如此，对孩子也同样。

孩子是阳盛之体，自身易热，即使受凉也会化热，即寒从热化，不需要捂着。尤其秋天本应锻炼孩子的耐寒能力，一捂反而容易上火生病。另外，新生儿不宜穿偏燥热的新棉衣、盖新被褥。

保健：

专家教您几招防治方法

中医常说"不治已病治未病"，对孩子也一样适用。李建说，在临床上，孩子常常有实热和虚热之分。孩子暴饮暴食、吃得过多，常有口舌生疮、口气大的症状，这就属于实热，应该清热祛火。可食用一些山楂食品，如糖葫芦、山楂糕、山楂片等都能帮助消化；药物可以吃一点导赤丸、化食丸、大山楂丸等，但更多的是鼓励孩子多吃水果、蔬菜。虚热的常见症状为手心热、盗汗、脑袋出汗等，这就应该养阴益胃，吃点养阴益气合剂等。

由于食积是感冒的基础，经常食积的孩子，可应用推脾土穴、揉板门穴加以调整。脾土穴在大拇指桡侧面，采用平推的手法，循拇指桡侧边缘向掌根方向直推。每次推100～

200 圈左右，可健脾助消化。

摩腹也是一种不错的方法。如果孩子便秘、便干，用全掌腹面或四指腹面轻贴腹部，以脐为中心，作环形运动，顺大肠方向为泻法，每次 100 ~ 200 次，具有健脾和胃、化食通便的功能。如果拉稀，方法同上，但要逆时针去揉。

还可用食疗方法来调补孩子的身体。如果孩子厌食，李建教大家做一款果茶山药。原料有山药 250 克，生山楂 50 克或果茶酱 50 克。做法是将山药去皮去须、洗净、切斜块，依高矮错落摆放盘中，放入锅中蒸熟；将生山楂熬成山楂酱，去渣留汁，或直接用果茶酱，淋洒在蒸熟的山药上，即可食用。这道菜红中透白，酸甜可口，能引发孩子的食欲，也能健脾消食。

16 岁以下孩子别喝含糖饮料

中国疾控中心营养与食品安全所研究员　胡小琪

许多研究表明，长期大量饮用含糖饮料，不仅可能造成儿童少年身材矮小、骨折、龋齿和肥胖等，还与儿童少年成人之后罹患慢性病有关。

研究证实，含糖饮料含有极易吸收的糖，由此可导致血尿酸水平增高、胰岛素抵抗等一系列病理变化，从而增加肥胖、代谢综合征、痛风、糖尿病，甚至某些肿瘤等一系列慢性疾病的危险性。所以，应对儿童少年特别是家长开展饮料与健康方面的宣传教育，提高大家的相关的认知水平，合理选择饮料。目前美国、英国、法国等发达国家已禁止在学校为 16 岁以下学生提供含糖饮料。

12 种食物别给宝宝吃

雨　木

孩子要在我们的关怀和呵护下才能健康成长，在孩子的饮食上同样要注意，有一些食物是不适宜给小孩子吃的，各位妈妈应注意。

一、3 个月内不要盐

3 个月内的婴儿从母乳或牛奶中吸收的盐分就足够了。3 个月后，随着生长发育，宝宝肾功能逐渐健全，盐的需要量逐渐增加，此时可适当吃一点点。原则是 6 个月后将食盐量控制在每日 1 克以下。

二、1 岁之内不要蜜

周岁内宝宝的肠道内正常菌群尚未完全建立，摄入蜂蜜后易引起感染，出现恶心、呕吐、腹泻等症状。宝宝周岁后，肠道内正常菌群建立，故食蜂蜜无妨。

三、3 岁以内不要茶

3 岁以内的幼儿不宜饮茶。茶叶中含有大量鞣酸，会干扰人体对食物中蛋白质、矿物质及钙、锌、铁的吸收，导致婴幼儿缺乏蛋白质和矿物质而影响其正常生长发育。茶叶中的咖啡因是一种很强的兴奋剂，可能诱发少儿多动症。

四、5 岁以内不要补

5 岁以内是宝宝发育的关键期，补品中含有许多激素或类激素物质，可引起骨骺提前闭合，缩短骨骺生长期，导致孩子个子矮小，长不高；激素会干扰生长系统，导致性早熟。此外，年幼进补，还会引起牙龈出血、口渴、便秘、血压升高、腹胀等症状。

五、10 岁以内的儿童不要吃腌制食品

原因有二：一是腌制品（咸鱼、咸肉、咸菜等）含盐量太高，高盐饮食易诱发高血压病；二是腌制品中含有大量的亚硝酸盐。研究资料表明，10 岁以前开始吃腌制品的孩子，成年后患癌的可能性比一般人高 3 倍。

六、婴儿不要吃大豆食品

以色列卫生部准备发布一个通知，告诫人们食用大豆类食品必须适量，婴儿则应尽量避免食用。

七、3 岁内别吃元宵

3 岁以内的婴幼儿是不适合吃元宵的。由于糯米比较黏，1 岁以下的孩子很可能将元宵粘在食道而阻塞呼吸道；1～2 岁的孩子不容易嚼碎元宵馅中的花生；患有呼吸道疾病的孩子应尽量少吃元宵以防加重病情。

八、3 岁以下幼儿不宜吃巧克力

巧克力的营养成分比例不符合儿童生长发育的需要，特别是对 3 岁以下的幼儿并不适合。

巧克力的蛋白质含量偏低，脂肪含量偏高，在饭前过量吃巧克力会产生饱腹感，从而影响食欲，但饭后很快又感到肚子饿，这使正常的生活规律和进餐习惯被打乱。巧克力含脂肪多，不含能刺激胃肠正常蠕动的纤维素，因而妨碍胃肠道的消化吸收功能。再者，巧克力中含有使神经系统兴奋的物质，会使儿童不易入睡和哭闹不安。

九、2 岁以内婴儿不宜喂鲜牛奶

2 岁以内婴儿不宜喂鲜牛奶和成人奶粉，如不能喂母乳，应食用以母乳为依据、专为婴儿设计的配方奶粉，其中的唾液酸（SA）对婴幼儿大脑记忆力发展至关重要。此外，牛奶中的其他成分及含量也与人奶不同。

十、少儿不宜多吃笋

由于竹笋中含有难溶性草酸，很容易和钙结合成为草酸钙，过量食用对小儿的泌尿系统和肾脏不利。特别是处于发育期的儿童，骨骼发育尚未成熟，而笋中含有的草酸会影响人体对钙、锌的吸收。儿童如果吃笋过多，会使他们缺钙、缺锌，从而生长发育缓慢。

十一、功能饮料

有的功能饮料只针对特定的人群，比如一些功能饮料中含有咖啡因等刺激中枢神经的成分，成年人饮用可以提神抗疲劳，但儿童就应该慎用。有的饮料上写着有降血脂的功能，孩子也不适合饮用。

十二、不宜给婴儿吃过量的蛋

鸡蛋、鸭蛋均含有丰富的蛋白质、钙、磷、铁和多种维生素，对婴儿的成长有一定的

益处，但食之过多，会给婴儿带来不良的后果。

《中国妇女报》

您的孩子吃对了吗

胡小琪

据国际肥胖问题工作组估计，全世界共有 1.55 亿超重或肥胖儿童，其中 1200 万在中国。也就是说，全世界 1.55 亿的超重肥胖儿童中，每 13 个里就有一个是我国的孩子。

许多人认为，孩子长成小胖墩儿是受遗传因素的影响。的确，肥胖是与遗传有关，但改革开放以前，中国人肥胖的并不多见，儿童肥胖者就更少了。那么，为什么我们孩子的超重肥胖率会在近年来如此急剧地增加呢？难道是在短短的 30 年里，中国人的遗传基因发生了显著的改变吗？当然不是。肥胖不仅受遗传基因影响，而且与环境因素、不合理的饮食行为等有密切关系。

五大坏习惯促成小胖墩

以下不合理的饮食行为，是导致小胖墩儿的主要原因：

不吃早餐

有研究表明，不吃早餐的儿童发生超重肥胖的危险性大于每天吃早餐的儿童。不规律的早餐、不吃早餐或吃营养不充足的早餐，不仅影响青少年的身体健康，还会降低上午的学习效率。

经常吃油炸食品

油炸食品能量相对较高，经常吃，能量会超过需要，多余的能量会转变成脂肪在体内贮存，从而引起肥胖。

常喝含糖饮料

大量研究表明，长期大量饮用含糖饮料不仅会造成儿童身材矮小、骨折、龋齿、增加发生肥胖的危险，而且还可能与成年后患肥胖症、2 型糖尿病、代谢综合征、痛风等慢性病相关。

以下这些数字，做家长的可要记住：

1 瓶可乐（600 毫升），相当于 4.6 两米饭产生的能量。

1 罐橙味汽水（355 毫升）相当于 1.6 两米饭产生的能量。

1 瓶乳酸饮料（300 毫升），相当于 4 两米饭产生的能量。

1 杯纯橙汁（175 毫升），相当于 1.6 两米饭产生的能量。

1 瓶冰红茶（500 毫升），相当于 3.2 两米饭产生的能量。

无节制地吃零食

适当适时地吃零食，虽然可以为儿童提供生长发育所需要的部分能量和营养素，但零食中的糖和脂肪等含量一般明显高于正餐。因此，经常无节制地吃零食，如油炸薯片、糖果、膨化食品等高能量食物，很可能会导致超重或肥胖的发生。

经常在外就餐

饭店、餐馆和一些街头摊点，为了色香味俱全，烹调时会加入更多的油脂，因此，经常在外就餐的儿童会比在家吃饭的孩子吃进去更多的油。长此以往，难免会导致超重肥胖。有研究表明，经常在外就餐的儿童，罹患腹型肥胖、代谢综合征的患病风险高于在家就餐的孩子。

孩子的早餐一顿都不能少

以下这些办法可以避免接触"滋生"小胖墩儿的土壤。

知道该吃和不该吃的食物

要合理安排一日三餐，定时进餐，每天挑选新鲜的脱脂或低脂牛奶，肉类则以鱼类海鲜或瘦牛肉、动物肝脏为主；主食以少量白饭代替炒饭或面食。可按以下原则选择食物。

不吃零食和宵夜

尽可能不吃的食物：糖果、巧克力、冷饮、甜点心、膨化食品、肥肉、黄油、油炸食品、土豆、白薯等。

少吃的食物：猪肉、咸菜、甜饮料等。

可以常吃的食物：鱼、虾、牛肉、禽类、肝、蛋、奶、豆腐、豆浆、新鲜蔬菜和水果。

合理选择食物烹调方式：尽可能少用油炸方式，即使是炒菜或炖菜，也要少用油。应多用蒸、煮和快炒的方式，能凉拌生吃的新鲜蔬菜尽量生吃，但要注意洗净。

早餐要吃够四类食物

一是谷类食物，如馒头、面包、包子等。二是一杯牛奶或其他奶制品，如果孩子喝牛奶不舒服，可以改饮豆浆或吃豆腐脑等。三是一个鸡蛋，或者其他动物性食物，如火腿肠等。四是新鲜蔬菜或水果。让他们选择喜好的水果，能吃多少吃多少，别强迫。

少喝含糖饮料

每天至少喝1200毫升的白水（白开水和矿泉水都行），每次200毫升左右。尽量少喝含糖饮料和碳酸饮料。

饭前睡前不吃零食

要在合适的时间选择适宜的零食。饭前1小时、看电视时、睡觉前不吃零食，其他时间可少吃一些新鲜水果、牛肉干或者坚果，如核桃、花生、瓜子、杏仁和天然干果，如葡萄干、杏干以及酸奶等。

在外就餐应合理选择与搭配食物

在外就餐时，除按照均衡膳食和荤素搭配的原则点菜外，还要尽可能地选择非油炸食物。点菜举例：清蒸鱼/铁板牛肉、红烧豆腐/炒豆腐干、清炒时蔬、豆腐鱼头汤/素菜汤等。

儿童肥胖，究其根本还在于缺乏一个健康的生活方式。吃得多、吃得不均衡，再加上动得少，摄入的能量大于消耗的能量，能不胖吗？而解决这个问题的关键在于帮助孩子养成正确的饮食和运动习惯。中国肯德基餐饮健康基金今后将长期资助与此有关的科研和科普项目，同时推动餐饮业致力于普及儿童健康教育。目前中国肯德基已在餐厅定期组织儿童活动，如"欢乐大本营"和"带动跳"等，将营养知识教育和运动习惯培养等内容融入孩子们喜爱的游戏和活动中，教导小朋友从小建立健康的饮食习惯和生活方式。

您的孩子膳食合理吗？

戴文娟

医生提醒，中小学生的营养膳食会影响其一生健康。

中小学时期是人生十分重要的阶段，既是身体生长发育的高峰时期，又是接受科学文化知识、形成思想和性格的一个重要时期。所以，中小学生的饮食和营养状况应予特别关注。为此，笔者走访了浙江省东阳市中医院内科主任吴允华主任中医师。

吴允华说，饮食行为不仅可以影响儿童青少年目前的健康，而且还会影响到他们成年后，甚至影响一生的健康。

一日三餐要科学。现在，不少学生早饭在外面吃，午饭在学校吃，这两顿一般就得有啥吃啥。晚饭时，父母一般都会搞得比较丰盛，晚餐成为孩子一天中"补偿式"的一餐，且通常给孩子吃得太过"荤"，忽视蔬菜，这种做法是不可取的。正确的做法是，早、中、晚餐的能量和营养素的分配是30％、40％、30％，也就是遵循"早吃好、午吃饱、晚吃少"的原则。特别要注意的是要吃好早餐。上午紧张的学习和活动，要求早餐必须含有充足的热量。有些学生早晨匆匆忙忙凑合着吃一点就赶去上学，上了两节课，肚子就空了。等到第三、四节课就出现精神不振、注意力不集中等现象，影响正常的学习。因此，早餐要特别予以重视，可增加一些营养丰富的鸡蛋、牛奶、花生、大豆等，有条件的还可供给一次课间加餐，以保证学生们能精力充沛地学习。如果忽视早餐，不仅会导致全天能量和营养素的不足，影响孩子的正常生长发育，还能导致营养不良、缺铁性贫血、肥胖等。

日常饮食要均衡。吴允华讲到，机体对营养物质的需求是多方面的，古代医书《素问·藏气法时论》中说："毒药攻邪，五谷为养，五果为助，五畜为益，五菜为充，气味和而服之，以补益精气。"说明食养中饮食调配要求营养全面、合理。即膳食需平衡。现在不少家长缺乏正确的营养知识，对孩子，尤其是上小学孩子的某些不良饮食习惯听之任之，导致了孩子偏食挑食，久而久之，造成身体营养失衡，致使免疫力下降，易感染各种传染疾病，从而影响身体发育。

另外，吴允华提醒，家长不但要合理安排孩子的饮食，还应督促孩子积极参加体育锻炼及户外活动，中小学生每日户外活动时间不得少于1小时，这样能促进青少年更好地消化和吸收营养。对于超重或肥胖的孩子，应在医生或营养师的指导和监控下，合理控制饮食，增加体力活动，使热能的摄入和消耗达到平衡。而对女生来说，要注意不可为了身材苗条而盲目节食。

孩子为啥吃不好

人民日报记者　王君平

10年来，越来越多的中小学生没能吃到有营养的早餐。

儿童的健康不仅关系到其个人的成长和家庭幸福，而且关系到整个民族的未来。对儿童的营养、锻炼、睡眠等问题，应引起全社会的关注。

早餐吃不好影响着孩子健康成长

78%的孩子早上只吃一种或两种食物，我国中小学生的早餐质量呈下降趋势

刚上初一的济南市少年小叶，有一天上午上体育课，突然觉得眼前发黑，晕倒在地。小叶最近常常感到胃不舒服，上课总是无精打采，注意力不集中，学习成绩也下降了。医生说，这一切都是因为小叶不吃早餐引起的。由中国学生营养与健康促进会组织编写的《中国儿童少年营养与健康报告（2011）》显示：我国中小学生的早餐质量呈下降趋势。1998年，广州、上海、济南和哈尔滨4城市中小学生早餐营养质量不足的比例为48.8%。2008年进行的调查显示，中小学生早餐营养质量不足的比例为78%。我国中小学生每天早餐比例从12.2%降至3.3%。10年来，越来越多的家庭没能给孩子提供有营养的早餐。

中国学生营养与健康促进会副会长、中国疾病预防控制中心营养与食品安全所副所长马冠生研究员说，早餐是一天中最重要的一餐。不吃早餐会引起营养摄入不足，这种摄入不足很难从午餐或晚餐中得到补充，不吃或不好好吃早餐是引起全天能量和营养素摄入不足的主要原因之一。不吃早餐、吃早餐但营养不充足，不仅影响少年儿童的身体健康，还会降低学习效率，影响学习认知能力和体能。

据调查，很多中小学生吃早餐基本上靠对付：煮一包方便面；在路上买一张油炸饼，或一根油条，或一个鸡蛋灌饼；书包里装1个面包、1袋酸奶，到学校吃；在学校旁小吃摊买包子和豆浆等。如此吃早餐，一般不能满足食用谷类、奶豆类、肉蛋类、蔬菜水果类4大类食物，达不到营养充足的要求。

马冠生指出，长期营养摄入不足导致机体抵抗功能下降，易患感冒、心血管病等各种不同的疾病。营养充足的早餐，不仅可以保障儿童能量和营养素的摄入，还可预防超重和肥胖。

《报告》显示，我国90%以上的城市儿童经常吃零食。从1998年到2008年，食用新鲜水果蔬菜的比例从85.1%下降到74.5%。中国疾病预防控制中心营养与食品安全所研究员胡小琪说，零食是把双刃剑。零食提供的营养不均衡，会造成胃肠功能紊乱。只有合理选择零食，才能有益健康。

只喝饮料不喝水，含糖饮料成为被人忽视的"甜蜜陷阱"。《报告》显示，从1998年到2008年，我国城市少年儿童人均每日饮用量从1998年的300毫升增加到500毫升，其中2/3是含糖饮料。

"饮料给人们带来了味觉的享受，补充水分的同时可以补充人体所需的营养素。但也正是因为饮用方便和随处可及，为了追求口感，孩子们过多消费含糖饮料，增加了能量摄入。"马冠生认为，含糖饮料中的"糖"暗藏着健康危机，过量饮用就会引起肥胖、2型糖尿病、骨质疏松、营养不良和龋齿等疾病。

家庭是儿童饮食行为形成的第一站

健康行为是大脑中存放的"资本"，一生中不断增值，享受着它的"利息"

上海的王小明是个小胖墩，平常最爱吃洋快餐。他父母说，每次考试成绩好，或是过儿童节都会带孩子吃洋快餐。前几天，小明还请小朋友们在快餐店里一起过生日。

目前，快餐已经成为我国城市少年儿童一种普遍的饮食行为。每周至少吃一次快餐的比例从1998年的1.9%，上升到2008年的16.2%。少儿的生活中充斥着快餐"文化"。

以小明吃的一顿快餐为例，双层汉堡1个，摄入能量和脂肪分别为560千卡和25克；

炸薯条 1 包，摄入能量和脂肪分别为 320 千卡和 25 克；可乐 1 杯，摄入能量为 320 千卡。一餐摄入能量 1200 千卡，相当于 9 岁男孩每日能量需要的 60%，脂肪 50 克，而每日参考摄入量上限为 60 克。

中国学生营养与健康促进会秘书长宋玉芳说，由于膳食结构不合理，我国 6~17 岁少年儿童的贫血患病率为 14%。铁缺乏影响少儿的生长发育、身体素质和学习记忆力。而造成少儿铁摄入量少的主要饮食行为因素包括挑食、偏食等。

家庭是少儿饮食行为形成的第一站。宋玉芳说，孩子喜欢或不喜欢吃某种食物，受父母影响很大。不少父母常把食物当作一种奖励或者惩罚的手段，用给予食物的方法来奖励孩子的正确行为，用剥夺食物的方法来惩罚孩子的错误行为。这种非营养目的食物的使用，往往会影响儿童对食物的喜恶。

胡小琪说，父母不喜欢某种食物就不买、不做，孩子也吃不到这种食物，在父母的影响下就不喜欢这种食物。孩子模仿父母的饮食行为，父母购买、选择食物的行为直接影响到少儿对食物的选择，这些因素都可以增加或减少孩子对食物的喜好。

马冠生说，营养知识水平和饮食行为密切相关，缺少正确知识的人往往做出不利于健康的事。在农村，农民把自家的鸡蛋、水果卖了换成钱去买方便面给孩子吃。其实是用营养全面、丰富的鸡蛋，换来营养价值相对低的食物。在城市，居民认为凡是"价格高的食物就是营养丰富的食物"，结果导致膳食不平衡，慢性病不断增加。

学校对学生健康饮食行为的培养重视不够。健康教育课不规范、老师和饮食服务人员缺乏营养知识的培训等，这些都是影响学生健康饮食行为的主要因素。

马冠生强调，儿童期形成的行为往往会持续一生。养成健康的行为和生活方式，让人一生受益。健康行为是大脑中存放的"资本"，这个"资本"会不断增值，在一生中享受着它的"利息"。如果培养得不好，不健康的行为将保持下去，影响一生的健康。

少儿营养监管处于真空地带

培养健康饮食习惯和方式，需要政府、学校、家庭和社会的共同努力

10 岁的小丽是广州市某小学四年级学生。她吃儿童套餐时，得了一个小玩具。第二天，小丽连续跑了 7 家快餐店，在 5 小时内吃了 4 个儿童套餐（2 块吮指原味鸡，4 杯中杯可乐，3 包薯条和 4 块炸鸡块，打包了一个汉堡和一杯土豆泥），终于收集了整套 4 个玩具。

类似促销，在很多洋快餐店都存在。我国营养立法工作的开展比较滞后，目前还没有一部营养法规。由于营养法规的缺失，营养监管处于真空地带。

从 20 世纪 90 年代开始，我国出台一系列关于少年儿童的营养改善策略，如《学校卫生工作条例》、《全国学生常见病综合防治方案》、《中国营养改善行动计划》等。针对中小学生存在的营养问题，相继开展了"学生营养餐计划"、"学生饮用奶计划"、"大豆行动计划"等营养改善项目。但由于缺少相应的法律保障，体制不顺、职责不清，各级政府政策不到位，地方管理机构缺乏积极性，影响了政策和项目的落实。

马冠生说，少年儿童正处在生长发育时期，家庭、学校是他们的主要生活和学习场所。随着社会的发展，尤其是食品和餐饮行业的日益繁荣，人们在享受物质丰富和生活便利的同时，也要警惕生活方式改变给孩子带来不利影响。

近年来，营养信息传播缺乏主渠道，造成信息混乱，误导居民的食物消费行为和膳食营养观念。随着互联网的普及，很多不准确或错误的营养信息随处可见，对民众尤其是少年儿童产生的不良影响更加深远，对其饮食与健康造成巨大危害。

胡小琪指出，食品广告对儿童食物的选择和消费方面的知识、信念、态度及行为有着重要的影响。孩子们在不知不觉中接受了食品广告的信息，从而影响了他们对这些食品的态度和消费。平均每天看电视在 5 小时以上的女孩和每天看电视少于 1 小时的女孩相比，平均每天多摄入 175 千卡的能量。儿童看电视高峰时间播出的食品广告，其中 90% 属于高脂、高糖、高盐食品。

宋玉芳说，儿童时期的饮食行为影响着孩子现在和将来的健康。营养教育是提高健康认识、培养饮食行为的有效手段，通过营养教育可以提高少年儿童的营养知识水平，建立健康的意识和认知，养成健康的饮食习惯。

马冠生强调，营养立法是保障，全社会参与是根本。培养健康饮食行为需要政府、学校、家庭和社会的共同努力。要建立和完善我国营养相关法律、法规。明确各级政府责任，建立营养计划或项目实施的长效、高效机制，把短期的项目变为持续的措施。通过税收、价格控制和政府补贴调整食品价格，改善食品供给结构。建立政府主导下的部门协调机制和社会力量共同参与的资金投入机制，保证营养项目的有效实施。

老人带孩子　如何吃出健康
李明子

在一些大都市，年轻父母因工作繁忙，孩子由爷爷奶奶或姥姥姥爷照顾的隔代抚养现象非常普遍。老年人对孙儿一般都是"含在嘴里怕化了，捧在手里怕碎了"，常常是无条件满足孩子的喜好和口味。他们还会认为小孩子胖点好，健康，一切以孙儿满意为原则。老人对孙子的那份爱是没得说，积累的生活经验、抚育孩子的经验，都是年轻父母所不及的，但他们在营养和健康方面的认识却常存在误区。今天，我就想和带孙儿的老人说说，什么样的饮食才是健康的饮食。这里有 5 条平衡膳食的秘籍，供大家参考。

秘籍1　食不过量，总热量不超
食不过量是指每天吃的食物所提供的能量不超过人体所需要的能量。保持摄入的总热量与机体活动消耗的热量的平衡，是预防肥胖的关键。如需减肥，则要机体消耗的热量大于摄入的热量。

要想总热量不超，就要注意选择低脂、低胆固醇、低饱和脂肪酸的食物，多吃白肉（如鱼肉、鸡肉），少吃红肉（如猪肉、牛肉）；多吃豆制品；选择植物油，少吃动物油脂；多吃蔬菜、水果。可以适量吃些健康零食，如水果、奶类，避免垃圾食品。多喝水，不喝或少喝饮料。要注意，乳酸饮料或酸奶饮料并不是奶制品，果汁饮料也不是纯果汁，碳酸饮料会影响食欲，因此不要让孩子多喝这些饮料。在餐馆吃饭，最容易吃多了。点菜时，要少点油炸的高脂食物，多点清蒸的食物，多点蔬菜。如果有大份和小份，最好点小份的。在外就餐一般时间都比较长，边聊天边吃在不经意间就会饮食过量。所以，带孩子去餐馆吃饭，要管住孩子的嘴巴，让他们吃七八分饱就停止，不要等撑得不行了才停下。

秘籍2　别在饥饿的时候去超市采购
去超市采购前，要先列出购物清单，还要尽量避免在饥饿时去采购，以免盲目和冲动地购买。选择食物时，首先要看食品标签。除了生产日期外，很多食物上标出了其所含的总热量、蛋白质、脂肪、碳水化合物等的含量，要注意选择含脂肪低的食品。更要注意的是，不要把腌制类食品、方便面和膨化食品、烧烤类食品和油炸食品等垃圾食品买回家。很多垃圾食品吃起来很香，最容易吸引孩子。

秘籍3　多蒸、多煮、多凉拌

烹饪过程中不合理的技术和手法，不但可导致过多的热量、盐等的摄入，还可能导致食物原有的营养物质被破坏。家中有孩子，更要注意烹饪方法。以下这些烹饪方法和理念值得提倡：

多蒸、多汆、多煮、多凉拌，少炸、少炒、少煎、少过油。

突出食物本身的味道，少加盐、少加糖、少加调味品。

搭配粗细粮，加进看不见的营养（膳食纤维），剥去鸡鸭皮，去掉看得见的肥膘（瘦肉中脂肪含量已不少）。

秘籍4　每餐都要有蔬菜水果

全家一起就餐，不但是一家人交流、分享天伦之乐的美好时刻，也是家长以身作则、言传身教帮助孩子养成良好习惯的大好时机。

早餐在一天当中最重要，一定要让孩子吃饱。健康早餐至少应包含3类以上的食物。如面包2片（谷类）、煮鸡蛋1个（肉蛋类）、牛奶1杯（奶类）、西瓜2块（水果），就是很健康的早餐。午餐要吃得好。一天当中最丰盛的一餐应是午餐。无论是食物的品种还是数量，都应该适当多一些。而晚餐要吃得少，而且要吃得清淡。注意，每餐都应有蔬菜和水果。

秘籍5　适当运动，增加活力

生命在于运动，适量的运动不但可增进心肺功能，改善糖脂代谢，降低慢性病的发病风险，还可增强自信，减轻压力。如果运动能被装进药瓶里，它将是销量最大的处方药。每个人都要做适合自己年龄和身体状况的运动，要养成每天锻炼的习惯，要做到吃、动两平衡。最简单有效的运动是步行，每天6000步，每周坚持5天以上，持之以恒，对身体非常有益。对于孩子来说，要尽量减少看电视和玩电脑游戏的时间，多进行户外的运动。

孩子掉进添加剂包围圈

王　月　张　静

最受儿童欢迎的小零食，正和"附着"在它们身上的添加剂一起，危害着孩子的健康，但人们对儿童零食的关注度却远不如对成人食品的高。

3袋小食品竟含有25种添加剂

下课铃声一响，成群的孩子争先恐后地跑出校门，其中有一半都涌向了张师傅开的小食品店。5月27日，记者在北京海淀区某小学门前看到，放学后几乎每个孩子手里都拿着小零食。与严肃的学校相比，小卖部仿佛一个童话世界。大罐子里插着五颜六色的棒棒糖，货架上堆着包装鲜艳的膨化食品、干脆面等。记者请张师傅拿了三种孩子们最爱买的零食：番茄味的"乐事"膨化食品、日式牛排味"奇多"粟米粒、"口力"小披萨橡皮糖。

记者刚打开"奇多"粟米粒的袋口，一股浓郁的牛肉味扑鼻而来，但在食品配料表中，并没有看到任何和牛肉有关的成分，只有"日式牛排味调味料"几个字，它是由白砂糖、淀粉、食品添加剂，包括谷氨酸钠、焦糖色、食用香料、二氧化硅、阿斯巴甜（含苯丙氨酸）等成分调和而成的。记者数了数，在这三种食品中，共包含25种添加剂。尤其是小披萨橡皮糖里，配料表中仅着色剂一项里，就包含了柠檬黄、诱惑红等6种。

据了解，市面上的儿童食品基本可分为两大类：一类是正规厂家生产，符合国家标准的食品；另一类是"山寨品"，大多隐藏在学校附近小店及广大农村地区的"三无"小食品。广西营养学会副理事长马力平教授表示，正规产品添加剂基本在国家标准范围之内，但长时间、大剂量地吃也会对身体造成累积的隐形伤害，而那些没有质量监督的"三无产品"，甚至会用面制品加大量添加剂冒充肉制品，最值得担忧。

祸害儿童食品的五大"元凶"

"看着漂亮、闻起来香，孩子们才喜欢，为了达到这个目的，商家往往会使用更多的添加剂。但过量食用添加剂对孩子的身体、骨骼、神经系统乃至智力发育都会有影响。"马力平教授表示，家长要特别留意以下5种添加剂，特别是"山寨品"基本都会用到。

鲜艳的"外衣"——人工合成色素。零食、果味汽水、糖果，甚至肉类食物，都可能被加入色素。由于天然色素价格高、着色能力差，商家一般选择人工合成色素。它在提炼过程中会混入苯胺、砷等化学物质，具有不同程度的毒性。由于儿童肝脏解毒功能和肾脏排泄功能不够健全，容易导致慢性中毒。长期食用含有色素的食物，还可能引起代谢紊乱。

科学证明，儿童多动症和过激行为，也与长期进食含合成色素的食品有关。

香味的诱惑——增香剂。打开包装袋，香味迎面扑来。卤制食品和香辣食品通常通过香味勾起人们的食欲。马力平表示，虽然还不清楚增香剂具体成分，但肯定是由多种添加剂人工合成。也许在短时间内不会对人体造成明显伤害，但对孩子长期的影响值得关注。

人造的甜蜜——阿斯巴甜。它是一种人造的糖替代品，比蔗糖甜200倍，被作为增甜剂广泛用于风味酸奶、水果罐头、八宝粥、果冻等儿童食品中。有研究认为，它会引发多种健康担忧，如导致癌症、癫痫、头痛以及影响智力等。

不坏的法宝——防腐剂。苯甲酸、苯甲酸钠等都具有防止食品腐败变质、延长食品保质期的功能。它已经被欧盟儿童保护集团确认为不应该用于儿童食品中，特别是过量使用。

美味熟肉背后——亚硝酸盐、甲醛。香肠等袋装熟食肉制品，往往都含有亚硝酸盐，它主要起到着色和防腐的作用。也有不少商贩用甲醛来泡制食物，起到防腐、灭菌的目的。大量食用亚硝酸盐，不但会引起急性食物中毒，也会增加患癌症的风险。

除了以上5种，马力平强调，膨松剂、增味剂、酸味剂、香料等都是儿童食品中常见的添加剂。虽然在国家规定范围内使用添加剂并不违法，但对于儿童来说，"加得越少越好，离得越远越好"。

据了解，目前滥用食品添加剂的现象比较严重，究其原因还是重视程度不够。马力平教授希望国家"应该为儿童食品单独立法，其安全标准必须比成年人高"。

除了法律法规上的完善，最重要的是让家长和孩子一起意识到天然食物的重要性。

不要等孩子变成胖墩再减肥

戴永梅　程守勤

各种包装精美、风味独特的零食是很多孩子的最爱，但却让许多年轻父母感到头疼不已。那么，零食到底怎么吃才能既满足孩子的营养需求，又对健康有所帮助呢？

从营养角度分析，零食可分为健康零食和口味零食两种。所谓健康零食应满足以下条件：富含营养，即包含很多基本营养素，如蛋白质、维生素、矿物质，且没有多余热量、脂肪和糖，例如牛奶、酸奶、奶酪、蜂蜜、新鲜水果或果汁、全麦饼干和面包、各类坚果（开心果、核桃仁和板栗等）。而口味零食又被称之为垃圾食品，只能单纯满足人的口感，几乎不含营养物质，反而增加了热量、脂肪、糖和钠的摄入量，吃多了易造成孩子超重或肥胖。

家长要限制孩子购买口味零食。家长还应了解一些营养学知识，了解零食的大致营养成分，并告诉孩子吃哪些零食对他的身体有好处；哪些零食属于垃圾食品，吃多了对身体有害。同时父母也要以身作则，自己尽量远离垃圾食品，因为父母的言行是宝宝的镜子。

儿童选运动方式看年龄

0~1岁　父母可用触摸的方式为其进行按摩，锻炼肌肉力量。等孩子能扶着东西站立，便可利用玩具等吸引其站立及走路，增加重心转移能力，锻炼下肢肌肉、手脚协调及身体平衡能力。

1~3岁　选择眼、手协调的活动，如手指搓、捏橡皮泥等。眼、脚协调的运动，如踢定点球、踢滚动球、踢球打目标等。身体感觉运动，如驮物爬、两腿两足夹物走、拍球等。

4~6岁　选择身体协调性、柔韧性的运动，如曲线跑、躲闪游戏、跳皮筋、伸展性体操等。平衡性的运动，如在低平衡木上走、学骑自行车等。弹跳性运动，如跳起摸高、跳房子、跳绳等。

7~8岁　立定跳远运动、小兔跳、俯卧撑、蹲起跳等。羽毛球是这个年龄最好的亲子运动。打球时需脚下快速移动，有利于拉伸大腿内侧、膝盖周围和小腿内侧的韧带，帮助长高。在打球时，为准确回球，孩子必须头脑反应加快，有利于锻炼思维能力，眼睛快速追随球的来去，对其眼球功能完善相当有好处。

9~11岁　以有氧运动为主，锻炼孩子的心肺功能和耐力。如：龟兔赛跑，40米的比赛，让孩子提前跑出5到10米，再从后面追赶。追赶比赛比并列跑更为刺激，会让孩子更"卖力"。往返跑，放置6个物体在跑道的尽头，轮流跑到跑道尽头捡回放置的物体，休息90秒，重复3~5次。

12~16岁　锻炼孩子的速度、耐力，增强平衡感和肌肉力量。如：计时往返跑，快跑5米，然后跑回起跑线，再转身向前快跑，如此往复，每次增加5米的距离，在30秒内跑得尽可能远，重复4次。

《现代健康报》2011.05.04

儿童看电视有四害

颜 华

看电视可促进儿童的语言发育，扩大词汇量，有助于大脑的开发，可以拓宽儿童的知识面，直观认识各种从未接触过的物体：各种社会角色、动物、鱼类、鸟类、古生物恐龙等。但是，电视也有其危害性。

1. 易导致斜视 婴幼儿在电视声响的吸引下，往往会侧头注视电视。经常保持同一姿势，自然会造成斜视。稍微大一点的孩子看电视过久，视力会疲劳，为了看得更清晰，有时会不由自主地歪着头看，时间长了也会斜视。

2. 产生近视、散光等眼睛损伤 婴幼儿的视觉调节功能还没发育完善，对于强光的直接刺激，视觉难以调节和适应。而婴儿在欣赏电视时，又特别喜欢看那些屏幕闪动频繁、颜色刺激性强的节目，大人很少能在孩子观看广告时成功地把孩子从电视机前拉走。婴幼儿，特别是两岁以下的儿童，他们的屈光、眼位等调节系统尚未发育完善，看电视肯定对他们的视力发育不利。

3. 诱发孤独症 人在出生之后 6 个月内所见所闻的学习经验（光、声音的学习经验），会成为成长之后行动的基础。如果让婴儿太早接受过强的光及声音的刺激，婴儿的大脑会对机械的声音产生反应，对于母亲和其他亲人的声音反而没有反应了，这是造成儿童孤独症的一大原因。

电视对于头脑还在发育的小孩，尤其是 0～2 岁的小孩会产生完全的破坏作用。电视会剥夺孩子的思考力，小孩子在看电视的认知学习中会变得不再爱动脑筋。沉迷于电视的孩子在生活中缺乏主动性，对电视的过度关注让他们忽略了自己的玩具和小朋友，不愿意和其他人交流，从而出现"电视孤独症"。

4. 造成儿童肥胖 有的宝宝喜欢边看电视边吃饭，家长也发现这样的宝宝在吃饭时会比较老实，干脆让他一边看一边吃，有时候甚至特意在宝宝吃饭时打开电视机。宝宝的心思全在电视上，往往不知道什么时候肚子饱了，会吃得过多，导致肥胖。

儿童护牙七原则

徐艺珊

从宝宝长出第一颗牙开始，就要培养他养成良好的口腔卫生习惯。美国"网络医学博士网"刊出"儿童护牙7原则"，家长可以参考执行。

1. 护牙从 1 岁开始 美国疾控中心一份报告称，及早展开口腔卫生防护措施，既有益健康又节约医药费。与其他孩子相比，1 岁时就开始口腔健康保护的孩子，5 年后看牙医的费用降低 40%。

2. 培养孩子刷牙习惯 从小培养孩子的刷牙习惯非常重要。儿童牙科专家贝弗利·拉金特博士表示，孩子长出第一颗牙时，就该让他刷牙，甚至在孩子出牙前，父母就可以用纱布为孩子清洁口腔。长牙后，应选择软毛儿童牙刷，每天早晚刷两次。

3. 避免"奶瓶龋齿" 儿科医生和牙医一直告诫家长，不要让孩子含着奶瓶睡觉。这是因为奶嘴上的糖分会粘在孩子牙齿上，造成口腔细菌滋生，并产生酸性物质，导致龋齿发生。若不及时治疗，牙病会对儿童正常发育以及语言学习等方面造成不良影响。如果孩子有含奶瓶睡觉的习惯，奶嘴最好冲洗干净，奶瓶中只倒凉白开。

4. 喝饮料少用吸管　很多孩子喜欢用吸管杯喝水和果汁。专家表示，果汁及其他含糖饮料不利儿童牙齿健康。特别是婴幼儿长期使用吸管还会导致门牙后部龋齿，因此喝果汁时应尽量用口杯。

5. 两岁时应告别奶嘴　1 岁的孩子含奶嘴有助于防止婴儿猝死综合征，但长期使用奶嘴会危害牙齿健康。用力吮吸奶嘴会影响孩子上下牙排列的整齐性，乃至影响嘴形。专家建议，孩子 2 岁时，就该扔掉奶嘴。

6. 当心不利口腔的药物　很多小儿药物中含有糖分，这些成分粘在牙齿上，也会增加龋齿危险。小儿哮喘和心脏病类药物尤其容易导致龋齿，抗生素及某些哮喘药物会导致酵母过量生长，引起真菌感染，因此服完药要漱口。

7. 坚持口腔卫生不妥协　很多家长认为，教婴幼儿刷牙或使用牙线非常困难，且小题大做。但专家认为，保持孩子口腔卫生绝非小事，必须严格要求，马虎不得。

孕妇的膳食指南
中国营养学会

孕早期胎儿生长发育速度相对缓慢，但是怀孕早期妊娠反应使其消化功能发生改变，多数妇女怀孕早期可出现恶心、呕吐、食欲下降等症状。因此，怀孕早期的膳食应富营养、少油腻、易消化及适口。

膳食清淡，适口　清淡、适口的膳食能增进食欲，易于消化，并有利于降低怀孕早期的妊娠反应，使孕妇尽可能多地摄取食物，满足其对营养的需要。清淡、适口的食物包括各种新鲜蔬菜和水果、大豆制品、鱼、禽、蛋以及各种谷类制品，可根据喜好适宜地进行安排。

1. 怀孕早期为何会出现妊娠反应

妊娠早期受孕酮分泌增加，影响消化系统功能发生一系列的变化：胃肠道平滑肌松弛、张力减弱、蠕动减慢，胃排空及食物肠道停留时间延长，孕妇易出现饱胀感以及便秘；孕期消化液和消化酶分泌减少，易出现消化不良；由于贲门括约肌松弛，胃内容物可逆流入食道下部，引起"烧心"或反胃。以上种种消化道功能的改变，可导致孕妇出现以消化道症状为主的早孕反应，如恶心、呕吐、食欲下降等。至孕 12 周后，妊娠反应逐渐减少乃至消失。妊娠反应的原因至今还不完全清楚，一般认为可能与妊娠引起的内分泌变化及自主神经功能失调有关。

2. 严重妊娠反应可影响胎儿发育

孕早期胚胎发育相对缓慢，但胚层分化以及器官形成易受营养素缺乏的影响，早孕反应导致的摄食量减少可能引起叶酸、锌、碘等微量营养素缺乏，进而增加胎儿畸形发生的风险。早孕反应导致的摄食量减少还可能引起 B 族维生素缺乏，进而加重妊娠反应；呕吐严重者还可引起体内水及电解质丢失和紊乱；呕吐严重不能进食者，易导致体内脂肪分解，出现酮症酸中毒，影响胎儿神经系统的发育。

少食多餐　怀孕早期反应较重的孕妇，不必像常人那样强调饮食的规律性，更不可强制进食，进食的餐次、数量、种类及时间应根据孕妇的食欲和反应的轻重及时进行调整，采取少食多餐的办法，保证进食量。为降低妊娠反应，可口服少量 B 族维生素，以缓解症状。随着孕吐的减轻，应逐步过渡到平衡膳食。

3. 如何预防或减轻妊娠反应

针对妊娠反应，膳食应以清淡为宜，选择易消化、能增进食欲的食物。孕早期妇女应少食多餐，尤其是呕吐严重的孕妇，进食可不受时间限制，坚持在呕吐之间进食。为增加进食量，保证能量的摄入，应尽量适应妊娠反应引起的饮食习惯的短期改变，照顾孕妇个人的嗜好，不要片面追求食物的营养价值，待妊娠反应停止后，逐渐纠正。对于一般的妊娠反应，可在保健医生指导下补充适量的 B 族维生素，以减轻妊娠反应的症状。怀孕早期妇女应注意适当多吃蔬菜、水果、牛奶等富含维生素和矿物质的食物。为减轻恶心、呕吐的症状，可进食面包干、馒头、饼干、鸡蛋等。

4. 摄入足量富含碳水化合物的食物

怀孕早期应尽量多摄入富含碳水化合物的谷类或水果，保证每天至少摄入 150 克碳水化合物。因妊娠反应严重而完全不能进食的孕妇，应及时就医，以避免因脂肪分解产生酮体对胎儿早期脑发育造成不良影响。

5. 哪些食物富含碳水化合物

谷类、薯类和水果富含碳水化合物。谷类一般含碳水化合物约 75%，薯类含量为 15% ~ 30%，水果含量约 10%，其中水果的碳水化合物多为糖，可直接吸收，能较快通过胎盘为胎儿利用。

6. 多食富含叶酸的食物并补充叶酸

怀孕早期叶酸缺乏可增加胎儿发生神经管畸形及早产的危险。妇女应从计划妊娠开始尽可能早地多摄取富含叶酸的动物肝脏、深绿色蔬菜及豆类。由于叶酸补充剂比食物中的叶酸能更好地被机体吸收利用，因此建议，受孕后每日应继续补充叶酸 $400\mu g$，至整个孕期结束。叶酸除有助于预防胎儿神经管畸形外还可降低妊娠高脂血症发生的危险。

7. 哪些食物富含叶酸

叶酸的良好来源为动物肝肾、鸡蛋、豆类、绿蔬、水果及坚果等。

从孕中期开始胎儿进入快速生长发育期，直至分娩。与胎儿的生长发育相适应，母体的子宫、乳腺等生殖器官也逐渐发育，并且母体还需要为产后泌乳开始储备能量以及营养素。因此，孕中、末期均需要相应增加食物量，以满足孕妇显著增加的营养素需要。

8. 适增鱼、禽、蛋、肉、海品摄入量

鱼、禽、蛋、瘦肉是优质蛋白质的良好来源，其中鱼类除了提供优质蛋白质外，还可提供 ω - 3 多不饱和脂肪酸，这对孕 20 周后胎儿的脑和视网膜功能的发育极为重要。蛋类尤其是蛋黄是卵磷脂、维生素 A 和维生素 B_2 的良好来源。建议从孕中期、末期每日增加总计约 50 ~ 100 克的鱼、禽、蛋、瘦肉的摄入量。鱼类作为动物性食物的首选，每周最好能摄入 2 ~ 3 次，每天还应食用 1 个鸡蛋。除食用加碘盐外，每周至少进食一次海产品，以满足孕期碘的需要。

9. 选择动物性食物应首选鱼类

人类脑组织是全身含磷脂最多的组织，从孕 20 周开始，胎儿脑细胞分裂加快加速，作为脑细胞结构和功能成分的磷脂需要量增加，而磷脂上的长链多不饱和脂肪酸如花生四

烯酸、二十二碳六烯酸为脑细胞生长和发育所必需。胎儿发育所需要的 ARA、DHA 在母体体内可分别由必需脂肪酸亚油酸和 α-亚麻酸合成，也可由鱼类、蛋类等食物直接提供。胎盘对长链多不饱和脂肪酸有特别的运送能力。大量的研究证实，孕中期、末期妇女缺乏 ARA、DHA，其血浆中 ARA、DHA 水平会下降。此外，鱼类的脂肪含量相对较低，选择鱼类可避免因孕中、末期动物性食物摄入量增加而引起的脂肪和能量摄入过多的问题。因此将鱼类排在动物性食物之首，充分考虑到孕中期以及末期对 ω-3 多不饱和脂肪酸的特别需要。

10. 适量活动，维持体重的适宜增长

由于孕期对多种微量营养素需要的增加大于能量需要的增加，通过增加食物摄入量以满足微量营养素的需要极有可能引起体重过多增长，并因此会增加发生妊娠糖尿病和出生巨大儿的风险。因此，孕妇应适时监测自身的体重，并根据体重增长的速率适当调节食物摄入量。也应根据自身的体能每天进行不少于 30 分钟的低强度身体活动，最好是 1~2 小时的户外活动，如散步、做体操等，因为适宜的身体活动有利于维持体重的适宜增长和自然分娩，户外活动还有助于改善维生素 D 的营养状况，以促进胎儿骨骼的发育和母体自身的骨骼健康。

11. 孕期增加多少体重是适宜的

体重适宜增加的目标值因孕前体重而异：①孕前体重超过标准体重 20% 的女性，孕期体重增加以 7~8 千克为宜，孕中期开始每周体重增加不宜超过 300 克；②孕前体重正常，孕期体重增加的适宜值为 12 千克，孕中期开始每周体重增加为 400 克；③孕前体重低于标准体重 10% 的女性，孕期体重增加的目标值为 14~15 千克，孕中期开始每周体重增加为 500 克。孕前标准体重可用下面公式粗略估计，孕前标准体重(kg)=身高(cm)-105，孕前标准体重（kg）数值 ±10% 都在正常范围。

12. 孕期监测体重，保证适宜增长

孕妇的体重是反映孕妇营养的重要标志。孕期过多的体重增长将增加难产的危险；孕期过少的体重增长，除影响母体健康外，还可导致胎儿营养不良并影响其成年后的健康状况。随着生活条件的改善，孕期妇女的日常工作量和活动量明显减少，易发生能量摄入与消耗失衡，再加上认识上的误区，认为胎儿越重越好，使肥胖孕妇及巨大儿出生率明显增高。新生儿体重大于 4.0 千克被称为巨大儿，属病理性体重，易发生产后低血糖等多种并发症；即使产后没有立即表现出来，也会使成年后继发肥胖、高血脂、高血压、心脑血管疾病、糖尿病等退行性疾病的危险性明显增加。孕期母亲体重增长过多是胎儿出生体重过高的决定因素。在孕期应关注和监测体重的变化，并根据体重增长速率适当调节食物摄入量。为维持体重的正常增长，适宜的运动也是不可缺少的。

哺乳期的膳食指南

中国营养学会

哺乳期妇女一方面要逐步补偿妊娠、分娩时所损耗的营养素储备，促进各器官、系统功能的恢复；另一方面还要分泌乳汁、哺育婴儿。如果营养不足，将影响母体健康，减少乳汁分泌量，降低乳汁质量，影响婴儿的生长发育。因此，应根据授乳期的生理特点及乳

汁分泌的需要，合理安排膳食，保证充足的营养供给。

【适当增饮奶类，多喝汤水】奶类含钙量高，易于吸收利用，是钙的最好食物来源。乳母每日若能饮用牛奶500ml，则可从中得到约600mg优质钙。对那些不能或没有条件饮奶的乳母，建议适当多摄入可连骨带壳食用的小鱼、小虾，大豆及其制品，以及芝麻酱及深绿色蔬菜等含钙丰富的食物。必要时可在保健医生的指导下适当补充钙制剂。此外，鱼、禽、畜类等动物性食品宜采用煮或煨的烹调方法，促使乳母多饮汤水，以便增加乳汁的分泌量。

乳母要多喝汤水

乳母每天摄入的水量与乳汁分泌量密切相关。摄水量不足时，可使乳汁分泌量减少，故乳母每天应多饮汤水。此外，由于产妇的基础代谢较高，出汗多，再加上乳汁分泌，需水量高于一般人，因此产妇多喝一些汤是有益的。鱼汤、鸡汤、肉汤营养丰富，含有可溶性氨基酸、维生素和矿物质等营养成分；鱼汤、鸡汤、肉汤不仅味道鲜美，还能刺激消化液分泌，改善食欲，帮助消化，促进乳汁的分泌；用大豆、花生加上各种肉类煮成的汤、鲫鱼汤、蘑菇煨鸡汤、猪腿和鸡蛋一起煮汤均可促进乳汁分泌。如经济条件有限，不能多吃动物性食品，可用豆腐汤或骨头汤配以适量黄豆、豆腐和青菜等来代替。

【产褥期食物多样，不过量】产褥期的膳食同样应是多样化的平衡膳食，以满足营养需要为原则，无需特别禁忌。我国大部分地区都有将大量食物集中在产褥期消费的习惯；有的地区乳母在产褥期膳食单调，大量进食鸡蛋等动物性食品，其他食品如蔬菜、水果则很少选用。要注意纠正这种食物选择和分配不均衡的问题，保持产褥期食物多样充足而不过量，以利于乳母健康，保证乳汁的质与量和持续地进行母乳喂养。

为什么要重视蔬菜、水果摄入

我国不少地方民间流传产后不能吃生冷食物的习俗，蔬菜、水果首当其冲。"坐月子"不吃蔬菜水果的习俗是很不利于健康的。新鲜蔬菜、水果含有多种维生素、矿物质、膳食纤维、果胶、有机酸等成分，可增进食欲，增加肠蠕动，防止便秘，促进乳汁分泌，是产妇不可缺少的食物。产妇在分娩过程中体力消耗大，腹部肌肉松弛，加上卧床时间长，运动量减少，致使肠蠕动变慢，比一般人更容易发生便秘。假如禁食蔬菜、水果，不仅会增加便秘、痔疮等疾病的发病率，还会造成某些微量营养素的缺乏，影响乳汁中维生素和矿物质的含量，进而影响婴儿的生长发育。因此产褥期要重视蔬菜、水果的摄入。

【科学活动和锻炼，保持健康体重】大多数妇女生育后，体重都会较孕前有不同程度的增加。有的妇女分娩后体重居高不下，导致生育性肥胖。研究表明孕期体重过度增加及产后不能成功减重，是导致女性肥胖发生的重要原因。因此，哺乳期妇女除注意合理膳食外，还应适当运动及做产后健身操，这样可促使产妇机体复原，保持健康体重，同时减少产后并发症的发生。坚持母乳喂养有利于减轻体重，而哺乳期妇女进行一定强度的、规律性的身体活动和锻炼，也不会影响母乳喂养的效果。

中国人的传统观念认为产后"坐月子"应多吃少动，才能养好身体。其实不然，按现代医学观点，产后应尽早适当活动才更利于体力恢复，减少产后并发症的发生，促使产妇机体复原，保持健康体型。关键是如何根据产褥期妇女的生理特点，在保证充足的休息和睡眠、避免过劳和过早负重的前提下，按适宜的运动方式进行适当强度的身体活动和锻炼，如做产后健身操。

怀孕后不宜一味贪酸

齐 露

有些女性怀孕后胃口不好，加上孕吐等因素，不少孕妇都偏爱吃酸性食物。那么，怎么吃酸才健康？如何健康吃酸的食物呢？孕妇食酸应讲究科学。

妇女怀孕后，胎盘分泌的某些物质有抑制胃酸分泌的作用，能使胃酸显著减少，消化酶活性降低，并会影响胃肠的消化吸收功能，从而使孕妇产生恶心欲呕、食欲下降、肢软乏力等症状。由于酸味能刺激胃分泌胃液，有利于食物的消化与吸收，所以多数孕妇都爱吃酸味食物。

从营养角度来看，一般怀孕 2~3 个月后，胎儿骨骼开始形成。构成骨骼的主要成分是钙，但是要使游离钙形成钙盐在骨骼中沉积下来，必须有酸性物质参加。此外，孕妇多吃酸性食物有利于铁的吸收，促进血红蛋白的生成。维生素 C 也是孕妇和胎儿所必需的营养物质，对胎儿形成细胞基质、生产结缔组织、心血管的生长发育、造血系统的健全都有着重要的作用，维生素 C 还可增母体的抵抗力，促进孕妇对铁质的吸收作用，而富含维生素 C 的食物大多数呈酸性。因此，孕妇吃些酸性食物可以为自身和胎儿提供较多的维生素 C。

然而，孕妇食酸应讲究科学。人工腌制的酸菜、醋制品虽然有一定的酸味，但维生素、蛋白质、矿物质、糖分等多种营养几乎丧失殆尽，而且腌菜中的致癌物质亚硝酸盐含量较高，过多地食用显然对母体、胎儿健康无益。所以，喜吃酸食的孕妇，最好选择既有酸味又营养丰富的西红柿、樱桃、杨梅、石榴、橘子、酸枣、葡萄、青苹果等新鲜水果，这样既能改善胃肠道不适症状，也可增进食欲，加强营养，有利于胎儿的生长，一举多得。

女性抗老三要点

辛 欣

当女性 30 岁后，体内自身雌激素水平慢慢下降，失去应有的平衡，一些女性衰老症状也随之出现。所以应当特别注意对身体的调理和保健。

补充蛋白质 很多女性随着年龄增大容易身材走样，这都是蛋白质惹的祸。随着年龄的增长，人体蛋白质渐渐流失，从而带来皮肤松弛、缺乏弹性以及皱纹的烦恼。提供动物蛋白的鱼肉与提供植物蛋白的大豆都是女性特别适合摄入的食物，平时可适量补充。也可通过蛋白粉补充蛋白质。

控制体重 控制体重是使你腿脚灵活的重要方法。随着我们年龄增长、体重的增加给关节施加额外压力，以致活动更加困难。活动缓慢导致脂肪更多的堆积，最终形成恶性循环。

而且女性对于钙的需要量略高于男性，应达到每天 1000mg，妊娠期每天 1500mg。博士建议选择补钙的产品时要注意，钙和维生素 D 是最佳搭档，一起服用可促进钙的吸收。

多吃几种颜色 各色水果和蔬菜是最有效的抗氧化物质来源，所有有色物质是用来保护植物免于大气中氧气的危害。它们看起来有颜色，是因为这些物质中的化学结构可以吸收可见光。这种化学性质可以中和自由基的损害。

每天多吃几种有颜色的蔬菜水果。除了膳食补充，必要的营养品摄入十分必要。建议如果有条件，将你厨房中的原料按照颜色分类，安排你的一周七色食谱。

女性减寿的十二个问题

张俊杰

在一般情况下，女性的寿命要高于男性。但也并非总是如此。下面就是会让女性减寿的一些问题，女性朋友应当努力纠正、克服。

1. **反复减肥**　反复减肥会导致代谢紊乱，降低免疫功能。肌肉体积和密度的反复变化，会降低人的生存适应能力。

2. **厨房不通风**　中国妇女吸烟的人数少于美国，但患肺癌的要比美国多。忽略厨房通风，炒菜、做饭时的油烟等漂浮物大量入肺，是一个重要原因。

3. **性生活草率**　离婚一次可减少妇女寿命 3 年。性伴侣多的妇女，大多短寿。

4. **早熟和早发更年期**　人的最高寿命和性成熟时间密切相关。一些保健品可促使女子早熟。研究表明，现代 30 多岁的女子已排掉 90% 的库存卵子，40 岁以后体内卵子已不到库存的 3%。而百岁妇女大都在 52 岁以后停经。在婴幼儿时期牙齿、骨骼发育越早、越快的人，寿命越短。

5. **断奶过早**　婴幼儿的吸吮动作对母体是良性刺激，可调整神经－内分泌系统，增强免疫功能。坚持母乳喂养 6 个月以上的妇女，乳腺癌、甲状腺癌及消化道癌的发病率明显降低。

6. **家财混乱**　主妇理财是一般家庭的"潜规则"。美国《心理学报》的一篇文章认为，不善理财的家庭妇女，缺乏安全感和心理上的自我保护意识；经常数钱可以减少心理压力。

7. **无聊**　英国最近的一项研究表明，终日无聊的人，心脏病、脑卒中的发病率是其他人的 2.5 倍；女性尤其显著，是男人的两倍多。性格孤僻者的平均收缩压比社交活跃的群体要高出 30mmHg。

8. **违反自然规律的行为**　反复做人工流产、剖宫产的滥用等会增加妇女的发病机会。一些干扰生物规律的化学避孕药物会降低妇女的免疫力。

9. **脂肪过多堆积**　营养过剩会抑制生存潜能，加速细胞的分解和衰变。俗话说的"每餐八分饱"、"晚餐少一口，活到九十九"等是有科学道理的。

10. **有病硬撑着**　不理会自身自病的"小毛病"，有病硬撑着，甚至自己买点药凑合，可能会错过最佳的治疗时机。不坚持定期体检，一些疾病就难以早期发现。

11. **吸烟、酗酒**　日本国立癌症研究中心证明，雌激素会影响肝脏对酒精的分解，并能增加机体对酒精分解产物的敏感性。用酒精含量超过 150 克酒精饮料的妇女，患乳腺癌的概率是其他人的 1.75 倍。女子吸烟对身体的损害更是大于男性。

12. **极度缺乏体育锻炼**　研究发现，手的握力越大，寿命越长；而缺乏体育锻炼，会减小握力。

女人这样睡易衰老

雷茜

睡觉能缓解疲劳，也能让皮肤恢复弹性。但是有的女性朋友却觉得"越睡越累"。究其原因，是因为睡觉的方式不正确引起的，并且这种方式还更容易让人衰老。

带妆　睡觉前不卸妆，皮肤上残留的化妆品堵塞毛孔，造成汗腺分泌障碍，不仅容易诱发粉刺，而且时间长了还会损伤皮肤，使其衰老速度加快。

戴胸罩　胸罩是对乳房起保护作用的，但戴胸罩入睡则会招来疾病，特别是诱发乳腺肿瘤。每天戴胸罩超过 17 小时的女性，患乳腺肿瘤的危险比短时间戴胸罩或不戴胸罩者高 20 倍以上，这是因为乳房长时间受压，淋巴回流受阻，有害物质滞留乳房的结果。

戴饰物　睡觉前不摘下饰物，是很危险的。一些饰物是金属的，长期磨损皮肤，会引起慢性吸收甚至蓄积中毒；一些有夜光作用的饰物会产生镭辐射，量虽微弱，但长时间的积累可导致不良后果；戴饰物睡觉会阻碍机体的循环，不利于新陈代谢，这也是与饰品接近的局部皮肤容易老化的原因。

储存睡眠　人体不能储存睡眠，为了熬夜而先多睡几个小时，对人体是没有多大帮助的。其实，人体只需要一定质量的睡眠，多睡不但睡不着，对健康和养颜也是无益的。

透支睡眠　有的女人喜欢熬夜之后再补觉，但生物钟紊乱引起的不良后果是无法避免的，会导致白天困倦，精力不集中；晚上失眠，无法入睡。一照镜子，好像老了好几岁。

绝经期易患两癌

李凯菲

子宫内膜癌　延长雌激素刺激

排查方法：B 超、子宫内膜活检、宫腔镜

绝经晚的女性比其他女性受雌激素作用时间要长，而受雌激素长期刺激会造成子宫内膜增生，它属于癌前病变的一种。相关研究显示，绝经年龄大于 52 岁的人，患子宫内膜癌的危险性是 49 岁以前绝经者的 1.5～2.5 倍。

因此，绝经晚的女性应注意观察月经周期有无紊乱、月经量有无减少等，如果经期结束后出现异常的阴道流血或是阴道有血性液体，应及时到医院通过阴道彩色 B 超、子宫内膜活检、宫腔镜检查等排查子宫内膜癌。

绝经晚的女性还应慎用含激素的保健食品，以免延长雌激素作用时间。

乳腺癌　雌激素分泌不稳定

排查方法：乳腺 X 线、B 超

从 45 岁开始绝经每晚一年，患乳腺癌的风险就会增加 3%，因此在乳腺癌高危人群中有一项就是绝经期推后。年过 55 岁后，雌激素分泌水平不稳定，易使体内的微小病灶出现恶化，诱发乳腺癌。

需要提示的是女性年过 50 岁后，乳腺的腺体逐渐萎缩，脂肪相对增加，摸起来就会感觉很柔软，如果触摸时感觉有肿块，应到医院进行 X 线、B 超排查乳腺癌，尤其是年龄大的女性应首选乳腺 X 线检查。

另外，绝经晚的女性还要注意控制体重，因为脂肪有储存雌激素的作用，脂肪越多体内雌激素也越多，而雌激素过分增加会诱发乳腺癌。

女性常见的肿瘤除子宫内膜癌、乳腺癌与绝经晚有关外，卵巢癌也难逃干系。美国的一项研究发现，女性排卵周期越多，发生卵巢癌的危险性就越大，也就是说绝经晚也可能是卵巢癌发生的危险因素之一。

孕妇禁用的中药类药物

妇女在怀孕期间，对于某些毒性较强和损害胎儿的烈性药物，应该禁用或慎用。

禁用类：乌头、巴豆、牵牛、大戟、商陆、芫花、甘遂、三棱、莪术、干漆、斑蝥、水蛭、虻虫、麝香、皂荚等。

慎用类：桃仁、红花、牛膝、大黄、枳实、附子、肉桂、半夏、冬葵子、代赭石等。

＊＊＊养生·男性篇＊＊＊

如果你想少得男科疾病，你就关注关注男性养生。

四大习惯有助男性健康

临床研究发现，抽烟、喝酒、熬夜和过度性生活严重危害男性健康，尤其是生殖健康。一些人因为这些不良习惯，导致不育、慢性前列腺炎，甚至胎儿畸形，给家庭带来了悲痛。

彻底戒烟 烟草其有害成分直接干扰睾丸的生精功能和雄激素的分泌功能，长期吸烟可导致男性不育。

对策：彻底戒烟，吃点红枣。因红枣能改善睾丸的生精功能。

远离酒精 酒精可导致前列腺炎及其炎症复发，还会破坏睾丸的生精功能。

对策：远离酒精，酒场上喝点苹果汁、番茄汁代酒饮，苹果汁是前列腺的保护因子；番茄汁有利于精子液化，提高精子活力，还能对前列腺炎症有直接治疗作用，还能增强前列腺的抗病能力。

改善睡眠 长时间久坐、熬夜，会导致内分泌紊乱，前列腺血循环障碍，引发加重前列腺炎。

对策：改善睡眠，服点龙眼肉，每天必须保证 6 小时睡眠，龙眼肉汤有养血安神作用，能改善睡眠质量，还能提高性功能。

避免炎症 频繁过性生活，会造成前列腺、精囊腺以及附睾炎症，从而影响生育功能。

对策：吃点苦瓜，适当降低性欲。

男人关注九信号

王 东

1. 刚到中年就已经大腹便便，可能与性激素缺乏有关，很多时候是高血脂、高血压及冠心病的先兆；

2. 有显著的进行性脱发、斑秃、早秃，可能是压力过大或精神长时间紧张的表现；

3. 过早性功能衰减，可能受到压力和性激素缺乏等多方面因素作用；

4. 遇见熟人忘记他的名字及称呼；

5. 心算能力低下，常要借助工具计算；

6. 经常头晕、目眩、头痛，又查不出具体的毛病；

7. 人到中年就频频排尿，怀疑与前列腺健康有关；

8. 睡不踏实，稍有风吹草动就醒，醒后感觉周身疲惫；

9. 干什么事都不能集中精力，效率低下。

专家强调，中年人不要忽略身体的改变，以免将小病拖成大病。

哪些食物能增加精子量

杨志涛

问：我丈夫精子量不足，致使我们婚后 5 年不育。请问，哪些食物能增加精子量？

答：形成精子的必要成分是精氨酸。精子量少的男性可多吃富含精氨酸的食物，如鳝鱼、泥鳅、鱿鱼、带鱼、鳗鱼、墨鱼、章鱼、海参、蜗牛、山药、银杏、冻豆腐、豆腐皮等。

体内缺乏微量元素锌不仅可使性欲降低、精子减少，而且使前列腺中的酶活性发生异常改变，影响精液的液化和精子的正常运动，使精子的功能异常、泳动和穿透卵子的能力下降，从而造成不育。所以，男性应通过血检，确认是否缺锌。若因缺锌，应多吃含锌量高的食物，如贝壳类海产品、瘦肉、动物内脏、干果、谷类胚芽和麦麸等，也可在医生指导下服用硫酸锌制剂来补锌。

不利生育的七种食物

咖啡 美国全国环境卫生科学研究所的研究人员对 104 位希望怀孕的女性进行研究得出结论：咖啡对受孕有直接影响。在这些女性中，每天喝一杯以上咖啡的女性，怀孕的可能性只是不喝咖啡者的一半。

胡萝卜 胡萝卜含有丰富的胡萝素、多种维生素以及对人体有益的其他营养成分。美国新泽西州罗特吉斯医学院的妇科专家研究发现，妇女过多吃胡萝卜后，摄入的大量胡萝卜素会引起闭经和抑制卵巢的正常排卵功能。因此，欲生育的妇女不宜多吃胡萝卜。

葵花籽 葵花籽的蛋白质部分含有抑制睾丸的成分，能引起睾丸萎缩，影响正常的生育功能，故育龄青年不宜多食。

酒精 科学研究证明，酒的主要成分是乙醇。乙醇能使身体里的儿茶酚胺浓度增高，血管痉挛，睾丸发育不全，甚至使睾丸萎缩，生精功能发生结构改变，睾丸酮等雄性激素分泌不足，会出现声音变细、乳房增大等女性化表现。这种人易发生男性不育。女性可导致月经不调、闭经、卵子生成变异、无性欲或停止排卵等。

大蒜 多食大蒜克伐人的正气，还有明显的杀灭精子的作用，育龄青年食用过多对生育不利。

烤牛羊肉 有人发现少数爱吃烤羊肉的妇女生下患有弱智、瘫痪或畸形的孩子。经过调查和现代医学研究，这些妇女和其所生的畸形儿都是弓形虫感染的受害者。当人们接触了感染弓形虫病的畜禽并吃了这些畜禽未熟的肉时常可被感染。

毛棉籽油 长期食用毛棉籽油，会对生殖系统造成严重损害。研究表明，大鼠食用含毛棉籽油的饲料 4 个月左右，睾丸明显缩小，精子细胞显著减少甚至消失，子宫缩小，内膜及腺体萎缩，卵巢轻度萎缩，肾实质细胞有轻度浮肿。成年男子服用毛棉籽油的提取物棉酚 40 天，每天 60~70mg，短期内精子全部被杀死，并逐渐从精液中消失；女子则可导致闭经或子宫萎缩。故育龄青年不宜长期食用。需要说明的是，咖啡、胡萝卜、向日葵籽等食物中的营养成分是人体必需的，日常只需限制食量。而烤牛羊肉、毛棉籽油等则应列入欲生育者的禁食范围。

《科技日报》2010.12.22

看各国男性如何养生

肖达森

全世界有多少男人在为自己的肥胖和日益凸起的肚子困扰？又有多少男人能够持续地维持健壮健康的体型？英国营养学会专家指出"健康的食谱才是保证年轻、活力、精壮的良药"。而不同的国家都有其有益的饮食习惯，不论我们是想要保持体型、减轻压力还是活得更久，我们都可以从这些不同国家的养生之道中受益匪浅。

瑞典　美味螃蟹健体魄

只有 26% 的瑞典男人体重偏肥，原因是？淀粉蟹。这是瑞典人最爱的一道菜，从古至今瑞典人都是螃蟹的忠实粉丝，他们同时还热爱水煮土豆和棕面包，像黑麦和裸麦粉粗面包等。研究表明这些食物中都含有丰富的碳水化合物，而根据英国卫生组织专家表明，"碳水化合物是纤维、能量、维生素 B，这些是帮助维持健康的肌肤和头发的最重要来源。"因此也不难理解为什么瑞典男人能拥有全欧洲最健康的体魄。

法国　生活规律有质量

法国人因为他们对红酒和美食的热爱而闻名于世，但是除去他们比其他欧洲国家普遍偏长的寿命和极低比例的心脏疾病外，法国人到底有什么秘密呢？著名法国瘦身作家在他的书中提到："法国人每天喝很多的水，而且他们每天都至少保证 30 分钟到 1 个小时的徒步运动如散步、溜狗等，还喜欢爬楼梯。法国人的健康格言是，越简单越好，有条理地根据季节的变动而进食，注重质量而绝非数量。"

墨西哥　睡眠充足最重要

当男人到达中年的时候，只有 9% 的人拥有良好的睡眠。"睡眠是改善生活质量最重要的一个事项"，英国睡眠委员会成员强调"一个简短但却有质量的打盹能为你提供多出 2 杯强烈黑咖啡所能赋予你的能量，而它的效果却能比黑咖啡更久更长，相对的精神压力也轻弱很多"。墨西哥人如是说："只需要 20 分钟，给你的身体一段宁静的时刻，也给你自己一段闭目养神的机会，它将会让你的身心受到极大的调节和休养生息。"而最近的研究也表明，一个星期 3 次的打盹将会降低心脏病的发病率 37%。

日本　传统食品是关键

日本人的减肥食谱无非就是以鱼、蔬菜还有豆腐为主，其实这也是为什么日本男人的平均寿命为 85.5 岁的一个重要原因。而寿司作为日本菜系中最闻名遐迩的一道料理，本身的健康性不容置疑，它富含人体所需的各种营养，且脂肪含量极少。除外，日本人非常喜爱的豆腐含有独特的植物素能有效地保护心脏并能预防癌症的产生，而鱼肉中所含的酸性油能保持大脑和心脏健康工作。

意大利　法定休假有奇效

意大利政府规定一年允许有 42 天的假期，相比中国人的 10 天，那绝对是一种奢侈。

因为那些长久充裕的休息时间，让意大利男人的预期寿命长至 83 岁。压力管理协会主任分析"当人倍感压力的时候，身体会自动涌现出像皮质（甾）醇的压力荷尔蒙，这会消耗你大量的精神和体能来摆脱这种疲劳，同时还会影响到你之后的生活和工作状态，还需要大量的时间去重新蓄电充沛体能"。

中国　御道养生好传统

中国几千年的中医文化源远流长，"御道养生"已成为了中国人追求健康的思维概念。而中华食谱中很多的料理本身就具备了各自独特的养生元素，其中最为人津津热道的当属家喻户晓的茶文化。茶叶本身含有大量的有益成分，而其中的茶多酚能消除、抑制癌细胞、抗菌杀菌和抑制艾滋病病毒等，而它含有的 25 种氨基酸，是构建人体细胞、修复组织的基础材料。正如宋代诗人苏轼所言："何须魏帝一丸药，且尽卢全七碗茶。"也就是说经常饮茶胜过服药。

五大坏习惯会影响生育

王婷婷

对于长期加班出差、无生活规律的白领而言，要一个健康的宝宝需更要让身体心理充分准备，为此，专家指出五大习惯影响生育。

【手机放裤兜】将手机长期放在裤兜使睾丸容易受到电磁波的辐射，影响精子的运动能力，从而会影响精子的数量。

【对策】尽量将手机远离自身，需要随身携带时尽量放在皮包中或者拿在手中。

【开车久坐】长期开车或者久坐不动会供血不足，血氧量减少，造成精子能力下降。

而白领女性，易致气血循环障碍。更有因久坐及体质上的关系，形成子宫内膜异位症。

【对策】每 45 分钟起身活动 5 分钟。每天应活动 30 分钟。

【吸烟】吸烟不但是优生优育的大敌，而且是引起不孕的原因之一。据研究发现，妇女吸烟会干扰和破坏正常的卵巢功能，引起月经不调、过早绝经和不孕。

男子吸烟会使精子减少，并出现多种畸形的精子，从而带来不能生育或生下有先天畸形子女的后患。

【对策】如果夫妻准备怀孕，至少要戒烟三个月以上，才能确保体内残存的有害物质排出体外。而且需要准妈妈注意的是，不要吸烟和尽量避免吸入"二手烟"。

【饮酒】过量饮酒可危及生殖系统功能，导致内分泌紊乱。长期饮酒者阳痿、不育的发生率明显增加。酒精也会妨碍女性卵子的发育和成熟。

【对策】适当饮酒，有怀孕计划的人群尽量戒酒。

【工作压力大】妇女长期紧张忧虑或恐惧不安，会影响生殖功能失调。男性则会使大脑皮层对性腺轴激素抑制，导致精子生成能力下降。

【对策】尽量放松自己的精神，多听音乐，并增加自己的生活兴趣。

男人最怕五个字

李海松　王　彬

软：不要久坐软沙发。长时间坐在软绵绵的沙发上，会对男性阴囊造成严重伤害。正常的坐姿是以盆骨为支点的，阴囊可以宽松地处于两腿之间。但是坐在柔软的沙发上，阴囊会因受到挤压而紧贴腿部，不仅会使局部温度升高，还会阻碍局部血液循环，从而影响精子和睾酮的产生。因此，男人千万不要长时间坐在软沙发上，坐40分钟要站起来走一走。

冷：避免空调冷风直吹。男人的性功能跟季节、气温密切相关。一般来说，在寒冷的环境中，性功能会下降，表现出"热胀冷缩"的规律。寒冷会使男人的阴茎、阴囊等器官收缩，触觉也会变得不敏感。寒冷还会诱发或加重前列腺疾病，引起早泄、射精痛等不适。所以，男人在寒冷的天气要注意防寒保暖，夏天则要避免空调直吹，以防性爱过程中受凉。

热：谨防高温伤睾丸。睾丸是男性重要的生殖器官，负责产生精子和雄性激素等。睾丸要想正常工作，其温度要保持在 35.5 ~ 36℃。如果周围温度过高，就会影响睾丸的正常功能。因此，男人要少穿紧身内裤、牛仔裤，少泡温泉、蒸桑拿，避免长时间置身于高温环境中，不将电脑放在腿上使用。

潮：潮湿环境易致病。环境潮湿和外生殖器局部潮湿都容易导致股癣、阴囊湿疹等皮肤病。这些皮肤病会引起局部的瘙痒、皮疹、色素沉着、异味等，严重影响男人的自信和性欲，有的还会引起情侣间的猜疑和矛盾。此外，还可能导致遗精、早泄等。因此，提醒男人在房事前后要正确清洗私处，保持外生殖器清洁、干燥；建议穿单薄纯棉的底裤，并且每日换洗，保持局部的通风透气。

累：过于劳累不性福。男人在紧张劳累时交感神经处于兴奋状态，会明显抑制性欲和阴茎勃起。肢体劳累势必影响男人在性爱中的表现，让性福指数大打折扣。所以，男性应该合理安排好生活，避免过于劳累。

《生命时报》2011.07.08

男性前列腺如何保健

很多人甚至都还不知道前列腺到底是什么，如果您还不知道，真的是有点太落伍了，因为这个位于尿道旁的小腺体，如果没有好好保养，上了年纪后不但会排尿困难、性功能障碍，在美国，它是男性癌症的头号杀手！下面提出几个简单实用的保健小方法。

1. **多排尿：**无论男女，都是不变的道理，同时也是肾脏保健的好方法。

2. **多喝水：**多喝水就会多排尿，浓度高的尿液会对于前列腺产生较多的刺激，所以多喝水，以稀释尿液的浓度。

3. **多放松：**生活压力可能会增加前列腺肿大的机会，临床显示，当生活压力减缓，通常前列腺症状多会舒缓。

4. **洗温水澡：**洗温水澡可以舒解肌肉与前列腺的紧张，因此可以减缓症状。

5. **远离咖啡因、辛辣与酒精：**此三种刺激性食物对于男性的影响虽然是因人而异，但是为了健康理由最好远离。

这些习惯很伤肾

桑　倪

世界肾脏日：鉴于当前全球慢性肾脏病发病率不断上升，而公众对该病的防治知识普遍缺乏，经国际肾脏病学会（ISN）与国际肾脏基金联盟（IFKF）联合提议，决定从2006年起将每年3月份的第二个星期四确定为世界肾脏日（World Kidney Day），目的在于提高人们对慢性肾脏病以及相关的心血管疾病和死亡率的认识，并重视在慢性肾脏病的早期的检测和预防方面全球的迫切需求。

2011年世界肾脏日为3月10日，主题是"齐保肾，同护心"。

肾脏是人体代谢有害物质的重要器官，很容易受到伤害。专家指出，生活中的一些不良习惯、不良饮食，会给你的肾脏带来极大的伤害，一定要注意改正。

乱服药物　用药过多

长期使用肾毒性药物容易导致肾小管间质损害。这些药物包括含有马兜铃酸成分的中草药，如关木通、广防己、青木香等；还有非甾体类抗炎药、抗生素等，如扑热息痛等，容易引起肾损害。

滥服止痛药

有研究表明，长期服用混合性的止痛药，人体的血流速度会被迫降低，因此将严重影响肾脏的功能。

吃海鲜喝啤酒

吃大量的高蛋白饮食，如大鱼大肉等，会产生过多的尿酸和尿素氮等代谢废物，加重肾脏排泄负担。而大量饮酒容易导致高尿酸血症，这些习惯同时可引起高血脂等代谢疾病，引发肾脏疾病。夏天时，很多人喜欢边吃海鲜边喝啤酒，这种方式曾被肾内科医生称为"最伤肾的吃法"。如果已经患了肾病，又无限制地大量喝啤酒，会使尿酸沉积，导致肾小管阻塞，造成肾脏衰竭。

吃太多肉

美国食品协会曾经建议，人类每天最多只能吃300克肉，从而避免对肾脏造成太大伤害。

不爱喝水

平时多喝水，能帮助人体将新陈代谢产生的废物排出，降低有毒物质在肾脏中的浓度，避免肾脏受损。不过，如果已患有肾病，且尿量较少，反而需要限制饮水。

整天喝碳酸饮料

汽水、可乐等碳酸饮料或咖啡等饮品中含有咖啡因，往往会导致血压上升，而血压过高，就是伤肾的重要因素之一。此外，这些饮料中所含的成分，也可能给肾脏带来伤害。

吃得太咸

摄入的盐太多，肾脏负担会加重，盐中的钠又会导致人体水分不易排出，进一步加重肾脏的负担，从而导致肾脏功能的衰退。

压力太大

压力太大会造成失眠、精神紧张，而这些可能会造成血压升高，从而间接影响肾脏的正常运转。长此以往，会给肾脏带来不小的伤害。

吃含钾高的果蔬

对于有慢性肾功能障碍的人来说，如果经常吃含高钾成分的果蔬，也会加重肾脏的负担，对肾的伤害很大。含钾丰富的水果有香蕉、草莓、柑橘、葡萄、柚子、西瓜等，菠菜、山药、毛豆、苋菜、大葱等蔬菜中含钾也比较丰富。

熬夜

长期熬夜、工作压力大、爱喝浓茶和咖啡，很容易出现肾功能问题。而饮食习惯偏咸，会导致血压升高，肾脏血液不能维持正常流量，从而诱发肾病。如果长时间不喝水，尿量就会减少，尿液中携带的废物和毒素的浓度就会增加，容易引发肾结石、肾积水等。

经常憋尿

尿液在膀胱里时间长了会繁殖细菌，细菌经输尿管逆行到肾，导致尿路感染和肾盂肾炎。一旦反复发作，能引发慢性感染，不易治愈。

常喝浓茶伤肾又伤骨

如今有一种疾病叫"茶叶型氟中毒"，即指摄入过多含氟量高的茶或茶叶制品而导致的慢性氟中毒。氟中毒不仅可导致疲乏无力、食欲不振、头晕、头痛、记忆力减退等症状。浓茶含较高的氟，常喝浓茶会损害肾脏。原因是，肾脏是氟的主要排泄器官，当机体摄入过量氟超过肾的排泄能力时，导致氟在体内蓄积，肾脏含氟量明显增多。实验表明，滞留肾脏过量的氟能引起动物肾脏皮质与髓质肾小管损害。

不少人总以为喝浓茶可解酒。其实，浓茶非但不解酒，还更会伤肾。原因是浓茶中的茶碱能迅速地通过肾脏，产生利尿作用，这样就会促使尚未氧化的乙醛过早地进入肾脏。乙醛对肾脏有较强毒性，可使肾小球和肾小管细胞受损，给肾功能带来危害。所以，喝浓茶解酒是不足取的。

多喝浓茶易伤骨。国外一项对美国3170名50岁以上老人进行饮茶习惯与骨折危险的研究分析表明，每天饮浓茶5杯的人，骨折的危险较不饮浓茶者高70%。因为浓茶中的咖啡碱含量较多，而咖啡碱既可抑制十二指肠对钙的吸收，又可加速尿中钙的排出。由于抑制吸收和加速排泄的双重作用，导致体内缺钙，易诱发骨中钙质流失。天长日久，便易引起骨质疏松症。

所以，每次泡茶不宜超过5克，每天不超过两道茶。此外，砖茶、普洱茶含氟较多，也不宜多喝。

摘编自凤凰网健康综合　2011.3.10

五招推迟男人更年期

尹若雪

南京军区总医院男科副主任医师商学家说，如果在日常生活中养成规律的生活习惯，消除不良的危险因素，男人就可以有效预防并延缓更年期的到来。

常慢跑、打球。经常运动可以保持健康的状态，同时也有益于男性的睾丸酮分泌，延缓衰老；适当的户外活动还可以调节自主神经，使心情愉悦并缓解紧张情绪。较好的运动有慢跑、游泳或者有竞技意识的各种球类。

控制腰围。对于中老年男性而言，腰围尺寸和体重的增加就意味着更年期的来临，所以在生活中要注意合理饮食和均衡营养，尽量避免多糖、多油等高热量食品。多吃一些粗粮和能改善性腺功能的食物，如鱼虾、羊肉、韭菜、核桃等。

戒烟戒酒、避免久坐。抽烟、酗酒以及久坐等不良生活方式都损伤男性睾丸的分泌功能，从而使男性更年期提前或加重综合征的症状。

防慢性病。许多慢性疾病，如糖尿病、冠心病等是造成或者加重男性更年期症状的因素。一旦发现这些慢性疾病，要尽早治疗。

常和妻子交流。中年男性要了解自己的生理和心理变化，与妻子多交流，和爱人保持亲密关系。夫妻感情生活好，男性体内的雄性激素自然增加。

＊＊＊养生·饮食篇＊＊＊

饮食是人类一生中不可缺少的营养物质，是用若干万年的时间反复尝试、观察，一样一样筛选，优胜劣汰，去伪存真，一直到现在，才有了这么多数不胜数的饮食物种。但是，饮食的多少、间隔的时间、什么时间适用、有那些营养、有那些毒副作用、适合什么人用、不适合什么人用，等等，学问之大，当留神观察。

饮水指南

中国营养学会

水是膳食的重要组成部分，是一切生命必需的物质，在生命活动中发挥着重要功能。

水的需要量主要受年龄、环境温度、身体活动等因素的影响。一般来说，健康成人每天需要水 2500ml 左右。在温和气候条件下生活的轻体力活动的成年人每日最少饮水 1200ml。在高温或强体力劳动的条件下，应适当增加。饮水不足或过多都会对人体健康带来危害。饮水应少量多次，要主动，不要感到口渴时再喝水。饮水最好选择白开水。

饮料多种多样，需要合理选择，如乳饮料和纯果汁饮料含有一定量的营养素和有益膳食成分，适量饮用可以作为膳食的补充。有些饮料添加了一定的矿物质和维生素，适合热天户外活动和运动后饮用。有些饮料只含糖和香精香料，营养价值不高。多数饮料都含有一定量的糖，大量饮用特别是含糖量高的饮料，会在不经意间摄入过多能量，造成体内能量过剩。另外，饮后如不及时漱口刷牙，残留在口腔内的糖会在细菌作用下产生酸性物质，损害牙齿健康。有些人尤其是儿童青少年，每天喝大量含糖的饮料代替喝水，是一种不健康的习惯，应当改正。

饮水不足或过多的危害

饮水不足或丢失水过多，均可引起体内失水。在正常的生理条件下，人体通过尿液、粪便、呼吸和皮肤等途径丢失水。这些丢失的水量为必需丢失量，通过足量饮水即能补偿。还有一种是病理性水丢失，例如腹泻、呕吐、胃部引流和瘘管流出等，这些水的丢失如果严重就需要通过临床补液来处理。随着水的不足，会出现一些症状。当失水达到体重的 2% 时，会感到口渴，出现尿少；失水达到体重的 10% 时，会出现烦躁、全身无力、体温升高、血压下降、皮肤失去弹性；失水超过体重的 20% 时，会引起死亡。

水摄入量超过肾脏排出能力时，可引起体内水过多或引起水中毒。这种情况多见于疾病状况，如肾脏病、肝病、充血性心力衰竭等。正常人极少见水中毒。

建议的饮水量

人体对水的需要量主要受年龄、身体活动、环境温度等因素的影响，故其变化很大。成人每消耗 4.184kJ 能量，需要 1ml 水，考虑到活动、出汗及溶质负荷的变化，水的需要量可增至 1.5ml/4.184kJ。故一般情况下，建议在温和气候条件下生活的轻体力活动的成年人每日最少饮水 1200ml。

在高温环境下劳动或运动，大量出汗是机体丢失水和电解质的主要原因。对身体活动水平较高的人来说，出汗量是失水量中变化最大的。根据个人的体力负荷和热应激状态，他们每日的水需要量可从 2L 到 16L 不等，因此，身体活动水平较高和暴露于特殊环境下的个体，其水需要量应给予特别考虑。在一般环境温度下，身体活动水平较高的人群，在日常工作中有大量的体力活动，都会经出汗而增加水的丢失，要注意额外补充水分，同时需要考虑补充淡盐水。

饮茶与健康

经常适量饮茶，对人体健康有益。茶叶中含有多种对人体有益的化学成分。例如茶多酚、咖啡碱、茶多糖等。茶多酚、儿茶素等活性物质可以使血管保持弹性，还能消除动脉血管痉挛，防止血管破裂。有研究表明，长期饮茶可能对预防心血管病和某些肿瘤有一定益处。

茶叶中含丰富的微量元素，但茶叶本身为非可食部分，由于使用量少及各元素的溶出率有限，饮茶并不是补充这些元素的良好食物来源。

长期大量饮用浓茶会影响消化功能。茶叶中的鞣酸会阻碍铁质的吸收，特别是缺铁性贫血的人，应该注意补充富含铁的食物。

饮茶应注意时间，一般空腹和睡前不应饮浓茶。空腹饮茶会冲淡胃液，降低消化功能，影响食欲或消化吸收。睡前喝茶易使人兴奋，难以入睡。

3 个黄金饮水时段

《时尚健康》

不停地喝水，人体会应接不暇，反而不利于吸收。只有在一天中每个重点时间段选择不同的饮品，在补水的同时，为身体补充营养，才能让水分真正活动起来，滋润各个部分，同时增加心脏功能。

早晨 6：00 ~ 7：00

温水一杯。刚醒来时，立即喝一杯温开水，当水在胃内短暂停留后，80% 以上进入小肠，并吸收入血，21 秒后将抵达身体的每一个角落，帮助身体运动起来，心脏也会在第一时间内得到能量，整个人焕发最新动力。

蜂蜜半杯水。在用温水"冲刷"过身体内部之后，需要加入一些"润肠剂"来排除宿便，令身体更加轻盈，增加早餐营养的正向吸收。而蜂蜜与水的黄金比例是 1：7，也就是一勺蜂蜜，加入 7 倍的温开水来稀释。这样，蜂蜜分子就会更好地融入水中，完美地被身体吸收，便秘不再来，使你身体轻松地开始每一天。

中午 11：00 ~ 13：00

午餐前一碗清汤。在开餐前喝几口汤，就等于为身体加入了"润滑剂"，避免毒素因为身体循环变慢而留存体内。最佳选择是海带汤，其含有较多的碘和钙，简单可口，能保持身体内部能量。

午餐后一杯果汁。用餐 15 分钟后，不妨来一杯鲜榨橙汁，促进营养在身体内的消化与吸收，让血液循环保持通畅。橙汁中所含有的维生素 C 也是心脏最喜欢的营养，一杯橙汁入口，会让你变得精神百倍。

晚间 21：00～22：00

让身体安静下来是晚上补水的目的。忙碌一整日，身体内部存在着各种躁动的因素，如果不予以去除，会严重影响睡眠质量，心脏功能也会受到损伤，花茶和牛奶就是此时的"佳酿"。

休闲时的花草茶。将玫瑰花和茶叶放在有隔滤器的泡茶器皿中，用开水冲泡，泡至色如琥珀后，加入红糖，均匀搅拌便可饮用，可消除肾上腺分泌的"痛苦激素"，让身体"轻松如燕"。

但是喝水的方法很有讲究，并不是以往的细细品味，而是大口高频率地喝，集中为烦躁的身体补充能量，尽快安静下来，为睡眠作好准备。

临睡前的牛奶。脱脂牛奶的安眠效果不错，不会给身体带来太大负担，睡前喝一杯，安眠无忧。另外，可以在喝牛奶的过程中聆听一些绿色音乐，舒身理气，对心脏也是最佳安抚。

为身体贮备充足的水

张凌燕

水对我们的生命起着重要作用，它是生命的源泉，是人类赖以生存和发展的不可缺少的物质之一。人的生命一刻也离不开水，但你知道怎样为身体贮备充足的水吗？

许多慢性病的病因是因身体缺水，会表现出比"口干"多得多的症状，如：腰疼痛、颈椎疼痛、消化道溃疡、血压升高、哮喘和过敏等，还会让人患上胰岛素非依赖型糖尿病。先有康中医研究院的秦慧建主任认为，现代人一直认为"口干"是脱水的唯一信号，其实，在人体感到"口干"之前就已经脱水了，并可能已危及到身体健康。中医认为"肺为水之上源，肾为水之下源"。肺为五脏六腑之华盖，为五脏之应天者，属阳。肾为水脏，属阴。人与自然界有着共同的物质基础和运动规律，脏腑活动也遵循着阴阳升降的基本原理。肺气不降，则水道不通；肾气不升，则关门不利。

饮水有助于防病

科学饮水保健、防治疾病的例子很多：

帮助排毒：清晨一杯水，对身体有好处。人体经过了一宿的代谢，体内的垃圾需要外力的帮助才能排出，水就是最好的"清洗剂"。此时的细胞像一个干燥的海绵，会捕捉喝进的水，并在 40 分钟左右排出。这是个重要的排毒过程。淡盐水、蜂蜜水、白开水都非常适合早上喝。秦慧建主任建议，早上别喝太凉或太热的水，湿度以 40℃ 左右为宜。

消除烦躁：内啡肽可以使人情绪快乐兴奋，而肾上腺素会使人情绪低沉。当一个人痛苦烦躁时，肾上腺素就会飙升，但我们可以用物理的方法将肾上腺素排出体外，方法之一就是多喝水。如果辅助体力劳动，肾上腺素会同汗水一起排出，或者大哭一场，它也会随着泪水排出。

降低压力：对于上班族，在压力过大或需要作决定之前喝杯水，可以帮助头脑变得清晰。

降低血液黏稠度：当人熟睡时，由于体内水分丢失，造成血液中的水分减少，血液黏稠度会变高，故临睡前适当喝点水，可降低血液黏稠度，从而降低脑血栓风险。

缓解感冒症状：要多喝些水或纯果汁，对于疾病康复很有帮助，因为水分有助于呼吸道上的黏液的排出，让人感觉呼吸舒畅。此外，如果发热了，人体出于自我保护机能的反应要自身降温，这时就会有出汗、呼吸急促、皮肤蒸发的水分增多等表现，需要补充大量水分。多喝水不仅促使出汗和排尿，而且有利于体温调节，促使体内毒素迅速排出。

促进排便：要大口大口地喝水，吞咽动作快一些，这样水就能尽快到达肠道，刺激肠蠕动，促进排便。秦慧建主任认为便秘的原因之一，是人体缺少津液，大口喝水能起到迅速补充津液的作用，从而刺激肠蠕动，促进排便；同时补充些膳食纤维效果更佳，所以最好每天喝一杯高纤蔬菜汁。

减肥：餐前餐后喝杯水。对于肥胖的人来说，可以在饭前半小时左右喝一小杯水，增加饱腹感；饭后半小时，再喝一小杯水，加强身体的消化功能，有助于保持身材。

给喝水定个时间表

6：30 经过一夜睡眠，身体开始缺水，起床先喝250ml水，可帮助肾脏及肝脏解毒。

8：30 清晨从起床到办公室后，先给自己一杯至少250ml的水。

11：00 在办公室里工作一段时间后，再给自己一天里的第三杯水，补充流失的水分。

12：50 用完午餐半小时后，喝一些水，可以加强身体的消化功能。

15：00 喝一杯健康矿泉水提神醒脑。

17：30 下班离开办公室前，再喝一杯水，增加饱腹感，吃晚餐时自然不会暴饮暴食。

22：00 睡前1至半小时再喝上一杯水，不过别一口气喝太多，以免晚上上洗手间影响睡眠质量。

喝水要掌握原则

有人提出"养生一日三杯水"的观点，即清晨一杯蜂蜜水，午休以后喝杯淡茶水，睡前喝杯白开水。对于老年人和经常便秘的人来说，清晨空腹饮一杯蜂蜜水，能起到促进排便的作用；午休后如果还觉得困，喝一杯淡茶水能提神、醒脑；睡前喝少量白开水，则可以补充睡眠中因出汗而丧失的水分。此外：

一口气喝完一杯水：指一口气将一整杯水（约200~250ml）喝完，而不是随便喝两口。

喝优质纯净的水：尽量避免常饮蒸馏水，其水性太酸，容易伤害身体，对肾脏较弱的人士尤为不利，不妨选择优质的矿泉水。

饮暖水：冰水对胃脏功能不利，喝暖开水则有助于身体吸收。

空腹喝水：水会直接在消化管道中流通，被身体吸收。

《中国中医药报》

多喝水不如会喝水

胡楚青

地球70%的表面和人体70%的成分，都由水组成。这个惊人的重合充分说明了，水对人类有多重要。但在日常生活中，你可能为吃一顿饭绞尽脑汁，却不会为喝一杯水煞费心思。大多数人觉得，喝水是件再简单不过的事，拿起杯子"咕嘟咕嘟"一杯水下肚不就完了吗？其实，喝水的学问远不止这些。喝水的时间、量的多少，都会对健康产生重要影响。近期，美国"梅奥诊所网"就撰文，揭露了11个喝水中不为人知的小秘密。

保健水应该怎么喝

感冒：喝更多的水。《纽约时报》2011年1月21日撰文指出，感冒时多喝些水或纯果汁，对于疾病康复很有帮助，因为有助于冲走呼吸道上的黏液，让人感觉呼吸舒畅。此外，如果发热了，人体出于自我保护机能的反应要自身降温，这时就会有出汗、呼吸急促、皮肤蒸发的水分增多等代谢加快的表现，需要补充大量水分。多喝水不仅促使出汗和排尿，而且有利于体温调节，促使体内病菌迅速排出。

便秘：大口喝水。便秘的成因简单地讲有两条：一是体内有宿便，缺乏水分；二是肠道等器官没有了排泄力。大口大口地喝水，吞咽动作快一些，这样水就能尽快到达肠道，刺激肠蠕动，促进排便。北京中医药大学东直门医院内科教授姜良铎告诉记者，中医认为便秘的原因之一，是人体缺少津液，大口喝水能起到迅速补充津液的作用，从而刺激肠蠕动，促进排便。上海华东医院营养科主任营养师陈霞飞建议，便秘的人在补充水分的同时补充些膳食纤维效果更佳，所以最好每天喝一杯高纤蔬菜汁。

肥胖：餐前餐后喝杯水。人体内的很多化学反应，都要在"水"里进行。有了足够的水分，才能保证身体的代谢机制正常运转。对于肥胖的人来说，可以在饭前半小时左右喝一小杯水，增加饱腹感；饭后半小时，再喝一小杯水，加强身体的消化功能，有助于保持身材。

呕吐：喝点淡盐水。呕吐是人体吃了不洁食物后，自我保护的一种表现。为避免严重呕吐或腹泻后引起的脱水症状，可以适当喝些淡盐水来补充体力，缓解虚弱状态。

上班族需要四种水

排毒：清晨一杯水。很多人都知道早晨喝杯水对身体有好处。人体经过了一宿的代谢，体内的垃圾需要外力的帮助才能排出，水就是最好的"清洗剂"。此时的细胞像一个干燥的海绵，会捕捉喝进的水，并在40分钟左右排出。这是个重要的排毒过程。淡盐水、蜂蜜水、白开水都非常适合早上喝。姜良铎提醒，早上别喝太凉或太热的水，温度以40℃左右为宜。

烦躁：多多喝水。大脑制造出来的内啡肽被称为"快活激素"，而肾上腺素通常被称为"痛苦激素"。当一个人痛苦烦躁时，肾上腺素就会飙升，但它如同其他毒物一样也可以排出体外，方法之一就是多喝水。如果辅助体力劳动，肾上腺素会同汗水一起排出，或者大哭一场，它也会随着泪水排出。

减压：作决定前喝杯水。英国东伦敦大学的研究发现，学生在考试前喝杯水，可以提高认知能力，使他们在考试中的表现更出色。而对于上班族，在压力过大或需要作决定之前喝杯水，可以帮助头脑变得清晰。

不渴：也得喝水。香港卫生署曾做过一项调查，有1/3成年人每天喝水少于6杯。上班族工作忙碌，常常半天也顾不上喝一口水。美国"水健康"网站指出，当人们觉得口渴时，身体已经流失了至少1%的水分。因此，上班族应该形成良好的喝水和排尿习惯，每1小时喝一次水，每2~3小时排尿一次。

老人要小口喝水

睡前：抿上两口水。当人熟睡时，由于体内水分丢失，造成血液中的水分减少，血液黏稠度会变高。老人临睡前适当喝点水，可以减少血液黏稠度，从而降低脑血栓风险。此外，在干燥的秋冬季节，水还可以滋润呼吸道，帮助人更好的入睡。但要注意，睡前喝水不能过多，老年人有起夜的习惯，如果因喝水而造成睡眠不好，反而得不偿失。

洗澡后：慢慢喝水。很多人洗完澡觉得渴，会端起杯子一饮而尽。北京医院心内科主任医师沈瑾说，老年人体质较弱，心脏承受能力没有年轻人强。特别是洗完热水澡后，身体受热血管扩张，血流量增加，心脏跳动会比平时快些，喝水应特别小心。最好小口慢速喝下一杯温水，否则容易增加心脏负担。

运动后：跟着心跳喝。沈瑾说，老人在运动过后，也不宜一次性大量饮水。因为这时胃肠血管处于收缩状态，需要一个恢复过程。如果立即大量饮水，水分积聚在胃肠道里，会导致肚子发胀，影响消化。最好过几分钟，等心脏跳动稍微平稳后，再接着小口小口地喝些温开水。喝水时，尽量保持速度平缓，喝水的频率最好与心跳频率接近，再间歇式地分多次喝。这样，才能使心脏有规律、平稳地吸收进入体内的水分。

《生命时报》2011.01.28

五种病人饮水须知

1. **冠心病、高血压病人**　除正常饮水外，临睡前和清晨空腹各饮水200毫升，这样可稀释血液，降低血液的黏稠度，减少发病。

2. **胆结石、痛风、肾结石病人**　需要大量饮水，最好保持每天饮水2000～3000ml以上。对痛风病人来说，这样可以降低痛风病人尿酸的浓度，增加尿酸的排出；对胆结石、肾结石病人，可增加结石排出的机会。

3. **心肾功能不全病人**　要记录出入水量，根据病情适当控制进水，千万不要随意饮水，以免增加心、肾负担，加重病情。

4. **长期便秘病人**　清晨空腹时，喝温淡盐水260ml左右，可促进胃肠蠕动，有利于排便顺畅。

5. **糖尿病病人**　可出现多饮、多尿症状，此时，不应限制水分，否则会加重体内水电解质代谢紊乱，使血液中渗透压增高，甚至导致高渗性昏迷。对糖尿病病人要进行综合治疗，血糖下降后，病人自然也就不会多饮、口渴了。

《中老年周刊》2011.03.17

膳食指南

1. 食物多样，五谷为主。
2. 多吃蔬菜、水果和薯类。
3. 每天吃奶类、豆类或其制品。
4. 经常吃鱼禽蛋瘦肉，少吃肥肉和荤油。
5. 食量与体力活动要平衡，保持适宜体重（理想体重：体重等于身高减105；超重：体重大于身高减100；肥胖：体重大于身高减90；消瘦：体重小于身高减120）。

6. 吃清淡少盐膳食。

7. 饮酒要适量。

8. 吃清洁卫生不变质的食物。

健康饮食20个金标准

唐 珍

并不是所有人都会科学地吃饭。最近有关专家总结出20条健康饮食的"金标准"。专家指出，这20条中若能达到12条，就算得上达标；若在5条以下，需引起注意，及时纠正。

1. **吃饭时挺直腰背**。人们吃饭时身体处于放松状态，很容易含胸驼背。殊不知，这会使食道和胃部受压，影响消化。正确的进餐姿势是：挺直腰背，让胃部不受任何压迫。

2. **特别饿时喝点粥**。人在极度饥饿时食欲特别强，看到什么都想吃。其实，此刻胃肠消化功能已经受损，如果大吃大喝很容易造成食滞。特别饿时，应少量进食一些半流食，如粥、面或米线，然后再慢慢恢复正常饮食。

3. **两餐间隔4~6小时**。两餐间隔太长或太短都会对人体造成影响，太长会引起高度饥饿感；间隔时间太短，消化器官得不到适当的休息，影响食欲和消化。因此，两餐间隔4~6小时比较合适。

4. **先吃爱吃的食物**。先吃自己喜爱的食物，这会让你在情绪上获得满足。愉快的心情能较快地产生饱胀感，避免吃得太多。

5. **饭后别马上用脑**。饭后，体内的血液会集中流向消化器官，大脑相对缺血。此时用脑会引起精神紧张、记忆力下降等问题，还可能增加心脑血管疾病的发生概率。因此，一定要在饭后休息半小时以上再进入工作状态。

6. **吃饭时不谈扫兴的事**。俗话说"食不言，寝不语"。吃饭时说话会使咀嚼食物的次数减少、唾液分泌减少，从而影响消化功能。美国一项最新研究则指出，就餐时谈讨论复杂或令人扫兴的问题，会影响人的食欲和消化。

7. **早饭吃热的**。清晨，人体内的神经及血管都还处于收缩状态，此时如果吃冰冷的食品，可能使消化系统发生痉挛。中医认为，早餐应该吃热食，保护胃气。

8. **饭后半小时再喝茶**。饭后应半小时再喝茶，否则会冲淡胃液，影响食物消化。同时，茶中的单宁酸和食物中的蛋白质混合后会产生不易消化的凝固物质，给胃增加负担。

9. **晚上别吃冷饮**。晚上7点后，人体体液代谢下降，此时吃凉的食物，不易消除疲劳还会影响睡眠。

10. **饭后甜点要少吃**。正餐已获得了足够的糖分，如果再吃甜点，人体会吸收多余的葡萄糖、淀粉。

11. **多吃深色蔬菜**。深色蔬菜是指深绿色、红色、紫红色的蔬菜。中国营养学会推荐，每天应该吃一斤蔬菜，其中茶色蔬菜应占到一半以上，其维生素C含量比浅色的高一倍。

12. **动、植物油混着吃**。光吃植物油会促使体内过氧化物增加，加快人衰老，还会影响人体对维生素的吸收，增加乳腺癌、结肠癌发病率。而动物油含有对心血管有益的多烯酸、脂蛋白等。专家提醒，用1份动物油、2份植物油制成混合油，可以取长补短。

13. **吃饭环境要安静**。英国曼彻斯特大学研究显示，随着噪声增大，受试者感受食物甜味和咸味的敏感度降低。

14. **别一个人吃饭**。单独进餐容易产生不良情绪，而且饮食单调，会造成营养失衡。和同事、家人一起吃饭，心情舒畅，胃液的分泌也相对旺盛，可使食物尽快地消化和吸收。

15. **骨头汤加点醋**。含钙丰富的食品有牛奶、鸡蛋、骨汤、鱼虾、黄豆等。胃肠道的酸度不足会影响钙的吸收。因此，烹调食物时适当放些醋，可使食物中的钙转化成容易被吸收的醋酸钙。

16. **每天吃一次纤维食品**。人体摄取了多余的脂肪和蛋白质，与大肠杆菌作用，会变成有害的腐败物。纤维质可把它们包围并排泄掉。因此，每天最好吃一点粗纤维食物，如燕麦、糙米、薏米、红薯、玉米等。

17. **多嚼硬的食物**。根据年龄不同，可适当补充一些较硬的食物，如水果、甘蔗、生黄瓜等。这可活化大脑皮层，起到防止大脑老化和预防老年痴呆症的作用。

18. **细嚼慢咽**。细嚼慢咽有助于消化，每一口都要细细地咀嚼30次以上。

19. **少吃盐**。新版美国饮食指南建议，每人每日所摄入的食盐量应减少至2300mg（约一茶匙）以内。

20. **调味品别滥用**。美国食品药物管理局（FDA）的研究显示，桂皮、小茴香等天然调味品中都或多或少含有黄樟素，它可引起肝癌，在烹制食物时不要过度使用。

养生饮食的三大原则

于友玲

由于社会竞争激烈，工作压力大，上班族很容易出现身体"透支"现象。因此，合理的饮食对上班族来说至关重要。专家指出，上班族饮食营养搭配应遵循三大原则。

健脑饮食 应多食含氨基酸的鱼、奶、蛋等食物。因为氨基酸能保证脑力劳动者的精力充沛，提高思维能力；适当补充含磷脂的食物如蛋黄、肉、鱼、白菜、大豆和胡萝卜等，一般认为每天补充10g以上的磷脂，可使大脑活动机能增强，提高工作效率。此外，多吃葱、蒜亦有良好健脑功能。

减肥降脂饮食 一般认为，肥胖的人常伴有高血脂症。通过控制饮食可达到减肥目的。补充大量的膳食纤维素，如各种豆类、谷类、卷心菜和韭菜等。多吃水果和蔬菜，少食多餐，少吃零食，减少糖分的摄入。此外，可适量饮些减肥茶。

降血脂要少吃动物脂肪或含胆固醇较多的食物，如肥肉、动物的内脏等，尽可能食用豆油、菜油、麻油、玉米油等。多吃富含维生素、蛋白质的食物，如瘦肉、鸡肉、鱼、豆制品等。少吃含糖的甜品。多吃黑木耳、麦粉或燕麦片。

平衡合理营养 每日饮用牛奶，可有效地补充膳食中钙的摄入量；每日摄入碳水化合物250～350g（相当于5～7两主食）；每日进食3～4种高蛋白食物，以鱼类、豆类蛋白较好；每日吃500g新鲜蔬菜及水果是保证健康、预防癌症的有效措施。如胡萝卜、南瓜、西红柿等富含丰富的胡萝卜素，可提高免疫力；多饮绿茶，可防抗肿瘤和感染。饮食原则応粗细粮搭配、不甜不咸。合理的饮食是您健康的保证。

树立新的营养观念

以前人们只求温饱，现在不同了，要吃好，吃出营养，可是营养有学问，不是量大就好，也不是珍贵就好，重在它的质量。要根据年龄、性别、身长体重，还要考虑劳动强度和辛苦程度，做好营养计算，才能做到营养合理。一些发达国家，用餐常是主食少，副食多，饭后食用水果，既有利于广泛摄取营养，又有利于消化，是可取的。

不同人群如何均衡营养

三 健

每个人都有自己的饮食习惯，殊不知，这种习惯却会造成营养陷阱。近日，营养专家王兴国、李惠明、宋新等针对快餐族、应酬族等不同族群，开出营养清单——

快餐族：学会混搭

记得你有多少天没在家吃饭了？早上赶着上班，索性买个煎饼边走边解决；中午加班，只能吃个盒饭或快餐草草应付；周末在家嫌做饭太麻烦，就叫个外卖了事。一切只求填饱肚子就好。

营养陷阱：办公室白领长期吃快餐，加上活动量少，存在着"三高三低"风险，即高能量、高蛋白、高脂肪、低矿物质、低维生素、低纤维，易致肥胖、高血脂和胃肠炎等。

营养补充清单：吃快餐一周最好别超过两次。工作餐要注意营养搭配，不妨用清淡的套餐取代单一菜品。饭后多吃橘子等富含维C的水果。

多吃蛋白质和胆碱含量高的肉类、鱼类、禽蛋和大豆制品等食物，能帮助保持头脑敏锐。考虑到饮食结构的不合理，有必要每日服用1粒含多种矿物质和维生素的复合型营养补充剂。

推荐菜品：木须肉、清蒸鱼、清炒油麦菜。

精细族：多吃点渣

对他们而言，精细是一种态度和生活品质，吃饭也要精雕细琢，这是原则。

营养陷阱：只吃精米细粮、色香味俱全的菜肴，因为过度加工，一些营养素流失殆尽，比如膳食纤维和B族维生素。此外，对饮食精致主义者来说，最常摆在面前的健康问题就是便秘。

营养补充清单：粗纤维食物属于"多渣食品"，多吃这类食物能消除"少渣食品"对人体造成的危害。含粗纤维较多的食物主要有小米、玉米、麦片、花生、水果、萝卜等。

粗粮至少占到全天主食量的一半以上。煮粥时在大米中加上一把小米或切几块红薯进去，做饭时加点黑米做成二米饭，都是省时省力的摄入粗粮的好办法。

如果你已经便秘，不妨每天喝一杯益生菌含量高的酸奶，并多选用一些豆类、薯类、菇类食物，这些食物与蔬果都是膳食纤维的良好来源，可以让你的肠道动起来。

推荐菜品：玉米饼。

素食族：别忘补钙

不管是为了追求一种饮食风尚，还是为了减肥，很多人把吃素当成了习惯，尤其是体态丰满的女性，不管是红肉、白肉，总之看到肉，筷子就绕道而行。

营养陷阱：拒绝吃肉，会造成动物蛋白质摄入不足，即使补充了豆类等的植物蛋白，其吸收和利用都远不及动物蛋白。

营养补充清单：重视蛋白质的补充。素食者每天的饭食中，应当安排 5 ~ 6 种含有高蛋白的食物，如豆类、坚果类、种子类、豆腐或其他大豆制品、鸡蛋或乳制品。

勿忘补充钙。素食者应适量食用乳制品，经常喝豆浆，吃黄豆、紫菜和谷物。

仍需脂肪。多食用豆油和胡桃等食品。

推荐菜品：烧豆腐。

单一族：牛奶鸡蛋要定量

牙不好了，胃肠道也逐渐萎缩，吃什么都没味儿，得了糖尿病，想吃也不敢吃了……到老年，餐桌上的菜天天都是"老三样"，吃起来不免感觉没什么胃口，也让他们失去了很多获得营养的机会。

营养陷阱：许多老年人喜欢吃"粗茶淡饭"，时间一长，就会导致营养失衡。所以，老年人最好按照"种类多一点，食谱换一换"的原则调配一日三餐。

营养补充清单：优质蛋白质要多。一般每天摄取蛋白质可控制在 70 ~ 80g，其中优质蛋白质应占 50%，常见食物有鸡蛋、乳制品、瘦肉等。

脂肪要少。老年人每天摄取脂肪以 50g 左右为宜，尽量少吃肥肉、猪油等。同时，多吃富含多种维生素和纤维素的食物。

推荐菜品：南瓜粥。

应酬族：主食不能少

聚会多，常常一晚无奈赶两三场，带着还未完全消化的前一顿赶到下一顿。

营养陷阱：饭店里，通常采用煎、炒、炸的方法，将"高油、高盐、高糖"发挥到极致。一道鱼香肉丝就能用掉 60 ~ 70g 的油。

营养补充清单：馆子下多了，食盐的摄入量自然会高。而钾是钠的克星，能排出人体内多余的钠。含钾较丰富的蔬菜有紫菜、海带、香菇、芦笋、豌豆苗、莴笋、芹菜等。

荤菜几乎都是酸性食品，富含蛋白质、碳水化合物、脂肪等，所以要和碱性食物搭配着吃。含碱量最高的要数海带，其次是青菜、莴笋、生菜、芹菜、香菇等。

主食建议选蒸煮的，比如清汤面、蒸窝头等。此外，少吃葱油饼、榴莲酥。

推荐菜品：淀粉食品（如荞麦面、蕨根粉等）、根茎类食品（如藕片、山药等）和水果沙拉等素食为主，凉菜不妨点个生拌蔬菜。

零食族：备一把坚果

这类人不分时间、地点，包里、办公桌里常备着一些能吃的小玩意儿，不管何时都能看到他的嘴巴在动。在上下班的路上就可以吃完一包饼干，甚至用电脑时，也会习惯性地吃完一包薯片。

营养陷阱：零食中的"隐性脂肪"才是最容易被忽略的"油水"陷阱，管好自己的嘴巴才是关键。此外，零食吃多了，正餐就会吃得少，长久会引起营养失衡。

营养补充清单：吃零食可采用逐次、逐量减少的方式。谨记三不原则，即"不买、不吃、不带"，用规律的三餐来降低吃零食的频率。如果嗜吃瘾犯了，不妨改吃低热量、体积大的产品，稍微解解馋。

推荐食物： 每天一把坚果，核桃、榛子、杏仁，10~15 粒左右就好。

正餐别不吃主食

孙建琴　李露茜

目前，相当多的白领和青年学生存在的营养误区之一就是主食摄入不足，认为主食没营养，吃了主食会发胖，其实不然。理想的正餐组合应为：主食＋荤菜＋素菜＋汤品。

多吃谷物好处多

中国人以谷物为主体的饮食习惯已经沿袭了数千年。中国营养学会制定的膳食指南明确提出，均衡膳食要食物多样化，以谷类为主，即强调膳食中谷类食物是人体能量的主要来源，应达到一半以上。成年人一般每天应摄入 200~300g 谷类（指生的米面原料）。其实谷类的营养成分非常丰富，其中碳水化合物含量为 75%~80%，蛋白质 8%~10%，脂肪 1% 左右，是人体所需维生素 B_1、膳食纤维的重要来源。

米饭做法花样多

我们的祖先素有"世间万物米称珍"之语。米是五谷之首，是中国人的主食之一，尤其是南方人更离不开米饭。米饭富含复合型碳水化合物、蛋白质、B 族维生素等。这些营养成分存在于米面的皮层和谷胚中，加工越精细，营养成分损失越多。为了增加主食的品种和营养，可以尝试以下方法：

杂粮饭： 如在大米中加入杂粮（如红豆、燕麦、荞麦等），增加膳食纤维的摄入量，有利于增强饱腹感，可有效控制体重。杂粮中高钾、高镁、低钠，对预防慢性病也是有益处的。

菜饭： 如在大米中加入胡萝卜、青菜、青豆等配菜做成的菜饭，增加了维生素、矿物质、膳食纤维和水分的摄入量，既营养美味又健康。

喝汤吃菜更健康

在吃饭的同时，还应为自己和家人准备一碗汤。这是因为汤里面荟萃了食物的营养精华和风味特色，一来鲜美可口，能促进食欲和消化；二来营养丰富，易于吸收肉、鱼、禽、虾中含有的蛋白质，是人体必需的重要营养成分。但是食物蛋白质必须以氨基酸和短肽的形式才能被人体吸收利用。动物性食品在煲汤的过程中，一部分氨基酸和肽类从蛋白质内分离出来溶于汤中，使汤芳香鲜美，食用后可直接被肠道吸收。汤煮的时间越长，被溶解的氨基酸相对越多，因此煲荤菜汤的时间要长一些，并用小火，使营养物质充分溶解在汤中。

蔬菜、菌菇、豆制品在煮汤的过程中，除了维生素、钾镁钙铁等矿物质能溶解在汤里外，还提高了许多有益健康的植物精华的释放和利用率，比如番茄红素、香菇多糖、生物类黄酮等。这些植物化学物质对于提高人体免疫力、抗疲劳、抗氧化、保护心血管等都有很好的作用。

从营养学的观点来说，汤不光指液态的汤水部分，还包括汤和其中的内容物。超重肥胖人群经常吃汤菜，尤其是蔬菜、菌菇、豆类，有助于控制体重。因为汤菜的体积大，能量密度低，有较好的饱腹感。

警惕你所不知的营养不良

王 幸

追求骨感、节食享"瘦"的女性正在成为营养不良的主要受害者，可是她们大多数认为营养不良顶多让人觉得无力，没什么大不了的。事实上，营养不良会从根本上影响人的健康和体质，严重时还可能危及生命。

一旦出现营养不良，人体内就已经缺少了以下一种或几种主要营养成分：供人体生理活动的能量物质，如葡萄糖和脂肪；供人体细胞和组织生长、修复、更新的基本材料，如蛋白质；人体不可缺少的微量营养成分，如维生素、钙、碘和铁等。

生活条件优越并不能给营养不良提供自然免疫，当经济发达到一定程度后，导致营养不良的原因不再是食物资源问题，而是新的价值观、审美观：心理背景和行为机制发生变异的结果，如神经性厌食、贪食症、节食和禁食等。

缺少葡萄糖等同"割肉充饥"

人的每一项功能活动，包括大脑的思维、肌肉收缩，甚至呼吸和心跳，都离不开葡萄糖代谢产生的能量。正常情况下，血液中的葡萄糖总是维持在一个相对稳定的浓度。葡萄糖来自食物中的碳水化合物。每当饭后被吸收到血液中的葡萄糖浓度升高时，就会在胰岛素作用下，转移到细胞内储藏起来。当血液中葡萄糖的浓度降低时，高糖素又会把肝细胞内的葡萄糖调出来应急。

如果体内吸收的葡萄糖不足以应付消耗，最严重的后果是"割肉充饥"，把肌肉中的蛋白质拿来当燃料。结果减掉的不只是肥肉，还大大削弱了长时间塑造起来的肌肉群。

缺少脂肪 重则不育

脂肪是女性身体不可缺少的组成部分，能辅助女性成功地完成孕育和哺育儿女的重任。脂肪组织是人体的能源储备，它保证下一代在胚胎期、哺乳期都能够有充分的营养供应。

早在青春期，女性体内的雌激素就已经开始加紧脂肪的运输和储藏，为日后孕育下一代作准备。在这一时期，如果女性饮食不足或运动量太大，身体就会用停经的方式发出警告，提醒主人身体内的脂肪比例太低。同时，它更暗示着卵巢发育和排卵周期已经出现问题，将会影响到受孕机会，也暗示身体可能正受到骨质密度降低、骨质疏松症、抵抗力下降、患乳腺癌和子宫内膜癌的威胁。

缺少蛋白质免疫力受损

食物中缺乏蛋白质，人体生长、细胞分化、损伤修复、免疫反应、激素调节等过程都会受影响。以免疫反应为例，假若营养不良造成免疫功能低下，表现在病人身上往往是抵抗力弱，经不起细菌、病毒和细胞癌变的进攻。

缺少微量营养 多种疾病上身

维生素、铁、钙、碘等许多营养成分，虽然需求量小，却是不可缺少的。人体缺铁，就无法合成足够的血红蛋白，结果会导致贫血，使器官组织因为缺氧而窒息。假若缺钙，机体便不得不从骨骼中挖掘，结果使患者骨密度大大降低，受到骨质疏松症的危害。

用对饮食　摆脱亚健康

刘子善

亚健康是一种介于健康与疾病之间的、表现为生理功能低下的状态，不耐疲劳、腰酸背痛、失眠多梦、健忘、头晕、耳鸣、脱发、黄褐斑等等，也就是人们常说的"慢性疲劳综合征"。有关专家根据药食同源的理论，采用对症食疗法，对治疗亚健康收到良好效果。

【失眠烦躁健忘】多吃富含钙、磷的食物，如大豆、牛奶、鲜橙、牡蛎；含磷多的食物，如菠菜、栗子、葡萄、鸡、土豆和蛋类等。

【神经敏感】适当吃些蒸鱼，但要加点绿叶蔬菜，蔬菜有安定神经的作用。吃前先躺下休息片刻，松弛紧张的情绪，也可以喝少许葡萄酒，帮助胃肠蠕动。

【体瘦虚弱者】体瘦虚弱的人适宜吃炖鱼。在吃前最好小睡一会。人们都习惯饭后睡觉，这是不正确的习惯。

【眼睛疲劳】电脑一族，眼睛总感到很疲劳，可在午餐时点一份鳗鱼，因为鳗鱼含有丰富的人体所必需的维生素 A。另外，吃些韭菜炒猪肝也有些功效。

【大脑疲劳】坚果，即花生、瓜子、核桃、松子等，对健脑、增强记忆力，有很好的效果。因坚果内所含的人体必需脂肪酸、亚油酸很多，且无胆固醇，所以人们常常把坚果类食品称为"健脑"食品。另外，坚果内还含有特殊的健脑物质如卵磷脂、胆碱等，所以对脑疲劳者来说，它的营养、滋补作用是其他食物所不能比的。

【脾气暴躁】钙具有安定情绪的作用，牛奶、乳酸、奶酪等乳制品以及小鱼干等都含有极其丰富的钙质，有助于消除火气。萝卜适于顺气健胃，对气郁上火生痰者有清热消痰的作用，最好是生吃，也可做萝卜汤。啤酒能顺气开胃，改变恼怒情绪，适量喝点啤酒有益。

【丢三忘四】应补充维生素 C 及维生素 A，增加食物中的果蔬数量，少吃肉类等酸性食物。

古代养生家的节食观

程建芸

我国古代养生家十分重视饮食适量，在节制饮食方面有许多精辟论述和具体方法。被后世称为"医书始祖"的《黄帝内经·素问》中，曾一针见血地指出饮食过度的危害。"饮食自倍，肠胃乃伤"。又具体论道："饮食不节，起居不时者……则膜满闭塞（腹部胀满堵塞），下为飧泄（腹泻），久为肠澼（痢疾）。"此后，历代医学家和养生家在节制饮食方面，陆续总结出许多宝贵经验，概括起来，大致有以下几点。

进食要定时定量

孙思邈《千金要方》说："饮食以时，饥饱得中。""每食不重用。"讲的就是吃饭要定时定量，并且不要过量。这对维持胃肠正常功能，保持其工作的规律性是十分重要的。明代《修真秘要》更说得明确："食欲少而不欲顿，常如饥中饱，饱中饥。"这种饮食适可而止、常处不饥不饱状态的节食理论，与现代科学所主张的观点非常一致。

饮食不可勉强

出现厌食的原因，一是生理性的厌食；二是病理性厌食；种种心理因素也可引起厌食。不论哪种情况，只要没有食欲，就不应当"努力加餐饭"。积极的办法应当是：调整饮食制度，加强体力活动，参加娱乐活动，保持精神愉快，创造轻松的进食环境，烹制色香味形俱能诱人食欲的饭菜等等。关于勉强进食的危害，梁代陶弘景《养生延命录》曾指出："不渴强饮则胃胀。""不饥强食则脾劳。"总之还是伤脾胃，而脾胃被中医视为人体健康长寿的"后天之本"。所以注意节食，保护脾胃，实在是健康长寿的关键环节。

胖人更应缩食

古代养生家有道："谷气胜元气，其人肥而不寿；元气胜谷气，其人瘦而寿。养生之求，常使谷气少，则病不生矣。"（语出《太平御览》）这句话中的科学道理是显而易见的，因此肥胖者必须通过削减主食（谷气）来加强元气（脏腑功能），这样才可避免由肥胖而带来的一系列胃肠道和心血管疾患，从而达到延年益寿的目的。

节制饮食的问题，早已引起全世界的极大重视。意大利学者考纳娄，于1958年所著《延身健身的可靠秘法》中提出"节食延寿"说。他自己严格遵守节食原则，每天只吃固体食物360g，喝液体饮料400g，结果他活到100多岁，而在83岁高龄时，据说还能骑马、爬山和写作。美国科学家谢尔登，从1928年开办"健身学校"达40年之久，通过节食调节生活制度，使数万名各种病弱患者恢复健康。苏联皮茨赫拉乌里教授，在他1975年所著《高加索人的长寿》一书中，为百岁老人制定的饮食原则是：食量适度。

不暴饮暴食

一次食量过大，使胃的负担骤然加重，于是引起胃痛、呕吐、腹胀、嗳气等症状，严重者导致急性胃炎、肠炎、胰腺炎、胃穿孔等。一日暴、十日寒，给健康和生命造成的危害是难以弥补的。为此，宋代张果在《医说》中告诫道："食欲少而数，不欲顿而多。"也就是现代科学主张的"少量多餐制"。大饥勿饱食，大渴勿过饮。人在大饥大渴之时，最易一次吃得过饱或饮水太多，从而使胃难以适应，造成不良后果。古人主张"先饥而食，先渴而饮"，这是防止饥不择食、渴不择饮的科学办法。唐代药王、长寿老人孙思邈总结这方面的经验教训告诫道："不欲极饥而食，食不可过饱；不欲极渴而饮，饮不欲过多。"如果一旦出现饥渴难耐的情况，重温这些节食训诲或以此劝导孩子缓缓进食，渐渐饮水，就可避免身体受到伤害。

纵观古今中外养生家的经验，都十分强调节食对健康长寿的作用。所以在饮食养生方面，第一是要全面摄食，使营养平衡；第二是要饥饱得中，保持肠胃的正常功能。在这一前提之下，因人制宜地确定合理饮食制度。这便是古代养生家节食观给予我们的启示，也被现代科学证明是行之有效的保健益寿良方。

国外健康饮食文化

刘　婷

饮食，是人类维持生命最基本的条件。《汉书·郦食其传》中提到了"王者以民为天，而民以食为天"。吃是生命活动的表现，是健康长寿的保证，"安谷则昌，绝谷则危"，"安民之本，必资于食"，只有吃饱了肚子，才能够安居乐业。因此，饮食不仅维系着个体的生命，而且关系到种族的延续、国家的昌盛、社会的繁荣、人类的文明。如今随着我国人民生活水平的提高，国民温饱问题的基本解决，人们已经把一日三餐从满足生理上的需要，逐步提升到口福和养生的高度。

中国近几年的营养调查情况表明，在饮食中，热量摄取虽然达到供给数量的标准，但是蛋白质的人均日摄入量却只有67g，处于供给标准的低水平。摄入的钙、核黄素、维生素 A 则明显低于供给标准。尤其突出的是青少年摄入的热量、蛋白质均低于供给标准。这就是说，绝大多数人虽然有能力实现温饱，但是饮食结构不合理，营养供给不平衡。古人常说"他山之石，可以攻玉"。借鉴一些国外的饮食理念，改造和充实国人的餐食，这对提升民族的健康水平不无益处。

向素食倾斜的法国饮食

近年来，人们从"食不厌精"、"脍不厌细"的膳食习惯中反思出了一个道理：素食不可缺。现代医学研究也证实：素食至少具有三大优势，拥有水杨酸、纤维素、碱性成分等防病保健秘密武器。法国人中的"新素食主义"一族就是代表。他们"显山露水"地表明，法国人正向素食主义倾斜。一位名叫布律诺扎拉亚的财务分析员对采访者说："我一天不吃蔬菜水果就会觉得少了点儿什么。早上不再喝咖啡，而改吃猕猴桃。上班之前，会在包里放几个水果。"特别是疯牛病危机爆发以后，这种倾向日渐显著。有一个迹象千真万确：人们曾经认为大南瓜与甜菜都是已经被打入了"冷宫"的蔬菜，如今却又"卷土重来"。

医学专家强调，每天多吃水果蔬菜的人患心血管疾病、癌症、肥胖症与糖尿病的概率会降低。营养学家雅克弗里告诉人们："如果每天至少吃400g水果蔬菜的话，患癌的概率可以降低20%。"

独树一帜的英式饮食

英国人的饮食习惯可谓独树一帜。早晨起床前要喝一杯较浓的红茶，俗称为"被窝茶"。早餐以熏碱肉、烩水果、麦片、咖啡、鸡蛋、面包等为主；午饭较为简单，有时只吃三明治；晚饭比较讲究，习惯吃些烤鸭、烤羊腿、牛排等菜肴与口味比较甜的点心。

英国人在菜肴的烹调上也很有特色，用油较少，清淡，调料很少用酒。调味品如盐、醋、胡椒粉、色拉油、各种酸果等，都放在餐桌上由客人自己选用。烹调方式上以清煮为主，蒸、炸、烩为辅。稍加分析就不难看出，英国人的饮食理念利多于弊，比如爱饮茶、饮食清淡以及清煮的烹调方式等值得国人借鉴。

时尚科学的日本饮食

日本人的平均寿命位居世界人口平均寿命的首位，乃是享誉全球的长寿之国。究其奥秘，合理的饮食文化发挥了重要作用。

据营养学家分析，日本人在吃方面既大胆新潮，又谨慎传统。概括起来有两大特点：一是时尚，二是科学。日本饮食的原则主要有：少吃大米，多吃鱼、肉、豆、蛋；少吃油腻，多吃新鲜蔬菜；每天一杯牛奶，常吃海带、海苔、香菇；每餐七分饱，从不暴饮暴食。至于具体方案，以平均寿命又居日本之首位的冲绳居民为例：（1）海带的消费量为全国第一；（2）鱼类和贝类的摄取量大；（3）一日三餐必有豆腐；（4）只是适量吃经过熬煮而充分降低了脂肪的猪肉；（5）食用盐分少的纳豆；（6）每天至少吃100g鲜菇。

据世界卫生组织公布的一项统计资料披露，日本人的心肌梗死发病率和癌症死亡率一直是最低的，其秘诀之一就在于他们多样化且富于平衡的传统饮食结构，非常值得我们借鉴。

钟爱健康食品的德国饮食

德国人对快餐情有独钟，市区内林林总总的快餐店成为他们经常光顾之处，比萨馅饼、意大利面条、汉堡包等皆在"笑纳"之中。在家里则偏爱土豆，土豆成了德国人的主食以及维生素 C 的主要来源。奥妙在于土豆含有比其他粮食作物更高的热能与养分。烹调方法简单，或直接煮熟去皮后食用，或做成炸土豆饼、冷冻土豆条、炸土豆条食用。

水果与蔬菜也为德国人所钟爱，大多数蔬菜洗净后直接切成片或丝，再配以不同口味的各种色拉酱，给人以视觉或味觉上的美感与享受。

除此之外，德国的奶类生产业发达，质量与数量均在国际乳品行业中名列前茅，含脂量不同的各种鲜牛奶、冰激凌、酸奶、奶酪等奶类制品更是琳琅满目。

芬兰人的饮食理念

芬兰地处北极圈内的斯堪的那维亚半岛，属于世界上最寒冷的国家之一，芬兰气候变化多端，长年多雨雪，土地贫瘠。然而芬兰却是一个长寿之都，国民的平均寿命为 75 岁，居世界第五位。究其原因，合理的饮食功不可没。

调查表明，重视营养搭配是芬兰人的一大特点。从实际情况看，他们的食品种类很单调，与我国的饮食简直有天壤之别，这缘于生活环境差、农牧业不发达，蔬菜、水果、肉类都依靠进口。但他们特别重视三餐的质量，尽量多食无农药、无污染、纯天然的绿色食品，而且还非常注重饮食间合理的搭配。比如肉类以鱼肉、牛肉为主，尤其是北冰洋的大马哈鱼，肉质新鲜，营养丰富。芬兰人烹调的方法也颇为讲究，在制作食品时很少煎炸，多放在烤箱里面烤着吃。芬兰食用的蔬菜在进口时要进行严格的检测，一旦发现农药超标，坚决禁止。

韩国人的饮食理念

韩国人中肥胖者不多，一般中老年人都能保持身材且有健康的气色。韩国人和日本人一样，习惯于席地而座，盘腿就餐。其传统饮食比较简单，主食为米饭，爱吃泡菜，泡菜的出口量据说是世界第一，种类之多我看也能拿冠军，因为每餐都有它堂而皇之地上桌，精致盘碟中能摆出不少花样：白菜、萝卜、辣椒，还有我们叫不出名的，既开胃也好吃。他们餐桌上的素菜显然比我们多，因为靠海的缘故，海产素菜也相当多。另外一项"多"是酱制品。我们的"酱缸文化"在那里的影响，大概已达到"青出蓝而胜于蓝"的地步，他们有专门用来掺和着菜拌饭的一种酱，以上"三多"，恐怕构成他们饮食中的低糖、低脂肪、符合营养学要求的合理因素。

韩国人饮食主面的节约与科学的理念，还可以从一种专供饮水机配套使用的"微型纸杯"上得到佐证。这是一种只有中指长、两指宽的小纸片，经过特别处理，拿上手就变成一个很小的杯子，放到龙头就能接水。

美国人的饮食理念

美国人一般做菜不用味精。味精作为中餐独有的调味品，在增加热菜鲜味的同时，若使用不当，在 140～200℃ 的高温间会转化成焦谷酸钠，产生微毒。而在烹制热菜时，由于成菜火候的需要，很容易使味精变性，产生微毒。味精虽然营养丰富，使用时还是要小心。

除此之外，美国人喜欢一日多餐。人类饮食的科学实践证明，"一日多餐，餐餐不饱"是符合人体健康的正确饮食方法，而每日三餐的饮食习惯，虽有早餐吃好、中餐吃饱、晚餐吃少的忠告，但由于加大了胃的负担，容易产生一些不良后果。对比中美的进餐节奏，不难发现，美国的饮食是一种灵活变化的方式，体现了"以人为本"的价值取向。少了僵死的条条框框限制，完全从人的身体需要出发，服务对象很明确。而中餐则有教条主义倾向，不管人体的具体变化规律如何。不同人群所从事的不同职业对饮食的要求如何不同，大多数餐馆都按一日三餐的固定时间营业。随着社会多元化的发展，不同阶层、不同职业人的饮食习惯和标准，也呈现出了多样化的趋势。

埃及人的饮食理念

埃及人自古就喜欢吃酸菜，传统食谱上，被记载的酸菜种类多达十来种。埃及人中患心血管类疾病的很少，这主要得益于他们的饮食习惯，因为酸菜已被现代医学证明有软化血管的功效。在开罗任何一家食品店，都有一排专卖酸菜的柜台。再简陋的店铺，酸菜的种类也有七八种之多。除了腌辣椒、腌洋葱、腌圆白菜等司空见惯的酸菜外，埃及人还喜欢腌橄榄、腌柠檬。

除皱养生不妨多吃这些

常饮酸牛奶

酸奶中含有的乳酸及其他一些有机酸如柠檬酸、葡配合酸等，其稀释液还具有明显的杀菌和防腐作用，被誉为黏膜组织的"清洗剂"，它有助于软化皮肤的黏性表层，去掉死去的旧细胞，在此过程中，皱纹也随之消除了。

酸奶中所富含的维生素 A、B、E 和胡萝卜素等能阻止人体细胞内不饱和脂肪酸的氧化和分解，维持上皮细胞的完整，有利于防止皮肤角化和干燥，使皮肤白嫩且富有弹性与光泽，避免皱纹的产生。

多吃核酸食物

核酸，是一种生命信息物质，有人称它为"葆春物质"。它不仅在蛋白质生物合成中起着重要作用，而且影响到其他各类代谢方式和代谢速度。日本专家经过检验，女性每天食用核酸约 800mg，维生素 2g，4 周后脸面皱纹会大部分消失，粗皱皮肤变得光滑细嫩，老年斑、雀斑等也会部分消失或变淡。所以，经常适量摄入核酸，既能延缓衰老，又能除皱健肤。

随着人的年龄增长，人体合成核酸的能力会逐渐降低，所以人体只能依靠从食物中摄取核酸，以补充对核酸的需要。富含核酸的食物很多，主要是鱼类、虾与虾皮、动物肝脏、酵母、黑木耳、蘑菇、花与花粉、人参、蜂蜜等。多吃上述食物，则可达到强身健体、驻颜去皱之目的。

选食软骨素硫酸食物

软骨素硫酸物质，主要存在于鸡皮、鱼皮、鱼翅、鲑鱼头部以及鸡与鲨鱼等的软骨内。有人在吃鸡、鱼时不爱吃皮或其软骨，实是弃之可惜。殊不知，软骨素硫酸是构成皮肤真皮弹性纤维最重要的物质，人的饮食中如果缺乏软骨素物质，皮肤就会失去弹性，出现皱纹。另外，多吃肉皮，也可补充合成胶原蛋白，从而使皮肤减少皱纹或消除皱纹，并延缓皮肤的衰老。

健康网 2011.02.18

七类人如何吃肉

刘庆春

现在越来越多的人不敢吃肉，"素食主义"甚至成为追求健康者的时髦标签。其实，肉类的营养非常丰富，它们含有丰富的优质蛋白质，能被人体完全吸收和利用。机体的各种组织维护、代谢所需要的各种酶等，都需要蛋白质。同时，肉类还含有丰富的维生素和矿物质，比如铁、锌、B 族维生素等。下面几类人尤其需要吃肉。

1. **儿童和青少年**。他们处在生长发育的阶段，机体蛋白质的合成应该大于分解，所以必须要用充足的肉类保证蛋白质供应。

2. **65～70 岁的老人**。他们的肌肉开始松弛，蛋白质可以延缓肌肉流失。如果不喜欢吃肉，不妨用鸡蛋或者奶制品代替。

3. **正在减肥的人**。蛋白质能提高饱腹感，因此要适量增加蛋白质的摄入。

4. **孕妇和乳母**。她们要为自己和宝宝两个人摄入营养，更应多吃点肉。

5. **经期女性和贫血患者**。贫血大多是缺乏蛋白质和铁造成的，而这两种营养素在肉类中都比较多。所以贫血人群必须吃肉，最好是猪肉、牛肉、羊肉等红肉。女性月经期间也应该吃肉。

6. **肿瘤患者**。肿瘤是一种消耗性疾病，如果营养不良，就会影响治疗和恢复。放疗和化疗的患者更应增加蛋白质和维生素的摄入量，以保证机体有足够的抵抗力。

7. **外伤或手术患者**。这类人因为需要机体组织的生长，所以对蛋白质的需要量非常多，而供应蛋白质最好的方法还是吃肉。

《生命时报》2011.03.15

蔬菜营养四个等级

科学家根据蔬菜（蔬菜食品）所含营养成分的高低，将它们分为甲、乙、丙、丁 4 类，供人们从中挑选出更适合自己的食物。

甲类蔬菜 富含胡萝卜素、核黄素、维生素（维生素食品）C、钙（钙食品）、纤维等，营养价值较高，主要有小白菜、菠菜、芥菜、苋菜、韭菜、雪里蕻等。

乙类蔬菜 营养次于甲类，通常又分 3 种。第一种含核黄素，包括所有新鲜豆类和豆芽；第二种含胡萝卜素和维生素 C 较多，包括胡萝卜、芹菜、大葱、青蒜、番茄、辣椒、红薯等；第三类主要含维生素 C，包括大白菜、包心菜、菜花等。

丙类蔬菜 含维生素类较少，但含热量高，包括洋芋、山药、芋头、南瓜等。

丁类蔬菜 含少量维生素 C，营养价值相对较低，有冬瓜、竹笋、茄子、茭白等。

《营养师》2011.05.02

吃糖威胁着全球健康

王 月 陈甲妮 青 木 陶短房 李 珍

从 2001 年到 2010 年，全球人已经多吃了 3000 万吨糖。就在大家迷恋着"糖"所带来的甜美口感时，肥胖、糖尿病、心肌梗死，甚至骨折等和"糖"有关的疾病也悄悄地席卷了全世界。

每天一罐含糖饮料，糖尿病风险翻番

英国血压协会主席今年 3 月对全世界的人发出警告：过多的甜饮料是"棺材盖儿上的一枚钉子"。每天只要喝超过 355ml 的甜果汁或碳酸饮料，就会给血管"加压"。每多喝一罐甜饮料，舒张压会高出正常值 1.6mmHg，收缩压高出 0.8mmHg。美国研究也显示，每天一罐含糖饮料，每年体重将增加约 7kg，糖尿病的风险翻番。

在以西餐为主、肥胖症已经蔓延的发达国家，人们吃糖的习惯最为突出。德国消费者协会的调查显示，德国人近 60% 的食品为高糖食品，这导致德国患有糖尿病的人数达 750 万，"体重超标"的人占 51%。日本人的饮食习惯本来非常健康，但近年来，大街上充斥着越来越多的欧美快餐店，里面的甜食让患上糖尿病、高血脂、心肌梗死、心血管障碍等疾病的日本人越来越多。

2008 年，有调查显示，每个中国人在这一年里吃下了 19.6kg 的糖，相当于每天吃了 50g 糖。除了食糖、巧克力、糖块等以外，甜饮料以及很多无味，甚至酸的、咸的食物里所含有的"隐形糖"，是造成糖摄入量不断上升的重要原因。中国农业大学食品学院副教授范志红举例，雪饼、虾条等膨化食品和核桃粉、芝麻糊等速溶糊是加工食品中最大的"隐形糖"藏匿者。国家高级烹调师、山东首席烹调技师张亮告诉记者，餐馆里一份红烧肉含糖 40～50g，无锡排骨含糖 75g，红烧鱼、鱼香肉丝等含糖 25～30g……再加上水果、话梅、酸奶、面包等食物中的糖，让我们不知不觉中就吃了过量的糖。虽然世界卫生组织推荐，每天 50g 糖已经是普通人摄入的上限，但 1 罐可乐就含糖约 37g。

五种方法远离"高糖"危害

许多发达国家已经开始了多种"限糖"措施。4 月 11 日，美国波士顿市长托马斯·梅尼诺宣布：凡是和市政府有关的机构及其组织的活动中，都不许销售、提供含糖饮料；只要归市政府管理的建筑，就不让含糖饮料做广告；政府经费，一分钱都不能花在购买含糖饮料上。德国和美国一样，也从政府部门开始打击含糖饮料；此外，还规定不能针对 12 岁以下儿童做糖果广告。英国政府则直接要求，把含糖食物都做得越小越好。

"人对糖果的需求是一种本能。"中国工程院院士、中国疾病预防控制中心食品强化办公室主任陈君石教授说，而"限糖"并不代表不吃糖，而是"会吃糖、管理好你该吃多少糖"。也有人呼吁：在限糖上，政府应该向发达国家学习，首先应该做出行动。

对于普通老百姓来说，专家们指出，可以通过以下 5 种方法远离"高糖"的危害。

1. **糖和油不要一起吃。**陈君石说，导致肥胖的唯一原因，是吃进去的能量大于支出的能量。糖和油都是含能量特别高的食物，如果一起吃，很容易导致收入大于支出。

2. **水果要选不太熟的。**成熟度越高的水果含糖也越多，而成熟度稍低的水果不但含糖少，里面具有保健价值的营养成分还更丰富。

3. **白粥米饭配芹菜香干**。白粥、白米饭等都属于上升血糖速度快的食物，吃时一定要配一些膳食纤维多、蛋白质丰富的小菜，比如芹菜拌香干。土豆或芋头等淀粉含量高的蔬菜，尽量别蒸着吃，要切成丝炒着吃，以抑制血糖上升。

4. **喝饮料加奶别加糖**。台湾的一项实验表明，一杯500ml的奶茶中含有50g糖。中国营养联盟副秘书长王旭峰指出，一般100ml甜饮料中含糖12～13g。如果实在想喝，可以在红茶等饮料中加点鲜奶。

5. **自己做做"减糖训练"**。王旭峰说，如果一个孩子从小就特别喜欢吃甜食，会慢慢不习惯吃天然食物，他长大后吃加工食品的概率就会大大增加。所以，有意识地从每周一次减糖餐或者减糖食物开始，增加到每日少吃一种含糖食物，几个月后，口味就会变淡。用水果、低脂牛奶和酸奶来代替甜食，或者用蜂蜜和果汁代替糖，都可以使糖的摄入量减少一半。

《生命时报》2011.07.15

爱吃甜食这些疾病易找你茬

桑 柏

糖是家庭必备食品，在糖的甜蜜之中隐藏着对人体健康的威胁。日常饮食中，偏爱甜食者，常常会因过量食糖而导致多种疾病。

1. 代谢紊乱

对策：可以通过多吃富含维生素B_2的食物补充：奶类及其制品、动物肝肾、蛋黄、鳝鱼、胡萝卜、香菇、紫菜、芹菜、橘子、柑、橙等。

人们摄入糖后，在体内分解糖产生热量的同时，其所产生的代谢产物需要维生素B族参与解毒，最后排出体外。长期过量食糖，会使体内维生素B族因消耗过多而缺乏，以致废物蓄积于人体；同时又使体内的热能代谢，蛋白质、脂肪、碳水化合物代谢以及脑与组织中能量转化受到负面影响。

2. 高血压和肥胖

摄入过多的糖，可刺激人体内胰岛素水平升高，促进血中胰岛素、儿茶酚胺分泌，使交感神经活性增高，直接引起血管紧张度增加，这可能成为引发高血糖和高血压的原因之一。另外，血中高胰岛素水平也会促进肾脏重吸收钠和水，引起水钠滞留体内，血容量增加而产生高血压。

食糖过多，剩余部分会转化为脂肪贮藏起来，造成肥胖，而肥胖又是众多疾病之源。

3. 骨质疏松症

进食大量的糖或碳水化合物，在人体内代谢过程中产生大量中间产物丙酮酸、乳酸等，使肌体呈酸中毒状态。为维持人体酸碱平衡，体内的碱性物质钙、镁、钠就要参加中和作用。体内钙的不足使肌肉硬化和张力减弱，调节血压的机制紊乱。大量钙被中和，又能让骨骼脱钙而出现骨质疏松症。体内酸碱平衡失调，又使人体细胞老化加速，使人对外界的适应能力下降。

4. 甜食综合征

蜂蜜和水果中的果糖被广泛应用于制作饮料、甜点、果品奶酪等多种食品，尽管它的甜味深受欢迎，但食入过多很容易引发"甜食综合征"。

"甜食综合征"有哪些表现呢？轻症者主要表现为情绪异常，例如出现无名烦恼、心境恶劣、任性、易冲动、易暴躁。还可表现为头发变黄变白，全身骨骼酸痛，龋齿，儿童弱视、近视。重症者可导致高血压与肥胖症。而肥胖者又很容易患动脉粥样硬化、高血压、冠心病、糖尿病、乳房肿瘤等，一旦发病，又会有这些相关疾病的临床表现。

如何预防这种疾病呢？专家提醒，运动少、轻体力劳动者，每天的食糖量不要多于20g，重体力劳动者也不要超过30g；少吃巧克力；睡前不吃甜食。限糖节食是防治肥胖症、动脉粥样硬化、高血压、冠心病及糖尿病的非药物治疗方法之一，以上诸病患者应控制糖和含糖食物的摄入量，以防止病情加重。

嗜糖有害健康

张凌燕

糖是人人都爱吃的食物，随着夏季的到来，香甜可口的冰激凌、饮料成为不少人难以抗拒的诱惑。然而，糖是一种高热量的食物，在糖的甜蜜之中隐藏着对人体健康的威胁。日常饮食中，偏爱甜食者，常常会因过量食糖而导致多种疾病——

俗话说，"食蔗高年乐，含饴稚子欢"。甜蜜蜜的糖，人人爱吃。吃甜食有补充气血、解除肌肉紧张和解毒等功能，而且糖果可以丰富人们的生活，点心中适当加些糖可提高食欲。北京先有康中医技术研究院的曹恒主任在接受记者采访时指出，糖虽是人们日常生活中不可缺少的一种食品，但对于糖的摄入要适可而止，不可过量，多吃不但无益，反而有害健康。

适量食糖　益于健康
《素问·宣明五气》指出："五味所入，酸入肝，辛入肺，苦入心，咸入肾，甘入脾。"甘，有缓急、和中、补益的作用，主入脾经、胃经。脾为中土，为五脏之枢纽，饮食入胃主要通过脾的运化，化生精微，以营养全身。脾与胃互为表里，脾喜燥而恶湿，胃喜润而恶燥，脾主升清而胃主降浊，脾胃为生化之源，脾胃调和，气机调畅，才能发挥正常功能，才能化生气血。糖在五味中属甘味。甘味食物的缓急、和中、补益的作用，有助于脾胃功能的发挥，但过量食糖却会伤害脾胃，产重危害健康。吃甜食多了，人就会因摄入能量太多而产生饱腹感，影响对其他富含蛋白质、维生素、矿物质和膳食纤维食品的摄入。

过量食糖　疾病频发
曹恒主任认为，过量食糖会伤害身体，也是引发下列常见疾病的原因之一。
近视眼：人体内糖代谢需要维生素 B_1，糖摄入过量，维生素 B_1 消耗加大，就可能发生视神经炎。糖很黏，可以把胶原蛋白粘在一起，产生"糖化"，使肌肉失去弹性。眼睛周围的肌肉由于糖化失去弹性后，不能灵活调节焦距；当近距离看书时间很长时，眼睛的肌肉可能固定在近焦距，而不容易改变到远焦距，因此看不清远处的东西导致近视。严重时，眼睛水晶体本身也可以被糖化，变得浑浊，形成白内障，甚至失明，例如糖尿病眼病。多吃糖还易造成体内缺钙，从而使眼球内膜的弹力减退，引起轴性近视。
细菌感染性疾病：吃一定量的糖，白细胞的杀菌作用就会受到抑制，吃糖越多，抑制作用越强，炎症便容易蔓延。同理，患扁桃腺炎、肺炎及痈肿等疾病时，也不宜多吃糖。

肾炎：肾炎是一种忌盐性疾病，这很容易诱使人多吃糖。然而肾炎病人的血管功能本已受损，加之糖会促使血管脂质代谢混乱，因此多吃糖反而会加重肾脏的负担。

皮肤病：由于多余的糖会转变成脂肪，使皮脂分泌增多，所以不利于皮肤健康和皮肤病的治疗。患化脓性皮肤病或脂溢性皮炎者，多吃糖更易使病情恶化。

肠道疾病：糖能使胃酸增多，加重胃病患者的疼痛。糖还能减弱胃肠的蠕动，造成便秘及痔疮的频繁发作。

风湿病：风湿病患者体内的碱储备本来就少，而糖属酸性，增加糖的摄入，消耗了碱储备，体内碱的含量会更少，无形中加重了病情。

结石：糖或高糖饮食会使尿中钙镁的排出量增加，草酸浓度增加，引起尿道结石。

癌症：日本大学药理学教授田材丰辛的研究表明，平时好吃高糖类食物的人，由于自身免疫功能减退，患癌症的概率比普通人大 4 ~ 5 倍。其致癌原因为糖是酸性食品，摄入过多会使人体内呈弱酸环境，引起钙的不足，从而诱发癌症。

此外，英国营养学家贾恩尤金教授和美国农务部的学者古卢普研究员分别对小白鼠进行了分组实验，发现用糖饲养的一组小白鼠营养不良，容易感染疾病，肝脏、肾脏均增大，脂肪含量也增加，平均寿命为 444 天。而用淀粉饲养的一组小白鼠平均寿命为 595 天，两者相差达 151 天。按人类的平均寿命 70 岁计算，长期吃高糖类食物和不食高糖类食物的人，他们的寿命将要相差 20 年。

糖是人体生命活动必需的重要物质，适量食用甜食有益健康，但食糖过量对人体有害。在日常生活中，几乎所有甜味食品中，都含有大量用白糖或糖浆做成的甜味剂。完全拒绝吃糖是一件困难的事，曹恒主任认为糖本身无害，关键是要食用有度，切勿因贪吃而危害健康。

吃对甜食不伤身

人似乎生来就爱吃甜。可如果甜食吃得不对，就会严重影响健康：除了引发肥胖、高血压、心血管疾病外，还会带来骨质疏松、胆结石等问题。怎么吃甜食才不伤身呢？

首先，空腹的时候不要吃甜食。空腹时糖分基本不经消化就会被立即吸收，会导致血糖水平短时快速升高。暂时性的高血糖会与体内许多重要组织中的蛋白质产生反应，使其受到损害，导致患慢性疾病的危险增大。吃甜最好把握以下 3 个时机。

1. 运动前　运动过程中需消耗大量体能，但运动前又不宜饱餐。这时适量吃些甜食可满足人体的能量供应。

2. 呕吐或腹泻时　喝一些盐糖水，有利于肠胃功能的恢复。

3. 糖尿病病人低血糖时　糖尿病病人出现低血糖症状时，喝些糖水或甜味饮料，可使患者度过危机。

其次，要学会选择甜食的种类。第一，想吃甜的时候，可以优先选择天然的甜味，比如石榴、苹果等水果。不但能满足你对甜食的欲望，其中的低聚果糖等糖类，还能促进体内有益菌的生长，抑制肠道致病菌和腐败菌繁殖。第二，可适当选择一些糖醇类甜味剂加工的食品，比如木糖醇口香糖等。它们的能量更低，引起餐后血糖反应也更低。但注意不要过量，否则会引起腹泻。第三，粗加工的糖类更好，比如红糖就比白糖的营养更丰富。

最后，吃甜不要咀嚼太久。口腔中的乳酸杆菌能使糖发酵产生酸，加速牙齿老化，且时间越长，老化程度越高。另外，吃完甜食后要记得用白水漱口。

滋补要警惕5大误区

艾 美

补虚不分体质 服用滋补保健品不仅应因人而异，还要因病、因时、因地而异。如果盲目滋补，导致阴阳失调、气滞血瘀，不仅无益而且有害。例如患有高血压、高血脂等心血管疾病者属阴虚火旺，不宜服用鹿茸类补品，否则可导致头晕、目赤、吐血、尿血。又如阳虚畏寒腹泻者服用六味地黄丸，只能是雪上加霜。

重药补 轻食补 世上没有靠吃滋补保健品能长寿的，而是靠均衡的饮食、平和的心态和健康的生活方式。糖、脂肪、蛋白质、盐类、维生素和水是人体的六大营养素，主要来源于日常的饮食。任何营养品都不可能像食物中的各种营养素那样既全面均衡又无毒无害。

盲目大补久补 体虚者确需进补但应当细水长流，补得过多过急不仅增加胃肠负担，还可引发毒性反应。例如每天服用6g人参可引起发热、出血、皮疹、烦躁不安、血压升高等症。部分滋补保健品应当按疗程服用，避免造成营养过剩或产生副作用。

患急性病时进补 患感冒发热、急性肠胃炎等急性病期间应停服滋补保健品，需分清轻重缓急，先治急症，病愈后再进补。因为在此期间外邪未除，若服用滋补药可导致表邪不解、引邪入里，使病情加重；而且此期间患者脾胃虚弱，滋补品多腻滞，不利于消化吸收。

价格越贵越好 滋补保健品价格受到制作成本、营销过程、广告宣传等因素的影响，部分滋补保健品价格虚高，甚至存在着一成成本、二成流通、三成广告、四成利润的不合理现象，所以不一定价格越贵的疗效越好，只有适合自己的才是最好的。

科学进补远离误区

王海亭

进入秋季后，人们的胃口随着气温的下降逐渐好转起来，再加上许多地方都有"贴秋膘"的习俗，因此，一到秋天，许多人就张罗着吃各种各样的食物进补了。俗话说："一夏无病三分虚。""秋冬进补，来春打虎。"秋季适当进补，不仅是恢复和调节人体各脏器机能的最佳时机，而且也为冬季的来临奠定物质基础，对恢复体力、提高抗病能力、减轻宿疾都有重要的意义。但进补要讲科学，否则很容易步入误区。

误区一：越贵越补

一些人以为东西越贵越好，不惜花高价买燕窝、鱼翅之类的保健食品。其实这些东西进补功效未必就好，而十分平常的甘薯和洋葱之类的食品，却有十分值得重视的食疗价值。"缺什么，补什么"是进补的基本原则，不要以贵贱分高低，关键是看自身哪项功能较差，再根据体质选择相应补品，尤其是老年群体，则更应以实用为滋补原则。

误区二：多多益善

任何补药服用过量都有害，"多吃补药，有病治病，无病强身"的说法是很不科学的。过量进补会加重脾胃、肝脏负担。夏季人们常吃冷饮、冷冻食品，多有脾胃功能减弱的现象。入秋即大量进补，会骤然加重脾胃及肝脏的负担，使长期处于疲弱的消化器官难以承受，导致消化系统功能紊乱。如过量服用参茸类补品还可引起腹胀、不思饮食等副作用。

误区三：虚实不分

进补要先分清自身体质，中医的治疗原则是虚者进补，不是虚证病人不宜进补，要辨证施补。即使是虚证，也有气虚、血虚、阳虚、阴虚之分，人体器官又有心虚、肺虚、肝虚、脾虚、肾虚等不同，进补前最好先向专业医生咨询，结合各种补药的性能特点，对症施用。如热性体质者就不适合服用人参、鹿茸、海马等温热性的药物。

误区四：以药代食

药补不如食补，重药物轻食物的做法是不科学的，许多食物也是很好的滋补品。如多吃萝卜可健胃消食、顺气宽胸；多吃山药能补脾胃。日常食用的胡桃、芝麻、花生、红枣、扁豆等也是进补的佳品。

误区五：进补单一

有些人喜欢按照自己口味，专服某一种补品，这么做会影响体内的营养平衡，对健康是不利的。尤其是老年人，不但各脏器功能均有不同程度的减退，需要全面地系统地加以调理；而且不同的季节，对保健药物和食物也有不同的需求。如牛羊、狗肉、辛辣食物、酒等，都是偏温热的，会导致体内毒火旺盛，出现口干、口渴、嗓子疼等症状，不宜过多食用。

误区六：凡补必肉

夏季过后，脾胃尚未完全恢复到正常功能，因此过于油腻的食物不易消化吸收。另外，肉类消化过程中的某些"副产品"，以及过多的脂肪、糖类等往往是心脑血管病等老年常见病、多发病的病因。但饮食清淡也不是不补，尤其是蔬菜类更不容忽视。所以，秋冬季在适当食用牛肉、羊肉进补的同时，不应忽视蔬菜和水果，它们可以为人体提供多种维生素和微量元素。

误区七：重"进"轻"出"

近年来提出一种关注"负营养"的保健新观念，即重视人体废物的排出，减少"肠毒"的滞留与吸收，提倡在进补的同时，亦应重视排便的及时和通畅。否则食物代谢后产生的有毒物质不能及时被排出体外，对身体会产生更大的危害。

专家释疑三款古董饮食方

任雷立

说法一　朝朝盐水，晚晚蜜汤

经典用法：一个清身一个补益，两者搭配最合适，不单独取其一。

《本草纲目拾遗》记载，盐入肾经，能"调和脏腑、消宿物、令人壮健"。所以，老人们都有在清晨起床后空腹喝一杯淡盐水的习惯，这样可以加快肾经代谢，有利于降火益肾。而蜂蜜呢，中医认为其有补中、润燥、止痛、解毒的作用，每晚睡前食用蜂蜜，不仅可健脾和胃、补益气血，还可镇静、安神、除烦。

怎么喝：一般 100ml 水中食盐的量最好不要超过 0.9g。

小提醒：早喝盐水晚喝蜜还可以形成互补，这是因为蜂蜜中钾的含量较高，体内摄入足够的钾有助于排出体内多余的钠。二者配合，一个清身一个补益，相得益彰。

说法二　早上吃姜，胜过参汤；晚上吃姜，赛过砒霜

经典用法：晨起含姜片，对预防感冒很有效。

天津中医药大学第一附属医院营养科主任李艳玲称，清晨时，阳气上升，胃中之气有待升发。姜属温性食物，可健脾温胃，加快血液循环。到了晚上，阳气收敛、阴气外盛，生姜的辛温发散作用会影响夜间休息，且晚上进食辛温的生姜还很容易上火。

怎么吃：每天早晨起床后，先饮杯开水，将生姜切薄片，取 4~5 片放开水中烫一下，然后将姜片放在嘴里含 10~30 分钟，慢慢咀嚼。坚持食用，可预防感冒。

小提醒：生姜性微温，食用时不要去掉姜皮，姜皮属于凉性，二者可以适当中和一下，防止食后虚火过盛。

说法三　早吃水果是金，午吃水果是银，晚吃水果是铜

经典用法：上午十点左右和下午三四点钟是吃水果的最佳时机。

中华中医药学会研究员、博士庄乾竹解释，这个说法也有一定道理。早起时，供应大脑的肝糖耗尽，吃水果可尽快补充糖分，各种维生素也更易被吸收。入睡前吃水果，尤其是纤维含量高的水果，不利于消化，凉性的瓜类在入睡前更应节制。

怎么吃：最好的时机是在上午十点左右或是下午三四点钟作为加餐食用，可平衡血糖，缓解工作疲劳。

小提醒：饭后马上吃水果是错误的生活习惯。这时水果会被先期到达的食物阻滞在胃内，致其不能被正常消化，引起腹胀、腹泻或便秘症状，时间长了，还会导致消化功能紊乱。

《健康时报》2011.06.27

世卫组织公布的十大垃圾食品

一、油炸食品

1. 导致心血管疾病元凶。

2. 含致癌物质。

3. 破坏维生素，使蛋白质变性。

二、腌制食品

1. 导致高血压、肾负担过重。

2. 影响黏膜系统（对胃肠有害），易得溃疡和发炎。导致鼻咽癌。

三、加工类食品（肉干、肉松、香肠等）

1. 含三大致癌物质之一：亚硝酸盐。

2. 含大量防腐剂（加重肝脏排毒负担）。

四、饼干类食品（不含低温烘烤和全麦饼干）

1. 含香精和色素过多（对肝脏功能造成负担）。

2. 严重破坏维生素。

3. 热量过多, 营养成分低。

五、汽水可乐类食品

1. 含磷酸、碳酸, 会带走体内大量的钙。

2. 含糖过高, 喝后有饱胀感, 影响正餐。

六、方便类食品（主要指方便面和膨化食品）

1. 盐分过高, 含防腐剂、香精（损肝）。

2. 只有热量, 没有营养。

七、罐头类食品（包括鱼肉类和水果类）

1. 破坏维生素, 使蛋白质变性。

2. 热量过多, 营养成分低。

八、话梅蜜饯类食品（果脯）

1. 含亚硝酸盐, 含防腐剂、香精（损肝）。

2. 糖分过高。

九、冷冻甜品类食品（冰激淋、冰棒和雪糕）

1. 含大量奶油, 极易引起肥胖。

2. 含糖量过高, 影响正餐。

十、烧烤类食品

1. 含大量三苯四丙吡（三大致癌物质之首）。

2. 导致蛋白质变性, 加重肾脏、肝脏负担。

3. 一只烧烤鸡腿等于60只香烟的毒性。

无论健康状况好坏, 只要吃了上述任何一种垃圾食品, 体内就会积聚相应的毒素。

晚餐不当易引发8种疾病

吴 湖

随着生活节奏的加快, 对于上班族来说, 唯独晚餐可以从容地坐在餐桌前, 美美地吃上一顿可口的饭菜。因此, 晚餐常被大家视为享受餐、团圆餐。殊不知, 这是极不符合养生之道的——

肥胖

晚餐吃得过饱, 血糖、血中氨基酸及脂肪酸的浓度就会增高, 从而促使胰岛素大量分泌。由于人们晚上一般活动量较少, 热能消耗很低, 多余的热量在胰岛素的作用下大量合成脂肪, 使人逐渐发胖。因此, 中老年人晚餐宜清淡, 摄入的热量不应超过全天总热量的30%, 这对于防止和控制发胖有益。

结石

据专家研究, 尿结石与晚餐太晚有关。这是因为尿结石的主要成分是钙, 而食物中所含的钙除一部分被肠壁吸收利用外, 多余的钙全部从尿液中排出。人体排尿高峰一般在饭后4~5小时, 而晚餐过晚, 人们大都不再进行活动, 就上床睡觉, 因此, 晚餐后产生的尿液就会潴留在尿路中, 不能及时排出体外。这样, 尿路中尿液的钙含量也就不断增加,久而久之就会形成尿结石。

高血压

晚餐过多进食肉类，不但会增加胃肠负担，而且会使血压上升，加上人在睡觉时血液运行速度减慢，大量血脂就会沉积在血管壁上，从而引起动脉粥样硬化使人患高血压。科学实验证明，晚餐经常进食荤食的人比经常进食素食的人血脂一般要高 2～3 倍，而患高血压、肥胖症的人如果晚餐爱吃荤食，害处就更多了。

冠心病

与早、中餐相比，晚餐宜少吃，一般要求晚餐所供给的热量不超过全日膳食总热量的30%。如果晚餐摄入过多热量，可引起血胆固醇增加；晚餐的质量高也会刺激制造低密度和极低密度脂蛋白，把过多的胆固醇运载到动脉壁堆积起来，成为诱发动脉硬化和心脑血管疾病的又一大原因。

糖尿病

如果中年人长期晚餐吃得过饱，反复刺激胰岛素大量分泌，往往造成胰岛细胞提前衰竭，进而发生糖尿病。

肠癌

如果一天的食物大部分由晚餐一次吃下，活动又减少，必然有一部分蛋白质不能消化，还有小部分消化物不能吸收。这些物质在大肠内受到厌氧菌的作用，会产生胺酶、吲哚等有毒物质。这些有毒物可增加肝肾的负担和对大脑的毒性刺激。睡眠时肠蠕动减慢，相对延长了这些物质在肠腔内停留的时间，从而促使大肠癌发病率增高。

胰腺炎

晚餐过于丰富，吃得过饱，加上饮酒过多，很容易诱发急性胰腺炎。如果胆道口壶腹部位原有结石嵌顿、蛔虫梗阻以及慢性胆道感染等，则更容易诱发急性胰腺炎。

失眠

晚餐过饱，可使鼓胀的胃肠对周围器官造成压迫，胃肠、肝、胆、胰等负担增大会产生信息传给大脑，使大脑相应部位的细胞活跃起来，一旦兴奋的"波浪"扩散到大脑皮质的其他部位，就会引起失眠和诱发各种各样的梦。噩梦常使人感到疲劳，久之会引起神经衰弱等疾病。

那么，晚餐究竟怎样吃才合理、科学呢？一是量要适中。不能豪饮贪吃，要适可而止。二要细嚼慢咽，以帮助消化。三是食物以清淡为主，荤素合理搭配，切忌大鱼大肉。尤其是老年人，对煎炸咸甜食品要少吃。晚睡的人如感到饥饿可在上床前喝一小杯牛奶，吃两三块饼干，或饮一小碗豆浆，切勿大量进食，否则会影响睡眠。

警惕食物"副作用"

张 静

诱发痤疮：高脂肪、含反式脂肪酸的食物（油炸食品、方便面、酥皮面包）

炸鸡腿、葱油饼等高脂肪食物吃多了，第二天早晨起来，你会不会觉得脸上油光光的？如果连续一个星期都这样吃，痤疮就会找上门来了。大连营养学会副秘书长、大连市中心医院营养科主任王兴国分析，这和脂肪在体内不易代谢有关，它们通过血液堆积在皮下，时间长了，就会堵塞毛孔，引发痤疮。因此，油性皮肤的人一定要少吃油腻食物，多吃蔬果等。

加重体味：肉类、咖喱、大蒜、洋葱

研究表明，吃肉多的人体味会比较重，因为肉类在代谢过程中会产生很多酸性物质，导致体液产生异味，通过汗腺散发出来，腋下汗腺发达的地方更为明显。此外，鱼类、洋葱、大蒜、茴香和咖喱等食物，其代谢产物也会令人体味加重。要想体味清新，最好多吃蔬菜、水果等碱性食物。

引起反酸、烧心：含淀粉和辛辣成分的食物（土豆、红薯、萝卜、大蒜）

土豆有"地下苹果"之称，红薯则是出名的"抗癌食物"，二者营养都非常丰富，但有些人吃了，却会产生一定的副作用，最典型的就是反酸。王兴国认为，这和薯类食物中含有相当多的淀粉有关，由于不好消化，会刺激胃酸大量分泌。此外，萝卜、大蒜、葱等含有辛辣成分的食物，也会刺激胃黏膜产生大量胃酸，让胃里有火烧火燎的感觉。一旦感觉反酸、烧心，千万别以为喝点果汁、汤、茶就可以压下去，这样只会让情况越来越严重。可以喝点清水，起到稀释胃酸的作用。

导致过敏：高蛋白食物（牛奶、鸡蛋、海鲜、花生、贝类）

很多人觉得，蛋白质高等同于食物更有营养，却忽视了有些蛋白质也是导致过敏的主要原因。美国食品和药品监督管理局（FDA）把小麦、海鲜、贝类、鸡蛋、牛奶、大豆、花生、坚果列为最易过敏的 8 种食物，90% 以上的过敏都是由它们引起的。对于亚洲人来说，最易引起过敏的食物则是鸡蛋、乳制品、腰果、香蕉和芝麻这五种。这些食物易引起过敏，大多和其中的蛋白有关。过敏的症状中，81% 是出疹子、感觉疲倦，70% 以上会引起感冒，此外还包括胀气、失眠等。

引发偏头疼：酒类、咖啡、巧克力、火腿、午餐肉

美国"网络医学博士"网站曾列出过导致偏头疼的几类食物，分别是：酒类；含咖啡因的食物，包括咖啡、巧克力、茶和可乐；以及火腿、午餐肉等含有亚硝酸盐的加工肉制品。上海华东医院营养科主任营养师陈霞飞分析，这可能与这些食物中的某些成分能引起脑血管急剧扩张或收缩有关。此外，有些人夏天大量吃冷饮时，突然的冷刺激也会让血管收缩，引发头痛。美国辛那提医学院头痛专家文森特·马丁博士建议，多吃点含镁的食物，如菠菜、豆类，杏仁等能减轻头疼。

四种吃法未老先衰

徐江文

美国耶鲁大学预防研究中心主任大卫·卡兹博士表示，不良饮食习惯或饮食错误会加速衰老进程，导致未老先衰。美国《预防》杂志最新列出了专家提示的加速衰老的 4 大饮食错误，并提出了相关改进建议。

错误一，不吃任何动物蛋白。

加速衰老的理由　美国迈阿密健康长寿中心医疗主管戴安娜·弗雷格博士表示，来自动物肉食的维生素 B_{12}，有助于调节新陈代谢和能量产生，对保持大脑和神经系统的灵敏有重要作用。

改进建议 每天吃两次脱脂奶制品，每天摄入 85~113g 瘦肉蛋白。富含维生素 B_{12} 的食物包括：鱼、蛤、牡蛎等海鲜，以及瘦猪肉、鸡肉等。

错误二，不吃任何补剂。

加速衰老的理由 锰和铜对防止关节老化有非常关键的作用。

改进建议 多吃坚果、牛肉和菠菜。另外，建议每天补充 2mg 铜和 5mg 锰。2~3 个月后，关节疼痛就会减轻。

错误三，不吃鱼和脂肪。

加速衰老的理由 鱼和橄榄油等健康脂肪是 ω-3 脂肪酸的最佳来源，该物质有助于防止记忆丧失。改进建议每周吃 95g 三文鱼、95g 青鱼、沙丁鱼或大比目鱼。每天一大勺核桃仁，每周 5 次。每天 9~12 颗杏仁，每周 4 次。

错误四，特别爱吃包装食品。

加速衰老的理由 包装食物含盐量高，增加高血压危险。

改进建议 严格控制每日食盐的摄入量；每天吃 7~9 份水果蔬菜。

《生命时报》2011.05.17

牛奶最好别加热喝

任发政

常温保存的袋装奶，因饮用方便又便宜，是很多人的选择。不过，有些喜欢饮热牛奶的人，为了图省事，就把袋装牛奶直接放进微波炉或锅里煮开。

在此特别提醒大家，直接把袋装奶放进微波炉或开水中加热，包装材料中的部分物质会分解，对人体产生不利影响。如果包装材料上没有注明"可用微波炉加热"的字样，就不适合直接放入微波炉中，而必须先将牛奶倒入微波炉专用容器内再加热。同样，直接将袋装牛奶放进开水中加热，也面临着包装遇热分解的健康隐患。

当然，即使方法正确，袋装牛奶也不适合煮沸饮用。一杯约 250ml 的牛奶，如用煤气灶加热的话，70℃时加热 3 分钟、60℃时加热 6 分钟即可；如果用微波炉的高火，加热 1 分钟左右就行了。时间过长，会使牛奶中的蛋白质受高温作用，由溶胶状态变成凝胶状态，导致沉积物出现，影响乳品的营养价值。而且加热时间越长，温度越高，其营养物质流失越严重。温度达到 100℃，牛奶中的乳糖就会出现焦化现象，钙质会变成磷酸沉淀，维生素则会大量流失。

因此牛奶尽量不要加热饮用，这样能保存其完好的营养价值。对孩子而言，更有利于其成长和发育。其实，超市等正规渠道中销售的纯牛奶，一般都经过消毒，有可靠的卫生保障，饮用时也无需加热。如果怕凉愿意喝温牛奶，用温水将袋装奶泡几分钟就行了。

夏季饮食多吃瓜菜

中国科学院教授 高 峰

夏季饮食应以清淡、寒凉、富有营养、易消化的食物为佳，避免食用难以消化的食物。可以多选择下列食品。

多吃瓜菜 夏季正是瓜类蔬菜上市的旺季，它们的共同特点是含水量都在90%以上。冬瓜含水量居众菜之冠，高达96%，其次是黄瓜、金瓜、丝瓜、佛手瓜、南瓜、苦瓜、西瓜等。

夏季气温高，人体丢失的水分比其他季节要多，必须及时补充，多吃瓜菜，这样可以有效地为身体补水。另外。所有瓜类蔬菜都具有高钾低钠的特点，有降低血压、保护血管的作用。

多选凉性食品 夏季对人体影响最重要的因素是暑湿之毒，吃些凉性蔬菜，有利于生津止渴、除烦解暑、清热泻火、排毒通便。

夏季上市的蔬果中，瓜类除南瓜、金瓜属温性外，其余如苦瓜、丝瓜、黄瓜、菜瓜、西瓜、甜瓜等都属于凉性。番茄、茄子、芹菜、生菜、芦笋、豆瓣菜、凉薯等，也属于凉性蔬菜。

注意补钾 暑期天气炎热，随着大量汗水的流失，机体会丧失较多的钾，如不注意补充，可能会造成低血钾现象，严重时会导致人体倦怠无力、头昏头痛、食欲不佳、精神不振等证候。为预防缺钾，可以多选择富钾食品，如草莓、桃子、菠菜、马铃薯、大葱、芹菜、毛豆等。茶叶的含钾量特别多，约占1.5%，热天多饮茶，既可消暑，又能补钾，可谓一举两得。

不妨多吃酸 酸能敛汗止泻祛湿，可预防流汗过多而耗气伤阴，又能生津解渴，健胃消食。多吃酸味食品，如番茄、柠檬、草莓、乌梅、葡萄、山楂、菠萝、芒果、猕猴桃之类，或在菜肴中加点醋，能提高胃酸浓度，帮助消化吸收，促进食欲。

巧除体内脂肪

王晓东

1. 茶能降低人体对脂肪的吸收，茶多酚还能促进消耗体内蓄积的脂肪。

2. 辣椒素能促进肾上腺素的分泌，它能活化脂肪酶，使脂肪作为能量被消耗掉。

3. 韭菜能降血脂，它含有较多的纤维素，能排除肠道中过多的脂肪和毒素，从而降低体内脂肪。

4. 虾、蟹等壳中的甲壳素能抑制胰脂酶，使肠道吸收的脂肪减少，从而降低体内脂肪堆积。

想减肥选择两类食物

北京朝阳医院营养师　宋　新

丹麦科学家近日发表了迄今最大的饮食与体重调查研究结果：如果想减肥，选择高蛋白饮食和低血糖生成指数的食物为最佳。

减肥的目的一方面是要减少摄入的热量，动用和消耗体内积聚的脂肪；另一方面又要强调平衡营养，防止新的脂肪组织生成。因此，选择低热量、低盐的均衡饮食是体重控制者的首选。

首先需要明确的是，肥胖的罪魁祸首不是碳水化合物，而是热量。碳水化合物、蛋白质和脂肪这三大营养素，都能为人体提供热量。我们所说的低热量并非一味的饥饿疗法，而是将热量从原来热量的基础上每日减少 400 ~ 500 千卡，但前提是每日总热量摄入不能低于 600 千卡。也就是说，减肥的速度应循序渐进，这样才能既健康又持久。

其次，减肥还必须低盐饮食。因为盐能促使水的潴留，还能促进肥胖。

第三是均衡饮食。这里讲的均衡首先是各种营养素的均衡，即每日膳食中应具有粮豆、蔬菜水果、奶及奶制品和肉蛋这四类保护性食品，同时要摄入少量的油、糖和盐。油的摄入要少，但最好不低于总热量的 20%；粮豆提供的热量应在总热量的 50% ~ 60%，以燕麦、土豆等含高钙及纤维素高的食物为主。蛋白质占 5% ~ 20%，宜以海产品和瘦肉为主。产格控制高脂肪、高糖食物，如甜食、果汁饮料、油炸甜品、全脂奶等。要吃足量的蔬菜和水果，否则得不偿失，危害健康。

血糖生成指数（GI）是衡量食物摄入后引起血糖反应的一项有生理意义的指标，提示含有 50g 有价值的碳水化合物的食物与相等量的葡萄糖和面包相比，在一定时间内体内血糖应答水平的百分比值。高 GI 食物进入胃肠后消失快，吸收完全，葡萄糖迅速进入血液；低 GI 食物在胃肠停留时间长，释放缓慢，葡萄糖进入血液后峰值低，下降速度慢。我们将 GI 小于 55% 的归入低 GI 食物，70% ~ 55% 的称中 GI 食物，70% 以上的为高 GI 食物。由于低 GI 食物的血糖反应平缓，致使胰岛素分泌减少，从而易产生饱足感。低 GI 食物在控制饥饿方面起到了积极作用，同时低 GI 食物有利于糖与脂的代谢，脂类生成不致旺盛，再加上饱足感，对控制体重与减肥是有利的。低 GI 食物有粗杂粮，如荞麦面、燕麦片、豆腐及其制品、绿豆、牛奶、脱脂酸奶，樱桃、柚子、梨等水果及大部分蔬菜；GI 较高的食物包括糯米、粳米、白薯、白小麦、面包、法国棍子面包等。

蛋白质是很重要的营养素，摄入量达到总热量的 12% ~ 15% 就可满足人体需要。这是一个最理想的蛋白摄入量，保持这个比例可使蛋白质发挥最好的效果。中国居民膳食营养素参考摄入量中推荐摄入量成年男女轻体力活动分别为 75g/天和 65g/天。减肥者由于控制脂肪摄入量，蛋白质所占比例多会上升。但若大量摄入蛋白质，非但难以被吸收利用，还会对胃肠与肝肾造成负担，反而不利健康。不过，不同民族对蛋白质的耐受程度也不相同。一般来说，欧美人对蛋白质的耐受力强一些，需要量也相应大一些，而东方人对蛋白质的耐受力则差一些。

这些热门减肥法管用吗

唐大寒

我国居民中肥胖者的队伍正不断壮大。当前，很多人健康意识提高了，对形体美也更看重了，因此一些肥胖或超重者总希望能有一种方法、吃一些食物或药物就能让自己在一夜之间变得苗条起来，这就促使他们不断地寻求所谓最有效的减肥方法。殊不知，这种急于求成的浮躁心态给商家提供了极好的商机，同时也让一些不科学的减肥方法在民间流传，有些方法甚至让人付出了健康的代价。

肥胖：外因比内因更重要

导致肥胖的因素有许多，但不外乎内因与外因两大类。内因即通常所说的遗传因素；外因即环境因素，主要包括不良的饮食和生活习惯问题，如膳食模式变化、运动量减少、交友应酬、休闲享乐、情绪化进食、嗜好零食等。在这两大因素中，应该说外因起主导作用，因为中国肥胖症患病率的迅猛增加就可以说明这一点。在20世纪80年代前，我国居民温饱问题尚未得到很好解决，居民中极少有人患肥胖症；而今天，经济的迅速发展使肥胖已成为一个严重的社会问题。这都表明，外因是引起我国肥胖流行的主要因素。在外因中，能量的绝对或相对摄入过量（即吃得多）或运动减少是导致肥胖的根本原因，也就是说，肥胖是吃出来的。

减肥：一步一步减热量

迄今为止，全球科学家公认最有效、安全、可靠、经济的减肥方法是合理的饮食控制加运动锻炼。运动锻炼与饮食的配合十分重要，本文重点介绍合理饮食控制。

纵观所有单纯性肥胖者，几乎毫无例外地都存在着或多或少的不良饮食习惯，这些习惯包括喜好肥肉、甜食、重口味，吃零食，吃宵夜等。就是这些不良习惯，使人相对或绝对摄取了过多的食物热量。正确的饮食减肥方法是先找出导致肥胖的不良饮食习惯，并逐步、坚决地克服它们。当然，要改变一个多年来已经形成的不良习惯不是所有人都愿意或能做得到的，这就需要理念、行动和方法。

热量摄入过多是肥胖者普遍存在的另一个问题，也是决定饮食减肥效果的关键所在。在制订减肥计划之前，先要了解一个人一天需要多少能量，这些能量相当于多少食物。

根据《中国居民膳食指南》中所说，城市中一位18～59岁男子每天需要2200千卡热量，相当于每天吃的食物量约为谷类300g，蔬菜400g，水果300g，肉、禽和鱼虾150g，蛋类50g，豆和豆制品40g左右，奶和奶制品300g，油脂25g。成年女子每天所需能量为1800千卡，相当于每天吃的食物量约为谷类250g，蔬菜300g，水果200g，肉、禽和鱼虾、蛋类25g，豆和豆制品30g，奶和奶制品300g，油脂25g。

对于一个要减肥的人来说，到底应该怎么吃，这要根据个人的肥胖度、减肥目标与计划而定。一般来说，每天减少500千卡热量（相当于100g干重大米或白面、烹调油15g）的摄入，每周可减重0.5kg，一个月可减2kg；如果每天减少1000千卡热量，一个月可减重约4kg。也许有人会问，不会计算食物热量怎么办？没关系，只要有意识地较之前适当减少一些高热量食物或用低热量食物代替它们就可以了。

检验饮食减肥是否有效的金标准还是你的体重。如果通过一段时间的自行饮食控制与运动锻炼，你的体重丝毫没有改变，而自己也不知道原因所在，建议你去医院找专业营养师进行饮食咨询和指导。

水果减肥

"不好了，小周晕倒了，赶紧送她上医院！"近一个月来，小周一直在坚持水果减肥法。她早上起来吃两个苹果或一个苹果一个梨，两杯清水；中餐时吃西红柿600～700g，晚餐则吃香蕉700～800g。当然，她每餐的水果品种会根据自己的喜好来选择和搭配，她最常吃的除了上面说到的苹果、梨、香蕉之外，还有草莓、桃、猕猴桃、柚子、柑橘、甜瓜、柠檬等，有时也用黄瓜来代替水果。但她绝对不会选择榴莲、荔枝、龙眼等甜度较高的水果。

但是，随着体重的日渐减轻，她的体质也越来越差，甚至出现了营养性贫血，这才有了在办公室晕倒的事情发生。

点评　水果营养很有限

所谓的水果减肥是指全日只吃各种水果或少数蔬菜，直到吃饱为止。倡导者认为，水果富含纤维素，脂肪少，热量低，能收到较好的减肥效果。其实，水果减肥是一种完全偏离均衡营养原则的饮食减肥方法，其弊端远远大于带来的好处。

像小周这样的吃法，她全天的食物仅能提供能量约800千卡，蛋白质12～13g，维生素C 170～180mg，钙约110mg，铁约7mg，锌约2mg。其中除维生素C能满足需要外，其他营养素几乎都无法满足机体正常代谢所需，其能量还不到小周需要量的一半。只吃水果确实能起到明显的减体重作用，但由于水果类食物中的蛋白质含量低，12～13g蛋白质仅为应该摄入量的五分之一，且质量不高，铁、B族维生素等含量极低，时间一长，小周必定会发生蛋白质、维生素、矿物质等营养缺乏病。这样一来，小周的体力、精力、体质也必然会下降，同时会发生严重的营养不良性贫血。

水果减肥除了会出现营养不良、体质下降、抗病与环境适应能力下降外，还可能出现体质性低血压，女性还可能会有月经紊乱甚至停经等内分泌功能失调；有的人也可能因大量进食水果（生食）而出现胃痛或腹胀、腹痛、腹泻等问题。少数人在体重减少的同时可能出现肌肉萎缩、皮肤干燥等。

饥饿减肥

饥饿减肥法是只进食无热量或低热量的饮料，如矿泉水、绿茶、黑咖啡、蔬菜水或口服维生素制剂等，一般10天为一个疗程。

半饥饿减肥法又称极低热量饮食减肥法，是指每日由膳食提供的热量仅200～800千卡的一种治疗性饮食方法。过去，这是一种只能在医疗机构内执行，在医师或营养师监督下，用于成年（18～65岁）难治性重度肥胖者的医疗饮食。

点评　被淘汰的减肥疗法

饥饿减肥法会给健康带来很大危害，除可能出现高酮血症、高尿酸血症、电解质紊乱、低血压等不良反应外，还可因组织蛋白质损耗过多而导致营养不良。在强烈的减肥心理暗示下，由于较长时间的忍受饥饿，患者可能食欲逐渐消失。笔者曾遇到数名15～20岁的青年女性因反复采用饥饿减肥法而发生严重的蛋白质—热能营养不良或神经性厌食症。其主要表现为拒食，或进食后立即呕吐。病人体重极度减轻、消瘦，出现肌肉萎缩、皮肤干燥、毛发细黄无光泽、全身抵抗力下降、月经停止等症状。

运用极低热量饮食减肥通常一周可减体重1～1.5kg，一个月可减重5～7kg。但多数人会出现较重的饥饿感、头痛、乏力、恶心、呕吐、腹痛、腹泻、注意力不集中等症状。营养性贫血、肝功能异常、严重的电解质紊乱，特别是低钙血症、心律不齐等症状也是治疗过程中常见的不良反应。治疗后1～2年的体重反弹也几乎是100%的。因此，现在的医疗机构减肥也淘汰了这种弊多利少的减肥饮食。

辣椒减肥

辣椒减肥法是从国外传入国内的。其减肥原理是人吃了辣椒后，辣椒素通过刺激交感神经，使体内的肾上腺素水平上升，进而加快新陈代谢，使热量消耗增加而达到减肥的目的。

点评　小心越减越肥

吃辣椒加快新陈代谢是人体对外界刺激的一种应激反应，即人体对不适应现象所引起的生理保护性措施。但它只出现在不习惯吃辣椒的人身上，在那些嗜辣如命的人身上根本不太可能出现类似的现象。也就是说，不吃辣椒的人偶尔吃辣椒能增加体内能量消耗，有全身发热、出汗等表现。但随着对辣椒的适应，这种现象会逐渐消失。如果说辣椒能减肥，那嗜好辣椒地区的居民中就会很少有人患肥胖症了。可事实恰恰相反，嗜好辣椒的人患肥胖的可能性更大。这是因为很少有人能吃下不经调味的辣椒，即辣椒在烹调过程中须加进大量的盐、油或鲜味料，这会使人胃口大开，吃得更多而肥胖。用辣椒提取物涂抹肥胖部位，达到减肥目的的说法，更是毫无科学道理。

苦瓜减肥

坊间流传的苦瓜减肥法说，每天生吃苦瓜 2～3 根，不用节食，不用运动，想睡就睡，想吃就吃，就能获得减肥的效果。

点评　苦瓜热能值确实低

从苦瓜的营养成分来看，苦瓜的脂肪、蛋白质含量都低，碳水化合物含量也不高，因此其热能值较低。每百克苦瓜的热量仅 19 千卡，属于低热量性食物，确实是肥胖、糖尿病等病人食谱中的理想食物。但苦瓜只是本身热值较低，它不可能消除摄入体内的其他食物的热能，所以在吃苦瓜的同时不控制食物总热量，不进行相应的体力活动，不可能有减肥作用。

苦瓜之所以苦是因为其中含有多种苦瓜苷、苦瓜素，还含有多肽类物质及生物碱等植物化学物质。大量研究证实，这些植物化学物质具有降糖、抗肿瘤、抗病毒、抗氧化、调节免疫等功能。迄今为止，还没有研究发现这些物质具有减肥作用。几项关于苦瓜毒性的研究发现，长期（3～6 个月）给实验动物喂饲不同剂量的苦瓜或苦瓜提取物，也未发现实验动物的体重有减轻现象。

可见，苦瓜或苦瓜中的化学物质能减肥的说法是没有任何科学依据的。可是有人钻了部分消费者盲目听信广告的空子号称从苦瓜中提取了比黄金还贵的减肥特效成分"高能清脂素"，并吹嘘其减肥效果前所未有。其实，这些标榜含有"高能清脂素"的减肥胶囊里只是装进了一些苦瓜、决明子等的粉末，有的甚至违规添加了须由专业医师处方的减肥西药西布曲明。事实上，市面上的各种苦瓜类产品既不是药物也不是保健食品，而只是一些普通食品而已。

不吃主食减肥

很多人认为肥胖的罪魁祸首是碳水化合物，因此很多人采取不吃米饭等主食来减肥。

点评　不吃主食反而更胖

不吃主食，其他食物的摄取就必然增加。有很多不吃主食的人反倒摄入热能密度更高的脂肪，其结果是更肥胖。一项营养调查显示，与 20 世纪中期相比，现在的人脂肪摄入总量是过去的 3～5 倍，蛋白质增加了六成，反倒是碳水化合物减少了四成。很多人每餐吃不到一碗饭，可是肥胖的发生率却越来越高。还有一个现象也可以说明不吃主食并不能减肥。有一些人因为应酬，经常在饭馆酒店就餐，他们很少甚至根本就不吃米饭，但几乎个个都大腹便便。

少吃主食甚至不吃主食的减肥效果很难长期维持。一旦恢复正常饮食，往往比以前吃得更多，体重反而会更重。

提示　不吃早餐会长胖

有些人认为，不吃早餐能减肥，其实结果正好相反。这是因为如果不吃早餐，机体长时间（约18小时）得不到热能及营养补充，细胞处于一种饥饿状态，至中、晚餐进食时就会通过提高食欲来增加食量，将所消耗的热量补回来。然而补回来的热量到了晚间又不需要继续消耗，于是造成热量相对过剩。这些剩余的热量就被转化为脂肪储存起来，使人发胖。另一方面，由于长时间不吃早餐，机体适应了这种未及时补充能量的代谢状况，使活动时的能量代谢处于较低水平，以便节约能量，结果反而使体重更易增加。有人用小白鼠做实验发现，一天喂食两次的小白鼠，比一天喂食 3 ~ 4 次的小白鼠更容易肥胖。在现实生活中，我们也常见到许多为了减肥而不吃早餐，结果是越减越肥的例子。

吃素减肥

吃素减肥法是只吃蔬菜、水果、谷物、豆制品等素食，不吃鱼、肉、禽类，有的人会吃鸡蛋、牛奶。

点评　素食缺少好蛋白

吃素减肥最容易出现的营养问题是蛋白质摄入不足或缺乏，这是因为动物类（荤）食物中不仅蛋白质含量丰富，而且蛋白质的质量也是最好的；植物性食物中虽然也含蛋白质，但绝大多数食物蛋白质含量不高，且质量较差。蛋白质营养不良的结果可能造成器官功能减退、体质下降和免疫功能低下。此外，动物类食物中的铁、锌等矿物质元素明显比植物性食物中的这些营养素吸收、利用率要高，如果只以植物性食物作为这类必需微量元素的食物来源，也很容易发生缺乏，故素食者多有缺锌症、缺铁性贫血或维生素 B_{12} 缺乏性贫血。

吃素减肥可能发生的另一个问题是女性内分泌功能紊乱，导致月经异常与生育能力下降。德国的一项针对减肥者的研究发现，吃素食的女性中，78％的人出现了停止排卵的情况，而且几乎全部被研究者的月经周期都比正常时间缩短了。

吃素减肥不一定就有减肥效果。有些人为了减肥只吃蔬菜而不吃饭和肉，但体重就是降不下来，原因是在烹调时为了改善蔬菜的口感而放入了较多的植物油。实际上，植物油和动物油一样，1g 油在体内代谢时能提供 9 千卡的热量。不限量地吃水果也可能产生同样的结果，因为水果中的糖同样能产生热能。所以不要以为吃素就一定能收到很好的减肥效果。

吃得很少却不见瘦的根源

Q1. 你少吃的是哪一餐？午餐、晚餐还是早餐？

发胖原因：再怎么忙都不要少吃早餐！不吃早饭不仅瘦不下来还可能胖更多！

出招："早餐"是一天当中的第一顿正餐，最重要的一餐，而且是可以放心尽量吃的一餐。

Q2. 下一餐或上一餐吃多少？

发胖原因：少吃了这一餐，下一餐却猛吃，总热量惊人，当然还是瘦不了！

出招：记住这一句话"总热量才是真相"！知道吗：瘦身的捷径不是饥饿，而是减肥，少吃饭摄入的热量！在数量相同的情况下，如果选择了低热量食品，可以不必紧张地进行瘦身！

Q3. 少吃也少动了吗?

发胖原因: 热量摄取减少了、消耗也减少了,结果总热量还是没变。

出招: 正确的减肥观念本来就应该是有计划的饮食加上规律的运动,两者相互协调才能达到最好的瘦身效果,少了任何一方,即使暂时瘦下来了,也很容易就遭遇复胖恶魔来缠身哟!

Q4. 少吃了一餐,却多吃了点心 or 宵夜?

发胖原因: 减少吃非正餐的机会,才是最有效的少吃一餐窍窕法。虽然少吃了午餐,却多吃了下午茶;少吃了晚餐,却多吃了宵夜。这样当然是没有效的啦!而且还会使你的身材更容易胖起来!

出招: 避免不经意间吃下一些高热量食物。

Q5. 身体的基础代谢率下降了?

发胖原因: 提高身体的基础代谢率!

出招: 多运动、多喝水、常泡澡、勤按摩等,都是有效提高基础代谢率的方法!

Q6. 身体里的是肌肉还是脂肪?

发胖原因: 1kg 肌肉消耗 100 大卡,1kg 脂肪只能消耗掉 4~10 大卡!

出招: 加强锻炼,提高身体中肌肉所占比例。

Q7. 一天的最后一餐习惯在睡前吃?

发胖原因: 进食的时间也关系到身材的胖瘦哟!吃饱了就跑去睡觉,囤积在体内的能量完全没有消耗的机会!

出招: 睡前 3~4 小时别吃东西,避免食物囤积在体内变肥肉!

《健康伴侣》

减肥别只调饮食

中国科普研究学会教授 高 峰

下午吃点儿零食

在中午 12 时到下午 7 时两餐之间,多数女性都会克制自己享用零食。然而,其后果可能会因为太过饥饿而导致晚餐进食过多。悄悄观察一下办公室里那个最瘦的女孩,她的抽屉里通常放着粗粮制成的饼干、面包或是无糖酸奶、水果等零食。吃过零食后,由于不感觉那么饥饿了,反而能比较理智地享用晚餐。

另外,不要以为巧克力是减肥的头号敌人。实际上,下午吃点儿巧克力也能减肥。因为巧克力中的主要成分是可可,它不仅能给人带来味觉上的满足,在外出进餐容易吃过量的日子,预先餐前吃一小块纯巧克力,到了餐桌前就自然没有那么大的胃口了。

别拒绝吃油

因为害怕长肉,就不去摄入任何含有脂肪的食物,这种错误观念应该尽快纠正了。因为食物中的油脂并不会全部转化为体脂,而且食物中的脂肪对于人体保持正常的生理活动至关重要,人体有 25%~35% 的能量来自于脂肪。适当摄入油脂,不仅有助于开胃,还可以更长时间占据胃,从而防止饮食过度。

餐前套用今式

用对食物配比公式,即碳水化合物 30%、脂肪 30%、蛋白质 40% 就能减肥。从公式可以看出，碳水化合物的摄入量只是被限制了。其实，这只是为了限制体内胰岛素的分泌。因为大量的胰岛素分泌可以使脂肪积聚，从而导致肥胖和糖尿病等。套用食物配比公式的最大好处是它能让体重在不知不觉中减轻，虽然计算起来需要花点儿时间，但比起其他挨饿或是大量运动的减肥方法来要轻松许多。

愉快地吃

多数情况下，胃肠道功能不好不是遗传的，仅仅是吃得不好造成的。选择不恰当的食物还在其次，用吃东西的方法来减轻压力才是罪魁祸首。就像喝闷酒容易醉一样，吃闷饭也容易胖。当消化系统因为焦虑而停止工作时，身体就会开始囤积脂肪和能量。还好，这个问题可以通过以下方法解决：去你最爱的餐厅，约你喜欢的人，用餐时听一段旋律优美的音乐，这都是有助你心情变好的元素。记住，心情愉悦才不会发胖。

闲话特膳

当我们愉快地坐在餐厅用餐时，首先想到的是健康营养，亲朋好友相聚，尤其在点餐的时候，总免不了探讨下吃什么养生，怎么吃更好。当今的中国，已经奏响一个大养生背景下的和谐生活交响曲，几乎我们每个人一夜间似乎都成了半个养生专家，人人都能抖落几个健康饮食妙招心得。

卫生部与联合国儿童基金会公布的一份报告表明，全球包括中国在内的 80 个国家都存在"隐性饥饿"。所谓"隐性饥饿"是指维生素和矿物质缺乏，这让人们越来越关注自身的营养问题。

在目前的中国，居民的膳食结构和生活方式发生了重要变化，导致癌症、心脑血管疾病、糖尿病、肾炎与胃症候群及肾变性病、高血压、肝病及肝硬化的各种"文明病"，成为国人十大死因之重，这些问题和亚健康问题一起成为威胁国民身体的严重问题。《大众医学》2004 年的国人十大营养问题调查：中国人的营养问题可归结为营养不良和营养过剩，实质上就是营养不均衡的问题。

传统的烹调方式、现代人对大鱼大肉的偏好和多吃少动的生活是中国社会产生营养失衡问题的主要原因。如果人长期存在不良饮食习惯、错误的烹饪方式、不良生活方式，以及工作压力、情绪负担、欲望折磨等，加上环境污染、食品安全问题因素，会增加自由基的产生、加速营养素的过度消耗，使体内营养失去平衡，减弱免疫细胞。同时也引起普遍的亚健康问题，造成免疫力的整体下降。

膳食所提供的营养和人体所需的营养恰好一致，称为营养均衡。要实现全面的营养均衡就必须注意三个方面：一是能量平衡；二是膳食结构的均衡；三是主要营养素平衡。

关于营养补充的问题，西方讲直补，东方讲调补，目的都是保证人体的营养的均衡，但大众流行错误的营养观，要么大量摄入高蛋白，要么使用补充剂来提高营养摄入的方法。但合理膳食，药食同源，平衡营养，食品强化这一更为直接、更有效的途径却往往被忽略。

正确地饮食观念是"天人合一"的，"一"就是道，就是规律，不止是天人一体，而且是合乎于自然之道，自然之道讲求平衡、和谐。中国传统的中医学也是讲究平衡和谐，在饮食方面积累了十分丰富的经验，总原则就是食疗同源，平衡饮食。《黄帝内经》

里说："五谷为养，五果为助，五畜为益，五菜为充，气味合而服之，以补精益气。"按这样的古训，中国传统的饮食观念和方式比较讲究素食，因此，中国居民传统饮食以植物性食物为主，动物性食物少，胆固醇、饱和脂肪酸少，冠心病等死亡率明显低于欧美等国。

现在的生活环境和人的体质特质不同于过去，生态平衡遭受很大程度破坏，环境污染严重，各式压力、香烟、睡眠不足、缺乏运动等都是影响现代人营养均衡的"毒物"。食品的生产、加工、流通、储存等环节都会大量使用人工合成的化学制品，"末法时代，众生饮苦食毒"。

特别对于糖尿病、高血压、高血脂等现代文明病患者，这些慢性消耗性疾病，单一的药物治疗缺少好的效果，需要科学的营养治疗。

营养治疗是现代文明病治疗的基础。但普通的食品也很难从功能上及时、系统地达到营养治疗的目的，专用特膳是最理想的选择。特膳食品秉承食疗养生文化，结合现代生物生产技术，按特殊配方专门加工，制成品稳定，抗氧化性强，无需化学添加剂保鲜。是安全、健康的自然替代主食，对于广大的亚健康人群，均可以起到均衡体内营养素、平衡身体酸碱的作用。

拿糖尿病五高综合征专用特膳举例：在均衡营养的前提下，减轻胰岛负担、恢复胰岛细胞功能、纠正代谢紊乱，使血糖、血脂达到或接近正常值，并消除症状，防止或延缓并发症的发生与发展。

当前饮食消费观念正在发生新的变化，食品优质化、营养化、功能化，低糖、低盐、低脂、低热量、高纤维是一个发展趋势，特膳食品将逐渐走上一日三餐的餐桌。

食物排毒　药食兼顾

陈继英

猪血　猪血能较好地清除体内粉尘，减少有害金属微颗粒对人体的损害。堪称人体污物的"清道夫"。

黑木耳　黑木耳中的胶质可把残留在人体消化系统内的灰尘、杂质吸附集中起来排出体外，从而起到清胃涤肠的作用。并且对胆结石、肾结石有化解作用。

新鲜果汁　食用足量的新鲜果汁后，可以使血液呈碱性，也有让血液细胞毒素溶解的功用。

绿豆　绿豆的重要药用价值是解毒。日常多喝些绿豆汤，有一定的祛铅毒功效。经常在有毒环境下工作或接触有毒物质的人，应经常食用绿豆来解毒保健。

海带　海带中的胶质成分能促进体内有毒物质排出。

胡萝卜　胡萝卜能有效降低血液中汞离子浓度，加速体内汞离子的排出。

八种润肠排毒好食品

高　峰

黑木耳　清洁肠道的"钟点工"。黑木耳可食、可药、可补，有素中之荤的美誉。黑木耳所含的植物胶质，可在短时间内吸附残留于肠道的毒素，并将其排出体外，起到洗涤肠道的作用。

花生 花生的营养价值比粮食高，可与鸡蛋、牛奶、肉类等一些动物性食物相媲美。花生中含有大量的蛋白质和脂肪，特别是不饱和脂肪酸含量很高。花生入脾经，有养胃醒脾、滑肠润燥的作用。

海带 含有多种有机物和碘、钾、钙、铁等元素，还含有蛋白质、脂肪酸、糖类、多种维生素和尼克酸等。海带有防治地方性甲状腺肿大、显著降低胆固醇的功效。

蜂蜜 蜂蜜中所含的氨基酸、维生素可促进身体的良性循环。蜂蜜中的镁、磷、钙等营养元素可调节神经系统，也可以为肠道提供良好的休息环境。取一勺蜂蜜冲水饮用，能达到润肠、美容的功效。

糙米 糙米是稻米经过加工后生产的一种米，去壳后仍保留些许外层组织，如皮层、糊粉层和胚芽。上述的外层组织内含有丰富的营养，比起白米更富有多种维生素、矿物质与膳食纤维，所以糙米向来被视为一种健康食品。

猪血 猪血富含维生素 B_2、维生素 C、蛋白质、铁、磷、钙、尼克酸等营养成分。猪血中的血浆蛋白被人体内的胃酸分解后，会产生一种解毒、清肠分解物，能够与侵入人体内的粉尘、有害金属微粒发生化学反应，易于毒素排出体外。

酸奶 酸奶是一种半流体的发酵乳制品，因其含有乳酸成分而带有柔和酸味，它可帮助人体更好地消化吸收奶中的营养成分。任何酸奶的共同特点都是含有乳酸菌。乳酸菌可以维护肠道菌群的平衡，形成生物屏障，抑制有害菌对肠道的入侵。乳酸菌还会产生大量的短链脂肪酸以促进肠道蠕动，从而防止便秘。

豆腐 豆腐为补益清热养生食品。常食豆腐，可补中益气、清热润燥、生津止渴、清洁肠胃。豆腐更适于热性体质、口臭、口渴、肠胃不清、热病后调养者食用。

《健康报》2011.03.17

健康食物　你常吃吗

蔡东联　柳　鹏

曾有报道，世界卫生组织推出了十大健康食物，今天我们就请我国的营养师根据中国的情况给大家推荐十种有独特营养价值的食物。其中，有一些是您常吃的，但您可能并不知道它们有什么特殊的作用；还有一些是近年来大家才开始享用、并慢慢熟悉和接受的。

草莓　保护胃肠

推荐理由：

草莓有 2000 多个品种，既可以直接吃，也可以加工成果酱。它色泽鲜艳，果实柔软多汁，香味浓郁，甜酸适口，有防癌功效，对胃肠道也有好处。

营养价值及功效：

草莓中的营养物质很容易消化、吸收，多吃也不会受凉或上火，是老少皆宜的健康食品。草莓有较高的药用价值。草莓味甘酸，性凉，它有生津、利痰、健脾、解酒、补血、化脂等功效，对胃肠道疾病和心血管病有一定防治作用。据记载，服饮鲜草莓汁可治咽喉肿痛、声音嘶哑。草莓中所含的胡萝卜素是合成维生素 A 的重要物质，因此它具有明目养肝的作用。它还含有果胶和丰富的膳食纤维，可以帮助消化、通畅大便。

在美国，草莓被列入十大美容食品。

特别提示：草莓可以直接生吃，或拌白糖、酸奶、牛奶吃，可以制成果酒、果酱，还可以在制作布丁、松饼和蛋糕等西式点心时使用。草莓表面粗糙，不易洗净，用淡盐水或高锰酸钾水浸泡 10 分钟既可杀菌又较易洗净。

火龙果　美白减肥

推荐理由：

功能独特，含有一般植物少有的植物性白蛋白及花青素，它有丰富的维生素和水溶性食物纤维，具有美容和保健双重功效。

营养价值及功效：

火龙果含大量花青素、水溶性食物纤维、植物白蛋白等。现代科学研究表明，火龙果内有多种对人体健康有益的成分，具有防病、保健、美容的功效。

火龙果可以防便秘，对眼睛的保健有益，可以增加骨密度，还有让皮肤美白和防黑斑的功效。最新的研究结果显示，火龙果果实和茎中的汁液有抑制肿瘤的生长和抗病毒作用。火龙果是一种低能量、高纤维的水果，水溶性食物纤维含量非常丰富，因此具有减肥、降低胆固醇、润肠、预防大肠癌等功效。

特别提示：由于火龙果含糖分较少，因此是适合糖尿病患者吃的水果。在吃火龙果的时候，尽量不要丢弃内层的粉红色果皮，因为其中含有很多有益成分。火龙果既可直接生吃，也可以榨汁。

木瓜　百益果王

推荐理由：木瓜有百益果王之称。木瓜从用途上分为食用木瓜和药用木瓜两类。木瓜是一种很好的抗癌食品。它含有独特的木瓜酶，能帮助消化。吃木瓜还可以美容养颜。

营养价值及功效：

木瓜是一种有很高营养价值和药用价值的水果，它含有一些独特的化学物质，其防病功效和保健功效是其他水果所不能比的。一系列实验研究发现，木瓜中的有效成分可杀死多种癌细胞，包括乳腺癌、肺癌、胰腺癌、宫颈癌和肝癌等。另外，木瓜中维生素 C 的含量很高，是苹果的 48 倍。这也是它具有抗癌作用的原因之一。木瓜含有大量的胡萝卜素、蛋白质、维生素、钙盐、蛋白酶、柠檬酶等，能促进人体新节代谢，并有抗衰老作用，还具有护肤养颜的功能。木瓜还有较强的抗菌作用，对多种肠道菌和葡萄球菌有显著抑制作用。

特别提示：木瓜很适合慢性萎缩性胃炎患者、缺奶的产妇、跌打扭挫伤患者、消化不良者、肥胖者。但孕妇和过敏体质者最好别吃。

燕麦　煮食更好

推荐理由：燕麦具有优质蛋白含量高、膳食纤维作用广、必需脂肪酸效果佳、微量营养素补充全等特点，是谷类食物的最佳选择之一。

营养价值及功效：

燕麦富含膳食纤维，燕麦中可溶性膳食纤维含量分别是小麦和玉米的 4.7 倍和 7.7 倍。可溶性膳食纤维可以减缓体内葡萄糖以及胆固醇的吸收，有助于降糖降脂，还可以延缓胃排空时间，增加饱腹感，有助于控制食欲、减轻体重。

燕麦中富含必需脂肪酸，尤其是亚油酸。老年人若缺乏亚油酸易致心血管病变、白内障；儿童如果缺乏易出现皮肤干燥和发育迟缓。亚油酸还具有降低血胆固醇的作用，具有防治动脉粥样硬化及心血管疾病的保健效果，对脂肪肝、糖尿病、浮肿、便秘等也有辅助疗效。

特别提示：一般人都可以吃燕麦，但一次不宜吃得太多，否则会造成胃痉挛和腹胀气。

燕麦不完全等同于市场上的麦片。我们在选购时一定要仔细看产品的标签，注意燕麦的含量和燕麦中膳食纤维的含量。如果原料表中不含燕麦，那说明此款产品根本就不是燕麦片；如果含有燕麦却未标明燕麦含量，我们可以看它的膳食纤维含量，如果膳食纤维含量过低，说明此款产品燕麦的含量也不会高。

燕麦片一般分两种，免煮的和需要煮的，我们建议选择需要煮后食用的燕麦产品。这是因为燕麦中含有 β - 葡聚糖，在煮的过程中 β - 葡聚糖会充分溶解，更利于吸收。

大蒜　抗癌抗菌

推荐理由：

大蒜是目前发现的天然植物中抗菌作用最强的一种，同时在美国国家癌症组织关于"全世界最具抗癌潜力的植物"评比中位居榜首。

营养价值及功效：

大蒜具有较强的抗菌消炎作用，大蒜中的挥发油以及大蒜素对多种细菌、病毒均有抑制和杀灭作用，尤其是大蒜素即使稀释几万倍也能在瞬间杀死伤寒杆菌、痢疾杆菌、流感病毒等。

大蒜富含硒、锗两种微量元素。硒以谷胱甘肽过氧化物酶的形式发挥抗氧化作用，具有一定的抗肿瘤效果；有机锗化合物能够刺激机体产生干扰素，还可以激活自然杀伤细胞、巨噬细胞等免疫细胞，有利于对肿瘤的抑制。

大量研究表明，大蒜活性物质具有明显的降血脂及预防冠心病和动脉硬化的作用，并可防止血栓形成。大蒜可抑制胆固醇合成，促进排泄，降低血总胆固醇、甘油三酯和低密度脂蛋白水平，增加血管内皮细胞物质的活性，从而抑制血栓形成和预防动脉硬化。

特别提示：一般人都可以吃大蒜，但眼病患者、肝病患者以及正在服药的人应慎吃大蒜。

大蒜不宜空腹吃，这是因为大蒜能使胃酸分泌增多，再加上蒜素也具有较强的刺激性和腐蚀性，易引起胃部不适。大蒜吃多了也会对胃肠道有刺激作用。而且，大蒜具有较强的杀菌能力，在杀死肠内致病菌的同时，也会把肠内的有益菌杀死。

番茄　可排钠盐

推荐理由：

番茄中的番茄红素和维生素 C 含量丰富，具有抗氧化性，可有效清除机体自由基。

营养价值及功效：

番茄中的苹果酸和柠檬酸等有机酸能促使胃液分泌，加强对脂肪及蛋白质等营养成分的消化；同时还可增加胃液的酸度，调节胃肠功能，有助胃肠疾病的康复。番茄富含维生素 C，可以降低血胆固醇，还有祛斑、美容、护肤等功效。番茄中的维生素 PP 可以降低毛细血管的通透性，防止血管硬化；同时还有助于调节甲状腺功能，甲亢病人吃番茄很有益。番茄中所含的矿物质，能促进血中钠盐的排出，因而有一定的降压、利尿、消肿作用，对高血压、肾脏病有良好的辅助治疗作用。

特别提示：适宜各年龄段人群食用。番茄性微寒，脾胃虚寒者不宜多食。番茄不宜空腹吃。空腹时胃酸分泌量会增多，番茄中所含的胶质等成分，可与胃酸结合易形成不溶于水的块状物，吃后易引起腹痛、呕吐。青色番茄不要吃。青色番茄是未成熟的，含有较多的龙葵碱，吃后会感到苦涩，吃多了还可能中毒。番茄和黄瓜别一起吃。黄瓜中含有一种维生素 C 分解酶，会破坏番茄中的维生素 C。

鹅肉　能解铅毒

推荐理由：

鹅肉是高蛋白、低脂肪食物，适合身体虚弱、营养不良者。

营养价值及功效：

鹅与鸡、鸭同为禽类，营养价值基本相似，都是理想的滋补食品。

鹅肉的蛋白质含量很高，同时富含人体必需的多种氨基酸以及多种维生素、微量元素和矿物质。它的脂肪含量很低，且不饱和脂肪酸含量相对较高，对人体健康十分有利。

鹅肉有益气补虚、和胃止渴、止咳化痰、解铅毒等作用。其适宜身体虚弱、气血不足、营养不良者食用，还适合于经常口渴、乏力、气短、食欲不振者食用。

老年糖尿病患者常喝鹅汤、吃鹅肉既可保证营养，又有利于控制病情发展。吃鹅肉还有利于防治咳嗽等病症，尤其适合感冒、急慢性气管炎、慢性肾炎、老年浮肿、肺气肿、哮喘等病患者食用。鹅肉特别适合用于冬季进补。

特别提示：每餐吃鹅肉 100g 左右即可，不宜多吃，食多不易消化。有皮肤疮毒者、瘙痒症者、高血压病患者、动脉硬化者忌食。

鹅肉鲜嫩松软，清香不腻，在烹调上以煨汤居多，也可熏、蒸、烤、烧、酱、糟等。其中鹅肉炖萝卜、鹅肉炖冬瓜等，都是秋冬养阴的良菜佳肴。

三文鱼　生吃最好

推荐理由：三文鱼被誉为水中珍品。它味道鲜美，含有丰富的不饱和脂肪酸，具有防治心血管疾病、增强脑功能、预防视力减退等作用。

营养价值及功效：

三文鱼中含有丰富的不饱和脂肪酸，能有效提升高密度脂蛋白胆固醇，降低血脂和低密度脂蛋白胆固醇，具有防治心血管疾病的作用。它所含的 ω－3 多不饱和脂肪酸更是视网膜及神经系统必不可少的物质，有增强脑功能、防治老年痴呆、辅助治疗和预防帕金森病等作用。

三文鱼中的天然虾青素和 ω－3 多不饱和脂肪酸具有很强的抗氧化功效，这是其他食物所不能比的。日本人经常吃野生三文鱼，这也是日本人长寿的秘诀之一。

特别提示：三文鱼老少皆宜，心血管疾病患者和脑力劳动者尤其适宜。生吃一定要选新鲜无污染的，每次约 30g。熟食每次 60～80g。

可能很多人都不太习惯生吃三文鱼，但是三文鱼确实是以生吃为主。在高温下，三文鱼中的好脂肪会被破坏，因为多不饱和脂肪酸在高温下也容易氧化，若长时间高温烹饪，三文鱼中的维生素也会荡然无存。如果非要熟吃的话，最好采取快速烹饪的办法，煮、蒸、煎都可以，烹饪到三至七成熟时马上食用，其中在五成熟的时候口感和滋味都比较到位，别有一番风味。

红薯　午餐吃好

推荐理由：

红薯的营养价值很高，有报道说它是世界卫生组织评选出来的十大最佳蔬菜的冠军。

营养价值及功效：

红薯含有丰富的糖类、蛋白质、纤维素和多种维生素，其中 β - 胡萝卜素、维生素 E 和维生素 C 尤其多。红薯还含有丰富的赖氨酸，而大米、面粉恰恰缺乏赖氨酸。红薯与米面混吃，可以得到更为全面的蛋白质补充。就总体营养而言，红薯可谓是粮食和蔬菜中的佼佼者。前苏联科学家说它是未来的宇航食品，法国人说它是当之无愧的高级保健食品。从中医角度来说，红薯能补脾益气，宽肠通便，生津止渴。

红薯叶同样有高营养。红薯叶有提高免疫力、止血、降糖、解毒、防治夜盲症等保健功能，经常食用有预防便秘、保护视力的作用，还能保持皮肤细腻、延缓衰老。近年在欧美国家以及日本、中国香港等地掀起一股红薯叶热。用红薯叶制作的食品，甚至摆上了酒店、饭馆的餐桌。

特别提示：生吃熟吃皆宜。因红薯缺少蛋白质和脂质，因此要与蔬菜、水果及含蛋白质较高的食物一起吃，才不会营养失衡。最重要的是，红薯最好在午餐时段吃。这是因为吃完红薯后，其中所含的钙质需要在人体内经过 4~5 小时进行吸收，而下午的日光照射正好可以促进钙的吸收。这种情况下，在午餐时吃红薯，钙质可以在晚餐前全部被吸收，不会影响晚餐时其他食物中钙的吸收。

红薯叶的吃法很多。选取鲜嫩的叶尖，开水烫熟后，用香油、酱油、醋、辣椒油、芥末、姜汁等调料制成凉拌菜。红薯叶同肉丝一起爆炒别有风味。此外，还可将红薯叶烧汤，或在熬粥时放入。

山药　滋补佳品

推荐理由：山药有滋补作用，是病后康复食补之佳品。

营养价值及功效：

山药含有皂苷、黏液质、胆碱、淀粉、糖类、蛋白质和氨基酸、维生素 C 等营养成分以及多种微量元素，且含量较为丰富。常吃山药可延年益寿。

山药中的黏多糖物质与矿物质相结合，有助于骨骼的健康，还可使软骨具有一定弹性。山药含有丰富的维生素和矿物质，能量又相对较低，几乎不含脂肪，所以有很好的减肥健美功效。山药所含的黏蛋白能预防脂肪在血管中沉积，防止动脉硬化。

特别提示：适宜糖尿病患者、腹胀患者、病后虚弱者、慢性肾炎患者和长期腹泻者食用。山药有收涩的作用，故感冒患者、大便燥结者及肠胃积滞者不宜食用。

有益健康的七种干果

郭庆伟

长生果——花生　自古以来，花生就有"长生果"的美称。据现代科学测定，花生的蛋白质高达 30% 左右，其营养价值可与鸡蛋、牛奶、瘦肉等媲美，且易被人体吸收。花生中含有丰富的脂肪、卵磷脂、维生素 A、维生素 B、维生素 E 以及钙、磷、铁等元素，经常食用可以起到滋补益寿的作用。美国农业部的一项实验结果也表明，花生中所含的藜芦醇化物也有助于降低癌症和心脏病的发生概率。

乌发王——核桃　世人称核桃为"乌发王"，在许多养生典籍中都有记载。核桃有养生、润肌、乌发功能。核桃仁富含的蛋白质为优质蛋白质，它是维持生命活动的基本营养素。磷脂成分能增加细胞的活性，对保持脑神经功能、使皮肤细腻、促进毛发生长等起到重要作用。另外它所含的其他成分对冠心病、高血压、动脉硬化、气血虚亏、神经衰弱、习惯性便秘等均有疗效，核桃内多种维生素还能减轻组胺诱发的支气管平滑肌痉挛，有平喘镇咳的功效。

人生果——板栗　人们俗称板栗为"人生果"，在国外称板栗为"干果之王"。《本草纲目》将板栗列为干果中的上品，其对人体的滋补功能可与人参、当归等大补之品媲美。板栗廉价易得，是人民大众的廉价滋补品。现代医学还认为，板栗具有养胃健脾、补肾止血、强筋活血的作用。

果中仙品——松子仁　古今均称松子仁为"果中仙品"。中医认为，松子仁味甘性温，有补心肾、养血液、润肌肤、止咳嗽、润大肠之功效，宜于年老体弱、未老先衰、记忆减退、头晕目眩、习惯性便秘等症。唐代《新修本草》中记载："此物润肠胃，久服轻身，延年不老。"同时，有关典籍中有松子仁营养早餐的记载：取松子仁30g，同糙米100g煮粥，加白糖适量，每天早餐食用，有延年益寿的作用。

仙家食品——黑芝麻　古人认为黑芝麻久服可轻身不老，被称之为"仙家食品"。黑芝麻内含丰富的卵磷脂、蛋白质、维生素E和多种矿物质。其性味甘平，入肝肾，是较好的滋补强壮品。《本草新编》谓其"补肝肾、养五脏，乌须发、润肠燥"，概括了黑芝麻的功效。

益智食品——南瓜子　据近年来科学测定，南瓜子除含有丰富的蛋白质外，还含有苯丙氨酸的成分，这是一种人体必备的氨基酸，是传达大脑和神经细胞往来的化学物质，在人体内会转变为新肾上腺素和多巴胺。二者都是属于刺激的传导体，可提高身体灵敏程度和活力。南瓜子主要有四大功效，即减低饥饿感、提高性欲、改善记忆力及提高思维敏捷度，消除抑郁情绪。所以，南瓜子被人们称为益智食品。

美容食品——杏仁　由于杏仁对肌肤有较好的养护作用，因此有"美容食品"之称。杏仁内含苦杏仁苷、脂肪油、蛋白质和各种游离氨基酸。性味苦，入肺和大肠。《本草纲目》称其能"杀虫、治诸疥疮、消肿、面部风气湿疹"等。清笔记小说中记载杨贵妃的美容汤与杏仁有关，其制作方法是：杏仁10g，麦冬30g，大米50g。先将杏仁、麦冬、大米用水淘洗干净后入锅，加水适量。用大火煮开后改用小火再煮30分钟即可食用。其中麦冬在《本草纲目》中称其"美颜色、悦肌肤"。两者为粥，对面部肌肤有治疗和美容奇效。

食物的健康两面

就像事情都有两面性一样。我们吃进嘴里的食物也不例外，很多为人们熟知的"好"食物，也可能会给身体带来不小的伤害。但我们不可能因噎废食。人活着总要吃饭，这是最基本的常识。我们能做到的就是规避错误，将伤害减少到最小。

豆浆：豆浆已成为大多数人不可缺少的饮品，生豆浆里含有胰蛋白酶抑制剂，它会妨碍人体对蛋白的吸收。

规避错误：①豆浆一定要煮熟。煮透后再饮用。②在家自制豆浆时，最好将豆子提前浸泡一夜，这样既好磨，也减少一部分植酸。

豆子：豆子的营养价值非常高，我国传统饮食讲究"五谷宜为养，失豆则不良"，意思是说五谷是有营养的，但没有豆子就会失去平衡。豆子中含有蛋白质酶抑制剂，不适合蛋白质吸收不良的人，还会影响微量元素锌、铁以及矿物质钙的吸收。

规避错误：①吃豆芽要比吃原豆好，发芽后的豆子，植酸含量大为降低，大大提高了微量元素锌、铁和钙的吸收利用，可防治缺铁性贫血，锌、钙缺乏。②也可以将豆子与米一起煮成豆粥，这样就便于吸收和消化。

豆腐：豆腐蛋白属完全蛋白，不仅含有人体必需的八种氨基酸，而且其比例也接近人体需要，营养效价较高。豆腐的另一面：①引起消化不良。②加重肾脏负担。③促使动脉硬化形成。④导致碘缺乏。⑤促使痛风发作。

规避错误：有禁忌证者不吃，无禁忌证者少量吃。

桑椹：历代本草均对桑椹极其推崇，认为其有滋阴益肾、养血生津的功效。桑椹的另一面：桑椹所含的挥发油对消化道有刺激，会抑制消化道内的多种消化酶，造成细胞中毒死亡，甚至发生出血性肠炎和鼻出血。也有人对其过敏。

规避错误：莫贪嘴，脾胃虚寒、大便稀薄者更要注意适量。

黄鳝：黄鳝一直被认为是补益佳品。李时珍认为其特别适合女性进补，可益气，补虚。黄鳝另一面：鳝鱼体内的组胺酸是其鲜味的主要成分，可在死后组胺酸迅速分解为有毒的组胺。组胺中毒会出现皮疹、头晕、呕吐、腹泻等，严重时可使人因中毒而死亡。

规避错误：避免死鳝入馔。必须买鲜活的。因为黄鳝死后 24 小时，每 100g 死鳝组胺含量可达 100mg，已经从大补变成大毒了。

荔枝：为水果中珍品，色美味甘，营养丰富，含大量果糖、维生素、蛋白质、柠檬酸等，对人体有补益作用。荔枝的另一面：属湿热之品，有"一颗荔枝三把火"之说。暴食大量得"荔枝病"。

规避错误：①荔枝味美，但不可多吃，更不让儿童多吃。②如果荔枝浸入淡盐水中，放入冰箱里冰后再吃，不但可以避免上火，口感也好。③如果过食荔枝，用荔枝壳泡水喝，可解其毒。

黄花菜：黄花菜又称金针菜，原名萱草，古称"忘忧"。有健脑抗衰老功能，对于降低胆固醇也有一定作用。黄花菜的另一面：鲜的黄花菜中含有秋水仙碱，对肠胃及呼吸系统产生强烈的刺激。

规避错误：最好不食用新鲜黄花菜。干品经加工后其秋水仙碱已溶于水就不会中毒了。

白果：银杏树的果子，不仅鲜嫩，还有美容和药用价值。白果的另一面：有小毒，中毒后先有恶心、呕吐、腹泻，随即烦躁不安，恐惧怪叫，甚至发生呼吸困难、肺水肿和昏迷。

规避错误：①白果不能生吃，熟的一天最多吃 4~6 颗。②吃的时候去除果仁中绿色胚芽。③一旦出现中毒症状，可用果壳 30g 水煎服用来解毒。

海蜇：口感清脆，还开胃。海蜇的另一面：含有毒素，容易引发急性肠胃炎。此外，还会出现发热、脱水、酸中毒、休克等中毒症状。

规避错误：只有经过食盐加明矾渍三次，才能让毒素随水排尽。

黑木耳：有滋养、益胃、活血、润燥之功。黑木耳的另一面：鲜木耳中含有一种卟啉类光感物质，食用后被太阳照射可引发皮肤瘙痒、水肿，严重者致皮肤坏死。若水肿出现在咽候黏膜，会出现呼吸困难。

规避错误：吃木耳切不可一味贪"鲜"。最好选用泡发的干木耳。儿童和孕妇在食用时应适量。

西洋参：西洋参一向因为不会上火，有抗疲劳、抗缺氧和提神醒脑作用，被视为补药之上品。西洋参的另一面：服用太多会出现胃寒，体温下降，食欲不振，腹痛腹泻，有的女人还会发生痛经和经期延长。

规避错误：服用应少量多次，每日以 1~8g 为宜。在感冒咳嗽时不宜服用。

胡萝卜：被誉为"东方小人参"。所含胡萝卜素比其他各种蔬菜高出 30~40 倍。胡萝卜的另一面：过量食用胡萝卜会使皮肤色素发生变化，变成橙黄色。女性过量食用还会影响卵巢的黄体素合成，分泌减少，甚至造成无月经、不排卵等。酒与胡萝卜同食，在肝脏产生毒素，导致肝病。

规避错误：适可而止，饮食多样化，不要天天吃。用油炒熟或和肉类一起炖煮后再服用，利于吸收。

水果：水果口感好、营养高，很多人喜欢吃。但水果中的许多营养成分均是水溶性的，饭前吃有利于身体必需营养素的吸收，降低其氧化、腐败程度，减少对身体造成不利影响。早餐时食用更理想，因为早餐较为简便，很少有菜肴佐餐，更需要水果提供维生素。另外，经过一夜熟睡，胃肠道已经清空，水果中的膳食纤维更能起到"清道夫"的作用，清除肠壁上的有害物质，消除肠道肿瘤的风险。

规避错误：晚餐后最好不吃水果，过多的糖分代谢不出去，容易造成肥胖。

＊＊＊养生·饮茶篇＊＊＊

茶是中华民族的国饮，茶有健身、解渴、疗疾之效，又富欣赏情趣，可陶冶情操。中国人历来讲究饮茶，在我们根基深厚的传统文化中，茶文化已经成为不可或缺的重要组成部分。但是，茶的种类、性质、作用、副作用，什么体质的人适合饮什么茶，什么季节适合用什么茶，什么时间饮什么茶，茶的用量，泡茶宜多少时间等等，需要深入了解，才对健康有益。

茶道养生谈

程建芸

茶道不仅是摄取饮品的一种形式，也不单纯是一种烹茶饮茶的技术，而是以茶为媒的生活礼仪，通过沏茶、赏茶、闻茶、饮茶陶冶情操、修身养性、静心安神、保养生命的一种方法。

茶道的历史

我国是茶的故乡，是世界上最早发现茶树和利用茶树的国家。在远古时期，人们仅是将茶作为药品而并非饮品，如《神农本草经》记载："神农尝百草，日遇七十二毒，得茶而解之。"《神农本草经》是我国的第一部中药学专著，成书于东汉末年，是东汉前历代中药学的经验积累，书中称茶为："苦菜，一名荼草，一名选。味苦寒。生川谷。治五脏邪气，厌谷，胃痹。"可见当时的茶叶仅是作为解毒药或治疗药使用的。自东汉以后，人们发现饮用茶可以提神醒脑，消食化滞，所以茶叶逐渐由药品转化为饮品而融入百姓的日常生活之中。

自唐代开始，饮茶不断受达官贵人的喜爱，如唐代的《封氏闻见记》中记载："茶道大行，王公朝士无不饮者。"饮茶也是文人墨客的普遍爱好，如白居易即有"药销日宴三匙饭，酒渴春深一碗茶"的诗句，卢仝在《走笔谢孟谏议寄新茶》中写道："一碗喉吻润，二碗破孤闷。三碗搜枯肠，惟有文字五千卷。四碗发轻汗，平生不平事，尽向毛孔散。五碗肌骨清，六碗通仙灵。七碗吃不得也，惟觉两腋习习清风生。"可见饮茶在唐代已经很普遍了。

唐代的茶圣陆羽，一生嗜茶，精于茶道，并编著了世界第一部茶叶专著——《茶经》，是唐代和唐以前有关茶叶的科学知识和实践经验的系统总结。《茶经》共十章。除四章是讲茶的性状起源、制茶工具、造茶方法和产区分布外，其余六章全部或主要是讲煮茶技艺、要领与规范的。《茶经》中称："茶之为用，味至寒，为饮，最宜精行俭德之人。"也就是说，通过饮茶活动可以陶冶情操，使自己成为具有行为规范和道德高尚的人，将饮茶活动与道德情操联系在一起，开创了茶道的先河。

《茶经》问世之后，有关茶文化专著相继出现，呈现出百花齐放、百家争鸣的繁荣景象，如卢仝著有《茶谱》、张又新著有《煎茶水记》、斐汶著有《茶述》、宋代蔡襄善有《茶录》，甚至宋代的皇帝，宋徽宗赵佶也写了一本有关饮茶的书《大观茶论》。《大观茶论》不但对烹茶技法作了精辟而详尽的描述，而且把茶道精神概括为"祛襟、涤滞、致清、导和"八个字，将饮茶与净化精神世界融为一体。明代张源所著的《茶录》和许次纾著的《茶疏》对烹茶、饮茶的宜忌都有详细的记载，这些有关茶的著作构成了丰富多彩的中华茶文化。

自唐代以后，饮茶已不仅是生理上的需要，也成了一种精神方面的享受，故有"茶道"之称。所谓茶道，即是茶艺与精神的结合，并通过茶艺来表现精神。中国的茶道又融合了佛道儒三教的内容，与佛教、道教和儒教结合为一体，佛教的结合称"禅茶一味"，与道教的结合称"天人和一"，与儒家结合则称"文人茶道"。

茶道与养生

茶道，是在饮茶时更注重文化氛围和情趣，并增加了琴、棋、书、画等内容，使人在饮茶时的精神境界也得到升华。诗圣杜甫曾写道"落日平台上，春风啜茗时。石阑斜点笔，桐叶坐题诗。翡翠鸣衣桁，蜻蜓立钓丝。自逢今日兴，来往亦无期"。诗人品茶时的愉快心情跃然纸上。宋代大文学家苏轼更是将茶当作美人来看待，称"从来佳茗似佳人"。古人还将烹茶会友作为人生的乐事之一，称茶有"十德"："以茶散郁气，以茶驱睡气，以茶养生气，以茶除病气，以茶利礼仪，以茶表敬意，以茶尝滋味，以茶养身体，以茶可行道，以茶可雅志。"可见古人对饮茶的推崇。

古人饮茶除了在烹茶、品茶上有许多讲究之外，对环境也有较高的要求。饮茶最好是在幽雅清静的环境中，或山亭古寺，或苍松翠柏之下，或清泉溪水之旁，在鸟语花香中静静地品茶，脱离人世间烦恼纷争，体现人与大自然的和谐之美，使饮茶成了令人心旷神怡的精神享受。

从传统饮食养生学来讲，茶叶不同性质也有所不同，绿茶性寒，红茶性温，而花茶性平，所以有"夏天喝绿茶，冬天喝红茶，春秋两季喝花茶"之说。在炎热的夏季喝性质寒凉的绿茶有清热消暑的功效，在寒冷的冬季喝性质温热的红茶有温胃御寒功能，春秋两季不寒不热，则以喝性质平和的花茶最为适宜。

我国最早的中药学著作《神农本草经》中将茶列为上品，称茶"解毒，久服……令人有力悦志"。明代医药学家李时珍在《本草纲目》也记载："茶苦而寒……最能降火。火为百病，火降则上清矣。""又兼治解酒食之毒，使之神思矍爽，不昏不睡，此茶之功也。"说明古人对茶的养生保健作用已有所了解。

饮茶的 12 种作用

1. 防治癌症。2. 防治心血管病。3. 防治动脉硬化。4. 防治糖尿病。5. 防止贫血。6. 强心利尿。7. 兴奋中枢神经。8. 改善消化。9. 消肥减胖。10. 防止龋齿。11. 防止口臭。12. 抗老防衰。

饮茶防癌　证据确凿

中国疾病预防控制中心营养与食品安全所研究员　韩　驰

茶是中华民族的国饮，茶有健身、解渴、疗疾之效，又富欣赏情趣，可陶冶情操。最新研究显示，饮茶还可以防癌、防糖尿病、防心脏病。

茶是古老的经济作物，经历了药用、食用，直至成为世界三大饮料之一。茶的保健作用自古以来就有记载，茶的现代研究也颇广泛，我们的研究结果是，饮茶对癌症、心血管疾病和糖尿病均有预防作用。

饮茶可预防癌症

茶叶中含多种化学成分，经分离鉴定已知的有机化合物和无机化合物达 700 多种，其中包括初级代谢产物蛋白质、糖类、脂肪及二级代谢产物多酚类、色素、茶氨酸、生物碱、芳香物质、皂苷等。我们的研究显示，茶对癌症有预防作用。

饮茶可抑制致癌物二甲基苯并蒽诱发的金黄色地鼠口腔肿瘤的发生；绿茶、红茶、铁观音、花茶和大叶绿茶均可通过阻断致癌物甲基苄基亚硝胺前体在大鼠体内的合成，抑制食道肿瘤的发生。无论哪种茶叶，对动物的化学致癌或移植性肿瘤，都有不同程度的预防作用。

我们还对茶的 18 种主要成分进行了筛检，发现茶多酚和儿茶素单体对癌症的发生与发展有预防作用，茶多糖和咖啡碱等也有一定的作用，而茶多酚的氧化产物茶色素与茶多酚也同样有效。茶色素是红茶和乌龙茶的主要成分。

流行病学研究表明，吸烟与人类肿瘤尤其与肺癌有关。我们选择习惯性吸烟志愿者分别饮绿茶、红茶、混合茶和茶多酚片，结果表明饮茶对吸烟引起的氧化损伤和 DNA 损伤有明显的保护作用。

口腔白斑是口腔癌的癌前病变，因此，阻断口腔白斑的发展和恶变是预防口腔癌的重要措施。我们对口腔黏膜白斑患者进行干预研究，用混合茶（绿茶水冻干物、茶多酚和茶色素的混合物）作为受试物，以口腔黏膜白斑患者为研究对象，结果表明饮混合茶对患者的临床体征、口腔黏膜病理变化（包括细胞增殖）、口腔黏膜微核率和外周血微核率均较实验前有明显的改善。这一结果为茶能预防癌症提供了直接证据。

对心血管有保护作用

冠心病的发生主要是由于冠状动脉的粥样硬化，而自由基、脂质过氧化和低密度脂蛋白的氧化性改变参与了启动动脉粥样硬化病变。而血胆固醇、甘油三酯的升高，则是冠心病发生的重要危险因素。我们进行的动物实验表明，茶色素具有抗血凝、促纤维蛋白原溶解和抑制血小板黏附与聚集的作用，可使血浆内皮素水平降低，谷胱甘肽过氧化物酶明显上升，对氧化修饰低密度脂蛋白所致的内皮细胞损伤具有保护作用，并可降低动脉粥样硬化。

心肌肥大是猝死、冠心病和心力衰竭等多种心血管疾病的主要危险因素。我们的研究表明，绿茶、茶多酚、茶色素和 EGCG，可有效预防心肌肥大。我们让 200 名血脂异常者分别饮安溪铁观音茶和福鼎白茶，结果表明这两种茶均具有改善血脂代谢异常的作用，有减缓血栓形成的趋势，在一定程度上可减少 DNA 氧化损伤，降低了脂质过氧化损伤，减少了心脑血管疾病发生的风险。

白茶可以降血糖

寻找高效、无毒副作用的天然降糖食品资源一直是糖尿病防治研究的热点。我们对福鼎白茶进行了动物降糖实验和人体降糖试食观察。动物实验表明，福鼎白茶能促进胰岛素分泌，改善糖代谢，对动物有辅助降血糖的作用。人体试食观察结果表明，50 名 2 型糖尿病患者连续饮用白茶 30 天，口渴、多饮症状明显改善，空腹血糖、餐后 2 小时血糖明显下降，胰岛素分泌上升，说明白茶有降血糖的辅助作用。

尽管饮茶有诸多好处，但贫血的人要少饮过浓的茶，因为茶叶中的单宁可影响铁的吸收；失眠的人要白天饮茶，晚上少饮，因为茶中的生物碱可使人兴奋，影响睡眠。

摘自《健康报》

健康饮茶要三看

陈景胜

"晨起一杯滇红，上午闻着龙井香，晚饭后品品乌龙，入夜泡壶玫瑰花茶。"这是 2011 国际健康生活方式博览会官方微博推荐的"茶样生活"。

茶作为传统健康饮品，怎么喝，还是很有讲究的。健康饮茶要"三看"：

一看时间

早起适合喝红茶，因为其属于发酵茶，性格温和，不会刺激尚未苏醒的身体；白天适合喝绿茶，有助提神醒脑；晚饭后则首推乌龙茶，既有助消食，又不会影响晚上的睡眠。

二看地域

有关专家提倡按地域喝茶，因为一方水土养育一方人。一般来说，本地产什么茶就喝什么茶。比如广东、福建人多喝乌龙茶；少数民族地区则喜喝砖茶。

三看体质

比如体热的人适合绿茶，肠胃不好最好选发酵茶。如春天易上火，就喝绿茶；心情不好时则饮花茶，疏肝调气；舌苔厚、肚子胀、消化不太好时则会泡一杯乌龙或者铁观音这类半发酵茶，以助祛湿。

《饮茶歌》

姜茶能治痢，糖茶能和胃；红茶暖肚腹，青茶清心肺；绿茶能解暑，加菊更明目；饭后茶消食，酒后茶解醉；午后茶提神，晚茶难入睡；餐后茶漱口，洁齿除垢秒；空腹茶心慌，隔夜茶伤胃；饮茶益健康，身强体健美。

体质不同选择不同茶叶

柳月然

大多数中国人不论在社交场合、工作场合或是休闲生活场合都要泡茶喝。喝茶可是大学问，要根据你自己的体质来选择茶叶。

人的体质有热、寒之别，因而体质不同的人饮茶也有讲究。一般来说，燥热体质的人，应喝凉性茶；虚寒体质者，应喝温性茶。具体来说，有抽烟喝酒习惯，体形较胖，容易上火的人，应喝凉性茶。而肠胃虚寒，吃点生冷的东西就拉肚子或体质较弱者（即虚寒体质者），应喝中性茶或温性茶。

判断茶叶是否适合自己，要看尝试后身体是否出现不适症状，主要表现在两方面：其一是肠胃不耐受，饮茶后容易出现腹痛；其二是出现过度兴奋、失眠或者头晕、手脚乏力、口淡等。如果尝试某种茶叶后感觉对身体有益，则可继续饮用；反之则应停止。饮茶是一种养生之道，宜常饮而不宜过量，浓淡宜适中，可随饮随泡。

茶叶因制作工艺以及含有的成分不同而有不同的功效。

绿茶　属不发酵茶，多酚类含量较高，收敛性较强，杀菌消炎，因此也容易刺激肠胃，过敏体质者喝对胃的刺激较大。

红茶　茶多酚含量相对较低，茶黄素、茶红素、茶褐素含量相对较高，含有较多活性物质，有减肥消脂的作用。用其漱口，可防滤过性病毒引起的感冒。

铁观音与大红袍　同属于半发酵茶的，前者对降低血脂和促进新陈代谢都很有益处，但是空腹不宜喝，而后者则性温不易伤胃。

普洱　属于后发酵茶，茶多酚、咖啡碱等物质充分氧化，茶氨酸、各种维生素、矿物质、茶色素、活性物质的含量高，有暖胃降脂降压的作用。长期饮用，对高血压与动脉粥样硬化有一定的缓解作用。

菊花枸杞茶　能明目。喝菊花茶，可以加枸杞、决明子，这些在超市都能买到，如果有拉肚子症状，决明子就别加了；感觉每天懒洋洋，不想说话、有气无力的，喝黄芪茶。在超市或者中药店能买到。胃口不好泡点山楂，上火牙龈肿了，可以喝莲心茶。

我们喝茶的错误不少

胡楚青

一项调查显示，人们对于茶大多停留在"喝"的层面，对于茶文化和茶知识有所了解的仅占不到二成。

对喝茶的两个误解

虽然中国可以称得上"茶之国"，但专家们表示，人们对喝茶目前还存在两个误解。

一是觉得越贵的茶越好。中国茶叶流通协会常务副会长王庆认为："老百姓其实不需要买高档茶，完全可依据个人经济能力和不同的口味进行选择。"中国著名茶学者赵英立建议，选择100～300元一斤的茶比较合适。"这个价格，已可以买到品质非常好的茶。我建议大家在购买的时候，重品质、轻级别。有些级别高的茶采摘时间太早、太嫩，而茶的一部分营养恰是在茎里，有些便宜的茶养生效果更佳。"

二是只喝茶不品茶。茶有两种，一种是"柴米油盐酱醋茶"的茶，一种是"琴棋书画诗酒茶"的茶。第一种茶可满足人们"养身"的需求，比如解渴、提神、祛火、消食等；第二种茶则可以满足人们"养心"的需求，比如抒情、礼仪、悟道等。赵英立说，茶对人来说最大的价值是养心为主、养身为辅。"尤其是中年人工作忙、压力大，更应该给自己一点时间，耐心地泡一壶茶、品一壶茶。人在烦躁时很容易作出错误的决定，这时也不妨先慢慢品一壶茶，再作决定也不迟。"

因体质季节选茶

看茶喝茶。赵英立解释说，中国的茶分为绿茶、红茶、黄茶、白茶、青茶、黑茶六大类。六大茶类茶性不同，对人体的影响也不同。例如，绿茶性寒，适合体质偏热、胃火旺、精力充沛的人饮用，绿茶有很好的防辐射效果，非常适合常在电脑前工作的人。白茶性凉，适用人群和绿茶相似，但"绿茶的陈茶是草，白茶的陈茶是宝"，陈放的白茶有祛邪扶正的功效。黄茶性寒，功效也跟绿茶大致相似，不同的是口感，绿茶清爽，黄茶醇厚。青茶（乌龙茶）性平，适宜人群最广。红茶性温，适合胃寒、手脚发凉、体弱、年龄偏大者饮用，加牛奶、蜂蜜口味更好。黑茶（普洱茶）性温，能去油腻、解肉毒、降血脂，适当存放后再喝，口感和疗效更佳。

看季节喝茶。春起花茶和单从。春天重点在于疏通肝气，而芳香类物质有通窍的功效，所以可多喝凤凰单从和茉莉花茶。但新鲜绿茶在春季寒气还太重，不宜多喝，体寒者尤其要注意。

夏天绿茶和观音。夏天消暑解渴首选绿茶。此外，铁观音、台湾高山茶都是不错的选择，体质好的人也可以喝些存放 3~5 年的生普洱。

金秋乌龙正当令。秋天适合喝青茶。青茶的性、味介于绿茶、红茶之间，不寒不温，既能清除体内余热又能生津养阴。秋季最适合喝当年春天的铁观音和去年的武夷岩茶。

冬阳红茶与熟普。红茶冬天喝可以养阳气，给人以温暖的感觉；熟普洱可以暖胃驱寒，消食化积。

看人喝茶。赵英立说，很多老人担心喝茶会导致缺钙，其实只要不过多喝过浓的茶，并且适当多喝点牛奶吃点豆腐，流失的钙完全可以补回来，上年纪后可多喝些红茶。儿童也可以适当喝点淡茶水，对生长发育有益。男性、女性也分别适合不同的茶。男性适合喝绿茶、三年以上的生普洱、乌龙茶，特别是武夷岩茶，被称为"男人喝的茶"；女性可以适当喝些好绿茶，有美容养颜的功效，但在经期、孕期要控制饮茶量，更年期则可以多喝花茶和单从。

喝法错误损营养

说到现代人喝茶最大的"失误"，赵英立提醒，一个大茶杯，一把茶叶泡一天最不可取，这样品尝不到茶的真味，且长期浸泡容易使茶中的重金属析出，不利健康。"喝茶一定要做到茶、水分离，哪怕没有专业茶具，也可准备一个带滤网的茶壶或茶杯。"此外，"新茶不洗、剩茶不扔、茶垢不清"也是人们喝茶中容易犯的错误。不论幼嫩的新茶还是珍贵的陈茶，表面上都可能有农药残留、尘螨污染，最好"洗"一下，头遍茶倒掉不喝。有些人不愿洗掉茶壶上的茶垢，认为这样可以养壶，其实，茶垢不但对健康不利，还会影响茶的味道。

赵英立最后提醒，大家还有一个错误认识，就是觉得喝茶会睡不着觉。"很多发酵程度高的茶，比如红茶、熟普洱，其中的咖啡因已所剩无几，不仅不会影响睡眠，相反，晚饭后一小时喝点助消化的茶，可以清理肠胃，有助睡眠。"

揭开春茶神秘面纱

《科学世界》杂志社主编　史　军

转眼间已经到了暮春时节，各种被包装的花里胡哨的春茶已经蜂拥上市，让消费者挑花了眼。找到真正的春茶，然后在午后泡上一壶，是一件多么惬意的事情。春茶到底有哪些讲究？听我一一道来。

叶绿素决定颜色　氨基酸影响口感

决定茶叶的品质主要是影响色泽的叶绿素以及影响口感的茶多酚、氨基酸和一些脂类物质。春天时由于太阳光不是很强烈，所以新长出的茶树叶芽需要较多的叶绿素以便吸收阳光。叶芽作为发育枝条尖端的部位，生长所需的氨基酸和脂类物质都会云集于此，大量的提供新鲜口感的氨基酸也积累下来。当茶树叶片生长代谢平稳时，茶多酚（产生茶叶特殊的苦味）这些次生代谢产物也会积累到一定数量，获得平衡的口感。

随着夏日来临，气温升高，代谢旺盛的叶片中聚集了过多的茶多酚，使得苦味过重。为了防止强光破坏叶绿素，茶树本身还得分泌花青素。但后者苦涩味太重，影响口感。

保存茶叶有诀窍　低温避光隔氧气

至于茶叶采摘是否出自少女之手，这完全是个炒作的概念，只要捻得合适的新叶嫩芽，泡出的茶都是一样的好滋味。

不过，商家的广告并非全是虚言，对于绿茶来说，越新鲜滋味确实越好。因为那些影响色泽味道的物质都愿意跟氧气打交道。有实验表明，在常温光照储存条件下，叶绿素会被很快分解，让绿茶变成黄茶杆，氨基酸会被降解，让茶叶鲜味尽失，本来与口感相安无事的脂肪也会降解挥发成怪味的醇、醛、酸，让茶叶的滋味大打折扣。所以，把绿茶搁置在低温、避光且隔绝氧气的环境中，会使它们鲜活的口感保持的时间更长些。

微生物装扮普洱　营养美观都不少

当然，并非所有的茶叶对于如此悉心呵护都领情，普洱茶就是个例外。倘若你仅仅尝过初制而成的普洱，恐怕会对这种茶失望透顶。普洱的精妙之处，就在于其陈年之美。附着在其上面的根霉菌会分解淀粉，让茶汤展现出美妙的甜味；酵母菌产生的蛋白质和氨基酸让茶味更为醇厚；而曲霉则会让茶汤染上靓丽的红色。经过这些微生物打扮，普洱茶的美丽才会显现出来。

绿茶乃食物之极品

欧　塘　李叶楠

中国人历来讲究饮茶，在我们根基深厚的传统文化中，茶文化已经成为不可或缺的重要组成部分。自春秋孔子倡礼开始，古老的中国就慢慢形成了礼仪之邦的人文内涵和民族性格，而饮茶的习惯也深受礼教的影响，形成了一种以沏茶、赏茶、闻茶、饮茶、品茶为表现的礼节现象和文化特征。

论起饮茶的起源，人们众说纷纭，令人莫衷一是，如果根据陆羽《茶经》的记载，饮茶最早可以追溯到远古的神农氏；最晚也开始于汉。且不论这种说法的真实性，但至少说明饮茶的习惯在早期的中国社会就已经形成了，究其原因还是与它自身的功效和所带有的营养价值息息相关，因此从古至今得以流传和推广。那么茶叶究竟有什么样的好处呢？在这里，我们单就茶之极品的绿茶为例，作一下简单的说明和介绍。

绿茶最早起源于今川北、陕南一代，西周时期人们就开始在园中人工栽培茶叶；还有一种说法是绿茶发源于湖北省赤壁市，隐士刘天德的长子刘玄一被称为是天下第一个做绿茶的人，而明朱元璋由于喜好饮用绿茶，所以成为了第一个推广绿茶的人。

绿茶的种类非常丰富，包括西湖龙井、黄山毛峰、洞庭碧螺春、剑叶、峨眉春语、采花毛尖、信阳毛尖、马边云雾茶、崂山绿茶、日照绿茶、汉中仙毫、天拄剑毫、岳西翠兰、峨眉雪芽、庐山云雾茶、汉家刘氏茶、英山云雾茶、竹叶青茶、顾渚紫笋、江山绿牡丹、太平猴魁、慧明茶、老竹大方、恩施玉露、蒙顶甘露、剑春茶、休宁松梦等等。绿茶属于不发酵茶，以适宜茶树新梢为原料，经杀青、揉捻、干燥等一系列工艺制作而成。绿茶一般分为炒青、烘青、晒青和蒸青 4 种，以形美、色翠、清香、味和四绝著称。

绿茶以将鲜叶内的天然物质较多地保留为其特性，其茶叶中的茶多酚、咖啡碱就保留了鲜叶的 85% 以上，叶绿素保留了 50% 左右，维生素损失也较其他茶要少。最新科学研究结果表明，绿茶中保留的天然物质成分，对防衰老、防癌、抗癌、杀菌、消炎等均有特殊效果，为发酵类茶等所不及。我们先来给大家讲解绿茶功效以下四个方面。

1. **绿茶抗衰老** 绿茶所含的抗氧化剂有助于抵抗老化。因为人体新陈代谢的过程，如果过氧化，会产生大量自由基，容易老化，也会使细胞受伤。SOD（超氧化物歧化酶）是自由基清除剂，能有效清除过剩自由基，阻止自由基对人体的损伤。绿茶中的儿茶素能显著提高 SOD 的活性，清除自由基。据有关部门研究证明，1mg 茶多酚清除对人肌体有害的过量自由基的效能相当于 $9\mu g$ 超氧化物歧化酶，大大高于其他同类物质。茶多酚有阻断脂质过氧化反应、清除活性酶的作用。据日本奥田拓勇试验结果，证实茶多酚的抗衰老效果要比维生素 E 强 18 倍。

2. **绿茶抗菌** 研究显示，绿茶中儿茶素对引起人体致病的部分细菌有抑制效果，同时又不致伤害肠内有益菌的繁衍，因此绿茶具备整肠的功能。有研究表明茶多酚能清除机体内过多的有害自由基，能够再生人体内的 $\alpha - VE$、VC、GSH、SOD 等高效抗氧化物质，从而保护和修复抗氧化系统，对增强机体免疫、防癌、防衰老都有显著效果。常喝绿茶能降低血糖、血脂、血压，从而预防心脑血管疾病。日本昭和大学的医学研究小组的在 1ml 稀释至普通茶水的 1/20 浓度的茶多酚溶液里放入 10000 个剧毒大肠杆菌 0～157，5 个小时后细菌全部死亡，一个都不剩。

3. **绿茶降血脂** 科学家做的动物实验表明，茶中的儿茶素能降低血浆中总胆固醇、游离胆固醇、低密度脂蛋白胆固醇，以及三酸甘油酯之量，同时可以增加高密度脂蛋白胆固醇。对人体的实验表明则有抑制血小板凝集、降低动脉硬化发生率。绿茶含有黄酮醇类，有抗氧化作用，亦可防止血液凝块及血小板成团，降低心血管疾病。

4. **绿茶防癌** 茶多酚可以阻断亚硝酸铵等多种致癌物质在体内合成，并具有直接杀伤癌细胞和提高机体免疫能力的功效。据有关资料显示，茶叶中的茶多酚（主要是儿茶素类化合物），对胃癌、肠癌等多种癌症的预防和辅助治疗，均有裨益。客观来讲，绿茶对某些癌症虽然有抑制作用，但其原理皆限于推论阶段。对防癌症的发生，多喝茶必然是有其正向的鼓励作用。

电视剧《大宅门》里白景琦每天早起必说的一句经典台词就是"茶能明目"！如此经

典又现成的一句广告语怎么至今没有茶叶品牌使用？要是植入"龙井或铁观音能明目"，那能产生怎样的广告效应？这真是个难以估量的问题。同时我敢大胆地猜想，此能明目之茶当属绿茶系列，因为绿茶不仅在所有的茶品中是最好的一种，也是所有食物中的极品。本人仅次于五毒俱全，活了四十余年尚且还不知点滴的味道，当归功于每年要喝下十五斤的绿茶。

尽管近些年来普洱被一些附庸风雅之人炒到天价，退潮后被砸在手里的人其哑巴吃黄连的滋味只有自己知道。这些人不值得同情。茶和酒不同，怎么可能越陈越好？难道连发酵茶之由来也不知晓吗？即便再不懂茶之好坏，最基本的看茶叶之品相也总该会的吧？且看龙井、龙顶、毛峰、猴魁等绿茶的品相，哪是乌龙茶、普洱等可比的！

我们再来给大家讲解绿茶功效以下5个方面。

1. **利尿解乏**　饮用绿茶有助于利尿解乏，茶叶中的咖啡碱可刺激肾脏，促使尿液迅速排出体外，提高肾脏的滤出率，减少有害物质在肾脏中滞留时间。咖啡碱还可排除尿液中的过量乳酸，有助于使人体尽快消除疲劳。

2. **护齿明目**　绿茶有助于护齿明目，因为茶叶中含氟量较高，我们所用的牙膏大多含有这种物质。每100g干茶中含氟量为10~15mg，且80%为水溶性成分。若每人每天饮茶叶10g，则可吸收水溶性氟1~1.5mg，而且茶叶是碱性饮料，可抑制人体钙质的减少，这对预防龋齿、护齿、坚齿，都是有益的。据有关资料显示，在小学生中进行"饮后茶疗漱口"试验，龋齿率可降低80%。另据有关医疗单位调查，在白内障患者中有饮茶习惯的占28.6%；无饮茶习惯的则占71.4%。这是因为茶叶中的维生素等成分，能降低眼睛晶体混浊度，经常饮茶，对减少眼疾、护眼明目均有积极的作用。

3. **美容护肤**　爱美之心，人皆有之。对于那些那些爱漂亮的人们来说，绿茶还可以美容护肤。茶多酚是水溶性物质，用它洗脸能清除面部的油腻，收敛毛孔，具有消毒、灭菌、抗皮肤老化、减少日光中的紫外线辐射对皮肤的损伤等功效。

4. **提神解乏**　对于很多年轻人来说，为了能够提神和醒脑，往往愿意饮用咖啡。殊不知，咖啡对于东方人的饮食结构而言并不适用，多饮咖啡甚至容易伤胃，甚至易造成神经紧张、心悸等不良影响。其中咖啡因更容易加剧高血压、诱发骨质疏松等症状。相比于咖啡，绿茶的好处就更为明显。因为绿茶中含强效的抗氧化剂以及维生素C，不但可以清除体内的自由基，还能分泌出对抗紧张压力的激素。绿茶中所含的少量的咖啡因可以刺激中枢神经、振奋精神。

5. **绿茶可改善消化不良情况**　近年的研究报告显示，绿茶能够帮助改善消化不良的情况，比如由细菌引起的急性腹泻，可喝一点绿茶减轻病况。

从以上的分析来看，我们能够看出饮用绿茶的优点要远远高于其他同类的食品，在炎热的夏季喝上一杯绿茶还能起到一定的清热降火作用。所以，经常适量地饮用绿茶对我们大多数人而言是极有好处的。唐代诗人卢仝一生爱茶成癖，被后人尊为茶中亚圣。他所作的《七碗茶歌》精妙绝伦，为后人所称道。它写出了品饮新茶给人的美妙意境："一碗喉吻润，二碗破孤闷。三碗搜枯肠，唯有文字五千卷。四碗发轻汗，平生不平事，尽向毛孔散。五碗肌骨清，六碗通仙灵。七碗吃不得也，惟觉两腋习习清风生。"如此高妙的境界，我想，也只有等到我们斟一盏香茗时才能慢慢体会到吧。

夏季要科学饮茶

刘传利

夏季炎热，很多人喜欢饮茶消暑；但是，水能载舟，亦能覆舟，饮茶必须要讲究科学，注意泡服的方法及饮用量，夏季喝茶有好处也有禁忌，只有采取正确的饮茶方法才能有益健康，否则影响身体健康。在饮茶时应注意以下几点。

饮茶要适量，忌过度饮茶　因为茶叶里含有咖啡因，过度饮茶会引起焦虑、烦躁、失眠、心悸等症，从而导致睡眠不好，还会抑制胃肠蠕动，妨碍消化，降低食欲。

饮茶要现饮现泡，忌久泡茶水　如泡时过久，不但会失去茶叶的清香味，使茶叶中的维生素遭到破坏，还可产生某些物质，喝后对人体产生刺激作用，特别是患有痛风、心血管与神经系统疾病者，更应忌饮久泡的茶水。

忌饮浓茶　茶水一般在人体内能滞留3小时左右，而浓茶滞留时间更长，这样茶碱在人体内积聚过多，致使神经功能失调。由于茶叶中鞣酸的作用，可使肠黏膜分泌黏液功能下降，发生便秘。茶量一般每天以5~10g，分2次泡饮为宜。

忌空腹饮茶　古人曾说"早时一杯茶，胜似强盗入穷家"，意即早晨空腹不宜饮茶。因为空腹饮茶，冲淡了胃液，降低了胃酸的功能，妨碍消化，并影响对蛋白的吸收，易引起胃黏膜炎症。

忌饮隔夜茶　茶水放久了，不仅会失去维生素等营养成分，且易发馊变质，甚至茶水中的鞣酸还会成为刺激性很强的氧化物，易伤脾胃，尤其是夏天，会引起胃肠炎症。

忌睡前饮茶　睡前两小时最好不饮茶，否则会使精神过于兴奋而影响入睡，甚至引起失眠。老年人睡前饮茶，易致心慌不安、多尿，更会影响睡眠。如因饮茶引起失眠，即使用安眠药，也是无济于事的。

在民间流行有这样的口诀："烫茶伤人，饭后消食，晚茶致不眠，空心茶令人心慌，隔夜茶伤脾胃，过量茶使人消瘦。"夏天喝茶解暑时一定要慎重，要谨记饮茶的禁忌，避免喝茶不当造成的不利，达到解暑保健的作用。

什么病喝什么茶

陈景胜

不同的茶有不同的"性格"：红茶甘温可养人体阳气，绿茶性寒可清热，乌龙茶润喉生津，花茶养肝利胆。从中医养生的角度讲，喝茶也有治病防病的功效，但是不同的茶有不同的"适应证"，每个人都应该对症选择适合自己饮用的品种。

口干舌燥求助乌龙

乌龙茶属半发酵茶，介于绿、红茶之间，色泽青褐，因此又得名"青茶"。在味道上，乌龙茶既有绿茶的清香和天然花香，又有红茶醇厚的滋味，不寒不热，温热适中，因此有润肤、润喉、生津、清除体内积热的作用，可以让机体适应自然环境的变化。冬季室内空气干燥，人们容易口干舌燥、嘴唇干裂，这时泡上一杯乌龙茶，可以缓解干燥的苦恼。此外，乌龙茶对蛋白质及脂肪有较好的分解作用，能防止肝脏脂肪堆积。

抑郁不妨品花茶

花茶包括茉莉花茶、玉兰花茶、桂花茶、玫瑰花茶等，是以绿茶为茶坯加入不同香花熏制而成。一般来说，花茶可以养肝利胆、强健四肢、疏通经脉。以茉莉花茶为例，可以清热解暑、健脾安神，对治疗痢疾和防止胃痛有良好效果。而金银花茶则可以清热解毒、提神解渴，并对咽喉肿痛等有较为理想的疗效，对预防流感效果亦佳。尤其是女性在更年期及经期前后容易心情抑郁、性情烦躁，不妨用喝花茶的方法来消解郁闷。

上火找绿茶帮忙

冬天气候干燥，加上人们喜欢吃油腻、辛辣的食物，上火就成了困扰许多人的健康问题，同时带来便秘、口干舌燥甚至口舌生疮等后果，这个时候就可以求助于绿茶。绿茶是未发酵茶，性寒，可清热，最能去火、生津止渴、消食化痰，对轻度胃溃疡还有加速愈合的作用，并且能降血脂、预防血管硬化。因此容易上火的、平常爱抽烟喝酒的，还有体形较胖的人都比较适合饮用绿茶，而肠胃虚寒的人则不宜服用绿茶。

喝红茶预防流感

冬天喝茶以红茶为上品。红茶甘温，可养人体阳气；红茶中含有丰富的蛋白质和糖，可生热暖腹，增强人体的抗寒能力，还可助消化、去油腻。

研究发现红茶可以减少中风和心脏病的发病率，而中风和心脏病正是冬季高发的疾病，因此有心脑血管疾病的老人在冬季经常泡上一杯暖暖的红茶，不但可以暖身体，还可以起到防病的作用。此外，常用红茶漱口或直接饮用还有预防流感的作用。喝红茶对于预防骨质疏松、降低度肤癌的发病也有独到的作用。

以茶解忧

户力平

唐代药学家陈藏器在《本草拾遗》中说："诸药为各病之药，茶为万病之药。"说到茶对"心病"的"药理"功效，历史上有多位名人予以高论。唐代陆羽在《茶经》中称茶能"涤烦"，宋代苏轼在《东坡杂记》中称茶能"除烦"，元代忽思慧在《饮膳正要》中称茶能"清神"，明代李时珍在《本草纲目》中称茶能"使人神思矍爽"，清代王孟英在《随息居饮食谱》中称茶能"清心神"，此外还有称茶能"破孤闷"之说。而唐代茶道大师皎然在《饮茶歌消崔石使君》中则有三方面的概括："一饮涤昏寐，情思爽朗满天地；再饮清我神，忽如飞雨洒清尘；三饮便得道，何须苦心破烦恼。"由此可见，茶犹药也。以茶解忧，既可以疗身，更可以疗心。

以茶解忧，疗以"心病"，不同的"心病"，施以不同的"茶药"，便会收到意想不到的"疗效"。

当失望、无奈、苦闷之时，泡一杯清澈甘醇的乌龙茶，静思冥想，便会感悟出生活就是由苦与乐而交织成的，在品过苦涩之后才能体味出浓香；当愤怒、不安、暴躁之时，泡一杯澄碧清香的龙井茶，静心而思，让心灵归于沉静，自得一份心静、心宽、心安；当疲惫不堪、急火攻心的时候，泡一杯涩涩的苦丁茶，汤色黄中透红，滋味鲜爽沁人心脾。

以茶解忧，可以清心明志，教人明理，遇到过急之事可以避免"怒伤肝、恐伤肾"的情况发生。

以茶解忧，还可以引导"心病"患者暂时忘却病痛带来的苦恼，使患者意境开阔、心情舒畅，有利于身体康复。

茶之"疗效"贵在使人静心、解惑，转悲为喜，转忧为欢。既能化解心中之郁气，也理疗了心中之伤痛，使心情变得冷静和泰然，将一切烦恼与忧郁置之度外，让心灵复苏，使信心重现，从无望中看到希望。

喝茶注意三宝五忌

《科技日报》

一宝，茶单宁抗癌　茶叶中的苦味和涩味来自茶单宁，它占茶叶可溶性成分的40%～60%。茶单宁可是茶叶里的"第一大功臣"，它能抗氧化、提高免疫力，对许多癌症包括肺癌、食管癌、肝癌等有预防功效。

二宝，咖啡因提神　茶叶的可溶性成分中含有8%～10%的咖啡因。咖啡因能利尿，加速体内废物排出，同时还有提神的作用。另外，它还能增加新陈代谢，促进肌肉收缩。不过，茶泡得越久，渗出的咖啡因越多，睡眠不好的人、情绪易波动的人、孕妇等少喝为佳。

三宝，茶氨酸增强记忆　茶氨酸是茶叶中特有的游离氨基酸。茶叶中生津润甜的滋味就是它带来的。研究发现，茶氨酸可以提高脑内多巴胺的生理活性，因此它能使人精神愉悦，同时会增强记忆，提高学习能力。

一忌，时间太长　茶叶冲泡时间过长，可能会发生变质，甚至滋生致病微生物。

二忌，量大　饭前大量喝茶，可影响食物的消化和吸收，导致食欲下降。

三忌，饭后立即喝浓茶　如果饭后立即喝浓茶，则可能导致膳食中营养物质吸收不良，影响人们对铁质和蛋白质类物质的吸收。

四忌，过浓　茶越浓，刺激性越大。如经常大量饮用浓茶，会引起头痛、恶心、失眠、烦躁等。

五忌，冲泡次数过多　除了乌龙茶等少数茶外，大多数茶只能冲泡3次。如果冲泡次数太多，90%以上的营养物质和功能成分均已被浸出，特有的滋味和香气也不明显。

常喝浓茶当心伤肾又伤骨

蒲昭和

每天适量饮茶对健康有益，但常喝浓茶却有可能损害肾功能，还会引起骨质疏松，其潜在危害不容忽视。

如今有一种疾病叫"茶叶型氟中毒"，即指摄入过多含氟量高的茶或茶叶制品而导致的慢性氟中毒。氟中毒可导致疲乏无力、食欲不振、头晕、头痛、记忆力减退等症状。浓茶含较高的氟，常喝浓茶会损害肾脏，因为，肾脏是氟的主要排泄器官，当机体摄入过量氟超过肾的排泄能力时，导致氟在体内蓄积，肾脏含氟量会明显增多。实验表明，滞留肾脏过量的氟能引起动物肾脏皮质与髓质肾小管损害。

不少人总以为喝浓茶可解酒。其实，浓茶非但不解酒，还会伤肾。原因是浓茶中的茶碱能迅速地通过肾脏产生利尿作用，这样就会促使尚未氧化的乙醛过早地进入肾脏。乙醛对肾脏有较强毒性，可使肾小球和肾小管细胞受损，给肾功能带来危害。所以，喝浓茶解酒是不足取的。

多喝浓茶易伤骨。国外一项对美国 3170 名 50 岁以上老人进行饮茶习惯与骨折危险的研究分析表明，每天饮浓茶 5 杯的人，骨折的危险较不饮浓茶者高 70%。据国内流行病学家对 4659 名内蒙古牧民的调查，因他们长期喝浓茶，骨质疏松程度比不饮浓茶的汉民高 17%，因为浓茶中的咖啡碱含量较多，而咖啡碱既可抑制十二指肠对钙的吸收，又可加速尿中钙的排出。由于抑制吸收和加速排泄这双重作用，导致体内缺钙，易诱发骨中钙质流失，天长日久，便易引起骨质疏松症。

所以，每次泡茶不宜超过 5g，每天不起过两道茶。此外，砖茶、普洱茶含氟较多，也不宜多喝。

饮茶的健康两面

茶：茶是我国的传统饮料，含有大量的鞣酸、茶碱、咖啡因和少量的芳香油、多种维生素、叶绿素等成分。适量饮茶能生津解渴，除湿清热，提神健脑，祛病轻身，对人的健康大有好处。

茶的另一面：茶作为一种特殊饮料，有其固有的禁忌，只有饮用适当，才是养生保健的好习惯。①茶水浓淡要适中，一般用 3g 茶叶泡一杯茶为宜。茶水过浓，会影响人体对食物中铁等无机盐的吸收，引起贫血。②控制饮茶数量，以一天 8～10 杯为宜，过量饮茶，会增加人体肾脏的负担。③饮茶时间不要在饭前饭后一小时以内，否则会影响人体对蛋白质的吸收。④在潮湿的环境中茶水会迅速氧化出褐色茶锈，其中含有镉、铅、汞、砷等多种有害物质；而没有喝完或存放较长时间的茶水，暴露在空气中，茶叶中的茶多酚与茶锈中的金属物质在空气中发生氧化作用，便会生成茶垢。茶垢随着饮茶者"勤喝茶"不断进入消化系统，及其与食物中的蛋白质、脂肪酸和维生素等结合成多种有害物质，不仅会阻碍人体对食物中的营养素的吸收和消化，也使许多脏器受到损害。因此，应勤洗杯。

＊＊＊养生·运动篇＊＊＊

经常适度地进行体育锻炼，可促进血液循环，改善大脑的营养状况，促进脑细胞的代谢，使大脑的功能得以充分发挥，从而有益于神经系统的健康，有助于保持旺盛的精力和稳定的情绪。适度的运动可以使心肌发达，收缩有力，促进血液循环，增强心脏的活力和肺脏呼吸功能。能促进和改善体内脏器自身的血液循环，有利于脏器的生理功能，还可以提高机体的免疫机能及内分泌功能，从而使人体的生命力更加旺盛。

生命在于运动，各式各样的运动对于身体各部分的锻炼效果各不相同，我们应当根据自身的身体情况选择合适的运动方式。

练习太极拳的养生意义

邱丕相

中国的太极拳运动，虽不是一副药到病除的"药方"，但若持之以恒地坚持，恰恰是能有效解决或缓解某些症状的"妙方"，对人类的生存、生活都有积极的意义。

关于太极拳对人类健康的影响，自20世纪50年代以来人们已做了多方面研究，涉及骨骼系统、心血管系统、呼吸系统、内分泌系统、神经系统以及免疫功能等。

太极拳强调放松肌肉，"一动无有不动"、"以心行气"、"以气运身"、"气达四梢"等等，均有利于增强血管壁的弹性和血液循环，也有利于对微血管的锻炼，促进了微循环。有人进行的太极拳微循环的研究表明，经常从事太极拳锻炼者管袢异常率和瘀血管超标率均明显低于对照组。此外，不少研究表明，练习太极拳对降低血脂、增大肺活量、增强心肌营养、预防和延缓心脑疾病等方面均有良好的效果。

实验证明，人的心理健康对人的生理健康、生活质量有极大的关系。人的精神状态、情绪、性格、应对各种事件的心理能力、生活态度、人生观念等等，都会直接对人体产生影响。

我认为，以松静自然、舒缓自如为特点的太极拳极有利于人的心理调节和修身养性。这主要体现在以下三个方面。

体现了人与自然和谐的哲学观

太极拳"道法自然"，人身为一"小太极"，自然为"大太极"。当你练完了一套太极拳，到户外、旷野、树林、草地上，无拘无束，"全身处处毫无牵掣"，"动静作势、纯任自然"，呼吸自然，心胸开阔，"随天机而动宕"，也无意追求蹬腿有多高，架势有多美，姿势有多规范，以顺乎自然、天人相通的观念来行拳走势，与大自然静静地交流、交融，将自己融入大自然之中，天人一体，生机无限，热爱自然、热爱人生之情油然而生。忘却烦恼，忘记忧愁，进入一种恬淡自然的境界，那份紧张烦恼之外的宁静，那种置身世外桃园般的好心境，难道对你的健康无益？

体现了人与人和谐的伦理观

现代人工作中、商务中的激烈竞争，使人与人的关系紧张，甚至白热化，由此引来嫉妒、烦恼、仇视；现代科技又给人创造了网上聊天的环境，减少了人与人的接触和交流。

人们聚在一起练习太极拳，创造了一种全新的环境，随着音乐舒拳走势，或两两推手"随曲就伸"、"舍己从人"、"回转绵延"，成为一种融洽感情、乐此不疲的交流情感的活动。正如《大趋势》一书中提到的"每当一种新技术引进社会，人类必然要产生一种加以平衡的反应，也就是产生一种高情感"。太极拳以静心养性、动中求静的运动方式，作为一种高情感活动是非常可取的。尤其是在外国，老年人、妇女平日较为孤独，提供一种场合使人们在一起练拳、交流、说笑，相互尊重，其乐融融。太极拳以其绵缓斯文的运动风格，尤其容易增加人与人之间的和谐相处。不少发达国家，太极拳爱好者聚集一起，无欲无争，怡情养性，不失为凝聚人类情感的"魔杖"。

被誉为"终身不尽之艺"

太极拳和其他武术拳种一样，在练拳中追寻和谐，上下、身步、手眼、内外，处处和谐，可谓"终身不尽之艺"，也就是人们说的"终身体育"。太极拳对老年人十分有益，可以摆脱人们的寂寞和孤独，天天练习，天天都会有新的感受。

太极拳不同于其他拳种的一点，是它更重视内在的养气。"以虚灵之心，养刚中之气"。"气"被中国人视为生命之源，养生在于养气，养气必须修心，修心即要修德。人不为物所累，不为利所谋，才能恬淡自如，养好精气。太极拳正可以宁静其心，使精气浩然平和。

概括地说，太极拳的健身是在绵缓不断的运动中，把人的生理健康、心理健康、人生哲学连在一起，相互作用；把心态平衡、延年益寿、生活情趣融为一体，兼而得之。太极拳的特殊功效，才会得以充分显现。

正如国际上一位著名的营养专家浩塞尔在他的《松弛的艺术》一书中说："除非你能够松弛，否则，全世界所有的维生素和矿物质都不能帮助你。"

放松身体，放松心情，太极拳的优秀之处恰恰就在于此。愿更多的人练习太极拳，愿太极拳为人类生存作出更大的贡献。

大炼形与性命双修

程建芸

禅道养生的系列身形、动作训练以中正、轻缓为主，并没有上窜下跳、大开大合类的大运动量动作，但部分修习禅道养生者，开始阶段一般都有出现全身易疲累、发热、发困、身体某部位出现疼痛等现象。原因是初习者在加持的作用下自身元气运动加剧，气血不通处太多，处处充满了气血流通的摩擦阻力，摩擦生热导致发热消耗掉大量的能量，则易发困、疲累或局部疼痛。此时只要修习者继续端正身形、身心，让体内体外元气借助加持力的推动加速运动起来，则会自动生发出神力，然后再发现不对的地方不断纠正身姿举止中的小错处，使神力自然而然地加强，然后反作用于肉身，使之更伸展中正，出更大的神力，以此练习，达时刻伸展中正，元气做速度无穷大、阻力无穷小的运动，即自己也学会天行健之法，则身上的不适感会自行消失，而达神力自在、精力充沛不知累的境地。此一过程即为大炼形。

大炼形是古时武功训练中的专门术语。古时武功分为两部分，一为动作训练，一为内功心法训练。其中动作训练相当于现代社会的武术套路，内功心法训练相当于现代气功中的真气理运。因此从这个意义上来说，现代社会大部分的内家养生、气功、灵修等其实都来自于古代武功的内功心法。现代社会很多人修习了很多年，也感知到了经络、元气的运行，但健身效果不理想，其原因很大程度上是这部分人只注重了气路的运行而忽视了身形的要求，只知其一不知其二，即只习了半法而非全法，其最终的效果也就必然事倍功半或劳而无功。

大炼形中的"炼"字是"火"旁而非"练"，这里面也有一些说法。现代社会部分习武之人把大炼形理解成训练动作的协调连贯整体性，其实不太全面，有失偏颇。这里的"炼"一方面有训练动作之意，含有动作的协调连贯整体等形体上的要求，同时"炼"也含有元气的理运与吸采。古文中元气又被称为"炁"，即上面"无"字代表这种物质无形无象，同时下面的四点代表火，即"炁"这种物质具有火的特性。所以在很多训练体系中有文火、武火的说法。因此大炼形更深层次的含义是指通过形体的训练来吸采与理运元气，即我们以前讲过的"以形化意，以形凝神"。同时为了练出武功的技击效果，一般训练者会把元气向易骨洗髓方面发展。古人说穷文富武，对于社会上的人你想要习武需要有明师指导，需要有足够的时间保证。同时另一部分人走入了寺庙道观，脱离了社会上的俗事缠绕而专心习练。而对于生活在现代社会的很多人，你要工作养家糊口，要照顾父母孩子，还要花大量的时间去结交朋友积累人脉，因此等把这些事情都处理完的时候，一天里你能自由支配的时间也就不多了，每天能坚持练功一个小时其实已属不易，那么你一天所能积聚的真元能量与那些整天以练功为主的人来说就不在一个量级上。因此在这种情况下你还想去明心见性、体道证道，就需要在方法上有所改变。对于禅道养生来说，首先我们通过加持作用使你的内外真元一天二十四小时都在快速理运当中，通过太极球的自我旋转来吸采能量，这样就解决了一个练功时间问题。其次对于你每天新积聚的这些能量信息，我们并没有把它全部向体内的易经洗髓去引导，去追求技击方面的效果，而是使这部分元气、能量合理地分布在你的身内身外，从人体生物场的有序化来考量。同时这些元气与能量信息在身内身外的有序化大范围分布，势必使这部分元气与能量具有某种空间格局上的形态。相对于实物质来说这种存在是一种虚的存在，但也自成某种形态。因此大炼形的"形"字也有这方面的含义。

把元气与能量分布在身内身外同时也避免了一个问题。因为单纯地把元气、能量与信息作用在肉身上，作用在实处，则久而久之，当你吸采元气与能量的能力大到一定程度的时候，你体内积聚的这部分元气、能量信息可能会以某种实物质的形式表现出来。如长骨刺、凭空长出一个瘤出来等，身出异相。所以这时可能在技击方面你已有惊世骇俗的能力，但其实已近实而远虚，有所偏颇。我们常说性命双修。命者，肉身。性者，无处不在，存于其大无外的人体生物场中。所以既然是性命双修，则应该是命与性的同时训练、认知，而不仅仅只是肉身那点事。当然在这里我们并不是说你不可去进行抻筋拔骨方面的训练。有一个禅道养生者说最近空闲时间较多，问可否到健身房去健身、学习瑜伽？时间允许当然可以，只要注意身形的中正、训练过程中不要八字脚就行。并且瑜伽的抻筋拔骨效果也较明显，只要加上正确的心法，对功修也是大有益处。

国外运动养生法

刘 婷

（一）

在我国，早在春秋战国时期，体育运动就已经被作为健身、防病的重要手段，如《庄子·刻意》云："吹呼吸，吐故纳新，熊经鸟伸，为寿而已矣。此导引之士，养形之人，彭祖寿考者之所好也。"说明当时用导引等方法运动形体来养生的人，已经为数不少了。《吕氏春秋》中更明确指明了运动养生的意义："流水不腐，户枢不蠹，动也。形气亦然，形不动则精不流，精不流则气郁。"这里用流水和户枢为例，说明运动的益处，并从形、气的关系上，明确指出了不运动的危害。显然，这在说明一个道理：动则身健，不动则体衰。《黄帝内经》也很重视运动养生，提倡"形劳而不倦"，反对"久坐"、"久卧"，强调应"和于术数"。所谓"术数"，据王冰注："术数者，保生之大伦"，即指各种养生之道，也包括各种锻炼身体的方法在内。

国外研究机构早有证实，经常适度地进行体育锻炼，可促进血液循环，改善大脑的营养状况，促进脑细胞的代谢，使大脑的功能得以充分发挥，从而有益于神经系统的健康，有助于保持旺盛的精力和稳定的情绪。适度的运动可以使心肌发达，收缩有力，促进血液循环，增强心脏的活力和肺脏呼吸功能。能促进和改善体内脏器自身的血液循环，有利于脏器的生理功能，还可以提高机体的免疫机能及内分泌功能，从而使人体的生命力更加旺盛。

生命在于运动，各式各样的运动对于身体各部分的锻炼效果各不相同，我们应当根据自身的身体情况选择合适的运动方式。

高尔夫球

打高尔夫球是一项具有特殊魅力的运动。率先涉及打高尔夫球的是苏格兰北海岸的士兵，后来逐渐引起宫廷贵族和民间青年的浓厚兴趣，最终成为苏格兰的一项传统项目。尔后传入英格兰。

高尔夫是一项整体性的运动，讲究协调、力量与爆发力。运动中，得到锻炼的主要是大块的肌肉，尤其是背后和腿上的肌肉。在高尔夫运动中，经常需要做到一个转腰摆胯的动作。这个动作能够增强腰、腹部力量，减少脂肪堆积，从而加强对腰肌腹肌的锻炼。对啤酒肚的男士和渴望有扁平小腹的女士，这个动作无疑是解救良方。

据专业的高尔夫球教练介绍说，打一场高尔夫球，每半小时大概消耗125卡热量，一场球的国际标准时间是4小时15分钟，相当于一场球至少消耗500卡热量。也有研究表明，走路打完18洞，相当于最激烈的有氧运动40%～75%的强度。专业教练一般建议每周下场不要超过三次。

滑雪

滑雪运动起源并发展于斯堪的纳维亚国家。由于滑雪是一项全身的运动，在给您带来速度上享受的同时，也在无形中锻炼着您的身体柔韧性。要做出优美好看的动作，包括顺利的滑降和制动，都需要身体所有关节的配合才能达到。因此，滑雪对于人体的头、颈、手、腕、肘、臂、肩、腰、腿、膝、踝等部位，几乎是人体所有的关节，都能起到比较良好的锻炼作用。在国外许多地方，滑雪还被用来作为改善关节疾病的一种医疗手段。

不但如此，滑雪还可增强心肺功能。这和跑步锻炼的原理是一样的。在快速甚至是疾速的运动中，对于心肺功能的锻炼是显而易见的。如果您是在室外滑雪，这种锻炼效果尤为突出。面对动辄就以千米来计算的滑道，没有强大的肺活量和心血管系统的支持，是不可能坚持下来的。此外，冷冽的空气也是对身体氧气运输系统的考验。由于空气比较寒冷，不能大口直接呼吸，所以必须小口呼吸，这也在无形中锻炼心血管缩张的功能，这就好像冬天进行长跑运动一样。

跆拳道

跆拳道是朝鲜半岛普遍流行的一项技击术，是一项运用手脚技术进行格斗的传统体育项目。跆拳道运动不同于显示力量的重量运动，不是调节大而突出的肌肉。而是使无力的脂肪组织变成肌肉，使身体变得轻盈敏捷。

跆拳道的练习是通过将全身力量集中到一个部位的"对准焦点"，培养强有力的肌肉、完美的均衡以及爆发性的力量。似基本动作和模式练习，锻炼敏捷性的同时培养不同动作互换的能力，增强对打的勇气和适应能力。练功前的准备动作使血液量增加，血液循环顺畅，使肌肉和血管变得有韧性，使关节和血管变得柔软。在攻击时，大声喊"呀!"不仅是为了压倒对方气势，而且也使下腹的肌肉伸缩，排除肺内的坏空气，增加肺活量及肺功能的同时平均分配胸内血压，使身体的重要器官不受伤害。

（二）

无论哪一种传统运动，都是以中医的阴阳、脏腑、气血、经络等理论为基础，以养精、练气、调神为运动的基本要点，通过形体动作来进行锻炼，用阴阳理论指导运动的虚、实、动、静；用整体观念说明运动健身中形、神、气、血、表、里的协调统一。

中医认为，经常适度地进行体育锻炼，可促进血液循环，改善大脑的营养状况，促进脑细胞的代谢，使大脑的功能得以充分发挥，从而有益于神经系统的健康，有助于保持旺盛的精力和稳定的情绪。适度的运动可以使心肌发达，收缩有力，促进血液循环，增强心脏的活力和肺脏呼吸功能。能促进和改善体内脏器自身的血液循环，有利于脏器的生理功能，还可以提高机体的免疫机能及内分泌功能，从而使人体的生命力更加旺盛。

休闲运动的方式不仅属于个人的兴趣与爱好，而且在一定程度上体现出民族的文化特征。纵观世界各国，各种休闲健身活动五花八门，令人目不暇接，其中有许多内容和方式值得我们借鉴。

澳大利亚　与鸵鸟一起休闲

鸵鸟在澳大利亚被誉为"国鸟"。近年来澳大利亚人屡发奇想，设计出种种与鸵鸟为伴的休闲健身项目，令世人瞩目。最受欢迎的莫过于乘鸵鸟拉的四轮车在原野上兜风。新鲜的空气、温暖的阳光和满眼绿意使人心旷神怡，从而收到醒脑健身之效。

另外一些澳大利亚人干脆与鸵鸟赛跑，"陪跑"的鸵鸟会耐心地陪着主人做长跑训练，大大减少了人在长跑中的寂寞，增加了新鲜感。

加拿大　学鸭子在水里扑腾

在水中练习跑步，这是加拿大人的"发明"。水中跑步虽然"跑得气喘吁吁"，却很难跑动。练习者垂直悬浮于水中，鼻孔仅比水面稍高一些，手脚在水中猛烈划动，好像鸭子在水中扑腾，样子挺笨拙可笑。

与地面跑步相比，水中跑步有诸多好处。在地面上，每跑 1 公里，跑步者的两只脚就得撞击地面六七百次，脚部、膝部和臀部都会受到震动，容易扭伤肌肉或者拉伤韧带，而在深水中，跑步者下肢不受震荡，因而不易受伤，运动过后会有通体舒坦之感。另外，水中的阻力是空气阻力的 4~10 倍，在水中跑 45 分钟，相当于在地面上跑 2 小时以上。

法国人　旱冰滑到大街上

法国人酷爱滑旱冰，春季更是旱冰一族大显身手的时候，他们在人行道上轻松自如地滑着前进，成为大街小巷一道亮丽的风景线。据统计，法国滑旱冰的人已达到 2000 万。29 岁的安妮是一位教师，她穿上旱冰鞋从家里滑行到上班地点只需 3 分钟，恰恰与乘地铁的时间相等，她于 5 年前开始爱上这项运动，从此再离不开。她说："滑旱冰能够锻炼我的意志，展示我娇美如燕的身姿，引得路人羡慕不已，真让我高兴。"

美国人　静思冥想健身美容

最近，美国的体育、医学家针对快节奏的生活给人们带来的疲劳设计出了一种"环保度假村"。它的一个特点是不设置任何具有刺激性的或需要激烈运动的体育、游乐活动设施，而提倡人们去冥想静思，在恬静的气氛中修身养性。据称此法乃是松弛思想的一种特殊的运动，可以有效地消除运动疲劳，益于左右脑平衡使用，预防和治疗疾病，达到美容健身的目的。

西班牙　海藻疗法方兴未艾

西班牙人酷爱大海，乐于与海水共度休闲时光。他们认为，大海也是一所医院，对相当多的疾病有缓解作用，如失眠、精神紧张、风湿、关节炎、腰痛以及呼吸系统和心血管疾病等。

目前，海水和海藻疗法正方兴未艾，已为越来越多人所接受。领导这股新潮流的有许多是西班牙文艺界和政界的著名人士，他们在紧张的工作之后利用海水疗法进行精神放松。

现在，医学专家已建立起形形色色的海水治疗中心，目的是使这种古老的治疗方法更趋于现代化与科学化，更好地为人们服务。

奥地利　自然疗法流行

在奥地利的萨尔斯堡、卡林西亚省、泰罗省等地区盛行牧草浴、热沙浴、五色土润肤面膜等自然疗法。他们提出的口号是：让身心疲惫的人精力充沛地返家。

牧草浴：身裹床单，全身（面部除外）埋进湿湿的没有施过肥料的牧草里，每次埋 20 分钟。对哮喘、支气管炎有明显疗效，同时也是消除身心压力的好办法。

热沙浴：先以红外线将沙子加热，然后躺入沙子中，持续 20 分钟。沙子不是一般的河沙，而是来自加易河：其中含有丰富的矿物质，对许多慢性炎症有特别疗效。

五色土润肤面膜：将绿、黄、蓝、黑、红五种颜色的黏土，分别涂在脸上的各个部位，其主要作用是快速使人恢复精力，重新换上一张容光焕发的脸。

（三）

国外动物学家发现，大象在野外生活可活到 200 岁，一旦被俘获，关进动物园，尽管生活条件比野外好得多，却活不到 80 岁。野兔平均可活 15 年，而自幼养在笼内过着"优越"生活的家兔，平均寿命才 4～5 年。那么，为什么野生动物比家养动物寿命长呢？野生的动物为了寻食、自卫、避敌、摆脱恶劣气候的侵害，经常要东奔西跑，身体得到了很好的锻炼。这样一代一代传下去，体质变得越来越好，寿命自然长了。人也是如此，这说明一个道理：运动是健康长寿之本。

"人法地，地法天，天法道，道法自然。"这是修真者的最高境界。但这个古老的箴言也其实是在告诉人们，与自然和谐共处，向自然学习，就是生活的最高境界。养生健身也是如此。大家都熟知的五禽戏，即是是由东汉名医华佗模仿虎、鹿、熊、猿、鸟 5 种动物的动作创编的一套防病、治病、延年益寿的医疗气功。对于肌体开始发生衰退的老人来说，向自家动物虚心求教一番，说不定可以收到事半功倍的健身效果。运动医学专家也提出，采取"逆向"、"返祖"运动，不但能健身，还能防治疾病。

像猫一样伸腰和踮行

伸伸懒腰，对于调畅气息、恢复精神大有裨益。这是因为，伸懒腰能使肌肉进行较强的收缩，把淤积的血液送回心脏，改善血液循环，同时将肌肉内的废物带走。首先，仰卧，背部紧贴床面，双手上举，双腿一起向上或向两侧用力伸展，尽量拉到极限；其次，双手撑床跪立，耸肩、拱背、收腹，同时吸气，使脊柱上弓，持续 5 秒左右后呼气，同时放松肩膀，下沉腰背、脊柱，重复十余次；第三个动作，跪立，大腿与床面垂直，尽量抬胯，同时随着一呼一吸的动作两手顺势前推，身体尽可能地向前伸展，使下巴甚至胸部都贴于床面，持续十余秒后休息。这三个动作可交替进行。

踮脚静走，将足跟提起，完全用足尖走路，尽量不发出响声。行走后，会感到足心和小腿后侧的屈肌群十分紧张，比正常行走对屈肌的锻炼强度要高，对平衡是很好的锻炼，每天走 100 步即可。踮脚走时要穿运动鞋，且走路时重心向前。膝盖有伤者不适合这个动作。

人每天都处于直立和行走的状态，这使得机体各脏器和血流需要克服地心引力，加上一些生活方式的因素，使得心血管疾病和骨关节病的发病率都很高。而医学界发现，那些四肢着地的爬行动物们，却很少发生动脉硬化、冠心病、下肢静脉曲张等人类常见多发病。运动医学专家也提出，采取"逆向"、"返祖"运动，不但能健身，还能防治疾病。因此，我们不妨从动物身上借鉴一些健身方法，不但能锻炼平衡性，还能增加灵活度。但切忌用力过猛、过快。

像海豚一样刚柔并济

海豚是一种本领超群、聪明伶俐的海中哺乳动物。刚柔并济，圆润纵横，训练肌肉，柔顺韧带。集高智商、高情商为一体，温顺可亲，忠于集体，海豚声音组合层级与人类吻合，肺活量大，能一鼓作气完成一连串高难度跳跃动作，声音频率达 300 千赫（普通人音频 20 千赫，音乐家可识别 40 千赫的声音）。

每晚在热水浴前俯卧撑 30～50 次，胸、背拉力器各 20 次，摸高跳 20 次。试着体验海豚或紧急下潜或空中芭蕾的曼妙游刃，在胸大肌的扩张与肺活量的提升中领略海洋生物航海家的魅力。

像丹顶鹤一样吐纳

丹顶鹤，气定神闲，性情高贵、典雅，仪态万方。素以喙、颈、腿三长著称，在南来北往迁徙中激活耐力，在落日余晖中，翩翩起舞，尽显妖媚。

孟子在修炼方法上就曾提出"夫志，气之帅也"。甚至提出由养其夜气而至于平旦之气，最后养到浩然之气，充塞于天地之间。道家主要修炼方法之一的吐纳呼吸的炼气术，也模仿鹤伸颈长鸣的姿态，因而把这种吞吐之术称为"熊经鹤伸"。明朝万历年间进士王象晋写的《鹤》中说：鹤"大喉以吐故，长颈以纳新，能运任脉无死气于中，故多寿"。

像鸵鸟一样奔跑

在沙子上慢跑能刺激肾上腺组织，促进激素分泌，使肌肤变得白皙而富有光泽。而且最好选在热浴之后，因为热浴后的足底对体内"信号"的传递更为敏感。除了沙子，光滑的鹅卵石也是好选择。

像乌龟一样爬行

长期的直立使人体极易诱发脑血管病变和脊椎、腰肌劳损。孕妇进行适度的爬行可增强腹肌力量，预防难产，产后爬行则有利于复位。爬速宜慢，爬幅宜小，重复 2~3 次，间歇 20~30 秒。

像小狗一样走步

四肢着地，右手和左脚、左手和右脚交替伸出，移动身体前行。每天坚持走 20 步，可缓解因长久站立行走引起的腰痛、胃下垂、四肢肿胀等。

世界武术养生法

李沐昕

武术，并非仅有中国功夫，世界各个国家都有自己引以为荣的国术。武术不仅仅是搏击和打倒对手，更多的是武术传承下来的精神。中国功夫讲求的是习武者的修行，泰国的泰拳讲究严谨的作风和强健的体魄，巴西柔术推崇柔术训练所带来的对人生的思考，韩国的跆拳道折射出一种百折不挠的人格魅力，这些已经超越了武术本身，更多的是习武者养心养生，达到自我完善的过程。养生在武术的传承中得到了很好的体现。

强身与参悟兼修　中国功夫

中国功夫，不仅是单纯的拳脚运动。它是民族智慧的结晶，也是民族传统文化的体现，是世界上独一无二的"武文化"。它的思想核心是儒家的中和养气之说，同时又融合了道家的守静致柔，释家的禅定参悟，从而构成了一个博大精深的武学体系。

中国功夫讲究刚柔并济、内外兼修，蕴含先哲们对生命和宇宙的参悟。

概括来说，中国武术的精神内涵"武道"是包括儒家思想、道家精神、释家修养等内涵。所谓"文能安邦，武能定国"，充分肯定了习文修武的功效。初则可以启迪童蒙，正心修身，及其成功，小则杀贼平乱，保护乡里，大则安邦定国，造福千万黎民。这才是中国五千年来，所以要求文武合一教育的终极目的，也是儒家思想的教育重点。

体魄与作风并重　泰拳

泰拳，已经成为"源于泰国，属于世界"的一项体育运动。任何武术所以扬名世界，必有其独特性质及个别价值。泰拳闻名于世，有辉煌灿烂的历史，其珍贵之处，绝非三言两语可以尽其精华。

泰拳堪称格斗技中的极品。泰拳师决胜条件是技艺、气力、智谋及精神力量的总结合，其最高领域为机巧圆通，变化无常，而不局限于任何拳术技法或招式。可见泰拳是一门独特、精深和完整的武学体系。

必须讨论的是泰拳本身的体育价值。泰拳的训练无疑是上佳的体育运动，是强身健体的不二选择。凡是正式修炼泰拳的人，生活操行都要依循严谨的规律，遵从师诲，接受系统的练习程序，导致体魄坚强，反应敏捷，拳术水平才能提高，所以泰拳又是严格的体育纪律。而基于泰拳技术要求全面，才会有拳师体格的发育因训练方式而达到均衡、美观。泰国职业拳师常被称颂为各类运动中体形与状态最优异的运动员，实是高度体育纪律的效果。

泰拳可谓集多项美质于一体，是沿革、娱乐、武学、艺术及体育的总结合。最恰当的形容，莫如已故泰拳宗师阿赞桀一言："泰拳乃泰国民族独有之瑰宝。"

技巧和感悟同行　巴西柔术

巴西柔术起初是一种扭斗的武术，它的技术和策略都基于对地面打斗的深入研究。巴西柔术擅长将对手拖向地面，然后在地面上获得控制并击倒对手的姿势。

巴西柔术饱受关注的不仅仅是它本身，而是巴西柔术精神中的两种。

第一，你的对手可能比你高大、强壮。柔术是建立在你的对手比你高大、强壮的前提下的。你是弱者，因此同对手比力气非明智之举。而蛮力，却很容易受到技术高超的打斗者的攻击。柔术的核心在于使用有效的技术对付蛮力和侵犯。

第二，缩短与对手的距离。对于柔术选手来说，最危险的障碍就是无法缩短同对手的距离。在此距离段，攻击者可以发出强劲的拳脚。柔术选手的目标是缩短同对手的距离，而不会被他击倒。因此，柔术练习者的第二目标是靠近对手，不被击倒。通过缩短距离，柔术练习者会"憋"住对手的拳脚。快速移动，进入对手无法发出强有力打击、重创你的距离。

这两条看似简单的话，却包含了很多人生处世的哲理，人生不如意十有八九，犹如比你强大的对手，要想战胜他，徒有蛮力绝不会成功，唯有自强来缩短差距，逆流而上，直至成功。

精神和人格相承　跆拳道

跆拳道是一项运用手脚技术进行格斗的韩民族传统的体育项目。它由品势、搏击、击破、特技、跆拳舞等五部分内容组成，具有较高的防身自卫及强壮体魄的实用价值。跆拳道使练习者增强体质，掌握技术，并培养坚韧不拔的意志品质。

跆拳道讲求"礼仪廉耻，忍耐克己，百折不屈"，要学会分辨是非。如果做错了事，在良心上对任何人都应自觉惭愧，无地自容。

学会忍耐，忍即是德。有句古语里说忍一百遍能使家庭和睦，无论是持有高段的人还是技术完美无缺的人，想做成任何一件事，首先要设一目标，再以持久的忍耐力不断地向那一目标迈进，才能如愿以偿。

同时，不论道场内外，克制自己着实是重要的问题。不谦虚不节制，没有分寸地生活，最终将会失去作为武道人的资格。老子曰：强者不是战胜对方的人，而是战胜自己的人。

跆拳道的精神甚至可延伸成每个人所需要具有的品格，即谦虚和正直。不论前方的阻碍有多强，都应丝毫不畏惧，不犹豫，果断地向前迈进。

自在步行 松弛自我

刘世昌

压力的后果是能量被抑制在体内，造成紧张和其他有害影响。因此，体育锻炼在减轻压力影响方面有重要的作用。当一个人在沉思、冥想或从事缓慢的松弛活动时，在体内会产生一种宁静气息，使得心跳、血压及肺部氧气的消耗降低，而使身体各器官得到休息。

对于常常不自觉使自己神经紧绷，甚至下班后仍满脑子工作压力的人而言，是相当重要的观念。人在处于压力状态时，使生理反应平静下来相当有效的方式就是运动。因此，建立一个长期的、有规律的、适当的运动习惯，这是对抗压力的相当重要的方式。比如正确的步行运动就是放松的一个极佳方法。

找到自信

自信是一种积极性，是在自我评价上的积极态度，是发自内心的自我肯定与相信。在步行中如何通过自信来促进积极进取的一面呢！我们可以单纯地站立，光脚或穿袜子，感觉脚与地面的接触。右脚是不是比左脚更用力？脚跟是不是比脚趾更着地？觉察这些区别会刺激你本能地寻找平衡。双脚稳稳地站在地上能让你在迈第一步之前感受到什么叫"此时此地"。

步履轻盈

缓慢地向前迈出一只脚。在这个极慢的过程中，仔细感受脚如何落地，着力点如何从脚跟过渡到脚趾尖。把脚收回来。我们在体会关节拉伸的感觉（脚趾、踝骨、膝盖、腰部、肩膀和颈部），还有身体移动的方式。这是一种很好的训练，可以唤醒那些平常虽过度使用却被忽略的身体部位。做完后的效果：身体变得柔软，灵活……感觉比以前轻盈！

昂首行走

在头顶放一小袋米或其他一块什么东西，往前走。可以用手扶着。用点时间去感觉身体的垂直轴线。这时，头的姿态自然而端正，颈部也挺直了，人的仪态更加优美。当走了一段路，决定停下来休息时可以温和地转动头部、颈部，或伸懒腰、动动肩膀等，可以缓和紧张的精神。

开放自己

耸几次肩膀，感受一下身体所发生的变化。肩膀会自行找到最舒适的姿态。它们常常忍受我们的紧张情绪。走路的时候想着放松肩膀，能消除阴郁的面部表情，还能帮助胳膊自然摆动，整个人处于一种非常有活力的动感状态。保持这种状态，开放自己会使你成为生活的富有者。

用目光肯定自己

超越自己先天的条件、创造自己个人风格的人，能够发挥生命最大的光亮，肯定自己的存在。这些非常重要。站立，闭一会儿眼睛。安静地张开眼，并看着目光要投向的方向。再闭上眼，同时感受脚下踩着的地面，让意念充满全身。再次慢慢睁开眼睛。体会放松下来以后，目光是向上看还是向下看了。当目光与脚步配合时，我们会觉得自己自然潇洒，生动活泼。

找到自在的感觉

边走边观察自己的呼吸节律，不要思考，也不要刻意改变它。吸气是不是比呼气时间长？中间有停顿吗？呼吸有规律吗？感受空气在身体里进出。仅仅依靠这种觉知就能够逐步把气息调整到一个使身体感到舒服的节奏，让行走更加自如。

记住，不要像机器人或模特那样走路。最好找到一种能反映自己个性的行走方式。让身体在空间舒展，首先要感受行走时的细微动作。尽量长时间地做这个练习，直到全身都找到所要的感觉。

运 动 与 排 毒

王晓东

1. 运动时出汗，可以使体内的铅、汞、苯等毒素和致癌物随汗液排出体外。

2. 运动可以促进人体排便、排尿，大便、尿液是人体最大的"毒源"，不及时排出会被人体重新吸收，从而引起慢性中毒。

3. 运动可以改善呼吸系统，增加肺活量，吸入更多氧气，使血红蛋白含量增加，提高人体防御毒素的能力。

4. 肌肉的收缩运动可增加淋巴循环，淋巴系统可以对抗有害物质的侵入，又可将体内产生的废物排出体外。

颈椎康复保健操

一、抬头观天
双跟分开与肩同宽，双手叉腰，二目垂直向上，10～20秒，反复5～8次。

二、犀牛望月
双跟分开与肩同宽，双手叉腰，头向一侧上方转动，停留5～8秒。

三、乌龙探海
双跟分开与肩同宽，双手叉腰，腰弯曲，头向前探，颈部尽量前伸，然后缩回，每次3～5秒，连续5～8次。

四、老汉背子
双跟分开与肩同宽，腰微屈，双手指交叉，双臂向上抬3～5次。

五、苏秦背剑
双手斜向交叉，尽量相连，反方向同前，每次3～5下。

六、神龟角力
双跟分开与肩同宽，双手在颈后交叉，向前推颈，同时头尽量向后对抗用力，每次3～5秒，连续10次。

七、白鹤亮翅
双下腿分开，与肩同宽，双上肢屈曲，以肩为轴，向前旋转5～8次；
双腿分开与肩同宽，双上肢屈曲，以肩为轴，向后方向旋转5～8次。

八、凤凰乱点头
双跟分开与肩同宽，双手叉腰，腰前屈，以鼻尖为意念中的笔，缓慢书写"口"，3～5次。

长寿之"姿"

陈文贵

"抬起头直起腰，走路精神些！"常常听到长辈们苦口婆心地纠正孩子的坐立姿势。然而有些人却认为自己身体发育已定型，歪扭都不在意。殊不知，行、立、坐、卧四种基本活动和姿态，与人的健康长寿息息相关。

立姿 正确的立姿是老年人健康与否的重要标志。老年人站立时躯体应自然（上肢自然下垂）、平稳（上身不要左右倾斜）、端正（挺胸收腹），使两下肢均匀受力。使用手杖的老人，重心应在两下肢，不要弓背向前。

坐姿 不正确的坐姿可引起脊柱弯曲、局部不适和肌肉劳损，是老年性腰痛的重要原因。坐的时间不宜过长，否则会因为肌肉和韧带过度牵拉而引起疲劳。入座时应注意动作轻缓、平稳，要保持上身正直，使躯干两侧肌肉平衡受力；上肢要放松，下肢自然屈曲，双脚并拢，不要含胸弓背，也不要养成翘"二郎腿"的习惯，否则会影响下肢血液循环，造成腿脚麻木。经常伏案的中老年人，应注意适量的全身活动，隔段时间就起来走一走、弯弯腰、拍拍肩背、轻捶身子，调节肌肉和韧带的负担。要避免猛坐速立。

卧姿 对2000多位老人的调查发现，60%~75%的老人睡眠时习惯右侧卧，这样可以减轻对心脏的压迫，有益于胃肠蠕动。俯卧和仰卧会明显影响呼吸，应尽量避免。老年人睡棕床或硬板床加厚软垫为宜。枕头要松软些，高度以侧卧时头部与躯干保持水平为准，不然可能会引起腰痛或颈肩痛。

行姿 老年人每天都要走动走动，走的姿势要端正、平稳、自然，上身要拉直，两臂自然摆动，步幅适中，走起来均匀有力。行走时腹肌有节律地收缩，膈肌上下运动的加强，会使肺活量增加，肺功能加强。适度的行走还能促进血液循环和食物消化，调节神经系统的功能。

冥想——修养身心的好方法

胡文颖

当前，随着社会生活节奏的加快，人们生活的节奏总是无意间快了"半拍"。那种"采菊东篱下，悠然见南山"的闲适和"冥然兀坐，万籁有声"的超然于物外的心境便难得一见了。采取冥想养生的方法，无疑是一个让心"静"下来的不错选择。

冥想养生有诸多好处：首先可增强免疫功能。有检测表明，冥想者冷静沉思的心绪状态使他们在注射流感疫苗后，流感抗体大大增加。其次是抵抗疾病。人在冥想时，心跳平均每分钟能降低3次，并能降低氧气消耗。再次是缓解压力。有研究发现，冥想者的脑电波更为平和，对紧张性刺激没有亢奋的反应。因此，如果我们能长期控制这种反应，健康状态就可以有很大的改善。

冥想的方式，既可以是打坐，也可以是一般的正襟危坐，甚至可以斜倚而卧。其步骤大致可分为如下几点：调气息—放心态—凝精神—畅思想。在冥想过程中，可采用唐代名医孙思邈所推崇的"引气从鼻入腹，吸足为止，久住气闷，乃从口中细细吐出，务使气尽，再从鼻孔细细引气入胸腹"的腹式呼吸法。

需要注意的是，冥想有别于瞎想，更不是苦想。在冥想过程中，要有意识地引导自己向积极的、阳光的事物去想象，这样才会越想越健康。

减大肚腩妙法

蔡关元　蔡东海

肥胖都是从肚腩开始的。而胖人患糖尿病、高血压、心脑血管病和性功能衰退的概率，比体重和身高比例正常的人要高。下面介绍减大肚腩的方法。

深呼吸慢跑

每天早晨在空气清新的地方（避开汽车尾气）深呼吸慢跑 15 分钟以上。

怎样深呼吸

全身放松、闭嘴、舌顶上颚，完全用鼻呼吸。跑步时三步一呼，三步一吸，吸气时提肛收腹，呼气时松肛松腹。

跑步时呼吸深度从三步一呼、三步一吸逐渐增加步数，如六步一呼、六步一吸，12 步一呼、12 步一吸，或更多步伐用一次呼吸。

意到、气到、力到

在深呼吸慢跑过程中，当吸气收腹提肛时意念全身能量集中在尾椎的长强穴，沿脊柱督脉上升，过命门穴时要尽量收缩腹部，意想腹部的内脏和肌肉用力向后背贴近靠拢，能量在督脉上升过腰椎的命门穴，至颈椎的大椎穴，直上头顶百会穴。呼气时意想能量从百会至前额二眉中间的印堂穴，往下过人中、天突、前胸的膻中、腹部的神阙至关元穴。

用意念深呼吸慢跑是全身性的内部运动和外部运动的结合，运动量不大，但身体热得快，出汗较多，对腹部脂肪消耗较为有效，是胖人大肚腩减肥保健、战胜肥胖病的好方法。

站立减肥法消除大肚腩

湖南省邵阳市疾控中心副主任医师　伍新华

腹部肥胖，也就是俗称的大肚腩困扰着很多人。消除大肚腩，除了要在饮食上加以控制之外，最有效的措施就是运动，其中最简便易行的是使用站立法。

近年来在西欧，站立减肥法十分盛行。德国慕尼黑大学的一项研究表明，人站着要比坐着消耗的热量多 3~5 倍，比躺着消耗的热量多 10 余倍。许多人习惯于午餐后马上躺下睡一觉，这样很容易让人形成大肚腩。如果要午睡的话，最好是饭后站立半小时左右再睡，能走走更好。对于大多数办公室一族来说，应该尽量站着做事，如站着吃饭、站着开会、站着办公、站着坐公交、站着休息聊天等，利用这些机会消耗多余的热量是一个很好的方法。

对于已经形成肚腩或腹部有肥胖倾向者，还可坚持练以下健身操。

床上运动　可在睡觉前和起床后进行。先做屈腿运动，平躺在床上，右腿弯曲，使其尽量贴近腹部，然后伸直；再换左腿，轮换伸屈。交替做 20 次。稍休息后，再做仰卧起坐。

床下运动　下床之后，做腰部弯曲运动。先做左右弯曲，两手左右平伸，腰部左右摆动，双手随着身体摆动而摆动。再做上下弯曲运动，两手朝前平伸，将身子弯曲，让双手触地，然后恢复正常。交替做 20 次。

慢跑运动 床下活动之后，到室外慢跑。跑步可以锻炼腹肌，消除腹部脂肪。有将军肚的人身体肥胖，应以慢跑为宜，跑程也不宜太长。坚持一段时间后，再加大运动量。

引体向上 如果在体育场内活动，可利用单杠做引体向上运动。若户外找不到单杠，回家后，以自家门框沿做单杠练习。引体向上既练手劲，更练腹肌。

挥汗如雨做运动　等于伤害自己

艾华

运动出汗为了排热

运动实际是骨骼肌的收缩活动。骨骼肌收缩时，物质代谢增强，产热量增加，导致体温的升高。正常情况下，人的体温一般维持在 37℃ 左右。如果体温升高，机体就要想办法降温，以维护机体内环境的稳定，保证生理、生化活动正常进行。而出汗就是机体降低体温的最有效方法。

大量出汗降低运动能力

有的人认为通过汗液可以排出体内的代谢废物，具有排毒的作用，所以觉得出汗越多越好。汗液其实来自血液，汗液中含有一定的血液成分。出汗时部分水分蒸发了，而固体物质如蛋白质、氨基酸等则留在皮肤表面，经皮肤表面微生物的作用，可产生一些具有汗酸味的物质，所以有人觉得汗液不干净。其实汗液中除了一些代谢废物外，还有许多对机体有用的物质，如矿物质、蛋白质、氨基酸、维生素等。随着汗液的丢失，这些营养物质也随之丢失了。

因此，对于小量的出汗，可以不必太在意；但对于大量的出汗，我们就不该等闲视之了。因为大量出汗使体液减少，如果不及时补液，可导致血容量下降，心率加快，排汗率下降，散热能力下降，体温升高，机体电解质紊乱和酸碱平衡紊乱，引起脱水，严重时甚至导致中暑。脱水导致机体的一些主要器官生理功能受到影响，如心脏负担加重，肾脏受损。钠、钾等电解质的大量丢失可导致神经－肌肉系统障碍，引起肌肉无力、肌肉痉挛等症状。脱水还使运动能力下降，产生疲劳感。

出汗后补水有学问

当知道了大量出汗对机体健康的可能危害后，我们自然会得出答案：出汗后应该补液。那么，应该怎么补呢？

补什么 一般来说，如果出汗量不大，补充常见的饮料，如矿泉水、白开水、茶水、碳酸饮料、果汁、绿豆汤、牛奶、运动饮料等均可。如果出汗量大，则最好补充含有一定量电解质的运动饮料、盐水、菜汤等。出汗量大时不要单独狂饮白开水，以免引起低钠血症。

补多少 补液量的原则是：失多少，补多少。那么，怎么知道丢失的汗量呢？一般根据出汗后体重的减少，大致可得知丢失的体液量，普通人也可以根据口渴的程度补充。补充体液都应该少量多次，即每次补充 100～200ml，不要暴饮。

何时补 运动的前、中、后都应补液。人们常习惯于运动中或运动后补液，而往往忽视运动前补液。如果想保持最佳体能状态，就应该始终保持体液的平衡，不能出现脱水，哪怕是轻微的脱水也不行。所以要根据具体情况，在运动前、运动中和运动后补液。

不同的人怎么补水

青少年 如果运动中出汗量大，比如在 0.5 ~ 1L，可补充含有电解质和糖的运动饮料。

老年人 老年人运动量一般不大，出汗量也不多，有的人还伴有某种慢性病，没有必要补充运动饮料，可以适量补充矿泉水、白开水、茶水、绿豆汤、牛奶等。

肥胖者 对于肥胖者，运动的目的之一是减体重，消耗体内多余的能量储备。因此不要补充含能量物质的饮品。如果出汗多，可补充含有电解质的无糖饮料。

高血压患者 高血压患者进行锻炼应避免大强度运动，防止血压的大幅度波动。如果出汗量较大，应补充钠离子浓度较低的饮料，以防止钠离子摄入过多对血压的负面影响。

糖尿病患者 糖尿病患者应进行有规律、累计时间较长的低强度运动，帮助控制血糖；同时避免大强度的运动，防止血糖的大幅波动。如果出汗量较大，可补充低糖或无糖的饮料，避免血糖快速升高引发的损害。

老人锻炼酸加痛减麻停

李 炎

酸加 老年人刚参加体育运动时，会出现肌肉酸胀的现象，这是由于肌肉中代谢产物乳酸积累过多，刺激神经末梢而引起的一种正常的生理反应，只要做到锻炼循序渐进，酸胀感就会逐渐减轻或消失，此时运动量可逐渐加大。

痛减 有些老年人自身患有各种老年性疾病，如腰腿痛、颈椎病、肩周炎等，在运动后常出现局部疼痛并有逐渐加重感，这说明身体某一部分肌肉或肌腱有隐性炎症反应，此时运动量应减少、减轻，以免炎症扩大。

麻停 在运动锻炼中，要是感到某一部分机体出现麻木不适的感觉，这是局部神经受压的征兆，也是锻炼方法不当的反应，此时应立即停止运动，查找原因，并改换锻炼方式或项目。

老年人散步应讲"法"

陆 源

散步是一项最常见的体育运动，既安全又易行。但是，散步也有讲究。下面介绍几种适合不同老年人的散步法。

普通散步法

速度以每分钟 60 ~ 90 步为宜，每次 20 ~ 30 分钟。适合患冠心病、高血压、脑出血后遗症、呼吸系统疾病的老年人。

逍遥散步法

老年人饭后缓步徐行，每次 5 ~ 10 分钟，可舒筋骨、平血气，有益于调节情绪、醒脑养神、增强记忆力。

快速散步法

散步时昂首挺胸、阔步向前，每分钟走 90～120 步，每次 30～40 分钟。适合慢性关节炎、胃肠道疾病恢复期的老年患者。

定量散步法

即按照特定的线路、速度和时间，走完规定的路程。散步时，以平坦路面和爬坡攀高交替进行，做到快慢结合。对锻炼老年人的心肺功能大有益处。

摆臂散步法

散步时，两臂随步伐节奏做较大幅度摆动，每分钟 60～90 步。可增强骨关节和胸腔功能，防治肩周炎、肺气肿、胸闷及老年慢性支气管炎。

摩腹散步法

散步时，两手掌旋转按摩腹部，每走一步按摩一周，正反方向交替进行。每分钟40～60 步，每次 5～10 分钟。适合患慢性胃肠疾病、肾病的老年人。

倒退散步法

散步时双手叉腰，两膝挺直。先向后退、再向前走各 100 步，如此反复多遍，以不觉疲劳为宜。可防治老年人腰腿痛、胃肠功能紊乱等症。

老人锻炼有四忌

一忌进行负重锻炼。由于老年人运动器官的肌肉已开始萎缩，韧带的弹性减弱，骨骼中钙质减少，关节活动范围受到限制，进行负重的锻炼，容易发生骨折骨裂，损伤关节、肌肉和韧带。

二忌进行屏气锻炼。老年人的呼吸肌力量减弱，肺的纤维结缔组织增多，肺泡的弹性降低，如果在体育活动时屏气，易损坏呼吸肌和导致肺泡破裂而发生支气管咯血等现象。

三忌快速的运动锻炼。由于老年人的心肌收缩力减弱，血管壁弹性下降，官腔狭窄，血液压力增大，势必使心脏负担加大。再由于呼吸系统功能已经减弱，肺活量和通气量又会减少而供氧不足。而且快速运动时的耗氧加大，极易导致缺氧致头晕现象。尤其是患有心脏病和高血压病者，快速运动将促使脉搏和血压骤然升高而发生意外。

四忌进行争抗和竞赛。因竞赛和争抗活动必然引起神经剧烈兴奋，同时争抗会产生付出自身最大能力的获胜心，这种情况会使老年人在生理和心理上产生力不从心的感觉，甚至会发生意外。

《中老年周刊》2011.03.03

运动健身也有误区

误区 1：越运动越健康 过度运动能严重损害关节健康。以膝关节为例，在走路时它所承受的重量是体重的 4 倍，在登山和上楼时增大为 7 倍。运动过度，关节间软骨会因为过度摩擦而受损，轻则可导致关节炎，重则可造成股骨头坏死。

误区 2：能走尽量不用拐杖 实际上，扶手杖能减少 15% 的关节负荷。如果以 100 年来计算，就等于能使关节多用 15 年。但是使用拐杖要讲究方法，比如右侧下肢有病的人要用左手扶手杖。

误区3：运动量与体重无关 体重增加可使关节负担加重。关节的负重在走路时是体重的4倍，在登山时是体重的7倍。体重每增加1000g，上楼时关节负担就会增加8000g。所以，控制体重对保护关节具有重要作用。

锻炼身体有五忌

1. 忌无准备仓促上阵 在进行运动锻炼前要排净大便，适当饮水、进食，防止机体缺水而导致血液浓缩或出现低血糖等现象。先要活动开全身肢体，防止因无准备活动而发生意外。要携带急救药品如硝酸甘油片，以备急用。

2. 忌剧烈运动 中老年人心肺功能较弱，动脉血管硬化，呼吸浅弱，脑供血量也相对减少。如果突然快速跑跳，容易引起心率剧增，供氧不足，血压猛升，眼花耳鸣，极易发生意外。

3. 忌负重运动 中老年人因肌肉萎缩，肌力减退，反应较慢，协调能力差等因素，运动锻炼时应选择动作缓慢柔和能使全身肌肉得到轻松活动的项目，而不宜进行举重等动作过猛的负重运动。

4. 忌低头旋转 长时间做低头弯腰甚至头部向下倒立的运动会使血液向头部流动。中老年人血管硬化，弹性较差，易发生血管破裂，重则会危及生命。溜冰、荡秋千等旋转动作易使中老年人头昏、目眩，一旦失去平衡，易发生意外。

5. 忌雾中晨练 近十年"酸雾"的危害日益加重。晨练时，活动量增大，呼吸加深，长期大量吸入酸雾是诱发癌症的一大因素。因此，雾天不要开窗，宜在室内做些轻柔的活动。

《健康咨询报》

走路常犯八个错误

胡楚青

拖拉着脚、低着头、迈大步、内外八字……这些不正确的姿势不仅"难看"，还容易引发疲劳，导致腿、背部疼痛，甚至造成损伤。对此，运动医学专家为大家纠正走路常犯的八个错误。

错误一：低头含胸 北京体育大学运动医学研究室教授陆一帆称，"这种方式最容易带来疲劳感。"而且，含胸时肺部的舒展空间被"挤压"，呼吸也会变得短促，容易影响心肺功能。正确的方法应该是，抬头挺胸，下巴与地面平行，背部稍稍向后"收拢"，这样可以防止肩颈背部出现疼痛。眼睛目视前方3~6m的地方，可以帮你有效避开障碍物。

错误二：步子太大 西安体育学院运动医学研究室副教授苟波说，大家可以感受一下，迈大步时，往往是大腿带动小腿"甩"出去，脚"砰"的一下落在地上。这种姿势走路，脚掌的缓冲力变差，对膝关节不好的人来说，会加重关节损伤。日常走路，用自己最舒服的步幅即可；如果是健步走，步幅可稍微大一些，但以不影响脚着地为宜。

错误三：脚掌拖地 这种走姿缓冲也较差，容易造成关节、肌肉、足弓的劳损。此外，这样走路，还容易给人以邋遢的感觉。苟波说，这种走姿的人，要加强对胫骨、脚踝和小腿力量的锻炼，最简单的莫过于踮脚练习、足尖锻炼和脚后跟走路法。踮脚练习是站在台阶边缘，鞋后跟部悬空，先把脚跟尽量下压，再尽量上提，做 10～20 次；足尖锻炼是用脚尖在地面写出 26 个英文字母；用脚后跟走路，顾名思义就是"只用脚跟行走"，每次以 20 步为宜。

错误四：不摆臂或摆臂幅度过大 陆一帆介绍，摆臂的正确姿势是，上臂自然下垂，走起来后，在身体两侧自然摆动，摆臂幅度在 30°～45°之间为宜。走得慢时摆臂幅度小；如果是快走，可以像跑步一样，双手握拳，手臂弯曲 90°，稍微增加摆动幅度。

错误五：内外八字 走路时，能走正的人很少，多数人都有轻微的内外八字。其中，内八字比较少见，多数人都是外八字。外八字的成因与走路习惯有关，即移步时左右移动重心，故而脚尖习惯向左右外撇。这样的走姿，既不舒服也不雅观。正确方法是，行走时找到地上的一条直线（地砖或水泥缝），一脚先对好，脚尖脚跟对齐直线；另一脚与之保持平行，然后照此方向行走，慢慢就可以纠正错误的姿势了。

错误六：身体倾斜 苟波说，这样的姿势容易引起背痛，也影响走路的速度。要改变身体倾斜的行走惯性，通过仰卧起坐来加强腹部肌肉，有助你站得更直。

错误七：选错鞋 不适合走路的鞋有以下几个特点：①鞋底过薄，走路时会有硌脚的感觉；②鞋底过厚过重，走路时感觉腿特别"沉"，或是落地时声音特别大；③鞋帮过高，有些人穿着户外运动鞋走路，虽能对脚部提供充分保护，但过高的鞋帮不利于足踝的灵活运动；④鞋底过硬，鞋底无法弯曲来适应走路时脚底的"滚动"。美国认证马拉松教练温迪·博加德纳建议，最好选择"慢跑鞋"或者"综合训练鞋"。

错误八：鞋子超龄服役 苟波说，最好的检查方法就是看看鞋底"花纹"的磨损情况，如果这些防滑的条纹几乎磨平，那就证明该换双新鞋了。

那么，什么样的走路方式才是最正确呢？美国"eHow"网站介绍了"完美走姿五部曲"。

第一步，站直，感觉身体在不断长高，头顶向着天空，而脚在地上稳稳地扎根。也可以想象自己像玩偶一样，有一条绳子连接你的头发，把你往上提拉。这样可以让颈椎合理支撑头部的重量，舒缓颈部肌肉的压力，而且颈部线条也能更流畅和优美。

第二步，站直身体，收腹提臀，双肩抬起，再慢慢放松到同一水平线。从侧面看，这时你的耳朵、肩膀、髋关节、膝盖应该在一条直线上。

第三步，抬起下巴，眼睛平视前方，脖子一定要"正"。走路过程中脖子跟随身体自然向前移动，而不要前后左右摆动，尤其不要"探着头"。

第四步，轻轻抬腿迈出脚，然后从脚跟到脚尖"滚动"着落下，再抬另一只脚。

第五步，如果是走平路，要把注意力放在收缩小腹上，走路时臀部适当地向前扭动，让腹部肌肉承担更多的力量；如果想瘦身，最好多走坡路。

《生命时报》

健身可别自以为是

高 峰

有些人在健身时自以为是，认为照着自己的方法去做就会收到很好的健身效果。实际上，没有科学的健身指导，只会落入健身误区。

边看书边锻炼 如果集中精力看一本时尚杂志，那就意味着没法同时关注正在进行的运动。纽约体育俱乐部健身顾问艾米·霍夫表示，运动的时候阅读是最糟糕的事情。

"如果你要去锻炼了，你就得集中精力关注你的身体。"她说。如果你需要同时做点别的让锻炼不那么枯燥，霍夫建议不如戴上耳机看电视，这不像阅读那么需要集中注意力。

只骑固定脚踏车 单纯地骑固定脚踏车或在跑步机上跑步，收不到力量训练的效果。"步行一英里可以燃烧100卡路里，但在相同的20分钟内，如果在器械上做负重运动，你可以燃烧300~400卡路里。"奥奇宾蒂说。力量训练也可以帮助你强化日常生活，例如爬楼梯或拿重的东西所需要用到的肌肉群，并帮你保持肌肉的形状，延缓因为年龄带来的肌肉松弛。

做运动要饿着肚子 饿着肚子做运动无异于开着一辆没有油的汽车，你的身体需要能量来保证运转。一些健康的食品，如燕麦粥或香蕉，可以在驾车去健身房的途中就消化掉，并提供你接下来的运动所需的额外能量。在上午运动时这一点，尤为重要。因为经过一夜，你的胃已经空了，热量已经消耗完了。你需要给它加些燃料，让它重新启动。

照着别人的动作做 去健身房的时候装作什么都懂并不会给你带来好处。对于那些健身房的新人们，最糟糕的习惯之一就是把健身房巡视一圈，试图照着周围人的样子做。

健身房中通常都会有一些教练，奥奇宾蒂建议好好利用这些教练。"如果你真的有疑问，想得知正确的运动形式，那就不要犹豫，去请教他们。"她说，"你必须知道如何避免运动伤害。"同样，当你新参加了一个健身班，有任何不适或疑虑都要让老师知道，这样你的身体才会从中受益。

《健康报》2011.05.26

留住肌肉有助健康

聂世佳

肌肉享有"生命发动机"的称号，肌肉衰弱首先累及心脏，成为诱发心血管病的"帮凶"，还会使人体基础代谢降低，形成肥胖。此外，肌肉少了，关节的负担就会加重，产生关节痛。

有调查发现，年龄增加对人体肌肉的影响特别明显。在20~40岁之间，肌肉变化不大，到了50岁，肌肉量就开始快速走下坡路，男性大约减少1/3，女性减少约一半。同时肌肉力量也开始衰退。首以腿部肌肉萎缩严重，因此要着重锻炼腿部肌肉，减少腹部脂肪。

中国中医科学院西苑医院老年病中心副主任刘征堂表示，科学锻炼有助强健肌肉。老年人应该从身体负担小又易于学习的简单项目做起，将有氧运动与力量练习结合起来。比如散步、慢跑、游泳等，可满足肌肉对氧气的需求。其中以游泳最佳，游泳是保证肌肉年轻化的最好方式；力量练习包括举哑铃、投掷、俯卧撑等。这些项目可减少脂肪量，防止其耐力衰退。此外，有规律地补充蛋白质丰富的食物，以鱼、禽、蛋、豆等为佳。

《老年周报》

运动后饮食宜碱忌酸

任　铭

正常人的体液呈弱碱性，人在体育锻炼后，感到肌肉、关节酸胀和精神疲乏，其主要原因是体内的糖、脂肪、蛋白质被大量分解，在分解过程中，产生乳酸、磷酸等酸性物质。这些酸性物质刺激人体组织器官，使人感到肌肉、关节酸胀和精神疲乏。而此时若单纯食用富含酸性物质的肉、蛋、鱼等，会使体液更加酸性化，不利于疲劳的解除。而食用蔬菜、甘薯、柑橘、苹果之类的水果，由于它们的成碱作用，可以消除体内过剩的酸，降低尿的酸度，增加尿酸的溶解度，可减少酸在膀胱中形成结石的可能。

所以，人在体育锻炼后，应多吃些富含碱性的食物，如水果、蔬菜、豆制品等，以利于保持人体内酸碱度的基本平衡，保持人体健康，尽快消除运动带来的疲劳。

＊＊＊养生·生活环境篇＊＊＊

我们最基本的自然生存条件离不开水、土、空气和阳光。如果我们不加以重视，不保护好这自然生存条件，任意地破坏环境，对水、土、空气的污染认识不足，不慎重考虑，那么我们的生存生活环境会越来越糟糕，并且很快殃及到我们的子孙后代。

农田里用了多少化学品

张 静

在有关专家眼里，今日的农田成了一个被各种各样"化学品"武装起来的地方。这些"武器"包括农药、化肥、除草剂、添加剂、农膜等。它们在让农业日益现代化的同时，也面临着被过度使用的问题。这种行为已经开始让人类吞下自己种的"苦果"。

土地里的"毒"最终会回到人体

中国科学院植物研究所蒋高明研究员说，在他位于山东的弘毅生态农场外，一个农民在给种植的西瓜地喷洒除草剂，这些弥漫在空中的药物随风飘扬，不到一天的工夫，就毒死了不少与它们仅仅一墙之隔、没有任何保护措施的小麦和菜豆。

2010 年，海南发生的"毒豇豆"事件至今让人记忆犹新，虽然其使用的是国家禁用的剧毒农药水胺硫磷、甲胺磷等，造成了残留，但蒋高明认为，即使是国家允许使用的农药，在用量上也不应忽视。1990 年，我国农药的施用总量还只有 70 万吨，但到了 2008 年，这一数字已经飞速发展到 173 万吨，不到 20 年，增长了 100 万吨，平均每亩土地要施加农药 1.92 斤。有数据显示，我国已经成为世界上农药使用第一大国，但农药残留对蔬果、土壤、空气，甚至水源的污染和危害至今没有得到足够重视。

谈起化肥的施用量，蒋高明说，国际公认的化肥施用安全上限是每公顷 225kg，而目前我国农用化肥平均施用量比安全上限高了 1.93 倍。从 20 世纪 50 年代到现在，60 年间我国每公顷土地的化肥施用量从 8 斤多增长到了 868 斤，足足增加了 100 倍。

"你可能见过塑料袋带来的'白色污染'，但你见过农田、山坡被白色农膜成片成片覆盖的壮观景象吗？"在蒋高明看来，这种白色塑料膜是现代农业最"垃圾"的发明。庄稼种下后，喷上药，盖上农膜，不用施肥浇水，就能起到保温、保水、除草、杀虫的作用，就像我们吃快餐一样方便迅捷，但 40% 的残膜率导致每年 50 万吨农膜残留在土壤中，这才是最严重的"白色污染"。其实更危险的在于，农民在焚烧农膜时产生的致癌物二恶英大概经历 7 代人、140 多年都难以消失。即使农民不在地头焚烧，农膜回收制作再生塑料、再生桶，同样会产生二恶英。

"所有有毒物质绕了一个圈，最后都会在人体中安营扎寨。"蒋高明认为，与其说我们破坏的是农田，不如说破坏的是人类的健康。

中国有近百个"癌症村"

过度使用的农药、化肥，首先对土壤造成了无法忽视的伤害。有研究显示，目前全国受污染的耕地约有1.5亿亩，几乎占到了中国耕地总面积的1/10。北京农林科学院蔬菜研究所高级农艺师陈春秀认为，土壤板结、盐碱化程度高，都和过度使用化肥有一定的关系。而土壤质量越差，使用的化肥就越多，就会恶性循环。"实际上，这些化肥的利用率仅为40%，没用完的，都变成了污染物。"蒋高明说，比如大家熟知的致癌物亚硝酸盐，最早来自硝酸盐，硝酸盐就是化肥中一种重要的成分。亚硝酸盐残留在土地中，对土壤、地下水都造成严重污染。磷肥、钾肥等从矿石中提炼出的化肥，不可避免地含有镉、铁、铜等重金属。这些残留在土壤中的致癌物、重金属最终会回到植物中。美国农业部专家研究表明，水稻是对镉吸收最强的谷类作物，只需几年的时间，就会使人出现肾功能损坏、骨骼病变等镉中毒症状。

水稻中的镉不仅来自化肥残留所带来的直接污染，还来自于工业污水排放对农田造成的间接重金属污染。据国土部的数据显示，中国每年有1200万吨粮食遭受重金属污染。从湖南湘江的衡阳到长沙段沿岸，由于大量工业废水被排放到江中，导致蔬菜中的砷、镉、镍、铅等重金属含量严重超标，这些"农作物"不仅被当地农户每天食用，还被运送到更多的乡镇和城市。在蒋高明的新书《中国生态环境危急》中，用了整整4页，列出了全国各地被媒体报道过的近百个"癌症村"。比如，"江西南昌市新建县望城镇璜溪垦殖场：从化工厂里外漏的污水流进水稻田，将田里的水稻苗全部染黑。2004年，80户人家近20人患癌，以喉癌、肺癌为主。"工业污染越来越多地侵犯到农田中，成为新的"化学杀手"。

《生命时报》2011.06.17

塑料伤害我们的健康

鲍 捷

一边给人们带来便捷的生活，一边却是屡遭质疑的安全性，面对让人"又爱又恨"的塑料，我们又该如何取舍呢？

历史评说塑料功与过

1869年，美国人海厄特把硝化纤维、樟脑和乙醇的混合物在高压下共热，然后在常压下硬化成型制出了廉价台球。这种由纤维素制得的材料就是"赛璐珞"——人类历史上第一种合成塑料。"说到塑料的大规模普及，是20世纪五六十年代的事，塑料制品伴随着石油化工的发展变成了日常用品。"中国塑料加工工业协会降解塑料专业委员会副会长唐赛珍说。

历经百年，人们现在已经渐渐意识到，塑料虽然极大地为人们的生活提供了方便，但它也有黑暗的一面——不仅包围着我们，甚至"侵入"了我们的生活。20世纪70年代，人们对塑料的态度开始趋于理性。研究发现，塑料并不像我们原先想象的那样是种稳定的物质。它会渗入身体的血液系统，这种永久性损害还会传给后代；与此同时，在湖泊、海洋和大地上积累的塑料却丝毫没有显示出降解的迹象。2002年，被普遍使用的塑料袋被英国《卫报》评选为"人类最糟糕的发明"。

对于塑料制品危害的研究也越来越明晰。动物实验表明，一些塑料化学品，特别是含有邻苯二甲酸盐和双酚A的产品，会干扰人体内分泌。生物学家研究发现，如果生物处在胚胎期或婴儿期，哪怕只接触一点，都会给健康带来很大影响。2006年，美国政府在一次全国范围的调查中发现，被调查者的血液、尿液等体液中含有较高量的双酚A以及其他化学物质的痕迹。加拿大统计局2010年公布的一项调查表明，基于对6～79岁公民的抽样尿检发现，91%的加拿大人体内含有可检测到含量的双酚A。除此之外，塑料和糖尿病、肥胖症、不孕不育、哮喘、儿童多动症的关系也引起了大众的广泛关注。

此前，《今日美国报》公布的一项调查更指出，美国1/7的女孩青春期提前到了7岁。纽约妇产科专家米歇尔·塔姆博士将孩子性早熟的两个重要原因，归结为肥胖和塑料中的化学物质。塑料，这个曾给我们生活带来种种便利的材料，似乎一夜之间变成了人人喊打的"过街老鼠"，甚至有人认为，塑料制品正在谋杀全人类的健康。

多用玻璃瓶装饮料，少给孩子玩塑料玩具

自2011年3月1日起，欧盟成员国禁止使用含双酚A塑料生产的婴儿奶瓶。近日，我国卫生部办公厅发布了《关于征求禁止双酚A用于婴幼儿食品用容器公告意见的函》，拟自2011年6月1日起，禁止双酚A用于婴幼儿食品容器生产和进口；自2011年9月1日起，禁止销售含双酚A的婴幼儿食品容器。

国际食品包装协会常务副会长兼秘书长董金狮说："据我分析，禁止生产和销售含有双酚A的婴幼儿用品只是第一阶段，当进一步建立起行业自律体系后，这项禁令将会扩展到任何塑料用品。除了婴幼儿奶瓶外，市场上常见的可能含有双酚A的产品还有太空杯、桶装水的塑料水桶、街头早餐的豆浆杯以及铁制罐头（其内层涂料）。"

那么消费者该如何对待生活中的塑料制品呢？国内专家指出："不必恐慌，但要理性地使用。""虽然塑料制品中的某些化学物质可能会影响健康，但塑料始终是很好的材料，轻便、清洗方便、透明性好、可塑性强都是优点，因此它成为众多金属、木质物品的替代物。只有用错了地方的塑料才成问题。"唐赛珍说。

针对"理性地使用"塑料制品，美国疾病预防和控制中心建议：尽量购买玻璃瓶装的饮料，尽量不要给幼儿玩塑料玩具。对于塑料制品，尤其是人们最关注的塑料餐具的使用，董金狮还提示了以下三点。

首先，尽量选择透明无色的，没有刺鼻性气味的塑料制品。为了保证"卖相"，商家常会在塑料制品中添加颜料或染料，这些染色剂都会在一定程度上危害健康。特别是发现会掉色或脱色的塑料制品，一定不要继续使用。此外，有刺鼻气味的塑料物品，即使不直接接触食品或口唇，也不要购买。

其次，不要用塑料饭盒盛放含油脂的饭菜。与油脂接触，会使塑料中的有害物溶出。加热食物时，一定要揭开保鲜膜，或撕开食物的塑料包装袋。日常生活中装蜂蜜、水果罐头的玻璃瓶，尽量洗净重复利用。

最后，避免在高温下使用塑料。塑料水杯和塑料饭盒不要用来装热水、热的食物。在家或办公室，最好使用玻璃或瓷质的水杯。

别忽视了甲醛的危害

季　楠

甲醛是健康的一大杀手，是被世界卫生组织确认为对人体有毒害、致癌、致畸形的化学物质。

甲醛对人们的危害主要表现：

刺激作用： 甲醛对皮肤和黏膜有很强的刺激作用，可使人眼部干涩、流泪、视力模糊、鼻黏膜水肿、咽喉不适、皮肤瘙痒。

毒性作用： 可引起头晕、失眠、疲倦、注意力不集中、记忆力下降等神经系统损害，腹痛、恶心、呕吐、全身无力等消化系统损害，咳嗽、胸闷、气喘等呼吸系统损害，还可致免疫力下降、月经紊乱、不孕、新生儿畸形等。

致癌作用： 甲醛既是致癌剂又是促癌剂，可能致鼻咽癌、肺癌、皮肤癌、白血病、结肠癌等。

生活中如何避免甲醛的危害呢？

衣物　有的不法厂家为了使服装达到防皱、防缩、阻燃、不褪色、手感好的效果，常在面料中添加甲醛；在加工墙布、地毯、服装、被褥等纺织品时，也常使用含有甲醛的胶黏剂。因此，应尽量避免购买进行过抗皱处理、免烫、漂白、图案上的印花很硬的服装，购买时闻闻服装上是否有刺激性气味，为安全起见，最好买回衣物后，先用清水充分浸泡漂洗。

食品　国家标准的《食品添加剂使用卫生标准》中，明令禁止使用甲醛。但由于甲醛的水溶液有极强的防腐能力、能延长食品的保质期，一些缺乏冷冻保存条件的商贩，为使食品不腐败变质并增加重量，竟使用甲醛浸泡毛肚、百叶、鱿鱼、蹄筋、海参、海蜇和虾仁等水发食品。消费者在购买食品前，要仔细查看食品的生产厂家、合格证、卫生检验证等标识，特别对外观鲜亮、厚重、坚挺的水发食品要坚决回避。

居室　我国《室内空气质量标准》规定，居室内甲醛浓度标准不得超过 0.10mg/m。由于甲醛具有较强的黏合性和防虫功能，劣质装修和家具中大量使用的各类人造板大多使用甲醛系列胶黏剂，内墙涂料、油漆、填充剂和房屋保温层中也常含有甲醛，其释放期可达 3～10 年之久。据相关资料统计：90% 以上的幼儿白血病患者是住进新装修房一年内患病的，其中，甲醛被确认为头号有害物质。因此，居室装修选材时，应查看甲醛含量，选择无毒、无害、无污染的装饰材料，选择有资质、正规的装饰公司，切不可贪图便宜、上当受骗。

房屋装修后，应请有关检测部门检查室内甲醛含量是否合格，并采取适当的措施降低污染。如：打开门窗用电风扇、排气扇，适量摆放一些能吸收甲醛的花卉，如吊兰、铁树、天门冬、芦荟、仙人球等；在家具柜子、抽屉里面摆放吸附净化材料（注意每 10～15 天取出，在烈日下曝晒，以恢复活性反复使用），冬季可使用空气净化器、臭氧消毒器等装置清洁室内空气。

装修污染不容小觑

任 铭

国家室内环境与室内环保产品质量监督检验中心和中国室内装饰协会室内环境监测工作委员会公布，70%以上的家庭装修存在污染现象，92%的家庭对装修污染缺乏正确认识。在这个数据的背后，众多家庭对装修污染的担忧甚至恐惧正弥散开来。

光通风不能完全解决污染

很多对人体有害的物质是深藏于装饰材料内部的，其释放所涉及的是一个相当复杂的动力学过程，比如说板材中的游离甲醛其释放包括：制板过程中残余未参与反应的游离甲醛；胶黏剂固化过程中未完全反应的中间产物，受环境因素影响水解氧化释放出甲醛；固化了的胶黏剂受环境因素影响缓慢氧化水解释放甲醛等等，据日本科学家实验证明其释放时间长达 3～15 年，因此，装修污染不可能在短时间内被完全自然消除。不过，空置并打开房间窗户加强通风可以加快有毒污染物的挥发，明显地改善室内空气质量，但是由于甲醛等污染物释放时间过长，短期内不可能完全挥发，所以建议装修及家具进入后进行室内空气质量检测，以确保室内空气健康。

请专门机构进行检测

装修完工后的检测，应当严格按照国家检测标准进行，并且必须要在所有家具进场后再检测，这样才能确保检测结果准确，检测出来不超标才可放心入住。因为，装修后检测不超标并不能代表室内没有污染物，只是指装修污染物指标在国家限定值以内，如果之后再加上家具污染物的释放，就很难确定室内空气质量达标，也就很难放心入住了。

有装修就会有污染

只要装修就会带来一定量的室内污染，只是污染程度不同而已，如果这种室内的污染指标控制在国家相关的标准范围内，就不会对人体造成太大的危害。

人无恙并不意味着彻底安全

只要室内污染物没有超过极限，并不会立即导致人生病或死亡，但是它的毒害是慢性的，长期在有问题的室内环境中生活和工作，人的免疫力肯定要受到影响，有毒物质在人体内的累积最终将导致人体患病。大部分人群因此生病，往往未曾想到是因为家装污染引起的。因此，为了健康，建议在搬进新居前进行一次室内空气质量检测，如果超标可以通过专业的治理公司进行综合治理。

环保材料不能完全避免污染

买好家具和环保材料确实可以相对减轻室内空气污染，但是每一件合格家具和环保板材并不是没有污染物释放，只是释放量在国家相应标准以内，但绝对不是没有污染物释放，比如国家标准中板材游离甲醛释放标准中规定的 El 级标准要求其甲醛释放限量为 ≤1.5mg/L（干燥器法），也就相当于穿孔萃取法中的 ≤9mg/100g（意思就是每100g绝干板材其游离甲醛释放量不得高于9mg）。由于房子的空间是不变的，那么即使每件产品（家具）都是达标的环保产品，而大量家具和环保装饰材料释放的污染物却会随家具和材料的绝对数量的增多而不断累加，导致室内污染超标。

活性炭不能完全解决污染

在房间内放置活性炭等,对室内空气的污染会有一定的缓解作用,但是这种方式还是不能从根本上解决问题。活性炭是通过吸附室内空气中有毒物质来达到净化和改善室内空气质量的目的的,也就是说它是一种相对被动的净化模式,只有在其吸附范围以内的有毒挥发物才能够被吸附。另外,活性炭还存在一个吸附饱和的问题,其达到吸附饱和后也就不能再发挥吸附作用了,但是每个家庭并不都具备检测条件,人们也无从知晓其什么时候达到饱和。

处理污染最好事前介入

室内环境治理可以分为事前介入型和事后补救型两种。所谓事前介入型就是从装饰材料进场开始,有针对性地对装饰材料(主要是板材)先期进行无害化处理,装修完工,家具进场后再进行室内环境综合净化治理。事后补救型就是在装修完工,家具进场后发现室内空气质量不达标而进行的室内环境综合净化治理。很显然事前介入型更能彻底解决家庭装修污染;同时,选用通过国家权威疾病控制机构检验、具有抗菌作用的产品进行治理的话,还能够从一定程度上提升人体免疫机能。为了家人的健康,最好选择事前介入型方式进行综合治理。

植物滤化空气不是万能的

如今人们耳熟能详的是知道在入住后选择植物来过滤或者吸附空气中的有害物质,但首先植物不可能把装饰材料中的有害物质吸出来,所以说还是无法从根本上解决污染带来的威胁;其次在选择摆放在居室内的植物时,务必要咨询一下相关专家,要挑选有利于改善室内空气质量的植物,否则选择失误可能会导致更坏的结果。

没异味也有可能污染超标

有些有害物质因为无色无味,所以不见得会让人有所察觉。为了家人的健康,应请专业的检测机构检测后才能确定是否存在污染超标。

几种身体信号提示室内污染超标

常 春

您是否有过这样的感觉:早晨起床,莫名其妙地感觉头痛、头晕;从外面走到家中,总闻到一股怪味儿;孩子爱揉眼睛、打喷嚏、流眼泪、身上有红斑……如果身体经常发出类似信号,您就要警惕了,它们在提醒室内污染已超标,并危害了您的身体健康。

大把脱发　元凶或是甲醛

不久前,多家媒体报道了杭州某公司因新装修后甲醛超标,导致公司女员工大把大把掉头发的事情。类似脱发案例也屡见不鲜,中央电视台2套《生活》栏目播出了一期名为"离奇的脱发"的节目:山东东营一位3岁女孩洋洋因室内空气甲醛超标9倍导致头发掉光。医生表示,洋洋的治愈概率很小。这侧面提示,脱发是装修污染的一个重要信号。

刺鼻怪味　提示污染严重

室内空气污染,首先会被呼吸系统吸入体内。因此就会感觉房间有异味、嗓子难受,这些就是污染超标的信号。如果感到有流眼泪、刺鼻、咳嗽的感觉时,甲醛浓度已经超过国家标准的1~3倍了。甲醛有刺激性,而苯系物、氨、霉菌等也会产生异味,这些污染都对身体有极大损害。

肾功能衰退　苯作怪

近年来，中青年尿毒症病人逐年增多，原因非常复杂。根据美国、中国台湾的肾科医学专家研究发现，室内污染的苯、二甲苯等是造成尿毒症的最大元凶；国内也有新婚夫妇因新房苯、TVOC 超标双双患上肾炎的报道。

目前治理装修污染方法：空气互换法：空气互换就是通风，室内外空气互换速率越高，降低室内产生的污染物的效果就越好。物理吸附法：使用活性炭等产品吸附有害气体，同时辅助通风，可以有效提高去除污染效果。植物净化法：用来点缀居室环境的绿色植物，也可以净化室内空气。例如，长青藤、铁树、吊兰、芦荟等。化学反应法：利用甲醛清除剂、光触媒等产品喷涂于污染源表面，达到清除甲醛的作用。

装修污染　预防重于治理
南　城

设计时进行环保预评估

装修污染是由不环保的材料引起的，但是用了环保产品，装修不一定就能高枕无忧。即使建材单项检测都符合国家环保标准，但使用过多，量变成了质变，也可能使室内空气污染物超标。

防范措施：如果装修完毕后才发现环保不达标，整改过程中，不仅费钱费时，还可能造成二次污染。而设计时进行环保预评估，可以提前防范装修污染，让消费者一步到位入住新家。

买板材注意环保等级

在建材市场上，一些杂牌板材的甲醛排放量不符合环保标准。板材环保性能最高的是 E0 级，其次是 E1 级，符合这两个标准的板材可直接用于室内；而 E2 级板材必须经饰面处理后才允许用于室内。

防范措施：按照国家标准，E0 级的大芯板甲醛释放量应≤0.5mg/L，E1 级≤1.5mg/L，E2 级≤5.0mg/L。室内装修如果需要使用大量的板材，应选择正规厂家生产的 E1 级以上环保板材，以避免板材不环保而造成的装修污染。

铺木地板用环保胶水

消费者购买复合地板时，会自觉挑选环保达标的产品，但是很容易忽略安装所用的胶水是否环保。一些商家为了降低成本，选用低廉的胶水。这种胶水可能含有大量的甲醛和苯，大范围使用会让居室环境受污染。

防范措施：购买木地板时，应询问商家是否使用环保的胶水，如果有可能最好形成书面协议。安装工人上门铺装复合地板时，消费者可以简单检查其使用的胶水是否环保，方法是靠近胶水闻一闻，虽然没有气味的胶水不一定完全环保，但是如果胶水散发着强烈的刺激性气味，那么多半是有害物质含量超标了。

刷油漆选择环保产品

家居装修中通常会使用乳胶漆、木器漆等涂料，如果涂料产品不环保，也可能会造成室内空气污染。劣质涂料会导致有害物质超标，影响身体健康。另外，有的消费者只关注涂料的环保性，放松对刮腻子时使用胶水的环保要求，也会给自身带来伤害。

防范措施：消费者应选择环保型涂料，比如木器漆可以选择环保性更好的水性木器漆。购买涂料最好到大型专卖店，选择知名品牌的产品，并检查产品外包装上是否有国家权威部门的环保认证标识。

买家具关注环保证明

装修污染不能只关注建材，一些杂牌家具也会含有害物质。有的杂牌家具使用的就是环保不达标的板材，此外一些贴皮家具使用的胶水也无法保证环保。

防范措施：购买家具时，要重点检查家具是否散发刺鼻气味，要让商家提供确实可信的国家环保证明。

6招防控冬季室内环境污染

国家室内环境质量监督检验中心主任　宋广生

严寒的冬季，密闭空间的装饰装修污染、取暖造成的一氧化碳污染等使得室内环境污染问题比较突出。同时，冬季又是各种呼吸系统疾病的高发季节，冬季室内空气质量问题造成的暖气病、空调病和装修污染病会增加。室内环境温度过高，二氧化碳增加和室内湿度下降，容易造成人们特别是老年人、病人和儿童大量出汗引起脱水，致使出现血液浓缩及黏度增高、血管扩张、血容量不足等健康问题。很多人在室内呆久了，会出现鼻咽干燥、胸闷、头晕眼花、尿量减少、浑身软弱无力、免疫功能和抵抗力下降等不适。怎样才能有效缓解这些不适呢？专家为您支招——

1. **定时开窗通风**　保持室内空气新鲜。每天开窗换气不少于两次，每次不少于30分钟，且宜选择上午、中午开窗，此时空气质量最好。

2. **注意室内环境**　通过绿色植物来帮助净化空气，增加室内空气湿度。一些绿色植物还可以吸收空气中的有害气体。

3. **使用空气净化器**　根据家庭中的污染情况，有针对性地选择空气净化器，进行室内环境污染物的净化。

4. **保持室内湿度**　室内采用加湿器和其他加湿办法保证室内环境湿度。在室内晾一些潮湿的衣服、毛巾等。在地面洒水，或者在室内放一盆水。使用空气加湿器或负氧离子发生器等，增加空气中的水分含量。

5. **少去公共场所**　老年人、孕妇、儿童和患有呼吸系统疾病的高危人群最好少去人口密集的公共场所。

6. **多到室外锻炼**　天气好的时候，经常进行室外运动，加强锻炼，增强体质，提高自身抗病能力。

土壤重金属污染祸及子孙

茂　柏

土壤重金属污染是由于废弃物中重金属在土壤中过量沉积而引起的土壤中重金属含量过高。污染来源主要为采矿尾渣堆积、冶炼工厂炼渣排放、含砷农药降解、工业制造厂含金属废水排放、数以亿计被丢弃的废旧电池、大气沉降等。污染方式常与废水排放联系在一起。污染土壤的重金属主要包括汞、镉、铅、铬和类金属砷等生物毒性较强的元素。重金属污染的特点是污染范围广、持续时间长、污染隐蔽性高，多数无法被生物降解而长期存留。有的可引起植物生理功能紊乱、营养失调；有的可在作物籽实中富集。污染土壤的重金属多数会进一步污染水源，是造成健康危害的主要途径。

砷污染可引起皮肤癌和肺癌

砷是一种古老的毒物。多种无机砷 100mg 可致人中毒。砷污染土壤后，可使人长期慢性接触后贮积中毒。中毒者除有头痛、头晕等症状外，突出表现为皮肤损害、皮肤色素沉着、皮肤角化过度、疣状增生及皮肤癌，还可有胃肠功能障碍、肝脏肿大及四肢麻木等症状，严重者肝功能有明显损害。近年调查证实，长期接触砷者可致肺癌。

镉污染易导致肾脏损害

镉为银白色有光泽的金属，多以氧化镉、氯化镉等化合物的形式存在。镉主要用于钢、铁、铜、黄铜和其他金属的电镀，也大量用于生产颜料和荧光粉。长期接触镉及其化合物可引起肾脏损害，患者主要表现为尿中含大量低分子量的蛋白、肾小管的回吸收功能减低、尿镉排出增加。严重者还可致肌肉萎缩、关节变形、骨骼疼痛难忍、发生病理性骨折，甚至死亡。

《健康报》

美国发布20大癌症可能诱因

新　华

美国癌症学会和 3 家美国联邦政府机构近日发表报告，列出 20 个可能诱发癌症的因素，包括倒班工作和 19 种化学品。

研究报告表明，倒班和女性乳腺癌存在关联，夜间长期暴露在光照下可能扰乱人体生物钟并诱发癌症。

除甲醛等常见致癌物，用于制造平板电视机的新型化合物磷化铟等多种化合物出现在这份"黑名单"中。

这份报告发表在美国《环境卫生展望》杂志上，得到美国国家职业安全和健康研究所、全国环境卫生科学研究所和国家癌症研究所 3 家机构认可。

以下是报告列出的 19 种被联合国下属国际癌症研究机构列为可能致癌的化学品。

◆铅和含铅化合物，已知对脑细胞有毒。

◆磷化铟，用于半导体产业，白鼠试验表明它会引发"相当高"的肺癌发病率。

◆钴类碳化钨，用于制造硬质合金。

◆二氧化钛，广泛用于化妆品。现阶段，就二氧化钛的纳米级颗粒能否穿透人体皮肤存在相互冲突的证据。吸入这一物质的啮齿动物可能长出肿瘤。

◆焊接产生的烟和气体，可能包括锰和铁。先前一些研究表明，焊接工患癌概率较高。

◆难熔的陶瓷纤维，产自熔化的氧化铝和硅石。

◆柴油机排出的废气。

◆黑烟末，即炭黑，用作墨水、颜料、炭笔以及上光剂等的原料。工人在生产过程中可能吸入微小颗粒。

◆幕乙烯和氧化苯乙烯，由香烟、大麻和木材等燃烧时释放产生，用于生产聚苯乙烯和树脂等。

◆环氧丙烷，用于生产塑料制品，可破坏人体脱氧核糖核酸。

◆甲醛，用途非常广泛，如塑料工业、医药等。35%～40%的甲醛水溶液称为福尔马林，具有防腐、消毒和漂白作用。研究表明，殡仪业从业者可能更容易患白血病等癌症。

◆乙醛，广泛使用的溶剂，可通过呼吸道和皮肤进入人体。

◆二氯甲烷，用于去油污、油漆以及气溶胶类产品的常见溶剂。

◆三氯乙烯，用于金属除油的常见溶剂，属于最常见的地下水污染物。

◆四氯乙烯，一种干洗制剂。研究表明它可诱发鼠类患癌。

◆氯仿，常见于用氯消过毒的饮用水及空气中，部分食物中也含有氯仿，可能与膀胱癌有关联。

◆多氯化联（二）苯，曾获广泛使用，现为禁用品，能对空气、水和食物产生永久性污染，但尚不清楚对人体的致癌作用。

◆邻苯二甲酸，广泛用于化妆品，可诱发鼠类患癌，但人体可能对它产生不同于鼠类的代谢过程。

◆阿特拉津，一种除草剂。

协助主导这项研究的美国癌症学会会员伊丽莎白·沃德通过电话告诉路透社记者，遴选这些因素基于两种考虑：一是先前不少研究越来越强烈地暗示它们可能与癌症有关联，虽然眼下缺少能确定二者关系的研究；二是部分入选的致癌物非常常见，或者"像甲醛那样广泛用于不少工业"，或者"用途虽不广，但用量在增加"。

路透社报道，多名专家认为，有相当可靠的证据表明，这些因素可能危及人体健康，需要更多后续调研。

意想不到的 10 种致敏物

凤 凰

不少过敏症患者抱怨，皮肤过敏就像一个躲不掉的影子，无处不在，难以防范。事实上，除了沙尘、花粉、食物等常见的过敏原以外，还有许多我们平时并不在意的细节，被无意间忽略。

烹饪蒸汽 做饭时，盆盆罐罐飘出的蒸汽会附着在你轻易打扫不到的地方，如墙角、天花板、橱柜门和被大物件掩盖的区域，霉菌会抓住机会繁殖。做饭，哪怕只是简单的烧水，也最好打开抽油烟机或排气扇。

书架 书架上不仅仅是书籍、相册和工艺品的天下，还会沉积很多灰尘。潮湿的环境下，书籍也会滋生霉菌，成为过敏原。所以书架不能离床太近，每周至少用湿布擦一次。

枕头 不管枕头的填充物是什么，温暖湿润的人体环境总会给尘螨创造舒适的生长条件。建议枕芯至少每年更换一次，并定时清洗枕套。

浴室脚毯 洗完澡后在上面走来走去，湿漉漉的地毯会促使尘螨和霉菌繁殖。除了定期清洗外，浴后可把毯子挂起来，用吹风机吹干。

冰箱门封 在你不断开关冰箱门的过程中，湿气、食品渣残聚集在此，使各种细菌大量繁殖。建议用漂白剂兑水每周清洁一次，比较难处理的地方可让棉签帮忙。

鱼缸 霉菌容易在鱼缸内侧脱离水面，但总会在潮湿地方滋生。投掷的鱼食粘在缸壁上，又给霉菌提供了营养，成为破坏呼吸道的一大杀手。因此，每次喂鱼后，应用布把鱼缸内侧擦一遍，鱼缸也要定期清洗。

湿衣服 长时间放置在洗衣机里的衣服，很容易发霉、变味。换下的衣物应尽快洗净晾干。另外，洗衣服时最好以液体洗涤剂代替洗衣粉，粉末状的东西会加重过敏症状。

头发 在外工作了一天，头发上沾满了各种过敏原，极易带入口鼻。春季，特别是有风的情况下出门时，最好戴个帽子。回家后，用温热水清洗一下头发。

花盆 植物根部湿润的土壤适合霉菌生长，如果浇水时经常外撒，细菌就会殃及周围的地方。可在花盆里摆放一些鹅卵石，以阻止霉菌传播。过敏症较严重的人，请把植物移到室外。

养宠物的朋友 如果朋友家有小狗或小猫，那么它的造访也容易把宠物身上的皮屑、毛发带到家中。客人走后，可用吸尘器好好清扫一遍沙发、地毯等地方。

9种罕见过敏症

杨孝文

水过敏症 一些人冲澡或者去卫生间洗手都会过敏，被称作水源性荨麻疹。

阳光过敏症 那些患有日光性荨麻疹的人在接触光照后皮肤变红和发痒，是一种过敏症。一些人患有非常罕见的寒冷荨麻疹，在寒冷天气会产生过敏反应。

手机过敏 手机过敏并不是手机自身引起的过敏，而是制造手机使用的镍元素导致的过敏。

电脑过敏 电磁辐射超敏综合征是一种磷酸三苯脂过敏症，塑料——尤其是电脑屏幕常使用这种物质。

运动过敏 患有运动诱导过敏反应的人实际上是对特定食品或药物过敏，这种过敏反应经常会在运动期间发生。

啤酒过敏 这种过敏症患者其实是对啤酒里所含的蛇麻草、黑麦、玉米、小麦等物质过敏。

木头过敏 可能你对木头也会过敏，刨花和木屑会使过敏变得更严重。

压力过敏 即使皮肤受到很小压力或接触，也会过敏，导致皮肤红肿。

肉类过敏 肉类里所含的一种碳水化合物可能会引起以前人们根本无法解释的过敏反应。这是一个新发现，目前科学家仍在继续研究这种过敏情况。

警惕生命在烟雾中消失

宋丽华

众所周知，吸烟有害健康，但烟草中有多少有害物质，都有什么危害，并不是人尽皆知。你一定想象不到，当烟草燃烧时产生的烟雾中的有害物质，种类达数千种之多，现就其主要者说明如下。

尼古丁 是烟中最主要成分，是一种毒性生物碱，如果将三支烟含有的尼古丁经静脉注入人体，3～5分钟就可导致死亡；它会引起儿茶酚胺的释放，使吸烟者的末梢血管收缩，血压上升，心跳变快，心肌耗氧量上升，血糖上升。如果孕妇吸烟（或被动吸烟），尼古丁能抑制胎儿血管和呼吸运动，并损害心脏组织。另外，吸烟的孕妇容易发生流产、死产、早产、婴儿智力发育障碍以及低体重新生儿等不良后果。

环状碳氢化合物　烟雾中部分物质致癌性极强，也有一些环状碳氢化合物本身并不致癌，但与致癌物共存时，有加强激发致癌的作用。

酚类　具有刺激性，有促进致癌的作用。

氰化氢　妨碍呼吸道呼吸功能。

一氧化碳　降低血液含氧量，引起支气管炎、肺气肿、冠状动脉硬化等。受害最明显的是心脏，当心肌供血不足时，可以诱发心绞痛或心肌梗死。

氮氧化物　引起支气管炎、肺气肿、肺癌等。

氨、硫化物、醇类、链状碳氢化合物、有机酸　这些物质都具有刺激性，造成慢性肺病等。

吸烟对各种疾病的影响程度是惊人的，可加速动脉硬化，使末梢血液循环不良，引起冠心病是不吸烟者的8倍；可使高血压患者病情恶化，甚至引起死亡；同时还会干扰抗高血压药物的疗效，使之高血压无法得到有效控制。吸烟还是中风的主要原因之一；吸烟会使血糖上升，同时会干扰胰岛素的吸收，对糖尿病的控制有不利影响；长期吸烟易造成慢性肺部疾病，最后形成慢性心肺衰竭；吸烟使受孕机会下降，延迟胎儿生长，出生后幼儿成长及智力均受影响；吸烟者患胃及十二指肠溃疡机会高，干扰胃黏膜修护，妨碍胃溃疡的痊愈；吸烟引发多种癌症，其中以肺癌为多见，咽喉、食道、胃、肝、直肠、胰腺、膀胱等癌症亦与吸烟有关。

总之，吸烟对人类真是"百害无一益"，不管是主动还是被动吸烟，均会对身体造成莫大的伤害。

也许是烟民太缺乏对吸烟的危害了，也许是成瘾为患，总之，让烟民戒烟太难了，难得在公共场所的禁烟令都无法执行，故有人作诗云：

有令不行成空文，烟民依旧把雾吞。

公害无有公法治，长使禁烟成浮云。

尽早宣传烟雾害，防患未燃莫成淫。

营造生态型居处环境益健康

生态型环境重在个"生"字，是适宜人类和动植物生存的环境。大的方面要考虑阳光、空气、水源、交通等条件，再就是有花有草有树，有条件的地方还可考虑人造山石。住宅小区要规划合理，适宜居处、锻炼、散步、休闲娱乐等条件，营造公园式、园林式环境，令人心旷神怡、轻松愉快。作为家庭，也应该养花种草、养鱼、养鸟、栽培一些植物盆景等，会觉得生气盎然，富有情趣。

养花种草利养生

花草都具有生命力，一颗种子落地，你看着它生根发芽，一株花的栽培，你看着它添枝加叶、开花结果，茂盛地成长，你自会非常快乐。一片绿地会给你带来无限生机，人常说生命之树常青。是的，老气横秋，黄叶落地是最令人伤感的。来吧，朋友们，多养几盆花，多开一片绿洲，陶冶你的性情，自得其乐吧。

赏花可以让人心情愉悦，使紧张的神经、疲劳的躯体得以恢复，使人的呼吸、心脏功能得以调整，使视觉、嗅觉、听觉和思维的灵活性得以加强。同时，现代的居室装饰、家具，会散发出有毒气体。再加上空气污染，环境噪声等都会导致身体不适。比如在房间里放置一盆吊兰，既能吸收有害气体，又能净化空气。

11 种常见植物打造健康居室

苏 湖

滴水观音　有清除空气灰尘的功效。但需要注意的是，滴水观音茎内的白色汁液有毒，滴下的水也是有毒的，误碰或误食其液，就会引起口腔和咽部的不适，胃里有灼痛感。应当特别注意防止幼儿误食。但是滴水观音并不属于致癌植物。

非洲茉莉　其产生的挥发性油类具有显著的杀菌作用，可使人放松，有利于睡眠，还能提高工作效率。

白掌　它能清除人体呼出的废气，如氨气和丙酮等，同时也可过滤空气中的苯、三氯乙烯和甲醛。它的高蒸发速度可以防止鼻黏膜干燥，使患病的可能性大大降低。

银皇后　以它独特的空气净化能力著称，空气中污染物的浓度越高，它越能发挥其净化能力，因为它非常适合通风条件不佳的阴暗房间。

铁线蕨　每小时能吸收大约 20mg 的甲醛，因此被认为是最有效的生物"净化器"。常与油漆、涂料打交道者，或者身边有吸烟的人，应该在工作场所放至少一盆蕨类植物。另外，它还可以抑制电脑显示器和打印机中释放的二甲苯和甲苯。

鸭脚木　它能给吸烟家庭带来新鲜的空气。其叶片可以从烟雾弥漫的空气中吸收尼古丁和其他有害物质，并通过光合作用将之转换为无害物质。另外，它还能让空气中甲醛浓度明显降低。

吊兰　吊兰能在微弱的光线下进行光合作用，吸收空气中的有毒有害气体，一盆吊兰在 8～10 平方米的房间里，就相当于一个空气净化器。一般在房间内养 1～2 盆吊兰，能在 24 小时内不断吸收空气中的甲醛、苯乙烯、一氧化碳、二氧化碳及香烟烟雾中的尼古丁等有害物质。所以吊兰又被称为室内空气的绿色净化器。

芦荟　盆栽芦荟有空气净化专家的美誉，一盆芦荟就等于 9 台生物空气清洁器，可吸收甲醛、二氧化碳、二氧化硫、一氧化碳等有害物质，尤其对甲醛吸收特别强。在 4 小时光照条件下，一盆芦荟可消除 1 平方米空气中 90% 的甲醛，还能杀灭空气中的有害微生物，并能吸附灰尘，对净化居室环境有很大作用。当室内有害空气浓度过高时，芦荟的叶片就会出现斑点，这就是求援信号，只要在室内再增加几盆芦荟，室内空气质量又会趋于正常。

龟背竹　虽然它净化空气的功能略微弱一些，不像吊兰、芦荟是净化空气的多面手，但龟背竹对清除空气中的甲醛的效果比较明显。另外，龟背竹有晚间吸收二氧化碳的功效，对改善室内空气质量、提高含氧量有很大帮助。龟背竹一般植株较大，造型优雅，叶片又比较疏朗，是一种非常理想的室内植物。

常春藤　常春藤是目前吸收甲醛最有效的室内植物，每平方米的常春藤的叶片可以吸收甲醛 1.48mg，同时常春藤还可以吸收苯等有害物质，24 小时光照条件下可吸收室内90% 的苯。它还能吸附微粒灰尘。

橡皮树　它是一个消除有害物质的多面手，对空气中的一氧化碳、二氧化碳、氟化氢等有害气体有一定抗性，还能消除可吸入颗粒物污染，对室内灰尘能起到有效的滞尘作用。

摘自《中国中医药报》

不宜放置在居室中的花卉

兰花　兰花的香气会令人过度兴奋，导致失眠。

紫荆花　长期接触紫荆花的花粉，易诱发哮喘或咳嗽。

含羞草　含有一种毒性很强的有机物，能导致人体毛发脱落。

月季花　所散发的浓郁香味，可使一些人产生郁闷不适、憋气与呼吸困难。

百合花　同兰花。

夜来香　易导致高血压和心脏病患者头晕目眩和胸闷不适，甚至致病情加重。

夹竹桃　能产生某些有毒物质，可导致人昏昏欲睡、智力下降等。

松柏　其芳香气味对人的胃肠有刺激作用，不仅影响食欲，而且易导致孕妇心烦意乱、恶心呕吐、头晕目眩等。

洋绣球花　其花粉微粒，可引起皮肤过敏、瘙痒等。

郁金香　其花朵含有一种毒碱，可加速毛发脱落。

病人房间养花要慎重　花盆泥土中真菌孢子扩散后，会使病人皮肤、呼吸道、外耳道等受到感染，对于病人犹如雪上加霜，特别对白血病的人危害极大。

这些迹象提示居室污染危害健康

容小翔

室内污染已为越来越多的民众所认识，如出现了下述情况中的几项，甚至一项，应当迅速对居室环境进行测试，并采取相应的措施加以纠正。否则，将会引起更为严重的健康损害：

1. 清晨起床时恶心憋闷、头晕目眩，长期精神、食欲不振。

2. 家里人经常感冒。

3. 不吸烟却经常感到嗓子不适、呼吸不畅。

4. 孩子经常咳嗽，免疫力下降。

5. 家人有群发性皮肤过敏现象。

6. 家人共有一种疾病，且离家后症状明显好转。

7. 新婚夫妇长期不孕，又查不出原因。

8. 孕妇正常怀孕，婴儿却畸形。

9. 新建房或新装修的房子中的植物不易成活。

10. 家养的宠物莫名其妙地死去。

11. 新装修的房内有刺激性气味且长时间不散。

* * *认识常见病篇* * *

很多常见病严重影响到人类的健康，甚至危及生命。如果我们能充分地认识这些常见病，了解病因，如何将发病因素降至最低，做到未病早防，降低发病率，扭转病发而治的被动局面，是延长寿命的重要措施。

心脑血管病是人类健康的头号杀手

心脑血管疾病的致病原因很多，有充分的医学研究证实，高血脂、高血黏稠、高血压、高血糖、动脉硬化是心脑血管疾病的根源、祸首，高血脂、高血黏稠、动脉硬化狭窄导致血液流通不畅，过多脂肪在血管壁上不断沉积，造成血管硬化，管腔狭窄，日久天长，便引起高血压、脑血栓、冠心病等。所以说，心脑血管疾病看似病急，其实却有一个日积月累的过程。一旦发病，就会显现出"五高三低一多"的特点，即发病率高、死亡率高、致残率高、复发率高、治疗费用高；低知晓率、低控制率、低治疗达标率；并发病多。心脑血管病在发病前存在许多前期征兆，但由于表现较轻，容易被认为是身体衰老的正常表现而被忽视，这使得很多患者平时看似非常健康，却突然发病的悲剧不断发生。因此，心脑血管病也被称为"人类健康的头号杀手"。

患者趋于低龄化

人们普遍认为心脑血管疾病的患病年龄应在 50 岁以上，其实不然。刚过三十岁、四十岁的壮年人照样发病。这些人的病状主要表现为日常生活中出现了心绞病、心脏供血不足、心脏早搏等情况，甚至有严重者出现动脉粥样硬化。20 世纪 90 年代前，心脑血管疾病主要以老年人为主，90 年代以后，此病已经悄悄盯上了青壮年，成为中青年高发疾病。在门诊人群中，35 ~ 40 岁的人较多，这些老年病年轻化的主要原因是经济发展生活改善导致的不健康生活方式。随着社会的发展，中青年人群来自工作和生活的压力越来越大，工作和生活的负担重，一直处于疲惫状态，无暇顾及健康，使身体锻炼越来越少，体质减弱。另一方面心理压力太大，精神高度紧张或过度焦虑，情绪波动，往往会引起或者加重心脑血管疾病。

心脑血管病早预防

由于心脑血管病早期并没有症状，因此必须年轻时就开始预防，尽可能早期发现，早期治疗，避免病情加重。根据气候变化，增减衣服。天气转凉时注意防寒，避免呼吸道感染。饮食要平衡，多样化，多喝白开水。严禁吸烟，少饮酒，平衡心态，保持乐观，少生气，不发火，学会减轻压力与宽容精神。适量运动，应选择适合于自己的运动项目，比如散步、打太极拳等有氧运动，要做到持之以恒。定期做血糖、血脂、尿常规及眼底检查。

心脑血管疾病的危险信号

心血管病的十大警号

1. 经常感到心慌、胸闷；

2. 劳累时感到心前区疼痛或左背部放射痛；

3. 早晨起床时一下子坐起，感到胸部特别难受；

4. 饭后胸骨后憋胀得厉害，有时冒冷汗；

5. 晚上睡觉胸闷难受，不能平躺；

6. 情绪激动时心跳加快，有明显胸部不舒服的感觉；

7. 走路时间稍长或稍快，感到胸闷气喘，心跳加快；

8. 胸部偶有刺痛，一般 1~2 秒即可消失；

9. 爬楼或做一些原本很容易的活动，感到特别累，需歇几次才能完成，且感到胸闷气短；

10. 浑身无力，不愿说话。

脑血管病的十二大警号

1. 经常头痛头晕耳鸣，眼前发黑；

2. 思维缓慢，反应迟钝，记忆力减退，注意力不集中；

3. 腿脚、手指、手指尖麻木，摸东西没感觉，洗手洗脚感觉不出冷热；

4. 手发抖，发颤；

5. 舌头发麻、发僵，舌痛，说话不利索，吐字不清；

6. 嘴角常感觉到湿润或控制不住流口水；

7. 睡眠差，梦多，或睡不醒，醒来又很累，哈欠不断；

8. 难以控制自己的情绪，经常哭或笑；

9. 看什么都不顺眼，对人对事无原因发火；

10. 莫名其妙跌倒；

11. 鼻出血、牙龈出血；

12. 呛咳。

"无声中风"是否偷袭过你

杨 锐 井 超

当出现口眼歪斜、半身麻木的症状时，我们自然会想到可能是中风发作。然而，当毫无任何异常或不适表现，你是否会相信，很可能也遭遇了中风的造访呢？新加坡杜克——国立医学研究生院教授克里斯南指出，全球大约 10% 的健康中年人，曾在完全不知情的情况下，经历过"无声中风"。

八成中风都是无声中风

"在国内，无声中风又叫无症状中风"。北京天坛医院副院长王拥军说。10 年前美国医生在社区里做检查时最早发现这种无症状中风。已发现的有症状中风者，在所有中风患者中只占 20%。这意味着，其余 80% 的中风病例都是无声中风。只是因其没有任何症状表现，很难被患者发觉。

克里斯南指出，"无声中风"患病者众，其发病率较一般可觉察中风的发病率高出近20倍。的确，在医生接诊的患者中，50岁左右的中风患者在做磁共振检查时多数都发现曾有过无声中风的经历。60岁以上的就更多了。

可视之为中风预警

"无声中风"之所以袭人静悄悄，是因为病人的脑部虽然已发生中风，但却因中风的部位不在大脑掌管视觉、语言、运动等区域，导致病人不会有任何视力缺损、失语或肢体瘫痪的外在表现。许多人只在通过磁共振影像法（MRI）或CT进行脑部检查后，才发现曾发生中风。

尽管没有任何症状，但患者脑部其实已经受到损伤，长此以往会导致记忆衰退、平衡困难、情绪异常等问题。

常规超声体检可预测风险

预防无声中风就是通过体检筛查高危因素，如发现血管病变应及时施治。王拥军教授说，在美国，医生会建议有中风危险因素的人接受血管和脑部磁共振检查。这些危险因素包括40岁以上，伴有高血压、糖尿病、高血脂、吸烟情况的人。

考虑到核磁共振的医疗费用及其对身体的影响，对于40岁以上的健康中年人，可通过颈动脉超声、脑部超声检查等排查。

《健康时报》2011.09.08

链接

防：中风发作时刻表

发病前一个月： 头晕，视觉模糊，看东西重影。

发病前1周至1个月： 头昏沉，食后困顿，口臭。

发病前72小时至1周： 懒得说话，神疲乏力，呵欠频频，食后困顿。

发病前24~72小时： 口苦咽干，发热，手脚紧绷，行动不灵活。

发病前24小时： 舌头突然僵硬，一边身体麻木。

辨：舌头手指找迹象

看舌头——正常舌头颜色为淡红有薄白苔。如呈现暗沉的青黑色，则表示心脏附近可能堵塞；舌头僵硬，可能是中风先兆。

看手指——新加坡中医养生保健专家说，如果手指甲下方的半月痕很少或没有，表示心脏功能差。手指麻并伴随一侧身体麻木，可能是中风先兆。

要学会识别脑卒中早期发作症状

脑卒中被人们形象地比作"脑内地震"，一旦发生将严重危害人的生命与健康。因此早期认识和识别其病的蛛丝马迹，进行积极有效的抢救，对于减轻患者的后遗症、提高生存质量尤为重要。

脑卒中的发生是有其特征性的信号和体征的，归纳起来有以下几方面。

颈内动脉系统病变时所表现出的语言中枢障碍。病人会出现说话不清楚和一侧肢体行动不利，肢体力弱，上肢水平抬高无法坚持10秒而下降或坠落。下肢水平抬高45°时，无法坚持5秒而下降或坠落。示齿时面部不对称，语言交流障碍，肢体感觉麻木异常等，都可能是脑部血液循环障碍产生的颈内动脉系统缺血或出血性的体征。

血液循环障碍如果发生在椎－基底动脉系统时，则会表现出眩晕和四肢无力等症状。同时，脑内动脉瘤的破裂出血和高血压性脑出血病人表现出的剧烈脑内爆炸样的头部裂痛也应引起高度警觉。

《医林改错》记脑中风前兆

《医林改错》记脑中风前兆之形状：或曰：元气既亏之后，未得半身不遂以前，有虚证可查乎？余生平治之最多，知之最悉。每治此症，愈后问及未病以前之形状，有云偶尔一阵头晕者，有头无故一阵发沉者，有耳内无故一阵风响者，有耳内无故一阵蝉鸣者，有下眼皮长跳动者，有一只眼渐渐小者，有无故一阵眼睛发直者，有眼前常见旋风者，有常向鼻中攒冷气者，有上嘴唇一阵跳动者，有上下嘴唇相凑发紧者，有睡卧口流涎沫者，有平素聪明忽然无记性者，有忽然说话少头无尾语无伦次者，有无故一阵气喘者，有一手常颤者，有两手常颤者，有手无名指每日有一时屈而不伸者，有手大指无故自动者，有胳膊无故发麻者，有腿无故发麻者，有肌肉无故跳动者，有手指甲缝一阵阵出冷气者，有脚趾甲缝一阵阵出冷气者，有两腿膝缝出冷气者，有脚孤拐骨一阵发软向外棱倒者，有腿无故抽筋者，有脚趾无故抽筋者，有行走两腿如拌蒜者，有心口一阵气堵者，有心口一阵发空气不接者，有心口一阵发忙者，有头项无故一阵发直者，有睡卧自觉身子沉者，皆是元气渐亏之症。因不痛不痒，无寒无热，无碍饮食起居，人最易于疏忽。

什么叫冠心病，它是怎样形成的？

冠心病是冠状动脉粥样硬化性心脏病的简称。心脏和身体内其他器官一样，也依靠大量新鲜血液来供给养料和氧气。冠心病主要是由于向心脏供血的冠状动脉血管内膜上沉积了脂质，造成血管越来越狭窄甚至阻塞，导致心脏缺血、缺氧而引起心脏病，与冠脉血管痉挛引起的心肌缺血一起统称冠心病。值得注意的是，心脑血管病是长期积累的结果，一般当冠脉血管管腔狭窄到50%时才出现心绞痛。在血管狭窄的基础上，如果遇到寒冷、情绪激动、过多吸烟，或者饮食过饱、久坐不动等等诱发因素，就可能造成血管痉挛或血栓形成，尤其是那些长期沉积在血管壁上的脂质斑块一旦破裂更可能引起急性供血障碍，导致心绞痛、心肌梗死的发生。

心脑血管病已成为全世界的公害，被称为"时代的瘟疫"。在我国，随着现代人们生活方式的改变、工作紧张、压力增大、体力活动减少，冠心病发病率逐年升高，并越来越低龄化。

饮食不科学是心脑血管病的重要因素

高脂血症是动脉硬化的主要原因，而动脉硬化是心脑血管疾病、高血压、糖尿病乃至全身诸多缺血性疾病的重要危险因素。所以普遍存在的误区是：不吃肉甚至不吃肥肉就能控制血脂。其实不然，控制饮食总摄入量与活动量的平衡才是关键。过剩的米面、水果、蛋白、植物油、酒等等都会被人体转化成脂肪存起来，使血管老化。过量饮食还会产生大量自由基，促使人体衰老。饮食不科学主要原因是：

1. **油** 每日25g油为健康量，但多数人已经大大的超量，大家都知道多吃蔬菜好，但如果炒菜的油过多，吃的量再多同样不利健康。

2. **糖** 每日30～40g为宜，水果往往含很高的糖分，所以过食同样增加总热量摄入。

3. **蛋白** 每日150g即可，过量会增加肾脏负担诱发高血压、糖尿病。鱼、虾、肉、蛋、豆类是蛋白质的主要营养来源。认为营养越多身体越棒其实是很大的误区。

4. **谷类** 对于活动量不大的人，每日6两以内较为合适，最好别太精细别过多地去皮才好。

5. **酒** 酒看似是水但能量较高，1L啤酒热量相当于200g面包或45g植物油。白酒一两半、啤酒半瓶为健康量。但人们经常超量，因此酒精性脂肪肝发病率越来越高。

6. **盐** 每日不超过6g为宜。劳动强度大及气温太高出汗多时可适量增加点。但每日盐都超量也是造成高血压的主要原凶。

试想如果我们以上每类食物每天都过量，血脂血糖血压能不高吗？血管能不提前老化吗？心、脑、眼、肾等主要脏器器官供血供氧能好吗？

冠心病患者的生活禁忌

1. 忌情绪剧烈波动

过分激动、紧张，特别是大喜大悲时，由于中枢神经的应激反应，可使小动脉血管异常收缩、痉挛，导致血压上升、心跳加快、心肌收缩增强，使心肌缺血、缺氧加重，从而诱发心绞痛或心肌梗死。

2. 忌超负荷运动

超负荷的运动量极易导致心脑血管急剧缺血、缺氧，能造成急性心肌梗死或脑梗死。

3. 忌脱水

由于患者的血黏度有所增高，达到一定程度时，可出现血凝倾向，导致缺血或心脑血管堵塞，严重时可引起心肌梗死或脑卒中。水可以稀释血液，并促进血液流动，故平时要养成定时喝水的习惯，最好在睡前半小时，半夜醒来及清晨起床后喝些温开水。

4. 忌缺氧

要经常对居室环境通风换气，当胸闷或心胸区有不适感时，立刻缓慢地深吸几口气。出现心绞痛时，除服用急救药外，应立刻深吸气，家中备有氧气瓶的则吸氧几分钟，可以缓解心绞痛，减少心肌细胞的死亡。

5. 忌严寒和炎热

严寒季节，不要忽视手部、头部、面部的保暖。因为这些部位受寒，可引起末梢血管收缩，加快心跳或心脑血管痉挛。此外，寒冷还可使去甲肾上腺素分泌增多，血压升高。所以，冬季外出活动时，宜戴口罩、手套和帽子；早上刷牙、洗脸宜用温水；洗衣、洗菜时，不要将手长时间泡在凉水里，最好用温水。在炎热的夏季。人体血液循环量大幅度增多，可使交感神经兴奋，心跳加快，加重心脏的额外负担。因此，在严冬或炎热的天气，应该采取相应的自我保护措施。

6. 忌烟酒

尼古丁可使血液中的"纤维蛋白原"增多，导致血液黏稠，很容易引起血液凝固与血管的异常变化，故吸烟者冠心病的发病率比不吸烟者高3倍。

常饮烈性酒，可因酒精中毒导致心脏病和高脂血症。过多的乙醇还可使心脏耗氧量增多，加重冠心病。所以，冠心病患者应禁饮烈性酒，或以少量红葡萄酒或黑啤酒取而代之。该类酒中含有类黄酮，它具有抑制血小板聚集与血栓形成的作用。

7. 忌过饱

由于过饱时胃可以直接压迫心脏，加重心脏负担，导致心血管痉挛，冠脉血流量相对减少，容易发生心绞痛和急性心肌梗死。所以，冠心病患者平时宜少食多餐，尤其晚餐只能吃到六七分饱。

附：冠心病患者运动前后注意事项

（1）运动前后避免情绪波动。情绪剧烈波动可使血中儿茶酚胺增加，降低心室颤动阈，加上运动有诱发室颤的危险，不宜做比较剧烈的运动。

（2）运动前不宜饱餐。因为进食后人体内血液供应需重新分配，流至胃肠帮助消化的血量增加，而心脏供血相对减少，易引起冠状动脉相对供血不足，从而发生心绞痛。

（3）运动要循序渐进，持之以恒。平时不爱运动者，不要突然从事剧烈运动。

（4）运动时应避免穿得太厚，影响散热，增加心率。心率增快会使心肌耗氧量增加。

（5）运动后避免马上洗热水澡。因为全身浸在热水中，必然造成广泛的血管扩张，使心脏供血相对减少。

（6）运动后避免吸烟。有些人常把吸烟作为运动后的一种休息，这是十分有害的。因为运动后心脏有一个运动后易损期，吸烟易使血中游离脂肪酸上升和释放儿茶酚胺，加上尼古丁的作用而易诱发心脏意外。

伤心脏习惯排行榜

王 艳

在这份黑名单上，一些生活中的小事情，看似没惊没险，却可能扣动心脏病发作的"扳机"。下面是原北京市心血管防治办公室主任姚崇华教授对这份"伤心榜单"的分析。

第一位：在闹市骑车 比利时哈塞尔特大学研究人员发现，无论开车、骑车或步行上班，只要经过车辆密集的路段，都会增加心脏病发作危险，主要原因是空气污染。其中骑车上班者危险最大，因为这些人吸入的尾气最多、"受污染"最严重，他们同时还要耗费一定体力踩踏自行车，容易引发供血不足。这两方面都是诱发心脏病发作的重要原因。除此之外，姚崇华分析说，拥堵的交通很容易让人紧张、焦虑，引发血压升高。因此，不建议心血管高危人群在交通拥挤的高峰期骑车上下班。

第二位：用力解大便 解干大便、搬桶装水这些突发动作，让人从静态中突然发力，瞬间内血压迅速升高，心脏承受的压力也会随之剧增。此外，血压不稳时，血管斑块的活动性就会增加，容易脱落。

老年人、习惯久坐者、高血压患者以及有心脏病史的人，都应该避免突然发力。如果必须进行，要提前做热身运动。平时多吃蔬菜，避免大便干结，必要时用点开塞露等辅助药物。

第三位：大量喝酒或咖啡 国内外很多研究证实，适量的酒精和咖啡能产生抗氧化物质，保护心脏。但过量饮用弊大于利。因为酒精和咖啡能让心率加快、血压升高，扣动心脏病发作的扳机。如果是长期酗酒的人，会破坏心肌，久而久之导致心脏衰竭。

因此不论是喝咖啡还是饮酒，都要有节有度。正常成年男性每天喝啤酒不宜超过750ml，换算成葡萄酒、低度白酒、高度白酒分别为250ml、75ml和50ml。

第四位：心情抑郁 坏情绪是心脏大敌，而抑郁更是影响最大。因为抑郁通常和焦虑相伴，晚上的睡眠质量会很差，而心脏得不到休息，使得血压、心率都会升高，对心脏健康非常不好。建议有了困难多和家人朋友沟通，避免发怒、大悲大喜，控制好情绪。

第五位：暴饮暴食 人在过量进餐后，胃肠道需要大量的血液消化食物，而流入心脑血管的血液大大减少，对于血管本来就有供血不足的人，一顿饱餐很容易就诱发了"心梗"、"脑梗"。因此，不要轻易放纵自己的食欲，因为一顿饱餐就可能会夺走一条生命。长期饱食的人容易肥胖，如果运动不够，脂肪会越积越多，血管里容易形成脂质斑块，如果发生在心脑血管上，就会引起冠心病、脑中风。

第六位：性生活纵欲过度 适度、愉悦的性生活会让人心情舒畅，但放纵的性欲会让心脏衰竭。过度兴奋时，心脏血管会突然痉挛，造成心肌缺血，引发心脏病。对于已经患有心脏病的人而言，在急性期、急性恢复期之后也可以有性生活，但要避免过度兴奋。

第七位：吸食毒品 吸食可卡因的人，患心脏病的风险是常人的23倍。

第八位：吸烟或被动吸烟 虽然很少有人因为抽一根烟突然心脏猝死，但吸烟对于心脏的损害是长期且顽固的。吸烟的人发生心肌梗死的风险是常人的3倍。

第九位：吃得太咸、太甜 吃盐多不仅可以升高血压，同时还能使血浆胆固醇升高，促进动脉粥样硬化。美国的一项研究显示，饮食中含大量甜饮料或爱吃甜食的孩子，成年后心脏病危险会大大增加。

第十位：久坐不动 越来越多的"宅男宅女"和办公室"久坐族"，在享受"坐"得舒坦的同时，还要防止"坐"以待病，甚至"坐"以待毙。因为久坐会导致人体内新陈代谢的改变，影响脂肪代谢，减弱酶的活性，使得血液中的脂肪及甘油三酯含量上升，血黏度升高，血流缓慢，容易形成血栓，增加患心脏病风险。

《生命时报》

8个生活细节　保持心脏活力

王倩

每天至少睡7个小时 睡眠过少可引起代谢变化进而增加肥胖和糖尿病风险，这两种情况下的心脏病患病风险也会随之增加。最近芝加哥大学的一项研究也显示，成人每晚睡眠时间过少，将会导致动脉内钙沉着增加。

了解自己的血压 高血压是心脑血管疾病的罪魁祸首。我们通常认为血压保持在120/80mmHg至130/85mmHg的范围就已属正常了。事实上，如果能够把血压从130/85mmHg降至115/76mmHg，就意味着自己的身体年轻了10岁。目前没有数据显示服用药物降压可以达到使人年轻的效果。现在还是推荐锻炼、减少体重和减轻压力，而且体育活动的益处往往是立竿见影的。

避免接触二手烟 不要让其他人在你的房间吸烟，被动吸烟1小时相当于吸2~4支烟。

每天散步半小时 啥佛大学的一项研究显示，人的一生中每多锻炼一个小时，将会使寿命增加两个小时。每天有规律地锻炼有助于心脏的泵血功能和抗衰老。

每周吃 3 次鱼 提倡多吃鱼并不仅仅是因为鱼油中的脂肪酸有益于心脏和动脉，大量的动物研究显示，鱼肉中的蛋白亦对心血管健康具有重要的作用。如果你不喜欢海鲜类，那么每天食用 30g 核桃同样可以为身体提供脂肪酸。

每天服用小剂量阿司匹林 最近几年的大量研究显示低剂量的阿司匹林有助于预防女性心脏病和癌症，但是最具说服力的证明是阿司匹林可降低卒中的发生。40 岁以上的中老年人，推荐每天服用 150mg，在服药前后各饮用半杯水，以减少药物对胃的刺激。

减少生活压力 慢性压力不仅影响到睡眠，而且还不益于心血管健康，因此学会给自己减压至关重要。

控制感染 慢性感染可增加刺激机体对抗出血进而导致心脏病发作风险增加。慢性口腔感染性疾病也是导致心血管疾病发生的危险因素之一。

摘自《中国中医药报》

心血管病患者"动动停停"更健康

心血管病运动方式有讲究

对于患有心血管疾病的老年人来说，运动的方式方法很有讲究，既不能"一曝十寒"，也不能彻底放弃。心血管病患者应采取间歇性运动方式，即"动动停停"的运动方式。

美国运动医学会和心脏学会在大量研究的基础上发布运动指南，明确提出成年人每周至少有 3 天、每天进行 30 分钟的中等强度有氧运动，但形式上完全可以采取 3 × 10 分钟方式。即在一天当中进行 3 次运动、每次运动持续 10 分钟。

把单次长时间运动分解为多个回合短时间运动，在相邻的运动回合之间就形成了恢复期，在此期间或休息，或以较低的强度进行运动。这样就形成了一种比较灵活，而且运动效果往往更好的运动形式——间歇性运动。

"动动停停"对心血管有益

间歇性运动有益于人体心血管健康，而且在能量消耗相当的前提下，间歇性运动和持续性运动一样，都能降低冠心病风险。更有研究认为，相比持续性运动而言，间歇性运动可更好地提高冠心病患者的心血管健康程度。

有氧能力是反映心血管健康程度的重要指标。研究表明，在消耗能量相同的前提下，间歇性运动可明显提高人体的有氧能力，尤其是对基础有氧能力较差者（如"心梗"、冠心病、代谢综合征患者和肥胖者），其效果甚至优于持续性运动。此外，间歇性运动还可有效地降低血压，改善血管弹性。

如何"动动停停"

运动强度：一般情况下可通过心率来监测，咨询你的医生或保健专业人士，帮你确定运动时所允许达到的最快心率，以及运动发挥作用所需的最低心率。一定要注意，提高运动强度时，发生意外的风险也相应增大。服用影响心率药物的患者，在用心率监测运动强度时尤其需要注意。

运动时间：运动当天总时间累积至少 30 分钟，可分 3 次、每次 10 分钟进行；也完全可以分6次、每次5分钟的形式来进行。每两个运动回合之间的间歇时间无特别要求，只要自己感觉舒服和方便即可。

运动频度：每周运动3~5天，甚至每天都可运动。

运动方式：选择你所喜欢并且能够耐受的运动，如太极拳、骑车、散步、游泳、团体健身课程等。

"动动停停"需注意

运动前：进行运动风险评估，了解运动场所环境：高血压患者最好能测量血压。

运动时：注意室外温度。避免清晨运动，最好在上午10时以后运动。

"结伴而行"不但更安全，而且相互鼓励效果更好。运动强度、时间和频度都要循序渐进，量力而行。慢慢开始"动"，慢慢"停下来"。出现不适症状，应立即停止运动并及时就医。

《广州日报》2011.05.13

什么是血压、正常血压、理想血压、高血压？

血压：指血液在动脉中流动时，对血管壁产生的压力。通常以mmHg表示。

正常血压：指血压值在130/85mmHg以下。

理想血压：指血压值在120/80mm/Hg以下。

高血压：指成人血压经常超过140/90mmHg。

高血压有什么危害性？

低压为90~104mmHg，如果不给予治疗，7~10年后约10%的病人会死亡，50%左右的病人发生左室肥大、视网膜病变、脑血管疾病、心脏以及肾脏功能障碍甚至衰竭。

低压大于105mmHg时，若不及时治疗，5年之后约有一半左右的病人会发生心血管并发症，年龄越大出现并发症的机会越多。

低压超过130mmHg且合并有心、脑、肾等脏器功能障碍时，病情很快恶化，若不尽快治疗，心、脑、肾等脏器会出现功能衰竭，这些脏器的功能衰竭反过来又会使血压上升。这样就会发生恶性循环，往往在半年内夺去病人生命。

中老年高血压患者有哪些禁忌

1. **忌晚餐过饱** 高血压患者，晚饭吃得过饱，不但影响睡眠，而且易使血压波动，严重者会诱发心肌梗死和脑中风。

2. **忌饭后即睡** 饭后马上睡，会使人发胖，容易患高脂血症，加速动脉硬化，对血压不利。

3. **忌长时间蹲便** 蹲便时腹股沟和腿弯处的动脉折曲度小于40°，下肢血管严重弯曲，血液流通障碍，加上屏气排便，腹压增高，可导致血压急剧升高，有造成脑溢血的危险。因此，宜用坐式便池，切勿蹲便。

4. **忌睡中猛起** 在睡眠中有人呼叫，电话铃响，或是遇到惊吓，猛然起来，容易造成脑内血流量减少，暂时性脑缺血，出现头晕眼花、心慌腿软，发生跌倒招致意外。

5. 忌大便用力　患有高血压、动脉硬化、冠心病、脑血管病的人，大便时不可用力、屏气，否则会由于用力而引起心肌梗死或脑中风的发生。

6. 忌暴怒　生气、暴怒，会使全身小血管发生收缩，血压迅速增高、心率加快、气促、心肌耗氧量增加，心脏负荷加大。这样，在原有病的基础上，会使病情突然加重，甚至诱发心肌梗死、脑中风等。

高血压患者的饮食应注意什么

高血压患者从饮食上控制高血压非常重要，这对于防止病情进一步发展有重要意义。因此，日常饮食应注意以下几点。

1. 限制钠盐的摄入　饮食应以清淡为宜，少吃咸食。吃盐过多会促使血管硬化和血压升高。每天吃盐应以 5g 以下为宜。咸鱼、咸肉、咸菜、咸汤及酱油等含钠量很高，也应少吃。

2. 少吃动物脂肪　动物脂肪含胆固醇量高，可加速动脉硬化。肥肉及动物内脏，如肝、脑、肠、心等，含胆固醇也高，应少吃。烹调用油，应以植物油为主，但也少量为好。

3. 少吃甜食及精米白面　这类食物含糖量高，吃得过多可在体内转化成脂肪，容易促进肥胖和动脉硬化以及血压升高。

4. 戒烟少酒　吸烟可使血压的病情加重，过量饮酒，可加速动脉硬化，使血压升高。有烟酒嗜好的高血压患者，会因烟酒过多引起心肌梗死、脑中风。

5. 宜适食含钾食物　钾在体内能缓冲钠的有害作用，促进钠的排出，利于降压。所以，食物中高钾低钠有衡定的降压作用。高钾低钠的食物有黄豆、小豆、番茄、西葫芦、芹菜、鲜蘑菇及各种绿叶蔬菜；水果有橘子、苹果、香蕉、梨、猕猴桃、柿子、菠萝、核桃、山楂、西瓜等。

6. 宜适食含优质蛋白质和维生素的食物　含优质蛋白的有鱼、牛奶、瘦肉、鸡蛋、豆类及豆制品。

维生素 C、P、E、B 等有保护血管、扩张血管、降低血压和降低胆固醇的作用，并可改善血管的通透性，使血管保持应有的弹性。因此，应多食各种蔬菜和水果。

7. 适食含钙食物　钙与高血压有非常密切的关系。中老年人高血压的发生率高，与年龄大钙吸收率低导致机体缺钙有关。因此，中老年患者，尤应重视补钙。含钙的食物很多，如奶与奶制品、豆与豆制品、芝麻酱、虾皮、骨头汤、各种新鲜绿叶蔬菜、黑木耳、核桃、炒西瓜子、沙丁鱼、鸡蛋等均含钙丰富，应注意适食。

可选用的利于降压的蔬菜

高血压病人宜食的蔬菜，不但应为高钾，而且应含维生素和微量元素丰富，以保护血管，降低血压。它们是：

1. 瓜菜类　冬瓜、丝瓜、黄瓜、苦瓜、南瓜、苟瓜、菜瓜、瓠瓜和葫芦、西葫芦、茄子、土豆等。其中冬瓜被认为是减肥的妙品。

2. 其他蔬菜　芹菜、大葱、洋葱、番茄、柿椒、慈姑、茭白、香椿、青笋、荸荠、胡萝卜、海带、黑木耳等。

可选用利于降压的水果

适合高血压患者的水果，也应当是合乎低钠高钾的要求，并具有降压作用。这类水果有：橘子、柿子、柚子、香蕉、苹果、鸭梨、桃、紫葡萄、鲜荔枝、枇杷、西瓜、甜瓜、鲜枣、猕猴桃、刺梨、菠萝、山楂、无花果、荸荠、酸枣、核桃、花生等。

辅助降压的"六多三少"

朱凌志

多喝橙汁 研究人员认为，维生素 C 有助于血管扩张。橙汁中的维生素 C 含量十分丰富，其他如蔬菜、胡椒、柠檬或其他酸味水果也应多吃，均能有效增加维生素 C 的摄入量。此外，每天服用 60mg 维生素 C 片，也可起到同样作用。

多喝牛奶 牛奶中钙的含量高。被人体吸收利用的钙可使动脉血管壁保持柔软性。而且据有关资料介绍，每天补充 1g 钙，8 个星期可使高血压患者血压下降 1~2mmHg。

多吃大蒜 大蒜可帮助人体内保持一种酶的适当数量而避免出现高血压。因此，坚持每天吃 2~3 瓣大蒜，被认为是降压最好、最简易的方法。

多吃甜瓜 甜瓜中矿物质钾的含量较高，有助于控制血压。

多喝酸奶 酸奶中钾的含量也较高，早餐时多喝酸奶，有助于控制血压。

多晒太阳 据国外一项研究表明，在户外晒太阳 10 分钟，血压可下降 6mmHg。紫外线照射可使机体产生维生素 D_3，维生素 D_3 与钙相互影响可控制动脉血压。

少喝咖啡 据一项医学研究证明，一天之内，若口服相当两杯咖啡的咖啡碱药，人的血压就会上升 2~3mmHg，咖啡碱可使血管收缩，导致血压上升。

少吃发酵食物 有不少发酵类食物如面酱、黄酱、豆瓣酱、豆豉及各种腐乳、臭豆腐，都是采用发酵法制作的。这类食物经发酵和贮存以后，在细菌的作用下，其所含的酪胺酸脱羧形成酪胺。酪胺是一种升压物质，能使血管收缩，血压升高。

少过度疲劳 一般来说，心脏病往往在早晨发作，原因之一是在上午 11 点前，人的血压比其他时间至少高 5mmHg。因此，清晨起床后要尽量保持心情舒畅，轻松自然，避免过度用脑，防止因疲劳引起血压上升。

高血压不可怕　不防不治才出差

伍子仁

高血压多与不良情绪有关，因此要情绪乐观、心胸坦荡、从容不迫、处变不惊、不暴怒、不急躁、不压抑、不生气、不无穷忧思，在此基础上，还要注意以下事项。

1. 早晨从容起床，自我按摩足心（涌泉穴）2~3 分钟。

2. 不要做剧烈运动，锻炼时间也不宜过长，包括平时不过多负重、举重物、努大劲。

3. 饮食清淡，少吃动物脂肪和含胆固醇高的食物，如动物内脏等。多吃新鲜蔬菜、水果。

4. 保持大便通畅，且要养成每天在一定时间大便的习惯。

5. 戒烟、戒酒，免得加重病情。

6. 工间休息，放松情绪，缓解身心，或静坐，或稍躺，或庭院散步 15~20 分钟。

7. 办事有计划、不零乱，今日事今日毕，无挂碍。

8. 睡前散步、洗脚，或干沐浴周身，默坐片刻，心想下腹，引血下行，然后入睡。

9. 坚持服药，定时检查，将血压控制在正常范围之内（140/90mmHg 以下）。

高血压六然歌

情绪乐观陶然，不急不躁坦然，饮食清淡喜然，
双动注意适然，检查服药常然，潇洒行走天然。

高血压病"十怕"歌

一怕性子急，冲动发脾气。二怕有苦衷，心情受压抑。
三怕事忙乱，烦恼多难题。四怕灾祸至，精神强刺激。
五怕贪酒肉，体胖脉腔细。六怕久失眠，熬夜不节欲。
七怕头猛震，出劲又出力。八怕大便干，用力腹压急。
九怕烈日晒，风寒皆躲避。十怕牌瘾大，输赢太在意。

高血压的五要、三松

五要是：要力戒烟酒、要限钠加钾、要减轻体重、要适度运动、要情绪稳定。
三松是：裤带松、鞋子松、衣领松。

远离高血压的八字箴言

低盐——盐，危害生命的"秘密杀手"。
减肥——体重减少 1kg，血压下降 1mmHg。
减压——不良心理因素可导致高血压。
限酒——酗酒是高血压的主要危险因素之一。

什么是糖尿病？

食物进入人体后，经消化道分解吸收后形成葡萄糖，血液中的葡萄糖也称血糖。血糖要经过胰岛 B 细胞分泌的胰岛素作用，才能进入细胞内进行代谢，产生能量。

糖尿病是由于遗传因素和环境因素产生共同作用，导致体内胰岛素分泌缺乏或胰岛素作用减弱，从而引起以糖代谢紊乱为主的蛋白质、脂肪、矿物质、酸碱平衡代谢紊乱的一种综合征，最后损害全身许多脏器。

糖尿病分类

糖尿病分为 1 型、2 型、其他特殊类型和妊娠期糖尿病。

一、1 型糖尿病

1. 急性发病（典型）　大多在青少年发病，有"三多一少"及酮症酸中毒倾向，该

型也可在成人阶段发病。

2. 成人自身免疫迟发型 1 型糖尿病　发病年龄常在 15 岁以上且发病 6 个月内无酮症发生，发病时体型不肥胖。

二、2 型糖尿病

指胰岛素抵抗为主伴胰岛素分泌不足或胰岛素分泌不足伴或不伴胰岛素抵抗。2 型糖尿病常见于体型肥胖者，尤其是腹部肥胖者。2 型糖尿病常起病隐匿，只有 50% 的人有"三多一少"的症状，多数人因感染、视力下降、肾功能不全及肢体麻木等而发现。

三、特殊类型糖尿病

指已经明确病因的糖尿病或其他病的伴发病。

四、妊娠期糖尿病

指怀孕其间发现或发病由不同程度糖耐量异常及糖尿病引起的不同程度高血糖。妊娠期糖尿病病人，大多数分娩后血糖恢复正常。

糖尿病症状

糖尿病会导致患者血糖升高、尿糖出现，造成尿得多、喝得多、吃得多而体力、体重反而下降的所谓"三多一少"症状。病变严重时患者体内代谢全面紊乱，直接危害健康。长期控制不好时，会造成各重要器官的并发症，导致机体残疾甚至危及生命。

哪些人是患糖尿病高发人群

1. 有糖尿病家族史者；
2. 中老年人，年纪越大，患糖尿病的机会越高；
3. 长期高热量饮食摄入者；
4. 肥胖，尤其是腹型肥胖者；
5. 生产过重婴儿（4kg 或者以上）的妇女；
6. 高血压、高血脂、冠心病和痛风病人以及长期吸烟者；
7. 精神紧张、心理负担重者；
8. 平常缺乏运动者。

糖尿病的征兆

绝大多数糖尿病患者在早期无典型的临床表现，甚至无症状，相当一部分患者是在体检或发生并发症时才被发现的，故应注意识别其早期表现，特别是前面所提到的容易患糖尿病的人，出现下述症状的人应尽早就医，进行糖尿病检查。

1. 短期内迅速消瘦者，特别是原来肥胖的人在短期内出现体重明显下降，同时自觉疲乏无力、身体沉重、腰酸背痛。
2. 双手、双足麻木，感觉迟钝，感觉异常。
3. 反复发作的皮肤疮痈疖肿或溃疡，经久不愈。
4. 反复发作的外阴瘙痒或尿急、尿频、尿痛等泌尿系感染症状，反复治疗效果不佳。

5. 发生不明原因的性功能障碍，如男性阳痿、性欲减退，女性月经紊乱或闭经。

6. 口腔疾患，如牙周炎、口腔溃疡日久不愈。

7. 患不明原因的血栓性疾病及周围血管疾病。

8. 餐后数小时或餐前常有不明原因的心慌、乏力、多汗、颤抖或明显饥饿感等症状。

9. 无明显原因出现视物模糊、双目干涩、视力下降。

10. 无明显原因的上腹闷胀、大便干稀不调、腹泻与便秘交替出现等消化道症状。

11. 有糖尿病家族史、外伤史、甲亢病史、慢性胰腺炎史、胰腺或甲状腺手术史。

远离糖尿病 12 条

陈宗伦

1. 减轻 5% 的体重。2. 吃肉前喝两勺醋。3. 每天走路 35 分钟。4. 食物选择高纤维品种。5. 多喝咖啡。6. 每周吃快餐不超两次。7. 火腿香肠要少吃。8. 肉桂有助降血糖。9. 做事前三次深呼吸。10. 睡眠 6~8 小时。11. 不要独居。12. 过 45 岁多关注血糖。

糖尿病患者 运动降血糖立竿见影

世界健康基金会

运动对糖尿病患者的病情控制很有益，包括即时的影响和长远的好处。即时影响一是降低血糖，二是增强胰岛素的敏感性。长远影响有降低血脂，降低血压，促进血液循环，改善心肺功能，防治骨质疏松，放松紧张情绪，使身体匀称，增加肌肉的灵活性等。

制订合理的运动计划，选择中等强度的有氧运动。运动时间要相对固定，每周 150 分钟左右。每次运动开始的时间，应从第一口饭算起的饭后 40~60 分钟。运动的持续时间是每次 30~60 分钟，每周 3~5 次或更多。

以下这些糖尿病患者暂时不适宜运动：血糖极不稳定的脆性糖尿病患者，反复低血糖发作者，血糖高于 16.7mmol/L 的患者，收缩压大于 180mmHg 的高血压患者，有严重心脏疾病的患者，经常有脑供血不足的患者，糖尿病肾病、肾功能不全的患者，有严重视网膜病、眼底出血的患者，有发热、严重感染、活动性肺结核的患者，有严重外周神经病变，如糖尿病足的患者。

30 分钟不同运动的热量消耗（50kg 体重）

散步：消耗热卡 70 卡

跳舞：消耗热卡 87 卡

骑自行车（平路）：消耗热卡 120 卡

上下楼梯：消耗热卡 150 卡

做广播体操：消耗热卡 220 卡

打乒乓球：消耗热卡 223 卡

打羽毛球：消耗热卡 227 卡

游泳：消耗热卡 561 卡

控糖避开十件事

傅晓英

一曝十寒：监控血糖一时勤奋，一时懒散，不能持之以恒。轻者无收效，重者低血糖与高血糖交替，危害更大。

两败俱伤：用药没有战略性，血糖降了胰岛功能没了；用药没有科学性，听信偏方、秘方，疗效危害两不知。结果钱花了，并（病）没治疗（了），人财两空，最不划算。

三心二意：频繁换医院、经常换医生。这样的患者要么对什么都不信，要么对什么都没耐心。

四体不勤：忽略运动或不能长期坚持。一时的运动能降低血糖几个毫摩尔每升，但长期的运动可缓解胰岛素抵抗、防治骨质疏松。

五谷不分：要么什么都不吃，要么都吃。只知道什么能吃，什么不能吃，是调控不好饮食的，必须接受糖尿病饮食系统培训。

六神无主：对糖尿病的治疗及病情进展缺乏常识，有病乱投医。怎么办？别信广告，看疗效。

七窍生烟：容易激动、生气，内心不平和。于是，心不静，病会雪上加霜。

八面来风：今日朋友说这样治，明日邻居说那样好，信息太多，扰乱了常规的治疗。其实，找可以信赖的医生，帮你制订符合自己病情的治疗方案。

九霄云外：把治病抛到后脑勺去的有两种：无所谓的态度忽略治疗；工作忙到无心顾及治疗。最后才发现，被抛弃的，其实是自己的生命。

十全十美：对治疗结果苛求完美。然而，糖尿病的治疗需要把握好"度"，做到应该做的不留遗憾就可以。

11招助糖友远离并发症

杨 静

长期高血糖，对糖友最大的伤害是诸多并发症对全身的伤害。近日，美国"网络医学博士"网站给出了11个避免糖尿病并发症的提示。

少吃碳水化合物 糖尿病患者并非完全不能摄入碳水化合物，但应该选择那些能够缓慢分解、提供稳定能量的碳水化合物，比如全麦、豆类、坚果和新鲜蔬果。

减肥 减肥能降低并发症风险，还能降低血糖浓度和血压。想减肥，首先要避开薯条类的食品。

睡够 睡眠不足会导致血糖浓度升高，让人更想吃高碳水化合物的食物，从而增加体重，并增加患心脏病和肾病的风险。

坚持运动 每天坚持运动半小时，可以降低胆固醇和血压，并减少患心血管疾病的危险。此外，运动能缓解压力。

每天监控血糖浓度 通过监控自己的血糖浓度，可以知道食物和运动对你身体的影响，以及目前的治疗计划是否有效。

控制压力 压力会导致血糖浓度升高，因此深呼吸、瑜伽等减压方式都很有效。

少吃盐　少盐的食物能够降血压，保护肾脏。现代社会，人们摄入的盐大多来自成品及半成品食物，因此最好用新鲜食材自己做饭，并用香草和香料调味，少用盐。

小心肿胀和淤青　糖尿病病人感染风险更高，并且恢复得慢，因此即使是小创口都应立即处理。此外，每天检查足部有没有水疱、创伤、肿胀等，做好保湿。

戒烟　抽烟比不抽烟的糖尿病病人患心血管疾病概率高 2 倍。戒烟对心肺都有好处，而且能降血压，减少中风、心脏病和肾病的概率。

选择健康食物　多吃健康食物，如蓝莓、红薯、深海鱼类和深色绿叶蔬菜。用含不饱和脂肪的食物来代替含饱和脂肪或反式脂肪的食物，如橄榄油。

定期看医生　每年看 2~4 次医生，如果你在注射胰岛素或者血糖浓度偏离正常值，还需要增加就医次数。此外，每年应该检查眼、神经、肾脏以及牙齿。

《生命时报》2011.05.27

糖尿病人饮食歌

王凤成

清淡素质最为佳，粗制杂面并不差，
一日三餐七分饱，饥饿可配菜豆渣。
日用脂肪选素油，多用调拌少烹炸；
甘肥咸食均不宜，贪杯痛饮更可怕。
体弱消瘦口发馋，可食瘦肉鸡鱼鸭；
适量水果桃为美，想吃甜食配南瓜。
菜豆薏米小麦粥，清热利湿效堪夸；
青菜桃仁治头晕，芥菜降糖也降压；
消瘦多食骨头汤，肥胖病人食南瓜。
莲子芡实治尿频，二目昏花杞菊茶；
蔬菜瓜果豆制品，家常菜肴营养佳。
控制饮食加药疗，出现症状早诊查；
适当运动做气功，老年定开长寿花。

您的防癌壁垒牢固吗

中国医学科学院肿瘤医院院长　赵　平　副院长：赫　捷

世界卫生组织公布的十大致癌因素为：吸烟、过量饮酒、职业暴露、环境污染、食物污染、慢性感染、肥胖、缺乏运动、免疫抑制、生殖因素与激素。

循序渐进地按照"戒烟戒酒、合理膳食、科学运动、心态平衡""十六字决"进行自我保健，就能有效预防癌症。

院长特别指出：

不容忽视的流行现状。

癌症是一种慢性细胞病。

老龄化为癌症洞开肆虐之门。

预防癌症从生活细节做起。

先认识癌瘤的十大危险因素

危险因素 1：吸烟

吸烟致癌是因为烟草至少含有 80 种致癌物，也是人体的氧化应激源。吸烟能频繁地激发体内的氧化还原反应，增加吸烟者体内生育酚、胡萝卜素、玉米黄素等具有抗氧化作用的营养素的消耗而导致相对缺乏，降低细胞防卫能力。

我国目前有三个世界"第一"，而且据世界银行的预测，中国吸烟的远期危害将会越来越严重。

——年卷烟生产量第一。我国年卷烟生产量占全球总产量的 1/3。

——烟民数量第一。在我国至少有 3.5 亿烟民，而且吸烟者的年龄趋于年轻化。

——肺癌发病率居首位。我国的肺癌死亡率已从 20 世纪 70 年代的 7.09/10 万，迅速发展为 2000 年的 30/10 万并居众癌之首。

危险因素 2：过量饮酒

有证据表明，酒精会直接破坏细胞中的染色体和基因（DNA），而吸烟加饮酒尤其有害。过量饮酒与患癌风险呈正比关系：假定不饮酒的人患癌风险为 1，那么，每日饮 50g 白酒者的患癌风险为 1.2；每日饮白酒 50～100g，患癌风险上升为 3.0；每日饮白酒超过 100g，患癌风险会比不饮酒者高 9 倍以上。所导致的癌症包括口腔癌、咽喉癌、食管癌、肝癌、乳腺癌和结直肠癌等。

危险因素 3：食品污染

很多生物性食物污染物，如黄曲霉素、镰刀霉素、赫曲霉素、吡咯烷生物碱、欧洲蕨等，都能通过被污染的食物而致癌。多环胺、多环芳烃、亚硝胺类、重金属及常用的杀虫剂（如滴滴涕等）或化肥，也能在食物生产和加工过程中污染食物，均被证明是致癌因素。很多动植物生长刺激剂，包括许多食品添加剂以及可以使水果和蔬菜"楚楚动人"，使家畜、家禽肉质肥大鲜嫩的动植物生长刺激剂，同样有诱发癌症的可能。

危险因素 4：不良习惯

统计数据表明，30% 的癌症与以下不良饮食习惯有关。

口重 在我国贫困地区，人们用盐腌制肉、蛋和蔬菜以备长年食用。多数北方居民习惯在做饭时多放盐。然而，过量的盐容易破坏胃黏膜，因而成为明确的危险因素。

常吃不新鲜、反复加工、烤制或烟熏的食品 这类食品营养物质的含量比较少，而苯并芘、亚硝酸盐、霉菌等容易诱发癌症的物质却比其他食物多很多。

动物脂肪和蛋白质摄入过多 日本胃癌的发病率目前在全球是最高的，而移民到美国的日本人在改变口重的饮食习惯后，胃癌的发病率明显低于日本本土居民。但由于动物脂肪和蛋白质摄入过多和缺乏运动，其结肠癌的发病率却明显高于本土居民。

危险因素 5：感染

肝炎病毒感染 乙肝合并肝硬化患者肝癌比较高发。

其他病毒感染 人乳头状瘤病毒感染可诱发宫颈癌，EB 病毒感染可诱发鼻咽癌。最近有学者提出幽门螺杆菌与胃癌的发生有关，并因此而获得诺贝尔奖提名。

危险因素 6：超重与肥胖

国际癌症研究机构（IARC）最近证实，腰围长 1 寸，患多种癌症的风险可增大 8 倍。前不久德国研究人员还发现，超重者比体重正常者患肾癌的危险高 2.5 倍。因为脂肪细胞能够持续释放雌激素，还会刺激身体产生细胞生长因子。而持续释放的雌激素和过多的细胞生长因子都能增加患癌风险。

危险因素 7：缺乏运动

对 40 岁以上坚持运动和缺乏运动的人（各 450 名）跟踪调查 8 年以后的结果显示，前者比后者的患癌率低 90%，而且前者的病死率也比后者低得多。癌细胞对热的承受力远不如正常细胞，而运动能使肌肉产热，癌细胞就容易被杀伤。运动还能使体内的一些致癌物随着气体的频繁交换而排出体外，并增加吞噬细胞的能力。

危险因素 8：环境污染

大气、河流及居室的污染使人类生存环境日益恶劣。城市的"水泥森林"和数百万辆汽车排放的尾气更加剧了城市污染。据统计，我国同一纬度的城市，如拉萨的肺癌发病率要比空气清洁度较差的武汉、杭州低 70%。

危险因素 9：职业危害

与职业相关的癌症危险物的接触数量和时间，与致癌危险呈正比关系。与职业相关的致癌物包括：联苯胺、石棉、苯、砷、氯乙烯、焦炉逸散物、氯甲醚、铬酸盐等。

危险因素 10：不良情绪

据统计，90% 以上的癌症与不良情绪有关，精神创伤还能加速癌症的复发。不良情绪能影响睡眠质量，抑制人体免疫系统功能，破坏机体自我保护机制，所以也被称为促癌剂。

怎样打牢防癌壁垒

所有关心健康、珍惜生命的人都在问：癌症可以预防吗？事实证明，癌症是可防的，尤其是在控制环境因素方面。

据统计，40% 的癌症有遗传背景，60% 的癌症与环境有关。河南省林县是我国有名的食管癌高发区。经过几十年的预防工作，那里的食管癌少了一半。有数据证明，采取乙肝疫苗接种、推行母乳喂养、对高危人群进行癌症筛查等措施，能在很大程度上预防癌症。

对于个人来说，建议采取以下防癌措施——

措施 1：戒烟

戒烟是一件很困难的事，怎样才能成功戒烟呢？首先，要认识到戒烟是减少癌症危险最简单、又不需要花钱、也是最为有效的办法。但戒烟的确是一件比较困难的事，建议戒烟者到专门的戒烟门诊寻求医生的指导，以提高戒烟的成功率。

措施 2：限酒

减少饮用酒精饮料对于维持健康体重和防癌都具有重要作用。所谓酒精饮料，包括啤酒、苹果酒、白酒、威士忌或葡萄酒。其酒精含量依饮料的分量和酒精浓度而异。男士每天喝酒精饮料不应多于两杯，女士不应多于一杯。减少饮酒量的有效方法为：①每周至少三四天不沾酒精。②选用酒精饮料时尽量选量最少的，避免双份酒精饮料。③交替饮用酒精和非酒精饮料。④稀释酒精饮料（如白葡萄加苏打水）。

措施3：莫让"癌从口入"

1. **出入平衡** ①少吃高能量密度的食物，并经常活动。能量密度是指每克食物所含的卡热。含糖饮料、酒精饮料、炸鸡、薯片、比萨饼、奶昔、奶油蛋糕、饼干等所含的热量明显高于一般食物。②尽量选择能量密度较低的蔬菜、水果、豆类及全谷物食物，如糙米饭、全麦面粉和燕麦等。

2. **选择小份的食物** 应只在饥饿时进食，并在有饱腹感前离开餐桌，停止进食。

3. **少吃红肉和加工肉类** 有证据显示，红肉（如牛肉、猪肉和羊肉）含有能破坏大肠内膜的血铁质，食用红肉是导致大肠癌的原因。此外，红肉的饱和脂肪酸含量比较多，容易增加体重。所以，每星期进食红肉应少于500g（熟重）。

由于加工肉类（如火腿、熏肉、腊肠、热狗和香肠等）在烟熏、盐腌或添加防腐剂的加工过程中易产生苯并芘、亚硝酸盐等致癌物，所以也应尽量少吃。

措施4：纠正不良习惯

1. **改变口重的习惯** 具体方法为：①多吃蔬果来代替高盐分的加工食品。八成以上的盐分来自面包、快餐、比萨饼、火腿、香肠、汤、薯片和调味汁等加工食品。即使是甜食（如饼干），也可能含有很高的盐分。②尽量选择在家烹调，并以新鲜蔬菜和水果作原料，这有利于自己控制盐量。③购买罐头或包装食品时应阅读标签，选择盐分较少或没有盐的食品。④在几星期内逐渐减量，直至你的味觉适应少盐，并享受食物真正的味道。⑤选用黑胡椒、辣椒粉、姜、蒜头、香草和柠檬等来代替盐。

2. **少吃刺激性强的食物** 这种习惯导致许多人患食管癌和胃癌。例如一位40多岁的既不吸烟也不饮酒的北方男性患者，由于有吃烫食的饮食习惯，用他的话来说，就是一碗刚出锅的热汤面用不了两分钟就能吃完，而且觉得这样吃既过瘾又舒服。结果他得了食管癌。所以，建议人们给吃饭留出充裕的时间，饭出锅后要晾一会儿再吃。很饿或有急事时，可以把饭菜放进大盘子里，使热量快速散失。胃病患者还应避免吃过酸、过辣等刺激性强的食物。

3. **摈弃"不干不净吃了没病"的观念** 剩饭中的细菌可以在存放过程中大量繁殖，在餐馆吃饭也可能存在原材料污染或餐具消毒不严格的问题。无论在餐馆还是在家，生熟不分都能造成食物污染。而食物污染可导致人体感染多种病原微生物和寄生虫。建议大家：饭菜最好一次吃完，尽量不剩饭菜。如有剩伤菜应冷藏，并于下顿饭时彻底加热后吃掉。尽量少在餐馆吃饭。在家做饭时，务必做到生熟分开。

措施5：实施母乳喂养

最理想的母乳喂养是母亲以纯母乳将婴儿喂养至6个月。研究显示，母乳喂养能减低母亲体内和癌症有关的激素水平，消除乳房内DNA受到损害的细胞，因而有助于预防乳腺癌。此外，多数超重或肥胖儿童成年后仍持续超重或肥胖，可增加其患癌的危险。而母乳喂养的婴儿较少有机会吸收过多的热量和蛋白质，因而能预防婴儿过度增重。

措施6：每天运动半小时

如今缺乏运动的人越来越多。人们以车来代步，看电视和玩电脑已成为主要的休闲活动。其实一些小的改变，如用步行或骑自行车来代替开车，或乘公交车、不乘电梯、在家拖地板或吸尘等，便能有效增加能量消耗。还可选择自己喜欢的游泳、跳舞、步行等运动方式。如能结伴而行，更容易使运动变成生活习惯。

措施7：平衡心态

人生在世，十之八九不如意。有的人能淡定自若、泰然处之，有的人却斤斤计较、耿耿于怀。其结果是前者较健康长寿，后者易患病折寿。

平衡心态的方法有：①建立自己的社会支持系统（包括亲属、好友和所在单位），以获得充分的安全感。②充分了解自己，并对自己的能力作出恰当的判断。③建立切合实际的生活目标。④与外界环境保持接触，以便适应环境。⑤保持个性的完整与和谐。⑥不断学习，学而不厌。⑦保持良好的人际关系。⑧适度表达并控制情绪。⑨培养适合自己的兴趣爱好。⑩在不违背社会道德规范的前提下，在一定程度上满足个人需要。

措施8：定期体检

早期发现肿瘤的重要意义在于能有效提高肿瘤的治愈率和生存率。以乳腺癌为例，1期乳腺癌的5年生存率为88.2%，而4期乳腺癌5年生存率不到10%。在农村的肿瘤高发区开展筛查工作，在城市对亚健康人群和高危人群进行主动监测，能使癌症的早诊率明显提高。

需要进行肿瘤筛查的高危人群为：

★40岁以上的乙肝或丙肝病毒感染者，肝癌的高危对象。

★胃息肉症、萎缩性胃炎、经久不愈的胃溃疡患者及胃切除术者为胃癌的高危对象。

★家族性大肠息肉症、慢性非特异性结肠炎及克隆氏病患者为大肠癌的高危对象。

★慢性囊性乳腺病患者及直系亲属有乳腺癌病史者为乳腺癌高危对象。

目前被确认有价值的筛查方法有：

☆用宫颈脱落细胞涂片法筛查子宫颈。

☆用体检辅以钼靶X线摄影法筛查乳腺。

☆用检测甲胎蛋白（AFP）与超声波检查法查肝癌。

☆用直肠指检法筛查直肠癌。

☆可用粪便隐血试验法筛查大肠癌，对阳性者可进一步做纤维结肠镜检查。

☆可用粪便隐血试验与纤维胃镜结合的方法筛查胃癌。

铲除癌症三隐患

欧阳学农

隐患1：不良行为习惯

吸烟、酗酒　目前在社会上各种名目的应酬中，吸烟、饮酒几乎已成常规程序。而吸烟不仅与肺癌的关系密切，还能诱发喉癌、食道癌、口腔癌、胰腺癌等。酗酒则容易诱发喉癌、肝、肠、胰腺癌等消化道肿瘤。

不注意饮食卫生 有吃剩饭，吃烧烤、腌制食物，以及不注意饮水卫生习惯的人，容易患食管、胃、肝、肠、胰腺等癌。

性行为过早、有多个性伴侣 女性容易患宫颈癌，男性容易患阴茎癌或前列腺癌。

铲除隐患方法 高度重视癌症预防，尤其是亲属中有癌症患者的人更要注意上述情况。

隐患2：环境污染及职业危害

装修污染 人的一生有1/3时间是在床上度过的，有一半时间是在家庭居室里度过的。如果选择的装修材料或家具不合格，使居室内的有害物质含量过高，就容易增加肺癌的发病风险。

厨房污染 由于煎、炸、烤等烹调方式能产生危害健康的污染物，如果不使用抽油烟机也会增加肺癌风险。

职业危害 如接触石棉、粉尘、苯、铅和放射物质的工人，容易发生肺癌、白血病等。

铲除隐患方法 重视和警惕环境污染物的致癌危险，装修时不选劣质材料。烹调时打开门窗及抽油烟机。接触职业危害物的从业人员应注意充足睡眠和营养，常体检。

隐患3：不良性格

实际上，每个人都携带有肿瘤细胞。而"癌症性格"是癌细胞产生和发展的最佳媒介。比如带气吃饭容易患胃癌，长期失望自卑的女性易患宫颈癌，强忍怒火的人易患乳腺癌，性格内向、不善交往的青少年容易患脑瘤与淋巴癌等。

铲除隐患方法 学会保持乐观情绪，善于自我安慰，与亲友和同事保持良好的关系。经常做深呼吸和到空旷的地方大喊几声，以清理"情绪垃圾"。也可看心理医师。

12个肿瘤预警信号

1. 身体任何部位，如乳房、颈部、腹部发生原因不明之肿块，并不断增大，可能患乳腺癌、皮肤癌、恶性淋巴瘤、颈淋巴结转移癌等。

2. 经久不愈的皮肤溃疡，可能患皮肤癌。

3. 黑痣或疣迅速增大、变硬、不平、溃烂、出血，可能患黑色素瘤或皮肤癌。

4. 中老年已婚妇女出现不规则阴道出血，可能患宫颈癌或宫体癌。

5. 进行性吞咽困难，可能患食管癌。

6. 久治不愈的干咳或咳血，可能患肺癌。

7. 持续性消化不正常、上腹部不适、大便隐血，可能患胃癌。

8. 持续性声音嘶哑，可能患喉癌。

9. 无痛性血尿，可能患肾癌。

10. 便血或排便异常，可能患大肠癌。

11. 耳鸣、听力减退、鼻塞、回吸性血涕、头痛，可能有鼻咽癌。

12. 原因不明的长时间体重减轻。

易被忽视的肺癌先兆

宋丽华

肺癌是中老年人常见的肿瘤之一，恶性程度很高，发展迅速，临床上一旦症状明显，大多已属晚期，治无良方。以下肺癌的早期信号如能引起人们的注意，早期发现，采取手术及化疗等综合措施，就有可能治愈或延长寿命。

久咳 一般情况下，咳嗽是肺癌患者早期和最常见的症状之一，由于起病时常常类似感冒或支气管炎的症状，故易被忽视。因此，凡以往无慢性呼吸道疾病的人群，尤其是40岁以上人群，经过积极治疗，咳嗽持续3周以上不止的，应警惕肺癌的可能，尽早检查确诊。至于老年慢性支气管炎病人，肺癌的发病率较一般人高，但其早期的咳嗽症状易与原有的慢性咳嗽相混淆，因此而延误诊断的情况较多。这时必须要注意咳嗽性质和咳嗽规律的改变。肺癌患者由于癌组织对支气管黏膜的刺激，咳嗽常为刺激性呛咳和剧咳、痰少，与原有的四季发病规律不符，经积极抗感染治疗无效，症状反见加重。

胸痛 据统计，肺癌患者出现胸痛者约占半数以上的比例，特别是周围型肺癌，胸痛可为首发症状，是由于癌组织浸润胸膜所致。胸痛常固定于病变部位，早期多呈间歇性隐痛不适。体位改变、深呼吸和咳嗽时可使之加剧。

杵状指 杵状指亦称鼓槌指，表现为指、趾第一节肥大，指甲突起变弯，常伴有疼痛。国外报道，21%的肺癌早期伴有杵状指，且大多数在肺部手术后消失。

肩背痛 肺外围型肺癌常侵蚀胸膜，累及肋骨和胸壁组织，从而引起肩背痛。这类患者很少有呼吸道症状。

关节痛 关节肿胀、疼痛。这是因为肺癌（尤其是鳞癌）细胞在增生分化过程中异常分泌生长激素，刺激骨关节增生所致，在医学上称为"肺性肥大性骨关节病"。关节肿痛通常以大关节最为明显，或持续固定于某关节，或游走于多个关节，有的还可伴有发热。手术切除肺癌或病情得到控制后，关节肿痛会在短期内消失；但当病情复发或进展时，关节肿痛可能再次出现。

声音嘶哑 肺癌转移灶压迫喉神经，可使声带单板机麻痹而致声音嘶哑。由于肺癌的转移灶在早期即可出现，且转移灶有时可长得比原发灶快，因此转移灶的临床表现可先于原发灶出现。

神经系统症状 肺癌脑转移可出现头痛、呕吐、突然昏迷、失语、偏瘫等神经系统症状，因肺部症状不明显，常误诊为血栓、脑肿瘤。

多发性周身性肌炎 多发性周身性肌炎亦为肺癌早期症状之一，据统计，85%的肺癌在无典型症状出现前，仅表现为渐进性周身无力，食欲减退，加重时可出现行走困难，卧床难起。

男性乳房肥大 男性肺癌患者约有10%～20%出现乳腺肿大，多数为双侧肿大，且出现时间比咳嗽、痰中带血、胸痛、气促等肺部症状早一年左右。这是因为某些肺癌细胞能分泌出绒毛膜促性腺激素，这种激素可引起乳腺组织增生，使乳房肥大。

中老年人，尤其是嗜烟者，如出现上述可疑症状，千万不可掉以轻心，应及时去医院做胸部X线或CT等检查，值得注意的是，约有15%的肺癌病人早期完全没有症状。因此，中老年人每年做一次胸部 X 线照片检查，对及早发现肺癌有积极意义。

专家支招如何防癌

尹若雪

不知从何时起，身边得癌的人似乎越来越多，看着一个个鲜活的生命备受折磨或离我们而去，总有人感叹癌症"防不胜防"。那么，人体哪些器官最容易得癌？它们又有哪些容易让人忽视的特点呢？

针对这些疑问，中国医学科学院肿瘤医院防癌科主任徐志坚，武汉大学人民医院肿瘤诊疗中心主任宋启斌，中华中医药学会肿瘤分会秘书长、北京东直门医院血液肿瘤科主任医师李忠等多位专家为大家一一解读。

肺：与呼吸有关的癌

如果你以为只有吸烟才会被"肺癌"缠上，那就大错特错了。肺是一个开放的器官，是人体与自然界交流的一个"窗口"，所有自然界的有害物质都会先跟它密切接触。因此，远离烟草、在家常通风、出门戴口罩、少开车、少接触厨房油烟、使用环保装修材料，都可以在第一时间把肺癌拒之门外。

"肺癌是'人造肿瘤'，是一种慢性生活方式疾病，经常与一些'气体'接触，特别是中老年人更易受到它的'青睐'。"

肝："喝"出来的癌

肝癌的原发性发病很少，几乎都是由乙型或丙型肝炎病毒感染后引起，长期酗酒导致肝硬化转变而得。有调查显示，近四成的患者是因酗酒发病。而烂谷类和豆类中释放的"黄曲霉毒素"也是发病的诱因。阻击肝癌最为关键的是控制乙肝和限酒。此外，世界卫生组织表示，多吃奶制品可将肝癌患病率降低78%；每天坚持吃新鲜水果也能减少52%的患癌概率。

胃：没有"时间观念"的癌

饥一顿，饱一顿；三餐不规律；喜食烫食；喜好熏烤、腌制食物；吸烟……如果有这些习惯，那你得胃癌的概率可能是常人的好几倍。不健康、无规律的生活习惯，都会给胃癌发病提供"良好"土壤。早期胃癌十分隐匿，所以常与胃炎、消化性溃疡相混淆，因此大部分胃癌患者确诊时已是中晚期。

乳腺：能自己检出的癌

"乳腺癌"可以说是最具女性化特点的癌，近年来跃居为女性癌症榜首。它的成因有很多方面，其中，月经早、停经晚、晚婚晚育、肥胖、长期服用雌激素的女性更危险。且病人逐渐年轻化，这与滥用化妆品、滥服保健品、精神压力过大也有关系。虽然乳腺癌威胁大，难治愈，但它的自然病程通常很长，所以降低死亡率的最好方法是早发现，早治疗。

肾："重男轻女"的癌

自古腰肾不分家，可能很少有人知道，腰痛也是肾癌的一大信号。等到出现血尿、腹部肿块等其他肾癌信号时，往往为时已晚。肾癌可以出现在成年后的任何年龄，并"重男轻女"，有研究表明，男性发病率是女性的 2~3 倍。这可能与男女生理特点不同、现代社会男性压力大、饮食"粗线条"、吸烟更普遍有关系。

香烟加重了男性肾癌的致病因素。因吸烟引起的肾癌已占到肾癌发生总数的 50%~60%。因为烟草中含有的芳香胺类和丙烯醛等有害物质，在肾脏内它们可以破坏细胞，形成肾癌而危害身体健康。

大肠：被"堵"住的癌

肠道是人体的"加油站"和"下水道"，吃进去的食物在这里被分解、吸收，剩下的残渣被排出体外。如果发生堵塞，大便长期滞留在里面，其中多种毒素被肠道反复吸收并刺激肠壁后，就可能导致癌变。经常便秘或者有便不排的人，大肠癌发病概率比正常人高出好几倍。

便血是它的早期症状之一，但大多数人的第一反应是可能痔疮犯了，自我误诊就这样掩盖了危险信号。抗击大肠癌重要的是避免长期进食高脂、高热量食物，多吃富含纤维素的食物，以保持"下水道"的通畅；有肠息肉，要及早予以切除。

食道：与吃有关的癌

食道黏膜十分脆弱，滚烫的水、过热的食物都会烫伤食道黏膜，引发口腔黏膜炎、食管炎等，时间久了，可能发生癌变。另外，不少地区的人喜欢吃酸菜。研究表明，酸菜中的亚硝胺也是食道癌的重要诱因。因此别吃霉变食物，少吃或不吃酸菜，少吃过烫的食物，不要进食过快，限量饮酒，以减轻对食管黏膜的刺激。

胰腺：最难治的癌

位于左上腹部的胰腺虽然只有两三厘米宽，却是人体中最大的淋巴器官，所以胰腺癌是最难治的，素有"癌中之王"的称号。美国苹果公司的掌门人乔布新就被查出患上此癌。胰腺周围血管丰富，和肝、胆、胃、肠等器官紧密相邻，影响器官多达五六个，很难早期发现，且手术难度高、风险大。腹痛或上腹饱胀不适是其首发症状，如果出现反复"胃痛"，甚至连带着腰背痛，就要赶紧验血筛查。吃得太多、爱吃甜食都是胰腺病变的催化剂。

膀胱："憋"出来的癌

有了尿意，总忍到不能再忍了才去厕所，如果养成这个坏习惯，膀胱癌很可能会找上你。而且膀胱一旦癌变，发现时往往已经是中晚期。也不要小看吸烟的"威力"，研究表明，香烟中多种毒性物质可提高尿中致癌物的浓度。许多人都曾出现过间歇性血尿，不久后自行消失，便忽视了它。事实上，这往往是膀胱癌的明显信号。膀胱癌的侵袭对象大多是 40 岁以上的中老年人。平时要多喝水，减少对膀胱黏膜的刺激和损害，每天喝酸奶也能降低膀胱癌的发病率。

防癌十条"金措施"

欧阳学农

戒烟 吸烟是很多疾病的危险因素，有 20%~30% 的癌症与吸烟有关，特别是肺癌。

烟雾中的烟焦油、尼古丁等有害物质具有致癌风险，不通风环境中的烟雾还可使被动吸烟者患肺癌风险增大。

多吃蔬菜水果　不新鲜的食品中多含有亚硝胺，而新鲜蔬菜和水果中富含的维生素 C 可以抑制亚硝胺在人体内的合成。水果中的果胶、黄酮等物质具有防癌作用。

少吃油盐　饮食应力求清淡，清淡则意味着少油少盐。盐能破坏胃黏膜表面的黏液层，使胃黏膜的屏障功能丧失，致癌物质极易入侵造成胃癌的发病率升高，所以腌膳食品也要少吃。

每周锻炼三次　运动防癌已成共识。几乎在所有防癌建议中，都有这么一条，即规律运动。通常的建议是强度不需太高，别把运动当任务，要有规律，能够坚持，不能有压力，以做完之后感到愉快为准，这种运动方式最能提升免疫功能。

接种乙肝疫苗　乙肝有着明显的病情演变过程：乙肝—慢性肝炎—肝硬化—肝癌。临床上，90%的肝癌患者都合并有乙肝。乙肝疫苗可以成功预防乙肝病毒的感染，新生儿一出生就接种乙肝疫苗，基本上可以确保将来不得乙肝。因此，预防乙肝实际就是防肝硬化、防肝癌。

避免嗜酒和滥用药物　酒精和处方药物的过度使用都对健康不利，应尽量避免。

避免不必要的雌激素替代治疗　雌激素替代治疗的核心是"替代"，即补充作用，缺乏的人需要补充，不缺乏的人应用雌激素不仅无益，反而有害。过量的雌激素会打乱身体内分泌平衡，引起不良后果，增加患子宫内膜癌、乳腺癌的风险。

每年至少看一次医生　癌症如果能早发现，早治疗，治愈率可达80%以上，而中晚期的治愈率只有10%～20%，甚至更低。这条建议的意义在于，提醒大家不要有病了才找医生，即便没病，也应该至少每年一次找医生沟通自己的身体状况，取得建议，或者到医院做一次全面体检，有条件的应该每年做一次肿瘤专科体检。

了解癌症报警信号　癌症早期几乎没有什么症状，或者症状和普通疾病类似，不易被发现。但癌症也并非一点征兆都没有，若发现自发性溃疡、身体肿物、乳头排出血性液体、有吞咽梗阻感、无痛性血尿等一些癌症早期报警信号，要尽快到医院检查。

了解家族疾病风险　临床中，约5%～10%的肿瘤与遗传有关。癌症不会直接传染，但越来越多的证据证明，癌症与遗传有密切关系。但恶性肿瘤遗传现象的存在，并不像父母遗传形象特征一样把肿瘤直接遗传给子女，遗传的仅是对恶性肿瘤的易感性。调查表明，乳腺癌、卵巢癌、肠癌是遗传比例最高的三大肿瘤。

防癌六要六不要

一、要充满自信，不要自暴自弃。

二、要自我陶醉，不要自我伶悯。

三、要自强不息，不要懦弱寡断。

四、要裸露情感，不要沉默郁闷。

五、要坦然爽朗，不要猜疑妒嫉。

六、要博爱仁慈，不要仇视憎恨。

肿瘤患者"三师"而后行

陈壮忠

今年58岁的李阿姨因反复咳嗽伴血丝痰3个月，确诊为"右上肺中央型肺癌"。"刚开始我怕得要死，我将自己关在房子里几天。后来我想通了，为什么不好好对待自己呢?"在家里人的陪同下，她鼓起勇气，到医院就诊，听从医生的建议和治疗，咳嗽很快消失了，肿物也缩小了不少。李阿姨是幸运的，她能够重新鼓起勇气，调整心态，正确面对疾病，积极配合治疗，症状也得到很好的控制。

"病人或家属持有何种心态，这对肿瘤的治疗及康复至关重要，医生，特别是肿瘤科医生有必要引导患者及家属正确认识肿瘤，帮助或鼓励调整心态，正确进行抗癌斗争。"广州中医药大学第一附属医院大肿瘤主任林丽珠教授这样说:"在这个过程中，做到'三师而后行'是比较好的。"

第一"师"——做禅师

心理要放轻松，心态要重新摆正，正确认识肿瘤

在被确诊为肿瘤时，病人常常惶恐不安，吃不下睡不好，要么非常无助，仿佛世界末日到了一样;要么就是要绝瘤体而后快，非得用上最好的药物、最好的治疗手段，巴不得一两天内让肿瘤消失，所有指标正常。

应当承认，恶性肿瘤是一大类防治较为困难的疾病，但只是人类疾病的一种而已。患者要善于进行自我心理调节，保持稳定的心理状态，并进入一个良性循环。积极乐观的生活态度是每个病人所应持有的有力"武器"。

面对疾病，要如"禅师"一般——让生活悠着点，听听音乐，看一场电影，到公园走一走，不要熬夜，不要通宵打麻将;要改变做事风风火火的习惯，让生活的节奏慢下来，用心去聆听生活;要善于摒弃不良情绪，心理负担可向家人或医生倾吐，以得到帮助和劝慰，对解除和排泄压抑的心情也是有好处的;疼痛、紧张、不适的时候要转移自己的注意力，这样可能会减轻不适感;保持良好的心理状态，保证充足的睡眠，才能够增强自身抗癌能力，有利于肿瘤的治疗与康复。

第二"师"——做厨师

注意营养均衡，饮食有味

"我需要忌口么?""我是不是不能喝牛奶?"……在肿瘤门诊，总有不少患者这样咨询。

"这个不能吃，那个不能吃，机体还有能力抗击肿瘤吗?"不错，肿瘤患者是应该适当忌口，但并不是什么都不能吃，"过分燥热或者寒凉的食物不吃，但鸡、鸡蛋等普通食物都可以吃，而且要搭配着吃，增强营养"。营养支持对患者来说很重要，患者要根据疾病与体质科学用膳，提高营养的摄取，提高抗病能力。均衡饮食既可改善病人的营养状况，使病人的免疫能力、抗癌能力增强，又能提高肿瘤病人对手术治疗、放疗、化疗的耐受性，减轻其副反应，减少或避免手术后的感染。

第三"师"——做药师

了解你所服用的药物，合理用药

患者应该学一些基本的医药知识，如应该了解你服用的药物的药性、副作用等，如果有了副作用要怎么处理？对于服用中药治疗的，患者也应该了解怎么煲药，怎么服用，服用药物期间是否还可以配合食疗等。

第四——而后是"行"

患者作息要严格，保证足够的休息

有些患者得了病，就整天躺在床上，饭来张口，衣来伸手，什么也不做，这其实有悖养生之道，肿瘤患者应该适当活动。

"你要好好休息！"医生往往会这样建议患者，但好好休息不等于什么事情都不做。好好休息，指的是肿瘤患者应该遵守正常的作息时间，在力所能及的前提下干点工作、家务，或做做适合自己的运动，如太极拳、八段锦、散步等，这样会使心境更轻松愉快，有利于康复，抗癌路将走得更远。

生活中最廉价的防癌处方

张 静

最少开窗半小时 装修污染除了甲醛外，还有一种很强的致癌气体——氡及其子体，会诱发肺癌。只要每天开窗半个小时，氡的浓度就可以降低到与室外相同。

用干毛巾擦背 用干毛巾擦背可以防癌，因为摩擦受热会激活背部皮下肌肉组织里一种细胞，能起到吞蚀并破坏癌细胞的作用。反复摩擦整个背部10分钟左右，直到皮肤通红发热为止。

就着葱蒜来吃饭 多吃大蒜的人得胃癌的风险会降低60%。最好将大蒜碾碎生吃，或剁成蒜泥放在凉拌菜中。

喝豆浆可防"女性癌" 豆浆中的大豆异黄酮对所有和雌激素有关的癌症都有预防作用，比如乳腺癌、宫颈癌和前列腺癌。

每天走路1小时 每天饭后散步30分钟或每周散步4小时，能使患胰腺癌的风险减少一半。每天只要走路一小时，就可以降低一半患大肠癌的概率。

每天喝6杯水 每天喝6杯水的男性，患膀胱癌风险将减少一半，女性患结肠癌风险将降低45%。这是因为喝水可以增加排尿、排便次数，把其中可能刺激膀胱黏膜、结肠的有害物质，如尿素、尿酸等排出体外。

晒15分钟太阳 晒太阳不用任何花费，就能通过增加人体维生素D的含量起到防癌作用。而维生素D不足会增加患乳腺癌、结肠癌、卵巢癌及胃癌的风险。

每天4杯绿茶 发现每天只要喝四五杯茶，就能将癌症风险降低40%。乌龙茶、绿茶、红茶对口腔癌、肺癌、食道癌、肝癌等都有不错的预防作用。其中，包括龙井、毛峰在内的绿茶效果最显著，其防癌成分是其他茶叶的5倍。

一口饭嚼30次 研究发现，唾液有很强的"灭毒"作用，能让导致肝癌的罪魁祸首黄曲霉素的毒性，在30秒内几乎完全消失。因此，一口饭最好嚼30次，才具有防癌作用。

睡够7小时 美国癌症研究会调查发现，每晚睡眠时间少于7小时的女性，患乳腺癌的概率高47%。这是因为睡眠中会产生一种褪黑激素，它能减缓女性体内雌激素的产生，从而起到抑制乳腺癌的目的。

少吃点糖　每天只要喝两杯甜饮料，患胰腺癌的风险就会比不喝的人高出90%。一般认为，每人每天糖的摄入量应在50g内。

吃肉时喝杯红酒　用来酿造红酒的葡萄皮中，含有一种物质叫白藜芦醇，对消化道癌症有一定预防作用。研究发现，如果吃肉的时候喝杯红酒，其中的多酚就可以防止肉在胃里分解为有害物质。

从嘴边挡住癌

田　野

话题缘起：癌症的发生并非一朝一夕，据统计，一个突变细胞生长为恶性肿瘤所经历的时间，平均超过30年。而就在不经意间，你一个微小的生活习惯也许就在发挥着防癌或致癌的作用。中华医学会心身医学分会主任委员、上海中医药大学博士生导师何裕民教授提醒读者，记住饮食防癌六个字：粗、淡、素、杂、少、烂，也许就能防止"癌从口入"。

粗——粗粮、杂粮、粗纤维类食物。食物中缺乏植物纤维是近年来癌症越来越多的重要原因之一。植物纤维具有"清洗肠道"的功能，它可以促进肠道蠕动，缩短肠内容物通过的时间，减少致癌物被人体吸收的可能，尤其能预防大肠癌的发生。粗粮中还含有丰富的钙、镁、硒等微量元素和多种维生素，其中硒是一种抗癌物质，能结合体内各种致癌物，通过消化道排出体外。

吃"粗"不妨做到以下几点：一、最好安排在晚餐。正常人吃的频率以两天一次为宜，"三高"人士可一天两次。二、粗细搭配可互补。研究发现，饮食搭配以5分粗粮、4分细粮最适宜。从营养学上讲，与其单独吃玉米、小米、大豆，不如将它们按1∶1∶2的比例混合食用。肉、蛋则是粗粮的最好搭档，能超到营养互补的作用。三、粗粮不宜细做。不论哪种粗粮，都是以蒸、煮等少油、少盐的烹饪方法为佳。比如，小米、燕麦、薏米等都适合煮粥喝。

淡——少吃高脂肪、动物蛋白类食品，以天然清淡果蔬为宜，适当控制盐摄入。美国国家科学院报告指出，所有饮食构成要素中，脂肪与癌症关系最密切，特别是乳腺癌、大肠癌与前列腺癌。少吃脂肪也有技巧，比如选低脂或脱脂鲜奶，以豆制品取代部分肉，把肉皮、肥肉外层的油炸裹粉去掉，刮除蛋糕的奶油不吃，烹调时用蒸煮烤卤取代煎炸方式。世界癌症研究基金会曾发布一项防癌忠告，其中，"多吃蔬菜、少吃肉"得到了防癌专家的广泛认可。

专家建议，对于爱吃肉的人，每周红肉的摄入量要少于500g，尽可能少吃加工肉制品；每天食用白肉最好限制在50~100g以内，每周只吃2~4次。

另外，食盐和盐腌食物可能增加胃癌的发生率，每人每天吃盐最好别超过5g。尤其要小心你身边的"隐形盐"。比如，超市食品中，薯片、泡面含盐量最高。在外就餐时，含盐量高的菜也让你"防不胜防"，尤其是北方人爱吃的红烧菜、炖菜、老鸭汤等。

素——多吃新鲜蔬菜和水果。目前已证实，足量的蔬果纤维，可预防结直肠癌，并减少乳腺癌、食道癌等数种癌症的发生率。世界癌症研究基金会科学项目经理蕾切尔·汤普森博士推荐了几种最有效的防癌果蔬：西红柿可降低前列腺癌危险；西兰花、卷心菜和豆芽能降低患消化系统癌症的概率；草莓、洋葱、大蒜中都含抑制肿瘤生长的成分。

美国农业部、美国癌症协会和国家癌症研究院联合建议，6 岁前儿童，每天应摄取 5 份新鲜蔬果（1 份蔬菜约为 100g，水果约为 150g），6 ~ 13 岁之间儿童及女性每天要吃 7 份蔬果，13 岁以上青少年及男性成人则应每天摄食 9 份蔬果。

杂——食谱宜杂、广。 其实，预防肿瘤，并不需要什么灵丹妙药，也不需要名贵药材，关键在于平衡饮食，不挑食，荤素搭配，忌燥热及过分寒凉食物。只要配合得好，红黄白绿黑等有色彩的食物都是"抗癌药"。

美国癌症研究协会曾明确表示：没有任何一种单一的食物能够保护人们不得癌症。虽然有许多研究表明，植物性食物中所含的一些成分，比如维生素、矿物质以及多酚、黄酮类等，对抗癌都有一定作用，但并不只是推荐任何一种具体的抗癌食物，而是建议食谱有 2/3 以上的食物来自于蔬菜、水果、全谷以及豆类。

少——食物摄入总量及糖、蛋白质、脂肪的摄入量均应有所节制。 日本东京一研究成果指出，吃得太饱，会增加患癌的风险。研究人员发现，"每顿都吃得很饱"和"基本上只吃八分饱"的人相比，前者患癌的概率更大。暴饮暴食的同时，如果还酗酒、吸烟，那更给身体雪上加霜，食管癌、胃癌、胰腺癌等消化系统肿瘤都与此有关。

做到只吃"八分饱"，不妨尝试以下几招：在感到有点儿饿时开始吃饭，而且每餐在固定时间吃，这样可避免太饿后吃得又多又快；吃饭至少保证 20 分钟，因为从吃饭开始，经过 20 分钟后，大脑才会接收到吃饱的信号；用小汤匙代替筷子，每口饭咀嚼 30 次以上，减慢速度；多吃粗纤维的、增加饱腹感的食品，比如豆类、魔芋等；每次少盛一点，或使用浅盘和透明餐具。

烂——除新鲜水果、蔬菜外，其他食物应煮烂、煮熟。 意大利一项研究发现，胡萝卜素、番茄红素和叶黄素根本不怕煮，反而比生吃更能保护身体免于癌细胞侵袭。尤其是富含类胡萝卜素的胡萝卜、西红柿，以及西兰花和十字花科蔬菜等。英国食品研究中心的苏·索森说："从生胡萝卜中吸收的类胡萝卜素约为 3% ~ 4%，把它们煮熟或捣碎后，类胡萝卜素的吸收可增加四五倍，烹饪能帮助溶解。"以西兰花为例，加热到 60℃ 最理想，能最大限度发挥其抗癌活性，减少患食管癌、胃癌、肺癌、胆囊癌和皮肤癌的危险。

所以，吃菜最好做到以下几点：一、质地脆嫩可口的蔬菜不妨生吃，但一定要细细咀嚼，令抗瘤物质充分释放。二、深绿色和橙黄色蔬菜适当加热有利于类胡萝卜素的吸收。特别是那些质地较为结实的蔬菜，生吃时其中的营养成分和保健成分难以充分释放出来。三、洗的时候不要浸泡太久，避免细胞损伤。四、切好之后马上下锅烹调。加热烹调时，尽量选择短时间加热的方法，断生之后马上盛出，保持蔬菜的脆嫩感。五、蒸、炒的方法传热效率高，而且不会让活性成分损失于水中，比煮的方法能保存更多的抗癌物质。

癌从心生　应从心治

如何正确对待肿瘤？肿瘤病人如何活得更历久、更快乐？近日，上海中医药大学教授何裕民，告诉您如何别让癌症盯上你，请记住以下几条：

太追求完美、较真的人容易得癌。

别做拼命三郎，保命比革命要紧。

放下过去，打开心结。

减法生活，享受生命。

消除误区，活下去才是硬道理。

临床发现，U 字型现象要重视。

减腰围就是防癌

杨 璞

一份来自世界癌症研究基金会发布的报告证实了肥胖会增加结肠癌、子宫内膜癌、食道癌、胰腺癌等癌症的患病风险。

该报告的参与者中国工程院陈君石院士强调，腰围每增加 1 寸，得癌症的风险就增加 8 倍以上。从这个意义上说，对于肥胖者而言，适当地减腰围就是防癌。

"现在流行'腹翁'、'腹婆'，殊不知，这类人正是某些癌症的高危人群。"南京市中西医结合医院肛肠科专家王元钊不无担忧地说。比如直结肠癌发病的一大诱因就是肥胖。腹部脂肪多，肠蠕动减缓，致癌物质与肠壁的接触时间延长，很容易增加肠癌风险。除此之外，有些"女性癌"也和肥胖脱离不了关系。南京中西医结合学会妇科专家冷丽丽说，很多研究发现子宫内膜癌的发病危险随着体重指数增高和体重的增加而增高。

理性看待手机辐射致癌

李兆江

近日，世界卫生组织下属的国际癌症研究中心称，使用手机或其他无线通信设备"可能增加人类患癌症的概率"。那么使用无线通信设备是否会诱发脑瘤呢？我们听专家解释——

手机的电磁辐射对人体健康到底有何影响？这是人们关注的一个话题。常见的手机工作在 800 兆赫（MHz）到 1800 兆赫（MHz）的频率范围。该频段属于射频（RF）的微波段。如同微波炉一样，手机和发射塔信号交流时辐射出的电磁场可对周围的介质，包括人体肌肉组织产生热效应。

国际非电离辐射保护委员会（ICNIRP）采用比吸收率（SAR）来衡量手机辐射的热效应强度。比吸收率的定义为：在连续 6 分钟内，每千克肌肉组织吸收的电磁辐射能量的平均值。国际非电离辐射保护委员会建议的安全限值为 2W/kg。比吸收率的测量有专门的仪器和设备。手机生产商的网站和说明书应标明其产品的比吸收率值。

动物实验　促发肿瘤与白内障

由于手机使用时常靠近头部，多数热量产生在人的头部表面，造成局部温度升高。人头部的血液循环会驱散部分热量，不过人的眼角膜不具有这一温度调节功能。实验证明，当兔子受到比吸收率值为 100～140W/kg 的辐射达到 2～3 小时，眼睛就会出现白内障。有些动物实验表明，低强度微波辐射可促进肿瘤的生长。当老鼠暴露在比吸收率为 1W/kg 的微波电磁场中时，老鼠脑部组织的 DNA 结构就会遭到破坏。这些实验结果是否适用于人类还有待研究。但无论如何，不能排除对人类也存在这些危害的可能性。

人体研究　长期使用可能增加风险

由于手机的迅速普及以及人们对手机辐射对健康影响的担忧日益增加，因此很多国家在这一领域展开了科学研究。

2006 年，丹麦一项长达 20 年，对 420000 人跟踪调查的研究表明，手机使用和癌症无关。不过，德国辐射保护联邦办公室认为丹麦的结论是不确切的。有人批评丹麦的研究结果是基于手机订户而非用户，因为很多人购买手机是送给家人使用的。

2007 年，瑞典 Orebro 大学的 Lennart Hardell 博士在研读了大量有关的科研文献后得出结论，每天使用手机 1 小时，在 10 年后患脑肿瘤的概率会有明显增加。

英国、德国和北欧国家的研究都认为，虽然被调查的手机用户中没有发现明显的肿瘤增加的风险，但长期使用手机（10 年以上）可能造成的影响值得进一步研究。

澳大利亚辐射保护和核安全机构建议，由于儿童使用手机与脑肿瘤关系数据的缺乏，父母应限制儿童对手机的使用。虽然尚无证据，但有人认为手机电磁辐射会加快已存在肿瘤的生长。

世界卫生组织的国际癌症研究机构开展了一项有 13 个国家参与的手机辐射与肿瘤关系的研究项目，研究结果从 2004 年开始发表。一些研究结果显示，在长期（10 年以上）使用者中，听神经瘤和神经胶质瘤的发生可能和手机的使用有关联。在使用达 10 年的用户中，总体上没发现脑肿瘤和手机使用的关系。但大量使用手机可能会增加神经胶质瘤发生的概率。

拨通之前　最好将手机远离头部

我国尚无使用比吸收率来对手机辐射水平进行限制的标准。手机电磁辐射的强度可用通用的电磁辐射标准来估计，即测量手机辐射的电场或磁场强度，然后跟有关标准进行对比。中国国家标准 GB8702 - 1988 中对手机工作频段电场强度限值规定为 12V/m。很多手机在拨号时的辐射强度高于此值。

手机辐射标准应当作为参考来使用，而非安全与否的绝对分界值。研究表明，即使在有关国家的安全标准之内，微波辐射也会造成对 DNA 的破坏。因为每个人的生理状况不一样，同样剂量的辐射对一些人可能毫无影响，而对另一些人却可能造成病变。因此，即使使用符合辐射安全标准的手机，也不能保证对每个人的健康都是无影响的。

手机电磁辐射的最强值通常出现在拨号期间。因此，在拨通之前，最好将手机远离头部。电磁辐射随距离衰减，离辐射源越远，辐射强度越小。在使用手机时，可减少每次通话的时间；寻找信号强的地方拨打；用有线耳机或手机喇叭以及采用短信等手段来减少手机辐射对健康的影响。

别放枕头边

手机辐射对人一头部危害较大，它会对人的中枢神经系统造成机能性障碍，引起头痛、头昏、失眠、多梦和脱发等症状。

莫挂在胸前

手机挂在胸前，会对心脏和内分泌系统产生一定影响。

放在裤袋会杀精

手机若常挂在人体的腰部或腹部旁，其收发信号时产生的电磁波将辐射到人体内的精子或卵子，影响生育机能。

饮食防癌三不要

圣 明

生活方式的进步，让"吃"成了一把双刃剑。癌症就是吃出来的疾病之一。如果饮食安排合理，癌症危险可减少55%。预防癌症，在饮食上要遵循3个原则。

第一，不要过咸。如果减少食盐、盐腌制品，多吃新鲜蔬菜、水果，那么胃癌发病率就会下降。亚硝酸盐是导致肿瘤的第一杀手，不新鲜的蔬菜、腌制的火腿、泡菜都含有这种致癌物。

第二，不要过细。现代人吃的粮食过于精细，使得纤维素的摄入量大大降低。纤维素能吸附大量水分，促进肠蠕动，加快粪便的排泄，使致癌物质在肠道内的停留时间缩短，对肠道的不良刺激减少，从而可以预防肠癌发生。粗粮、麦片、芹菜、木耳等都是富含纤维素食品。

第三，不要过油。调查显示，如果油、动物蛋白的摄入量增加，大肠癌、乳腺癌、前列腺癌、胰腺癌的发病率就会上升。高温煎炸食物会产生苯并芘、杂环胺类化合物和丙烯酰胺，与妇女乳腺癌可能相关，而水煮及微波炉蒸则不发生。

那么防癌食品有哪些呢？①十字花科植物，包括包心菜、大白菜、白萝卜、菜花、油菜。②百合科植物，有洋葱、蒜、百合等，但烹饪时，不宜过热煎炒。③水果：柑橘、猕猴桃、苹果、菠萝。④真菌类：香菇、草菇、木耳，注意不要反复漂洗。⑤杂粮类：玉米、小米、燕麦、薏米，注意切勿过度淘洗。此外，还要适量摄入鱼、贝和肉类，但烹饪时，不要进行熏烤。

防癌食物

十字花科的植物　西兰花、卷心菜　不仅有降低癌症、心血管病的患病风险，而且具有防止神经紊乱、延缓衰老的功效。

西红柿　能降低患肺癌、胃癌、膀胱癌、子宫癌、皮肤癌、前列腺癌的风险。

菠菜　预防肝脏、卵巢、结肠、前列腺癌。

大蒜　防止癌症恶化，提高身体免疫力。

草莓　能抑制肺癌、结肠癌、血癌等癌细胞的生长。

南瓜和胡萝卜　清除体内自由基，预防肺癌，防止正常细胞癌变。

橄榄油　预防乳腺癌和结肠癌。

辣椒　阻止癌细胞的生长。

香菇　抑制癌细胞生长，减少癌症治疗的副作用。

洋葱　减少胃癌发病率。

茶叶　预防胃、肝和肺癌。

海带　预防乳腺和结肠癌。

豆类　同上。

白菊花茶　预防结肠、直肠、子宫颈癌。

薏米　抗癌。

芦笋　预防膀胱癌、肺癌、皮肤癌。

中草药有助抗肿瘤

卢文洁　彭逢美

中医药的"扶正"功能就是对肿瘤患者免疫功能的保护和恢复，也能在一定程度上对抗放化疗引起的副作用。实际上，中医里很早就有关于肿瘤的记载，我国早在殷墟甲骨文中就有"瘤"病名，到宋代东轩居士著《卫济宝书》中第一次使用了"癌"的病名。中医文献上的"痈疽"、"积聚"、"瘿瘤"、"乳岩"等病名，都包含了癌症的信息。

通过临床实践和药理实验研究，目前认为有一定辅助治疗肿瘤作用的单味中草药达数百种以上。如斑蝥、蜈蚣、壁虎、全蝎、水蛭、地鳖虫、夏枯草、铁树叶、野百合等可用于辅助治疗各种肿瘤；喜树、水梅根、藤梨根、水红凌等可辅助治疗胃癌；猫眼草（小狼毒）、板蓝根、黄药子、急性子、鬼针草等可用于辅助治疗食管癌；蟾皮、天葵子、凤尾草、半边莲、猪殃殃、天胡荽、平地木等可辅助治疗肝癌；白花蛇草（龙舌草）、半枝莲（并头草）、鱼腥草、山海螺、白英（白毛藤）等对辅助治疗肺癌有一定疗效；牛黄、青黛、野菊花等可辅助治疗胰腺癌；天南星、莪术、半夏可辅助治疗宫颈癌；猪殃殃、羊蹄草、长春花（日日红）等可辅助治疗白血病；山慈姑、蒲公英、芙蓉叶、玉簪花等可辅助治疗乳腺癌。

不过专家也提醒，由于中草药有一定的毒副作用，患者不可自行服用，应在医生指导下使用。

致癌与治癌

欧　塘

致癌与治癌，这两个读音听起来完全一样的词，其含义却大相径庭。把两个词写到书面上则一目了然，前者是导致癌症，后者是治疗癌症；可应用到现实中，这两个水火不相容的词时常就混淆不清了。曾记得否？几年前，有一种叫"神仙草"的植物先被视为治癌良药而身价倍增，一片"神仙草"的叶子在一些地方售价高达5元钱。但是，中科院华南植物研究所研究员黄民权后来却得出了相反的结论：它含有毒素，不但不能治癌，摄入过量反而会致癌。此言论一出，广东某地广为种植的"神仙草"霎时被弃之荒野，害得很多蚀了大本的种植户欲哭无泪，欲告无门。更有被争论已久的蕨菜究竟是致癌还是治癌至今尚无定论……

地球人都崇尚科学，谁都愿相信以科学名义发布的研究成果。科学家曾认为很多中国人都缺钙，于是乎出现全民补钙的现象，不曾想原本不缺钙或补得没完没了的这些人，终被补出了骨质疏松等毛病；钙补差不多了，又有所谓的科学家发现中国人缺锌，从而立刻出现大半国人补锌的闹剧。补吧，科学家说缺什么就补什么，张悟本的绿豆不也忽悠了很多人吗？愚昧之人到头来倒有理由群起而攻之，难道不该想想之所以被骗被害，自己也有不可推卸的内因吗？

究竟是致癌还是治癌？这确实是个科学的问题，也更是个因人而异的问题。砒霜是剧毒吧？可微量的砒霜亦有药用价值。毒品众所周知吧？可癌症晚期之人还不大多靠注射杜冷丁来减轻痛苦？医学家们自然比常人知道得更多，可他们某些人往往缺乏辩证的逻辑，或为突出个人的研究成果而有意无意地忽略其他，于是导致一些不够严谨，甚至不负责任的"科研"成果问世。结果如何？令人难以陈词。

人类在以加速度发展，已然高度文明的人类对自然界已越来越缺乏敬畏之心。以为对自然界已知之甚多，以为人真的能够胜天。且看举不胜举的伪科学现象，试问当今人类对自然界究竟认知多少？有没有足够的理由如此自负，如此无畏？

长期以来无数的科学实验证明，饮食是致癌或治癌的重要因素。大约人类癌症的50%～60%是不合理饮食、不科学的饮食习惯造成的。所以不得不接着说说有关饮食的营养学问题。

如今营养学一点不次于医疗保健火热，其科学性的水分比医疗保健有过之而无不及。以为熊掌、鱼翅就是最营养的，以为吃什么就补什么。于是熊和鲨鱼被大肆捕杀，于是鹿鞭、驴鞭凡是鞭都被奉为壮阳之物，于是天天大鱼大肉便以为不缺营养了。殊不知任何单调的饮食模式或不良的偏食习惯都会造成某些营养在体内过剩或过少，从而导致机体营养失衡。因此平衡膳食才是真正科学的营养学核心原理。

养生、防病与治病是三个相互关联，却并不相同的阶段，其中养生无疑最时髦。防病和治病是病人的事，可养生是与健康的人也相干的。不等有病就开始养生，此等防患于未然的超前意识正在普及流行，这应该是社会进步的表现。可如何科学地养生，这似乎比医学还复杂得多。我们只要清醒地认识到一点，即营养平衡，那么我们只要多吃点种类，吃得全面、均衡、适度点就是了。从没吃过的就吃一点，因其营养成分很可能是自己身体缺失的；很是不喜欢吃的东西也要伸伸筷子，再喜欢的美味佳肴也千万别暴食暴饮；每天吃的品种尽量多一点，切忌天天吃那老三样。米饭好吧？吃多了还撑着呢！江南人比较喜欢的竹笋和螺蛳据说没多少营养价值，我仍然喜欢这两种菜品不仅因其味美，也有理由怀疑它们含有的特殊营养成分很可能还没被人们发掘出来。谁敢说没这可能性呢？

中国从南至北的饮食文化蛮有趣的，餐前先喝汤的两广人讲究的是营养，即只要是营养的也无论好不好吃都通吃；边吃饭边喝汤的江南人吃的是味道，即营养不营养无所谓，只要味道好就行；无所谓喝不喝汤的东北人注重的是吃饱，无论营养不营养，好吃不好吃，只要大锅大盆的吃饱就好。如此看来两广人的饮食习惯似乎相对科学些，可也没见他们比别处的人更长寿，更健康呀？为什么？他们太迷信当下所谓的营养学了，每个时期就推崇那么几种所谓特营养的食品，他们于是就天天吃那几样，做法也都没有多大变化。这无疑是有悖全面均衡的营养学原理的，他们甚至不见得比东北的乱炖科学多少，一锅杂七杂八的乱炖至少品种多些吧？

在这致癌与治癌都难以界定的社会里，我建议大家不必太认真去学习太多养生保健知识。无论那些所谓的专家大师说致癌或治癌，都各信一半足矣，即约等于不信。我们更应该相信架在自己脖子上的头脑，相信自己的胃口，相信自己的感觉。若是非得想搞明白究竟是致癌还是治癌，没准没病也会被整出毛病来，因为这样的人往往是疑心病太重，或太执著，太贪生怕死。物极必反，何况心病也是最容易导致生理疾病的。

十种降脂中草药

周向前

柴胡

药用部分为柴胡的根或全草，味苦，性微寒，入肝肾二经。主要含柴胡酮、植物甾醇、脂肪酸、柴胡皂苷。具疏气、解郁、散火之功效。柴胡皂苷具有降血脂作用。

大黄

药用其干燥根茎，性味苦寒，归脾、胃、大肠、肝、心包五经。具泻热通便、破积行瘀、清湿热功能。药理研究证实，大黄能降血压、降胆固醇。

泽泻

药用部分为干燥块茎，味甘咸性寒，归肾、膀胱经。主要成分为挥发油，内含糠醛，其乙醇提液含生物碱、植物甾醇、天门冬素，其水及苯提取物有抗脂肪肝成分。

虎杖

药用其根，性微温，具活血通经、利湿功能，传统用于治疗风湿、痹痛、黄疸、闭经、痛经等。据现代药理研究证明，虎杖含蒽醌类化合物和黄酮类多种成分，从其根茎中可提取具有降血脂成分的白藜芦醇苷等。有关实验证明，虎杖有降低胆固醇和甘油三酯的作用。

姜黄

药用其根茎，味苦辛，性温，归肝、脾二经。主要成分含挥发油，例如姜黄精、去氢姜黄精、姜烯等。姜黄能宣通血中之气，使气行而血不壅滞，且有通经止痛之功效。姜黄能增加胆汁形成和分泌，使粪便中排泄的胆酸和胆固醇增加。虽然姜黄促进胆汁分泌的作用较弱，但较持久。姜黄还能增加纤维蛋白的溶解活性，有抗血栓形成的作用。注意：据药理研究发现，姜黄有兴奋子宫的作用，能使子宫收缩，怀孕妇女慎用。

决明子

药用其干燥成熟的种子。决明子味甘苦，性微寒，归肝、胆、肾三经，具清热、明目、润肠之功效。决明子含蒽苷类物质，分解后产生大黄素、大黄素甲醚、大黄酸、大黄酚及葡萄糖等。实验证明，决明子具有降血压、降血脂、抗菌等作用，治疗高脂血症有一定疗效。注意：有泄泻与低血压者慎用决明子制剂。

灵芝

药用其子实体，性温，味甘淡。灵芝含甾醇、生物碱、蛋白质、多糖、氨基酸、酶类等。具益精气、强筋骨之功效。主治精神疲乏、心悸失眠、高血压、高胆固醇血症、脑血管硬化等。

山楂

药用其干燥成熟果实。味酸甘，性微温。山楂果实含山楂酸、苹果酸、枸橼酸、咖啡酸、内脂、脂肪、金丝桃苷、解脂酶、鞣质、蛋白质、槲皮素、核黄素、胡萝卜素、糖类及维生素类等多种成分。药理研究发现，家兔连服山楂制剂 3 周后，血清胆固醇显著下降。山楂与菊花、丹参、元胡、银花、红花、麦芽等配伍，可用于治疗高脂血症、高血压、冠心病所致之胸闷隐痛。

首乌

药用其干燥块根。味苦、甘、涩，性温，归肝、肾二经。首乌含丰富的卵磷脂、淀粉等，有助于脂肪运转。首乌含蒽酯衍生物，主要为大黄酚及大黄泻素，其次为大黄醛、大黄素甲醚等，能使肠蠕动增强和抑制胆固醇吸收。首乌还能阻止胆固醇在肝内沉积、在血清中滞留或渗透到动脉内膜中，以减缓动脉粥样硬化形成。血脂下降可能与首乌有效成分与胆固醇结合有关。首乌配银杏叶、钩藤等治疗心脑血管病，能消除或改善症状。首乌对个别病人有腹泻的副作用。另外，首乌浸出液可能含有肾上腺皮质激素类似物。

人参

药用其干燥根，味甘微苦性微温，归脾、肺经。人参含有多种药用元素，人参中的人参皂苷能抑制动物高胆固醇血症的发生。当高胆固醇血症发生时，能使胆固醇降低。需要注意的是，人参为补虚证之要药，实证慎用，发热时不用，防其助火，可佐以凉润药麦冬、天冬等。小剂量对中枢有兴奋作用，大剂量则起麻痹作用，本品习惯上不与藜芦同用。

预防肝病牢记五个"四"

陈 虞 陈 芸

近1亿的乙肝"大军"，约三成的酒精肝会发展成肝硬化……肝病已成威胁人类的主要疾病之一。刚刚过去的3月8日是"全国爱肝日"，请听专家为您讲解预防肝病的知识。

最伤肝四个元凶

如何不让肝脏受伤，专家找到了其中的四大伤肝元凶。

首先是肥胖。中国工程院庄辉院士指出，肥胖带来的一大危害就是脂肪肝，控制饮食和锻炼身体很重要。哈尔滨医科大学附属第四医院肝病专家朱丽颖教授提醒，脂肪肝一旦恶化就会演变为肝硬化，甚至导致肝功能衰竭。

其次，吃药对肝脏有损害。需要强调的是，药物肝损害有很大的个体差异，谁也不知道自己对哪种药"过敏"，因此要在医生指导下吃药。

再次，酗酒。酒精能使肝细胞发生变性和坏死，长期饮酒容易导致酒精性肝炎，甚至酒精性肝硬化。

最后，不讲卫生。庄辉院士说，乙肝和丙肝都是通过血液传播的，因此生活中要格外当心。"比如我从来不去洗脚店洗脚，也不在街头摆摊处理发，而是去正规理发馆理发，并且我只理发，不刮脸，因为理发馆很难做到器具的彻底消毒。"

脂肪肝四大误解

上海交通大学附属第一人民医院脂肪肝诊治中心主任范建高说，对于脂肪肝的防治，人们还存在一些误解。

误解一：脂肪肝不是病。非酒精性脂肪肝的出现可能提示"恶性肥胖"，患者会增加得冠心病的风险，要及时就医。

误解二：脂肪肝不可能治愈。事实上，脂肪肝是各种肝病毒性损伤的早期表现，如能及时去除病因和控制原发疾病，肝内脂肪沉积在数月内就可完全消退。

误解三：**脂肪肝伴有转氨酶升高不能多活动**。正确的是在节制饮食的同时每周要坚持50分钟以上中等量的有氧运动，最好大步走。

误解四：**肥胖性脂肪肝患者，吃水果多多益善**。水果含有一定的糖类，长期过多进食可导致血糖、血脂升高。

远离乙肝四道防线

解放军302医院中西医结合肝病科主任刘士敬说，乙肝的高危人群包括母亲是乙肝患者的婴儿、乙肝患者的性伴侣、吸毒者、有可能接触感染针头及血液的医务工作者、经常输血或透析的人群。

预防乙肝，应布好四大防线：**一是注射疫苗**。3针免疫后，可保证15年内不得乙型肝炎。**二是避免血液传播。三是要洁身自好，避免不洁的性传播。四是生活中很多情况下要特别注意的**。如不与他人共用剃须刀、牙刷、穿耳针、文身针等。

春季护肝四字诀

首都医科大学附属北京中医医院副院长王国玮说，春天是调养肝脏的重要季节。为大家推荐一个护肝四字诀"忌、慎、均、洁"。

"忌"。忌喝酒、忌吃油腻辛辣的食物、忌刻意进补。

"慎"。慎用药物。保证充足的睡眠。

"均"。营养均衡。朱丽颖认为，大量高脂肪、高蛋白饮食摄入，加上平常缺乏运动，很容易出现心血管和肝脏等主要器官异常。因此中老年人应该格外注意营养均衡。用餐多食各种蔬菜、豆制品、水果等。

"洁"。饮食要洁净。

防肝癌四个步骤

中日友好医院感染疾病科主任医师马安林说，如果注意以下4项诱发因素，也许就能够远离肝癌。

打疫苗。疫苗接种是最实际和有效的方法，主要是乙肝疫苗接种。有研究显示，全民性乙型肝炎疫苗接种，可在10年后有效地把乙型肝炎病毒表面抗原携带率由10%降低至1.3%。

不吃发霉食物。产生黄曲霉素的真菌主要生长在潮湿的热带和亚热带，能使玉米、花生和其他粮食霉变。

控制情绪。不少人在得知自己感染了乙肝病毒后，恐惧、抑郁。假如这种情绪长期持续，就会导致一系列神经、内分泌和免疫功能的变化，使血液中的抗癌细胞明显减少，癌变就会真的发生。

做B超。肝脏B超是早期发现肝癌的最有效方法之一。

哪些因素可致脂肪肝

鄢盛恺　程歆琦　李　君

脂肪肝不一定都是由高血脂引起的，许多因素都可引起脂肪肝，如单纯性肥胖、营养不良、糖尿病、酒精中毒等。此外，内分泌障碍、接触有毒化学物质、使用了激素类药物、妊娠、施行小肠分流术后、长期胃肠外营养、化疗后及放射性肝炎等也可引起脂肪肝。其中，肥胖、过度饮酒、糖尿病是引起脂肪肝的三大主要原因。

目前临床上脂肪肝的发现率很高，其原因是诊断不够严谨，绝大多数是单靠肝脏 B 超检查结果而作出诊断。弥漫性脂肪肝进行 B 超检查时，可发现有肝脏轻度或中度增大，前叶回声增强，后叶回声衰减，肝内管道分布走向不清晰。局限性脂肪肝常在半肝深部或尾叶内呈现较低回声。但这些改变并无明显的特异性，很难作出定量诊断。

脂肪肝的唯一确诊方法是肝组织活检。在超声引导下行肝穿刺活检，安全可靠，操作简单。

从理论上说，降脂药物对脂肪肝的治疗是有效的。但由于目前尚无准确可靠的方法来判断脂肪肝改善的程度，所以，临床上难以明确降脂药物对脂肪肝的疗效。同时，脂肪肝是由多种因素所致，单一的降脂药物不可能对所有的脂肪肝患者均有疗效。所以，对于同时合并有血脂升高的脂肪肝患者，可考虑进行药物降脂治疗。

《大众健康》2011 年第 6 期

四项措施预防胆结石

朱永康

胆石症是一种常见病，每年新发患者约 100 万人次。那么，日常生活中应注意哪些方面可以减少胆石症的发生呢？

1. 养成良好的饮食习惯，生活要规律，做到一日三餐均衡饮食，使胆汁分泌保持正常。有的人不吃早饭，这样会使胆汁浓缩，容易导致结石。此外，还要多饮水，可以稀释胆汁。不要过食高蛋白、高脂肪饮食，防止过度肥胖等。

2. 要适当增加运动，久坐久卧会使胆汁在胆管内运行缓慢，而胆汁滞留又为结石的产生创造了条件。

3. 保持乐观开朗的心态。祖国医学认为，情绪不佳、肝气郁结是导致胆结石的主要原因之一。乐观开朗的心态能调整机体的新陈代谢，使各脏器功能发挥正常。因此对预防胆结石的发生极为有利。

4. 积极防止胆管感染，有蛔虫者需行有效的驱虫治疗。

关乎养生的重要脏器
——唯"脑"与"胃"

人有五脏六腑、神经血管骨骼肌肉、内分泌、生殖系统等。要说都重要，牵一发而动全身，哪个脏器都少不了。但是比较而言，人的大脑和胃的功能尤其显得重要。比方说，大脑是人体的司令部，日夜之间所接受的信息和传出的指令岂止千万，因此，科学用脑，要明白它的节奏性、交替性和熟练性。脑细胞既有高度的灵敏性，又有高度的脆弱性，所以，工作一段，应稍事休息，以利它的功能恢复。脑细胞分工极细，视听记忆，各司其事，所以将工作和学习的内容临时转换，如批阅文件累了，可看看书，练练字，以便累了的细胞休息，另一部分细胞起而代之。

胃有一定的容量，吃东西不要超负荷，以免消化不良。人体要摄取广泛的营养，因此不要择食，要多样化，多吃五谷杂粮、新鲜蔬菜和水果，偶有发炎、食欲不好时，可饿一饿，让胃歇一歇就会好的。还要养成定时定量，并每天在一定时间大便的习惯。

胃病十戒

胃病的确是影响人类健康的一大疾病，而且在每个人的一生中都有可能患过胃部炎症。"十人九胃"这句谚语说明胃病的发病率是何等之高。调查发现，20～40岁之间的人，仅有47%的胃黏膜比较正常，而消化道溃疡的发病年龄多数在20～50之间，这个时期正是劳动力最强盛的时期，会给工作带来一定影响。要预防胃病，就要在生活中注意以下十戒。

一戒长期精神紧张　精神长期焦虑紧张，会通过大脑皮层影响自主神经系统，使胃肠功能紊乱，胃黏膜血管收缩，胃酸和胃蛋白酶分泌过多，导致胃炎和胃溃疡的发生。

二戒过度劳累　过度劳累，会引起胃肠供血不足，胃黏膜分泌失调，也会导致种种胃病发生。

三戒饮食不均　饮食饥饱不均，饥饿时胃中空空，胃黏膜分泌的胃酸和胃蛋白酶对胃壁是一种不良刺激；暴饮暴食又使胃壁过度扩张，食物在胃中停留时间过长，这都会对胃造成很大的伤害。

四戒酗酒无度　酒精会使胃黏膜发生充血水肿，甚至糜烂出血和形成溃疡。长期饮酒还损害肝脏、胰脏，引起酒精性肝硬化、胰腺炎，这些损害反过来又会加重胃的损害。

五戒嗜烟成癖　吸烟会引起胃黏膜血管收缩，使胃黏膜中的前列腺素合成减少，前列腺素是一种胃黏膜保护因子，它的减少会使胃黏膜受到伤害。吸烟又会刺激胃酸和胃蛋白酶分泌，所以吸烟是引起各种胃病的重要原因。

六戒浓茶咖啡　浓茶咖啡都是中枢兴奋剂，能通过神经反射以及直接的影响，使胃黏膜出血，分泌功能失调，黏膜屏障破坏，促成溃疡发生。

七戒狼吞虎咽　进食时细嚼慢咽有利于食物的消化，细嚼慢咽时唾液分泌增多，又有保护胃黏膜的作用。进食时狼吞虎咽，食物未经充分咀嚼，势必增加胃肠的负担。

八戒睡前进食　睡前进食不但影响睡眠，而且会刺激胃酸分泌，容易诱发溃疡。

九戒不讲卫生　现已查明，幽门螺杆菌感染是导致胃炎、溃疡和胃癌发病的元凶，它可以通过餐具、牙具、接吻等相互传染。因此，讲究卫生，不混用他人的餐具、牙具，预防幽门螺杆菌感染，可以预防各种胃病。

十戒滥用药物　不少药物对胃部有较大的刺激，久服会损伤胃黏膜，导致糜烂性胃炎、出血性胃炎以及溃疡的发生。解热镇痛药如阿司匹林、保泰松、消炎痛等，激素类药如强的松、地塞米松等，抗菌药如红霉素等，注意应用这类药物时，要遵医嘱，慎而用之。

胃病要靠七分养

吴建新

俗话说，对待疾病要三分治、七分养。患上胃食管反流病的人更应该这样做。因为科学饮食和健康生活，可以帮助应对和解决胃食管反流病。

规律饮食　经常不吃早餐或午餐、晚餐，必然扰乱正常的食管与胃肠运动。对于胃食管反流病患者，不解决规律饮食问题，吃再多的药也不管用。另外，不要在晚上睡前吃东西，否则易加剧腹胀、恶心，甚至夜间深睡时发生胃内食物反流进入气管，引发肺炎。

饮食不过量　有的患者食欲不差，但吃下食物后就出现上腹隐痛、腹胀难受。所以，有些不易消化的食物，如过硬、过生、过分辛辣或含纤维较多的食物，症状明显时应当有所限制。脂肪较多的食物特别是肉类，更要注意限制。因为在所有的食物中，脂肪类影响食管、胃和十二指肠运动，减慢胃收缩和排空的作用最为显著。

缩短胃排空时间　同样的食物，烹饪方法不同也影响其在胃内的残留时间。饭与粥相比，粥更比饭更容易通过食管和胃；长纤维的食物如果用刀切得很细，就解决了胃难以消化的问题；即使是肉类，如果烹饪后上桌时很硬，胃就难以消化，必然严重影响胃排空。反之，煮成肉汤，胃排空困难的问题就不会存在。

延长进食时间　如果一次吃大量的食物，胃腔内马上就会堆积膨胀起来。这时侯，您可能出现上腹部剧烈绞痛、呕吐，甚至还可能造成呕血。所以，这些患者要延长进食时间，减少一次进食的体积，以腹部无不适的感觉来决定进食的量和速度。

动静结合　餐后不要马上平躺休息，应该稍作活动，最好是散步几分钟，这样有利于胃的排空。所谓"饭后百步走"的道理就在于此。即使饭后休息，也要注意睡眠的体位和姿势。胃的出口在右侧，卧床时多采取右侧卧位，这样有利于胃内食糜向十二指肠输出。

最后要说的是，胃食管反流病的患者别忘了定时去看医生，防止遗漏意外情况。同时，尽量少依赖药物，争取以规律生活和注意饮食来摆脱疾病的困扰。

老年人眼病重调养

于丽珊　闫剑坤

北京中医药大学附属东方医院眼科主任周剑教授，从事中医眼科医疗、教学和科研近三十年，擅长老年眼病、白内障、青光眼、视神经疾病、糖尿病视网膜病变等眼病的诊治。周剑教授告诉记者，我国老龄化发展速度明显快于发达国家，关注老年人眼部健康，已成大众所关注的话题，对于老年性白内障、青光眼、糖尿病眼病等老年眼病，日常生活中的调养与保健很重要，周剑教授向记者介绍了预防眼科疾病的发生与调养方法。

老年性白内障

白内障是老人最常见的致盲性眼病，表现为视物模糊，一般病情逐渐加重，甚至失明。周剑教授说，对于早期白内障，可以滴用治疗白内障的眼药水，以延缓白内障的发展。严重时可通过手术治疗。中医药在延缓白内障进展方面可发挥其优势作用，如口服明目地黄丸、石斛夜光丸、杞菊地黄丸等中成药。

预防与调养：造成白内障的主要原因是体内谷胱甘肽、维生素 C 含量减少，微量元素不平衡。母鸡、黄芪、扁豆、红枣、黑枣、猪肝、鸡肝、羊肝、韭菜、绿茶和各种豆制品都可以防治。白内障患者大多缺乏维生素 C，因此，西红柿、橘子、苹果、葡萄、西瓜、猕猴桃等富含维生素 C 的蔬菜水果是最为有效的预防性食物。同时，白内障病因与日光长期照射、内分泌紊乱、代谢障碍等因素有关，故减少日光直接照射、合理饮食、适当运动也不可忽视。

青光眼

青光眼是一组以视神经损害和视野缺损为特征的眼科疾病，表现多种多样，多伴有眼胀、视力疲劳、头痛，渐至视野逐渐缩小等，情绪波动和过分用眼是诱发因素。病因是房水排出障碍。在眼球中，有一个叫前房的解剖结构，前房内充满了透明的液体，我们称之为房水，房水在前、后房内循环流动，不断地生成、排出，使眼压维持在一个稳定的水平。眼球是一个封闭的结构，如果房水排出通道阻塞，房水排出受阻，眼内压升高，引起眼球壁压力太大，导致视神经损害。

预防与调养：周剑教授说，保持愉快的情绪，生气和着急以及精神受刺激，容易使眼压升高，引起青光眼，所以平时要保持愉快的情绪，不要为家务琐事焦虑不安。

保持良好的睡眠：睡眠不安和失眠，容易引起眼压升高，诱发青光眼，老年人睡前洗脚、喝牛奶，帮助入睡，尤其是眼压较高的人，更要保证良好睡眠。

避免过劳：不管是体力劳动还是脑力劳动，身体过度劳累后都易使眼压波动，所以要注意生活规律，劳逸结合，避免过劳。

饭量要适度：吃饭要吃八分饱，不宜一次性过多饮水，以免引起眼压升高，日常饮用牛奶、豆浆、果汁等流质饮食也应注意适量。不吸烟，不喝酒，不喝咖啡，不喝浓茶。

防止便秘：便秘的人用力大便时，常有眼压增高的现象，要养成定时大便的习惯，并多吃蔬菜、水果；坚持体育锻炼：体育锻炼能使血流加快，眼底瘀血减少，房水循环畅通，眼压降低。

老年黄斑变性

老年黄斑变性又称"年龄相关性黄斑变性"，是老年人常见的致盲眼病，可能与长期慢性的光损伤、遗传、代谢、营养等因素有关。如果老人出现视物变形、视野中有暗点或者视力下降等情况，要考虑到出现眼底病变的可能。大量研究表明，老年黄斑变性的发生与遗传、环境因素如慢性光损害、长期吸烟、营养不良、药物作用、免疫异常以及高血压病、高脂血症、动脉硬化等全身性疾病有关。

预防与调养：周剑教授建议，老人外出时要戴遮阳帽或变色镜，可减少黄斑区损伤；多吃富含大量多种维生素、微量元素、叶黄素及抗氧化物质的蔬菜、水果和鱼类。长期服用富含叶黄素、玉米黄素、微量元素锌和维生素 C、维生素 E，具有抗氧化作用的保健药品有助于防治老年黄斑变性。

吸烟与老年黄斑变性的发生有非常明确的相关性，要坚决戒烟；老年黄斑变性的发生与高血压、高血脂密切相关，要积极预防高血压病、高脂血症，少吃过于油腻的食品。

由于老年黄斑变性的发生可能与遗传有一定关系，因此，如果家族中有人患老年黄斑变性，那么家族成员中 50 岁以上者应该定期进行视力及眼底检查，一旦发现病变，应做眼底荧光血管造影，争取尽早治疗，防止失明。

糖尿病视网膜病变

糖尿病视网膜病变早期可无眼部的自觉症状。随着病变发展，可有不同程度的视力减退、闪光感、视物变形、眼前黑影飘动和视野缺损等症状，严重者视力减退甚至失明。

治疗视网膜病变首先要把血糖控制在正常水平，保持稳定，同时积极治疗合并症，如高血压、贫血、肾病、高血脂等，是防治好视网膜病变必要的条件。中医药在调控全身情况及辅助治疗微血管病变方面，其作用不可小觑。

预防与调养：周剑教授说，积极控制血糖，预防全身疾病是防治视网膜病变的根本原则；糖尿病人禁止吃甜食和大量水果，因为葡萄糖、蔗糖消化吸收快，食用后将使血糖升高；少吃碳水化合物含量高的食物，如白薯、土豆、藕等；糖尿病人多吃高纤维食物，促进机体的糖代谢，如玉米、小麦、白菜、韭菜、豆类制品；含糖低的蔬菜，如西葫芦、冬瓜、南瓜、青菜、青椒、茄子、西红柿；多吃含钙的食物，缺钙能促使糖尿病人的病情加重，如虾皮、海带、排骨、芝麻酱、黄豆、牛奶等；富含硒的食物，硒有与胰岛素相同的调节糖代谢的生理活性，如鱼、香菇、芝麻、大蒜等，它们能降低血糖、改善糖尿病症状；富含维生素 B 和维生素 C 的食物，补足这两种元素，有利于减缓糖尿病并发症的进程，对减轻糖尿病视网膜的病变、肾病有利，如鱼、奶、白菜、豆类以及青菜、芥菜等，都有助于防治糖尿病视网膜病变。

胖人的关节最受伤

魏雅宁　张献怀

老年性骨关节炎是发病率最高的一种关节疾病。目前我国 60 岁以上老人中，有 55% 的人患有该病，约有 1.2 亿人正在经受骨关节炎的折磨。我国目前有 2.6 亿超重和肥胖患者，这些人都有可能成为骨关节炎的后备军。

现实篇　1.2 亿人患骨关节病

骨关节炎，又称骨关节病、退行性变关节炎、增生性关节炎、老年性关节炎等。它是一种由于关节软骨退行性变引起的关节疼痛和关节功能障碍（包括关节畸形）。我们所说的骨刺、骨质增生、颈椎病、髌骨软化、腰椎病都属于骨关节炎的范畴。

70 岁以上人群骨关节患病率达 30%，1.2 亿人正在遭受骨关节炎的折磨……这一系列的数字体现出我国骨关节病困扰人群情况的不容乐观。而更甚之的是，在此基础上，还有过亿的骨关节病潜在人群。

我国目前有 2.6 亿超重和肥胖患者，这些人都有可能成为骨关节炎的后备军。解放军总医院第一附属医院（304 医院）骨科主任医师张洪教授指出，以前生活比较艰苦的时候，对骨关节的危害最大的是苦力活干得多，造成关节严重磨损。而现在，肥胖已成为关节加速老化的主要杀手。有研究表明，肥胖妇女患双膝骨关节炎的危险性比普通妇女高 18 倍之多！胖人易患关节炎，其原因不仅仅是肥胖加重关节软骨的负担，使关节结构加速磨损和老化，从而引起变形性关节炎。还有更深层次的原因就是，肥胖还会通过其他代谢并发症间接影响关节，如糖耐量异常、脂质异常等。

对于大多数人来说，引起骨关节病的主要原因就两个：关节软骨的磨损和关节软骨的变性退化。张洪教授指出，如果关节软骨完好无损，就可以活动得特别自在。而一旦软骨出现了沟或槽，甚至是脱落，骨头露在外面时间久了肯定会发展成关节疼痛和骨关节炎。临床统计来看，80% 的关节炎患者的疼痛都是关节软骨磨损后，软骨下面的骨头外露导致的。如果走路时不疼，上下楼疼，就说明你的软骨已经开始剥脱了。

预防篇 伤腰五字箴言

僵：上班僵坐腰椎受压。人体在前倾20°坐位时，腰椎间盘内的压力最大。这正是我们在电脑前工作时经常保持的姿势。腰椎受压整体下沉，身体中轴线向后移，使椎间盘向后突出。

疲：反复弯曲腰椎病变。工作时，腰椎大多处于屈曲状态。统计表明，腰椎屈曲的频度一天最高可达5000次。这种反复屈曲是造成椎间盘病变最常见的原因。

振：人车共振考验腰椎。开车时腰椎很容易和汽车座位产生共振。这意味着脊椎不断地被压缩与拉伸，周围组织肌肉也跟着疲劳，影响腰椎间盘的代谢速度，会加速腰椎的退化、变形。

寒：受寒影响腰椎营养供应。腰部特别怕冷。如果冬天露腰，为了抵御寒气，腰背部的肌肉就会痉挛，使局部血液循环变慢，影响椎间盘的营养供应，椎间盘内压力升高，容易造成很多伤害。

猛：突受外力腰易扭伤。正常的腰椎富有弹性和韧性，可承担450kg的压力而毫无损伤。但如果突然受外力，便很容易突破它的承受极限，引发腰扭伤。

自诊篇 关节退化三字经

针对关节退化，张洪教授提出了"三字经"：

疼：当出现活动时疼痛，休息后减轻的症状时，说明你的关节已经开始退化了。

硬：起床时关节僵硬，活动后明显好转。这是因为长时间休息之后，关节液集中，关节的某些地方出现了干燥，因此有僵硬感觉。

肿：这常常预示着关节炎已经发展到非常严重的程度。关节肿胀是关节碎屑刺激滑膜组织引发炎症的反应。

自查篇 4字法排查关节病

在家做个"4字试验"可以早期发现髋关节病变。平躺在床上，两腿并拢伸直，将右腿抬高并屈膝，把右脚的脚脖放到左腿的膝盖上端，然后将右腿膝盖向床面贴，如果膝关节能基本放平，无任何疼痛，就说明代表髋关节没问题。如果很疼，建议去找骨科大夫看看，有可能是髋关节或是骨盆的其他关节出了问题。此动作很像数字4，因此被称之为"4字试验法"。

《健康时报》2011.05.12

"腰突症"的认识及防护

金西阳

过去，"腰突症"是中老年人和重体力劳动者的"专利"，如今却盯上了久坐不动的"办公族"，突发危重性腰突症患者较多，应该引起注意。

认识祸首

因腰椎间盘活动量大，承担着人体80%的负重，又缺少直接的血液营养供给，而髓核和纤维环在人30岁后开始退变老化，弹性和抗压能力下降，如腰部活动不当或用力过猛，使纤维环断裂，髓核向后方突出压迫了神经根，就会导致腰腿痛等腰突症。

不良坐姿：人体坐位时，椎间盘内的压力是平卧时的6倍，而不当的前倾坐位，椎间盘内的压力会达到平卧时的11倍，椎间盘长时间承受巨大的应力。

长期驾车：使椎间盘处于坐位的颠簸状态，椎间盘承受更大压力。尤其是踩离合器时，对椎间盘的压力要增大一倍，会加速其退变老化。

缺乏锻炼：过去人们多骑车上下班，每天都做工间操或做家务劳动，腰椎得到锻炼，有了应对意外伤的适应性。而今不少人以车代步，做家务就请钟点工，平时不注意体育锻炼，导致腰杆子越来越软，稍有不慎就能把腰给"闪了"。

吸烟：烟中的尼古丁和一氧化碳吸收进入人血液后，一氧化碳能置换血红细胞内的氧，尼古丁又使微血管收缩，这就让原本已缺乏直接供血的椎间盘的供血量进一步减少，加速退变老化。

九种腰痛要警惕

1. 腰痛伴有一侧或双侧下肢无力、麻木和放射性疼痛。

2. 闪腰后剧烈腰痛，不敢活动或活动后腰痛加剧。

3. 腰痛伴有会阴部麻木及大小便障碍。

4. 走路时候，要一手扶着腰、猫着腰才能前行。

5. 咳嗽一下就腰痛，打喷嚏时腰痛加重。

6. 腰痛伴有腰椎凸或侧弯。

7. 握拳锤击腰痛部位，疼痛加剧或出现下肢放射性疼痛。

8. 仰卧床上，患侧关节伸直，尽量抬高患侧肢体，出现肢体疼痛，抬高明显受阻。

9. 仰卧床上，两腿伸直放在床上，然后坐起，下肢因疼痛而使膝关节屈曲。

治疗方法要对路

近90%的"腰突症"经保守治疗可收到治愈之效。如采用中药内外兼治疗法，即使对建议手术并发椎管狭窄的复合型"腰突症"，也多可避免手术而获治愈。故手术仅应作为保守治疗无效时的终极手段。常用的保守治疗方法为推拿按摩、骨盆牵引、理疗、针灸、胶原酶注射、髓核溶解术、经皮高能激光减压等。

四项措施防腰突

1. 随时保持良好姿势，做到睡如弓、坐如钟、站如松。

2. 床垫软硬适度，不睡过软的床铺。

3. 久坐后，每一小时起来活动腰部一次。

4. 搬动重物时切忌直腿弯腰，要像举重运动员那样屈膝下蹲再搬重物。

五项运动能护腰

1. 每天步行1500m，是保持脊柱健康最低限度运动的量化指标。

2. 仰卧起坐、直腿交替抬高，两种动作要经常做。

3. 用头、双足跟，再加上双肘五点为支点，反复做骨盆抬起放下动作。

4. 用双手、双膝触地、头部自然抬起，腰部自然下垂，每天爬行20~30m。

5. 人的耳轮，即耳朵的硬脊部位，恰似一个倒置的脊柱。由上至下，对应着腰椎、胸椎和颈椎。经常用拇指与食指由上而下反复揉捏耳轮，即可反射性地刺激脊神经，促进血液循环，增进腰椎的健康。

循序渐进，每天锻炼，将增强腰背肌肉的力量和韧性，也会增强脊椎的活动垂韧度，如此则会提高腰杆子对意外应力损伤的应对能力。

赶快给腰背减负

胡楚青

坐姿不正确、缺乏运动等生活方式，让人们对自己的腰背部"只用不练"、"只用不养"，加之体重不断增加，现代人的腰背负担太重了。

腰背痛困扰老中青三代人

中华医学会疼痛学分会主任委员、卫生部中日友好医院疼痛科主任樊碧发教授说，现在来疼痛科就诊的人中，超过半数是因为腰背部疼痛，老中青三代都有。其中，老年人的背痛主要是由于骨质疏松、关节炎等退行性疾病导致的，一般还会伴随着腿痛。中年人多是因为久坐、坐姿不当且又缺乏运动引发背痛，腰背部的肌肉被"过度使用"却又得不到合理的调养。青少年中的背痛患者也在增加。有些小学生都来看疼痛门诊，原因主要是书包过重、写作业姿势不正确等。

坐着比站着更累

卫生部中日友好医院骨科主任李子荣教授说，导致腰背疼痛的主要原因有：

一、久坐且坐姿不正确。台湾劳工安全卫生研究所资料指出，坐着的时候，腰椎承受的重量是站着的两倍，体重70kg的人，就有140kg的重量。若身体向前倾20°，压力更高达200kg，接近原本的3倍，所以"坐着比站着更累"。

台湾彰化秀传医院院长、骨科医师古鸣洲说，腰椎组织一旦发生病变，就会引发下背痛或坐骨神经痛等问题。"当你觉得腰隐隐作痛时，往往已经形成了积累性损伤。长期慢性腰痛的人，大约有35%最终会发展为腰椎间盘突出。"

二、缺乏运动。北京体育大学运动人体科学学院副教授张一民说，在不锻炼的人群中，背痛比例更高。"长期不运动，肌肉的数量和质量都会有所下降，对于脊椎的保护能力也会下降。"

三、衰老。一般背痛从30~40岁左右开始发病，随着年龄增加，疼痛的程度、频率都会增加。

四、肥胖。"脊椎承受的压力和体重相关，因此越胖的人，脊椎承受的压力就越大。而这些人往往缺乏锻炼，肌肉的保护能力明显不足。"张一民解释说。

五、骨质疏松。骨质疏松会让脊椎厚度发生变化、个子变矮、受力也会出现问题，这通常会让女性的背痛来得更早且持续时间更长。此外，关节炎、吸烟、压力、怀孕等都可能导致背痛。

八成人需要纠正坐姿

古鸣洲说，错误的坐姿包括上班时弯腰驼背、坐在椅子最前缘、斜躺在沙发上看电视等。"给腰背减负的最好办法，就是形成正确的坐姿。一定要让自己坐得像皇帝一样。"张一民说。

首先，我们需要一把舒适的椅子。椅子不宜"太深"，坐下时臀部能把椅子坐满，让腰背部完全紧贴着椅背；两脚要能平放地面，使膝盖同高或稍高于臀部。

其次，找一个舒适的靠垫。台湾长庚医院康复科医师林瀛洲说，"靠垫最好选择能和腰椎完全贴合，材质稍微硬一点，有一定的支撑强度的。"

最后，时刻纠正坐姿。坐下时，腰部紧贴靠垫，不能"只垫不靠"。林瀛洲说，座位上有靠垫依然弯腰驼背，靠垫就形同虚设。不妨时常把椅子拉近桌子一步，或者将桌上的电脑显示器挪近一点。每隔小时，一定要站起来活动10分钟，做一些腰背部相关的伸展运动。

除此之外，还应注意以下几点：

1. **伸展、晒太阳可缓解疼痛。**每天进行腰背部伸展运动，每次10分钟，每天2次，有利于预防腰背痛。具体姿势是左右缓缓活动颈部，自由自在地耸抬双肩，然后做两臂开合的扩胸运动。这种姿势能让脊椎"反向"放松。平时多晒太阳对老年人腰背痛、老寒腿等慢性疼痛有很大好处，特别是不经常进行户外运动的老年人，更应该在早上和下午出门晒晒腰背。

2. **给背包减负。**背包的重量超过自身体重的10%，就可能对背部造成伤害。如果用单肩背，最好左右轮换；如果用双肩背，最好选择宽肩带。

3. **别睡太硬的床。**睡软床比睡硬床的人更少受到背疼困扰。同时，别选太高的枕头，如果仰着睡，别让下颌压住胸口；如果侧着睡，别让头部过于向肩侧弯曲。

4. **做家务要留心。**建议做一会儿家务一定要休息一下，同一种动作别持续太久。

5. **如果疼痛超过一个月要及时就医。**樊碧缓说，患者不要随意按摩、理疗，否则可能加重疼痛。

颈椎病也会"玩变脸"

老　亦

通常，人们认为颈椎病无非就是脖子僵硬、颈肩部疼痛、手指麻木等，没什么了不起。殊不知颈椎上承头颅下接躯干，神经血管分布交错密集，是人体神经、脑血管的交通枢纽，故而是人体事故的多发地带。一旦发生疾病，必然会影响到心脑血管和中枢神经，造成多种颈源性疾病，可谓牵一发而动全身。

1. **颈源性视力障碍**

有些颈椎病患者首先表现为视力障碍，如视力下降、间歇性视力模糊、一眼或双眼胀痛、怕光、流泪、瞳孔不等大，甚至视野缩小、视力锐减等。其特点是眼部症状与颈部姿势改变有明显关系，有些同时伴有颈椎病症状。不少病人感觉到当头颈部长时间处于某种特殊不良姿势时出现视力障碍。这种视力障碍与颈椎病造成自主神经功能紊乱及椎－基底动脉供血不足而引发的大脑枕叶视觉中枢缺血性病损有关。

2. **颈源性脑血管疾病**

全国每年近100万脑血管病人中，其中26%是因颈椎病而诱发。这是由于椎－基底动脉受压，造成脑供血不足。长期维持这种状态，就会出现头晕、手足麻木、步态不稳，甚至发生脑血栓、脑梗死，有些病人可因此导致偏瘫。如及时治疗颈椎病，就不会恶化为中风偏瘫等严重后果。

3. 颈源性眩晕症

有的人患"高血压"久治不愈，最后检查竟然是颈椎病。颈椎病可引起血压增高或降低，但以血压增高为常见。这类病人常伴有颈部疼痛、发紧、上肢麻木等颈椎病症状。一般按高血压治疗多不见效，而当颈椎病症状被控制后，血压即随之下降。这与颈椎病所致椎 – 基底动脉供血失常和交感神经受刺激发生功能紊乱有关。由于颈椎病和高血压病皆为中老年人多见，故两者并存的机会较多。

4. 颈源性心绞痛

有些人患"心绞痛"，而一般药物治疗又无效，应想到是否为颈椎病所致的颈源性心绞痛。这是因为支配横膈及心包的颈椎神经根受到颈椎骨刺激和压迫所致，或心脏交感神经受到刺激所致。病人可出现心前区疼痛、胸闷、早搏等心律失常及心电图 ST 段改变，易被误认为冠心病。当按压颈椎附近的压痛区可诱发疼痛，头部处于某种特定的位置和姿势时可使症状加重，改变位置后则减轻，按颈椎病治疗就能收到明显效果。

5. 颈源性乳房疼痛

多见于中老年女性颈椎病患者，开始觉一侧乳房或胸大肌疼痛，间断隐痛或阵发性刺痛，向一侧转动头部时最为明显，有时疼痛难以忍受。这种疼痛被误诊为心绞痛或胸膜炎。由于增生骨压迫第 6、7 颈椎的神经所致。

6. 颈源性吞咽困难

有的病人开始感觉咽部发痒，有异物感，后又觉吞咽困难，间断发作，时轻时重。少数有恶心、呕吐、声音嘶哑、干咳、胸闷。不少患者曾被怀疑为食管癌，但胃镜检查正常。经颈椎 X 线检查为颈椎病，并且在颈椎侧位 X 线片上，可见明显向前突出的骨赘等退行性改变。这是由于颈椎椎体前缘骨质增生速度过快，骨赘过大直接压迫食管后壁而引起食管狭窄，或因颈椎病引起自主神经功能紊乱导致食管痉挛或过度松弛而出现的症状。也可因骨刺形成使食管周围软组织发生刺激反应引起。

7. 颈源性胃病

颈部的交感神经受到颈椎骨刺、退化的椎间盘以及变得狭窄的椎间隙的刺激后，信号通过进入颅内的交感神经网络，传入下丘脑自主神经中枢，然后又沿着交感或副交感神经再传到内脏，引发胃部出现两种现象：当交感神经兴奋时，胃肠分泌蠕动受到抑制，出现口干舌燥、厌食、腹胀不适、打嗝嗳气、上腹隐痛、恶心呕吐等症状；副交感神经兴奋性增高时，可引起食欲增强、反酸烧心、嗳气以及饥饿时疼痛、进食后缓解等类似消化性溃疡的症状。治好颈椎病后，胃部症状随之消失。

8. 颈源性抽动症

多见于少年儿童，主要是长期趴着、歪头、偏头看书写字，易引发颈椎病，出现头向一侧偏斜，频频抽动不止等现象。改变不良习惯，积极治疗后会很快中止抽动，逐渐康复。

9. 颈源性猝倒

常在站立或走路时因突然扭头，出现身体失去支持力而猝倒，倒地后因颈部位置改变可很快清醒并站起，不伴有意识障碍，亦无后遗症。此类病人可伴有头晕、头痛、恶心、呕吐、出汗等自主神经功能紊乱的症状。这是由于颈椎增生的骨质压迫椎动脉引起基底动脉供血障碍，导致一时性脑供血严重不足所致。

10. 颈源性下肢瘫痪或排便障碍

下肢瘫痪或排便障碍系脊髓的椎体侧束受刺激所致。患者上肢麻木、疼痛有力、跛行，颈部症状多数轻微易被掩盖。有的伴有尿频、尿急、排尿不净或大小便失禁。由此可见，当一些患者经常出现头痛、牙痛、三叉神经痛、眩晕、恶心、呕吐、失眠、烦躁或有精神抑郁、视力及听力障碍、味嗅觉及皮肤感觉异常、心绞痛等症状而又久治无效时，不妨查查颈椎，切忌"头痛医头，脚痛医脚"，因为病变很可能在颈椎。

《生活与健康》2011 年第 9 期

出现哪些症状要看风湿免疫科

唐福林

风湿免疫类疾病多达 100 多种，涉及身体的各个器官，危害很大。所有由自身免疫系统异常引发的疾病，都可能属于风湿免疫类疾病，尤其是具有以下几种典型症状时。

典型症状：年轻女性脸上长出蝴蝶斑

脸上长出蝴蝶斑是红斑狼疮在皮肤上的表现，也是狼疮最轻、最典型的症状。该病 95% 的患者都是年轻的育龄期女性，与这一时期女性特有的激素水平相关。此外，红斑狼疮患者还可出现头痛、抑郁、躁狂等脑神经症状，或出现咯血、气短、不明原因的发热等症状。

典型症状：中老年男性突然大脚趾肿痛

如果早晨起来大脚趾红肿疼痛，如刀割，似针扎，寸步难行，而且症状是第一次出现，应立即去看风湿免疫科，因为这可能是痛风的表现。此病多发生于中老年男性，发病的根本原因是身体代谢异常。防治的根本是通过改善生活方式从而改善整体代谢能力，饮食有节、加强锻炼、控制体重等。

典型症状：哭泣时没眼泪

眼睛干燥、欲哭无泪，或口腔干燥说不出话，尤其是中年妇女牙齿片状脱落、严重龋齿甚至满口假牙，有此类症状的人先别急着去看眼科，有可能是患了干燥综合征。干燥综合征患者还可有关节痛、肾脏和肺的病变。

典型症状：肌肉酸痛蹲下起不来

靠近身体中心的肌肉（如肩膀周围、大腿或臀部肌肉）感觉酸痛无力，躺在床上无力翻身，或蹲下站不起来，梳头时手臂抬不起来，这可能是皮肌炎或风湿性多肌痛的表现。风湿性多肌痛多发生在老年人中。

典型症状：遇冷后手指尖变得特别白

不少女性冬天都有手脚冰凉的情况，但有一些人遇冷后手却白得特别，仅是指尖变白，颜色像白纸，且界线分明，保暖后很快变紫再变红。这种情况被称为雷诺氏现象，在系统性硬化病早期最为常见。患者最初表现为皮肤肿胀、发硬，远端手指表现最为明显。系统性硬化病最终可引发内脏病变，尤其是肺间质病变和肺动脉高压。患者多为女性。

典型症状：血压不对称摸不到脉搏

健康查体时发现左右胳膊血压不对称、中医把脉时摸不到脉搏或两边不一样，提示可能患有大动脉炎。此病在东方女性中的发病率远高于欧美女性，发病人群集中在 40 岁以下年轻女性。有人因视力不好或跑步时突然晕倒而被发现。

典型症状：牛皮癣、关节炎同时犯

牛皮癣是由自身免疫异常引起的，还可引起关节炎。关节炎发生的部位通常与牛皮癣的位置无关，有的患者的牛皮癣长在头上，关节炎却出现在手和脚。治疗关节炎后，牛皮癣往往也会好转。

典型症状：口腔溃疡常年不愈

口腔溃疡通常看口腔科，但若是口腔溃疡隔三岔五就发作，或常年不愈，就需要看风湿免疫科了，要警惕白塞氏病的可能。这类口腔溃疡属于黏膜的问题，身体其他部位的黏膜（如食管、胃肠道、生殖器等）也可能出现自身免疫性问题。白塞氏病严重时可累及大脑，出现中枢神经问题，眼睛还可以出现葡萄膜炎。

典型症状：关节变形

类风湿关节炎与骨关节炎有本质的不同。类风湿关节炎发病早、进展快、致残率高，通常在 2~3 年内就可出现关节的变形。它多发生在手脚小关节，而且呈对称出现，表现为红肿和疼痛，患者以中老年人为主。而骨关节炎多在老年人中发生，进展慢，与劳损、负重有关，因而多发生于膝关节、腰部、颈椎等部位，关节部位的红肿常常不明显。

《健康报·村医导刊》2011.09.10

预防老年痴呆4大要诀

周　洁

据《BMJ》2010 年 8 月报道一项多国联合研究显示，加强晶化智力、增加蔬菜水果摄取、消除抑郁和糖尿病可最大程度地降低痴呆发病率，其作用效果甚至超过主要遗传危险因素对痴呆的影响。

痴呆是指由脑功能障碍而产生的获得性和持续性智能障碍综合征。其中老年期发生的痴呆为老年痴呆症又名阿尔茨海默病（AD），是以智能减退和行为及人格改变为主的临床综合征，主要表现为记忆障碍、语言障碍、理解力和判断力下降、情感与行为障碍、睡眠障碍、日常生活能力减退等。这些功能障碍已严重影响到老人的日常生活、职业和社交活动。

此次研究纳入法国蒙彼利埃地区年龄 >65 岁（研究开始时的平均年龄为 72.5±5.1 岁）的老人 1433 名，随访 7 年，建立考克斯（Cox）模型获取风险比，并明确混杂因素和潜在可变危险因素与痴呆的相互作用。结果显示，晶化智力、消除抑郁、摄取蔬菜水果、预防糖尿病均有助于预防老年痴呆。

1. 晶化智力　晶化智力即文化知识智力，指与通过学习获得的经过条理化、比较巩固的、可供联想和进行回忆知识有关的智力机能。研究人员发现，与获得较少教育的人相比，文化程度高的人患早老性痴呆症的可能性较小。剑桥大学研究人员对欧洲 872 名死者（生前曾接受过有关教育状况的问卷调查，其中超过半数以上的人在生前患有某种形式的痴呆症）的大脑进行了研究。科学家发现，那些接受过高等教育的人痴呆症发病速度较慢。因此，长期适量地进行诸如学习等刺激大脑的活动对人们防止早老性痴呆症大有帮助。

合理建议：加强脑功能锻炼（包括智力训练等），培养多种兴趣爱好，丰富生活，多读书看报、多学习新事物使大脑获得更多的信息量，活跃大脑思维，延缓记忆衰退。

2. **蔬菜水果**　哈佛大学妇女保健医院的研究员康杰希等对 13388 名长期从事健康研究的护士（60～70 岁）进行了为期 10 年的饮食习惯问卷调查。测试结果显示，大多数妇女的记忆力、语言表达能力及注意力都出现了某种程度的下降，而习惯吃绿叶蔬菜的妇女与不经常吃绿叶蔬菜的妇女相比，前者各方面的能力却没有出现下降。德国部鲁尔区的波鸿大学老年医学系波里德瑞医生指出："众所周知，蔬菜水果能够提供大量的天然抗氧化物，这些抗氧化物能够消除大量自由基的破坏；相反，不良营养习惯会使痴呆等认知伤害继续发展的风险增加。因此应推荐尽早提高各年龄段人群的蔬菜水果摄入，这有可能增加我们今后免于痴呆的概率。"另外，动脉硬化是导致 AD 的主要因素之一，调节膳食有助于预防动脉硬化、进而起到预防 AD 的作用。

合理建议：注意健脑饮食与均衡营养的一致性，提倡摄入低脂低盐高纤维素食物，少吃动物内脏、蛋黄等含胆固醇高的食品，尽量食用多种不同种类的食物有利于营养素的互补。蔬菜水果要选深色的，如草莓、花椰菜、芥兰、番茄、香瓜、甘蓝等。

3. **抑郁**　性格倾向对 AD 患者影响很大，绝大多数 AD 患者属于缄默寡言和抑郁型性格。专家分析由于这种性格的人交往少，感情交流少，经常处于信息低负荷状态，所以增加了患老年痴呆风险。据统计，英国每年有 75 万人遭受 AD 的困扰，其中抑郁者晚年患老年痴呆的风险是正常人的近两倍。意大利罗马男性健康协会的科学家格罗利亚·法诺等对该协会的 1357 名抑郁症和痴呆症患者进行了调查研究，历时 14 年。结果发现，男性 AD 发病率与病前抑郁严重强度成正比。

合理建议：营造良好的生活环境、工作及家庭氛围，以保持心情舒畅、情绪乐观，从而增强抗病能力。同时，注意调整心态、积极交往、保持心理平衡，避免紧张、郁闷、烦躁、焦虑、悲伤、孤独等不良情绪（加速大脑的衰老危险因素）。

4. **糖尿病**　糖尿病患者往往会伴随认知能力低下、记忆力不好等症状，后期可发展成完全痴呆症。日本九川大学清原裕教授等经研究发现，糖尿病人群和"准糖尿病人群"患 AD 风险是正常人的 4.6 倍。美国加州萨克生物研究学院也进行了类似研究，结果表明，糖尿病患者患 AD 概率比非糖尿病患者高 30%～65%。随着糖尿病与 AD 内在联系的发现，治疗 2 型糖尿病的药物，将有可能用于 AD 的治疗，已有临床试验在观察胰岛素增敏剂罗格列酮、吡格列酮对 AD 的预防和治疗作用，并已初步发现其具有延缓 AD 作用。

合理建议：预防糖尿病的各种饮食措施，对于预防 AD 也将有所帮助。如防止或纠正肥胖，增加户外运动，控制血糖水平（包括增食粗粮、豆制品、低脂肪高卵磷脂膳食）等。

老年痴呆症十大警号

一、记忆力衰退，影响日常活动。

二、处理熟悉的事情出现困难。

三、对时间、地点及人物日渐感到混淆。

四、判断力减退。

五、常把东西乱放在不适当的地方。

六、思考/计算方面有困难。

七、情绪/行为异常。

八、性格转变。

九、失去做事的主动性。

十、语言表达/理解有困难。

如若超过一项以上情况，请务必提高警觉！

九法预防老年痴呆

预防是最好的药，措施对头，老年痴呆症危险大减。据美国"福克斯新闻网"最新报道，美国畅销书《100件简单事防止老年痴呆症》作者吉恩·卡帕撰文总结出"防止老年痴呆症的9种方法"。

每天两个苹果　苹果汁可促进大脑中乙酰胆碱的产生，具有提高记忆与学习的速度和准确度的功效。每天吃两个苹果也有相同作用。

喝咖啡　咖啡具有抗炎功效，有助于预防中风、抑郁症和糖尿病等多种慢性疾病。

多受教育　研究发现，接受正规教育年数越多，老年痴呆症危险就越小。

多社交　与朋友外出进餐或参加体育活动、旅行、聚会、看电影、听音乐会、参加各种俱乐部、参加社区志愿活动、常看亲朋好友等活动，都有助于改善记忆。

保护视力　密歇根大学最新研究发现，保持良好视力，老年痴呆症危险减少63%。

每日冥想　埃默里大学新研究发现，经常沉思有助于增加大脑灰质。

室外散步　密歇根大学一项研究发现，在植被茂密的地方散步可使注意力和短期记忆改善20%。

减少糖摄入量　亚拉巴马大学研究发现，吃糖太多会增加早老性痴呆风险。专家建议，不要饮用导致肥胖症的含糖软饮料。糖摄入来源最好是蔬果。矿泉水、不加糖的冰茶、果汁、低脂牛奶是最佳选择。

减少牙病　美国一项新研究发现，牙齿和牙龈疾病患者在记忆和认知测试中得分相对更低。专家建议，应该养成经常刷牙和使用牙线清洁牙齿的习惯。

《健康日报》

6类食物可防老年痴呆

1. 富含维生素 B_{12} 的食物：雏菊、香菇、大豆、鸡蛋、牛奶、动物肾脏及各种发酵的豆制品。

2. 富含叶酸的食物：绿叶蔬菜、柑橘、西红柿、菜花、西瓜、菌类、酵母、牛肉、动物肝肾。

3. 富含卵磷脂的食物：蛋黄、大豆制品（尤以豆油含量最高）。

4. 富含核酸的食物：鱼虾类、蘑菇类、花粉、水果和新鲜蔬菜。

5. 富含钙、镁、钾的食物：含钙质多的食物主要有贝壳类、动物骨骼、豆类、乳类等。富含美、钾的食物有鱼类、瘦肉类、豆类、坚果类及香蕉、西红柿等。

6. 富含维生素的食物：维生素 A、维生素 C、维生素 E 及 B 族维生素，多食绿色蔬菜与新鲜水果，可获得丰富的维生素。

同时，还要避免含铝食物的摄入，少用铝制饮具。

肛门保健有三招

尹 辉

老人处于衰退阶段，体内各组织、器官及其功能都在减退，肛门也不例外。老人肛门疾病的特点是易便秘、易脱肛、易感染等。

防便秘 便秘的原因很多，老年人因活动减少，肠道蠕动缓慢；直肠肌肉萎缩，张力减弱，加上腹部肌肉减退，排便乏力，是产生便秘的主要原因。其次，有的老年人饮水过少，食物过于精细而粗纤维过少，致使粪便体积较小，在肠内停留时间较长，粪便中水分过多吸收而形成。也有的是全身疾病（如甲状腺功能低下）引起的便秘。

有些老人对大便过度关注，认为每天必有一次大便，否则就焦虑不安、精神紧张。这样一来，反而引起胃肠功能失调，真的形成了便秘。

老年人每天早晨饮用一杯（300～400ml）温开水或淡盐水，空腹饮用后能刺激肠道蠕动，有助于排便。

防脱肛 老年人因肛门括约肌等肌肉萎缩而致括约功能减退，容易发生脱肛，如患有痔疮者脱肛更为明显。有的在跑路或咳嗽后均可脱出，痔疮脱出如发生嵌顿可引起肿痛、行走困难，如发生感染可以引起全身不适。

脱肛者要积极治疗痔疮等肛门疾病，同时要进行加强肛门功能的锻炼。

防感染 老年人对外来抗原产生抗体的能力降低，肠道细菌等可引起肛门直肠周围感染形成脓肿。

同时，因为老年人机体反应慢，脓肿形成后，红肿热痛不是很明显，容易扩散，引起全身症状。愈合速度比较缓慢。

肛门部瘙痒也是老年人常见的症状，也要注意防护，经常用温水清洗肛门，不要用刺激性强的肥皂外洗，瘙痒明显时可选用一些性能温和的软膏。

＊＊＊常用食物的性能和功用篇＊＊＊

了解常用食物的性能和功用，也好有的放矢地缺什么补什么，做到心中有数，避免盲目进补、反向进补，勿犯救火投薪的原则性错误。

一、主食

主食部分食物中医常以"五谷"概称。包括谷类食物、根茎类食物、豆类食物。大多数主食性味甘平，能起到强壮益气之功效。

（一）性质平和的主食原料

1. **大米**　甘，平。有健脾益气、和胃除烦、止泻止痢等功效。含碳水化合物、蛋白质、脂肪、粗纤维、钙、磷及 B 族维生素等。尚含 15 种有机酸，及葡萄糖、果糖、麦芽糖等单糖和双糖。主治脾胃气虚、食少纳呆、倦怠乏力、心烦口渴、泻下痢疾。

2. **玉米**　甘，平。有调中开胃、利尿消肿等功效。含淀粉、脂肪、生物碱类，并含多种 B 族维生素、胡萝卜素、槲皮素、异槲皮苷、果胶、玉蜀黍嘌呤、吲哚乙酸。玉米中所含大量赖氨酸对治疗癌症有一定效果。主治食欲不振、小便不利、水肿、尿路结石。

3. **地瓜**　甘，平。有补中和血、益气生津、健脾和胃、宽肠通便、利水消肿等功效。含蛋白质、淀粉、纤维素、胡萝卜素类物质、维生素 C 等。主治脾胃虚弱、便秘、夜盲症、肥胖等。

4. **马铃薯**　甘，平。有和胃健中、解毒消肿等功效。含生物碱糖苷，还含胡萝卜素类物质及其他多种氨基酸、多种有机酸。此外，还含丙烯酰胺、植物凝集素。主治胃痛、疥腮、痈肿、湿疹、烫伤。

5. **山药**　甘，平。有补脾、养肺、固肾、益精等功效。含薯蓣皂苷元、多巴胺、盐酸山药碱、多酚氧化酶、尿囊素、止杈素、糖蛋白。还含多种氨基酸。另含具降血糖作用的多糖，又含钡、铍、铈、钴、铬、铜、镓、镧、锂、锰、铌、镍、磷、锶、钍、钛、钒、钇、镱、锌（锆）以及氧化钠、氧化钾、氧化铝、氧化铁、氧化钙、氧化镁等。主治脾虚泄泻、食少浮肿、肺虚咳喘、消渴、遗精、带下、肾虚尿频。外用治痈肿、瘰疬。

6. **白扁豆**　甘、淡，平。有健脾、化湿、消暑等功效。健脾止泻宜炒用；消暑养胃解毒宜生用。含蛋白质、脂肪、碳水化合物、钙、磷、铁、植酸、钙、镁、泛酸、锌，并含胰蛋白抑制物、淀粉酶抑制物、血细胞凝集素，还含豆甾醇、磷脂、蔗糖、淀粉、氰苷、酪氨酸酶等。主治脾虚生湿、食少便溏、白带过多、暑湿吐泻、烦渴胸闷、食物中毒。

7. **豌豆**　甘，平。有健脾利湿、和中下气、通乳利水、解毒等功效。含植物凝集素、氨基酸、有机酸、糖、胺类及其他成分。

（二）性质偏温的主食原料

1. 小米 温，平。有健脾和胃、滋养肾气、补虚清热等功效。含尼克酸、核黄素、硫胺素、胡萝卜素、维生素和磷、钙、铁等。主治食欲不振、脾虚久泻、妇女产后虚弱、小儿消化不良和食积腹痛等症。

2. 糯米 甘，温。有补中益气、健脾止泻、缩尿、敛汗、解毒等功效。含蛋白质、脂肪、糖类、磷、铁、钙、维生素 B_1、维生素 B_2、叶酸、多链淀粉等物质。主治脾胃虚寒之泄泻、吐逆、消渴尿多、自汗、痘疮、痔疮等症。

（三）性质偏凉的主食原料

1. 薏苡仁 甘、淡，微寒。有利湿健脾、舒筋除痹、清热排脓等功效。含薏苡仁酯、粗蛋白、脂类。主治水肿、脚气、小便淋沥、湿热病、泄泻、带下、风湿痹痛、筋脉拘挛、肺痈、肠痈、扁平疣。

2. 小麦 甘，凉。有养心、益肾、除热、止渴等功效。含碳水化合物、蛋白质、糖类、糊精、脂肪、粗纤维，尚含少量谷甾醇、卵磷脂、尿囊素、精氨酸、淀粉酶、麦芽糖酶、蛋白酶及维生素 B_1 等。主治脏躁、烦热、消渴、泄利、痈肿、外伤出血、烫伤。

（四）性质寒凉的主食原料

1. 荞麦 甘、微酸，寒。有健脾消积、下气宽肠、解毒敛疮等功效。含水杨酸、4 - 羟基苯甲胺、N - 亚水杨基水杨胺。种子含槲皮素、槲皮苷、金丝桃苷、芸香苷、邻 - 和对 - B - D - 葡萄糖氧基苄基胺、油酸、亚麻酸及类胡萝卜素和叶绿素。另外还含 3 种胰蛋白酶抑制剂 T_{11}、T_{12}、T_{14}。主治肠胃积滞、泄泻、痢疾、绞肠痧、白浊、带下、自汗、盗汗、疱疹、丹毒、痈疽、瘰疬、烫伤。

2. 魔芋 辛、苦，寒，有毒。有化痰消积、解毒散结、行瘀止痛等功效。含葡萄甘露聚糖、甘露聚糖、甘油、甘油枸橼酸、阿魏酸、桂皮酸、甲基棕榈酸、二十一碳烯、谷甾醇、二羟基苯甲醛葡萄糖苷。另外，还含多种氨基酸、粗蛋白及脂类。主治咳嗽、积滞、疟疾、瘰疬、癥瘕、跌打损伤、痈肿、疔疮、丹毒、烫伤、蛇咬伤。

3. 红小豆 甘、酸，微寒。有利水消肿退黄、清热解毒消痈等功效。含蛋白质、脂肪、碳水化合物、粗纤维、灰分、钙、磷、铁、硫胺素、核黄素、烟酸等，另含糖类、三萜皂苷。主治水肿、脚气、黄疸、淋病、便血、肿毒疮疡、癣疹。

4. 绿豆 甘，寒。有清热、消暑、利水、解毒等功效。含胡萝卜素、核黄素，蛋白质以球蛋白类为主，其组成含蛋氨酸、色氨酸和酪氨酸。糖类主要有果糖、葡萄糖、麦芽糖。绿豆的磷脂成分中有磷脂酰胆碱、磷脂酰乙醇胺、磷脂酰肌醇、磷脂酰甘油、磷脂酰丝氨酸、磷脂酸。主治暑热烦渴、感冒发热、霍乱吐泻、痰热哮喘、头痛目赤、口舌生疮、水肿尿少、疮疡痈肿、风疹丹毒、药物及食物中毒。

二、果品

果品类食物包括水果和干果。其中，含水分较多的植物果实为水果，外有硬壳而水分含量较少者为干果。另外，晒干了的水果也为干果或称果干。果品类食物多具有补虚、养阴、生津、除烦、消食开胃、醒酒、润肠通便等功能。能防治高血压、动脉硬化、冠心病等多种疾病。早在两千多年前的医学古籍《黄帝内经》中就有"五谷为养，五果为助，五畜为益，五菜为充，气味和而服之，以补益精气"的记载。

（一）性质平和的果品

1. **大枣** 甘，平。有补中益气、养血安神、调和药性等功效。含皂苷类、生物碱类、黄酮类、糖类、氨基酸类、维生素类、有机酸类，并含有 36 种微量元素。主治脾虚体弱，倦怠乏力，食欲不振，气血不足，心烦不寐等。作为调和药品，能缓和药物的药性，减少药物的毒副作用。

2. **橘子** 甘、酸，平。有开胃理气、生津润肺等功效。橘饼具止嗽、止痢、疏肝解郁等功效。含丰富的葡萄糖、果糖、蔗糖、苹果酸、山楂酸、柠檬酸以及胡萝卜素、硫胺素、核黄素、尼克酸、抗坏血酸等。主治肺热咳嗽，心烦口渴，食欲不振。橘子的皮、核、络、实皆可入药。

3. **葡萄** 甘、酸，平。有益气补血、强壮筋骨、通利小便等功效。含糖量为 15% ~ 30%，主要是葡萄糖、果糖和少量蔗糖；还含酒石酸、草酸、柠檬酸、苹果酸、山楂酸、蛋白质、矿物质等。此外尚含有糖苷类及维生素 C、维生素 P、胡萝卜素、硫胺素、核黄素、尼克酸等，还含有 10 多种人体所需要的氨基酸及钙、磷、铁等微量元素。主治气血不足，肺虚咳嗽，烦渴，风湿痹痛，水肿，心悸盗汗等。

4. **杨梅** 甘、酸，平。有生津止渴、和胃消食的功效。含葡萄糖、果糖、柠檬酸、苹果酸、山楂酸、草酸、乳酸、维生素 C、鞣酸等。主治阴虚火旺，口渴咽干，消化不良，痢疾。

5. **山楂** 甘、酸，平。有补脾健胃、活血化瘀、软化血管等功效。含葡萄糖、果糖、柠檬酸、苹果酸、山楂酸、草酸、乳酸、维生素 C、鞣酸等。主治饮食积滞，胸膈痞满，疝气，血瘀闭经等症。

6. **橄榄** 甘、酸、涩，平。有清热解毒、利咽化痰、生津止渴、健胃消食、除烦醒酒等功效。含蛋白质、脂肪、碳水化合物、钙、磷、铁、抗坏血酸。主治咽喉肿痛，肺热咳嗽，河豚鱼中毒，饮酒过度，鱼骨鲠咽喉，消化不良等。

7. **椰子** 含油 35% ~45%，油中含游离脂肪酸、洋油酸、棕榈酸、羊脂酸、羊蜡酸、油酸、月桂酸等；并含有醇类、碳水化合物、蛋白质、维生素、生育酚等。种子：微甘，平。有补脾益肾、催乳等功效。主治脾虚水肿，腰膝酸软，产妇乳汁减少。瓤：甘，平。有益气健脾、杀虫、消疳等功效。主治疳积、姜片虫病。浆：甘，凉。有生津、利尿、止血等功效。主治口干烦渴，水肿，吐血。壳：甘，平。有祛风、止痛、利湿、止痒等功效。主治杨梅疮，筋骨痛，心胃疼痛。

8. **南瓜子** 甘，平。有杀虫、卜乳、利水消肿等功效。含油 16.4%，其中主要脂肪酸为亚油酸、油酸、棕榈酸及硬脂酸，还有亚麻酸、肉豆蔻酸。另外还含类脂成分，内有三酰甘油、二酰甘油、单酰甘油、甾醇、甾醇酯以及磷脂酰胆碱、磷脂酰乙醇胺、磷脂酰丝氨酸、脑苷脂等。主治绦虫、蛔虫、血吸虫、钩虫、蛲虫病，产后缺乳，产后水足浮肿，百日咳，痔疮。

9. **花生** 甘，平。有健脾养胃、润肺化痰的功效。含卵磷脂、氨基酸、嘌呤、生物碱、维生素 B_1、维生素 C、泛酸、生物素、甾醇，另含木聚糖和葡萄甘露聚糖，微量元素铬、铁、钴、锌等。主治脾虚不运，反胃不舒，乳妇奶少，脚气，肺燥咳嗽，大便燥结。

10. **黑芝麻** 甘，平。有补益肝肾、养血益精、润肠通便等功效。含脂肪油，为油酸、亚油酸、棕榈酸、硬脂酸、花生酸、二十四烷酸、二十二烷酸的甘油酯、芝麻素、芝麻林素、芝麻酚、维生素 E、植物甾醇、卵磷脂、叶酸，尚含脂麻苷、蛋白质、车前糖、芝麻糖、磷、钾、细胞色素 C、多量草酸钙。主治肝肾不足所致的头晕耳鸣、腰脚痿软、须发早白、肌肤干燥、肠燥便秘、妇人乳少，痈疮湿疹，风癞疬疡，小儿瘰疬，汤火伤，痔疮。

11. **莲子** 甘、涩，平。有补脾止泻、益肾固精、润肠通便等功效。含碳水化合物、蛋白质、脂肪、钙、磷、铁。主治脾虚久泻、久痢，肾虚遗精、滑泄、小便不禁，妇人崩漏带下，心神不宁，惊悸，不眠。

（二）性质寒凉的水果

1. **梨** 甘、微酸，凉。有清热降火生津、润肺化痰止咳、去燥养血生肌、解除酒毒等功效。含有苹果酸、山楂酸、柠檬酸、果糖、蔗糖、葡萄糖等有机成分；含有维生素 B_1、维生素 B_2、维生素 C 等，尚含钾、钠、钙、镁、硒、铁、锰等无机成分及膳食纤维素、蛋白质、脂肪、碳水化合物等。主治热病伤津或温热病后期，阴虚烦渴，消渴症，燥咳，痰热惊狂，噎膈，失声，目赤肿痛，消化不良，便秘等。

2. **桑椹** 甘、酸，寒。有滋阴养血、补肝益肾、生津润肠等功效。含糖，鞣酸，苹果酸，山楂酸及维生素 B_1、维生素 B_2、维生素 C 及胡萝卜素。主治精血亏损之须发早白，脱发，头晕眼花，耳鸣失聪，失眠多梦，神疲健忘，津伤口渴及消渴，肠燥便秘等。

3. **西瓜** 甘，寒。有清热解暑、除烦止渴、利小便等功效。含瓜氨酸、丙酸、丙氨酸、氨基丁酸、谷氨酸、精氨酸、磷酸、苹果酸、山楂酸、乙二醇、甜菜碱、腺嘌呤、果糖、葡萄糖、盐类、维生素 C、胡萝卜素、番茄烃等。主治暑热烦渴，热病伤津，小便不利，咽喉肿痛，口疮，目赤肿痛。

4. **猕猴桃** 酸、甘，寒。有清热止渴、健胃、通淋等功效。含猕猴桃碱、中华猕猴桃蛋白酶、游离氨机酸、糖、有机酸、维生素 C、色素、鞣质等。主治烦热消渴，肺热干咳，湿热石淋，消化不良，痔疮。

5. **苹果** 甘、酸，凉。有益胃生津、除烦、醒酒等功效。含苹果酸、山楂酸、延胡索酸、琥珀酸、丙酮酸等。果含叶绿素、脱镁叶绿素、胡萝卜素等。主治脾胃虚弱，食后腹胀，泄泻，津液不足，口干口渴，口腔糜烂，饮酒过多。

6. **香蕉** 甘，寒。有清热解毒、润肺滑肠等功效。含己糖、糖醛酸、多巴胺、去甲肾上腺素、蛋白质、枸橼酸等。主治温热病烦渴，大便秘结，痔疮出血，肺热燥咳。

7. **枇杷** 甘、酸，凉。有生津止渴、化痰止咳、降逆止呕等功效。含糖类、蛋白质、脂肪、纤维素、果胶、胡萝卜素、鞣质、苹果酸、柠檬酸，钾、磷、铁、钙以及维生素 A、维生素 B、维生素 C 等。主治肺热咳嗽，胃热口干，胃气不足，呕逆食少等病证。

8. **柚** 甘、酸，寒。有消食、化痰、醒酒等功效。含有丰富的糖类，并含柚皮苷、挥发油、微量元素、维生素等，其中以维生素 C 的含量最多。主治老年喘咳，咳嗽痰多，胸闷食少，饮食停滞，消化不良，气滞，胃痛，酒醉。

9. **荸荠** 甘，寒。有清热解毒、生津止渴、开胃消食、润燥化痰、清音明目等功效。

含糖类、蛋白质、脂肪、钙、磷、维生素 B、维生素 C、烟酸、荸荠素。主治热病口渴，咽喉肿痛，口疮目赤，肺热咳嗽，痰黄，阴虚火旺，大便燥结，高血压。

10. **草莓**　甘、微酸，凉。有清凉止渴、健胃消食的功效。含葡萄糖、果糖、没食子酸、维生素 C 等。主治口渴，咽喉不利，干咳无痰，消化不良，食欲差。草莓对防治动脉硬化、高血压、结肠癌有较好效果。

11. **无花果**　甘，凉。有清热生津利咽、健脾开胃清肠、解毒消肿等功效。含有大量枸橼酸，少量的延胡索酸、琥珀酸等；还含有 B 族维生素及无花果蛋白酶等类胡萝卜素类化合物。主治咽喉肿痛，肺燥咳嗽，声音嘶哑，消化不良，便秘，痔疮。

12. **芒果**　甘、酸，微寒。有益胃生津、止呕、止咳等功效。含内消旋肌醇、葡萄糖、烯类、没食子酸、槲皮素、硫胺素、核黄素、叶酸等。主治烦热口渴，肺热咳嗽，消化不良。

13. **甘蔗**　甘，寒。有清热生津、润燥下气、解毒等功效。汁含天冬酰胺、天冬氨酸等多种氨基酸和甲基延胡索酸、延胡索酸等有机酸。茎含维生素 B_1、维生素 B_2、维生素 B_6、维生素 C，还含有钙、磷、铁等无机盐及蔗糖、果糖和葡萄糖。主治肺热咽喉肿痛，肺阴虚，肺燥虚热，干咳少痰，咯血；胃热津伤，干呕频频，口渴，大便燥结；伤暑心烦口渴，酒中毒等。

14. **柠檬**　甘、酸，凉。有生津解暑、和胃安胎、化痰等功效。含橙皮苷、谷甾醇；柠檬果皮含橙皮苷、香叶木苷、釉皮苷、新橙皮苷、咖啡酸等；种子含黄柏酮、柠檬苦素。主治暑热伤津，中暑烦渴，食欲不振，脘腹痞胀，肺燥咳嗽，妊娠呕吐。

（三）性质温热的水果

1. **桂圆**　甘，温。有补益心脾、养血安神等功效。含葡萄糖、蔗糖、酸类、腺嘌呤和胆碱等含氮物质；不溶性物质、灰分。此外，还含有蛋白质和脂肪，另含维生素 B_1、维生素 B_2、维生素 P、维生素 C。主治气血两虚，面色无华，头昏眼花；心脾两虚，心悸怔忡，失眠健忘；脾胃虚弱食少，泄泻等。

2. **荔枝**　甘、酸，温。有养血健脾、行气消肿等功效。含葡萄糖、蔗糖、蛋白质、脂肪、维生素 C、维生素 A、维生素 B、叶酸，以及枸橼酸、苹果酸、山楂酸等有机酸。尚含多量游离的精氨酸和色氨酸。主治病后体虚，津伤口渴，脾虚泄泻，呃逆，食少，瘰疬，疔肿，外伤出血。

3. **桃**　甘、酸，温。有生津润肠、活血消积、益气血、润肤色等功效。含有机酸，主要为苹果酸、山楂酸和枸橼酸。含果糖、蔗糖、木糖、紫云英苷等。主治津伤肠燥便秘，瘀血肿块，气血不足，阴虚盗汗。

4. **杏**　甘、酸，温。有润肺定喘、生津止渴等功效。含有枸橼酸、苹果酸、山楂酸、绿原酸等有机酸，还含有槲皮素、槲皮苷等黄酮类化合物和挥发性成分等。山杏的果实含山梨糖醇、葡萄糖和多糖。主治肺燥咳嗽，津伤口渴。

5. **樱桃**　甘、酸，温。有益肾、健脾、祛湿等功效。含铁量居水果之首。比苹果、山楂和梨高 20～30 倍，维生素 A 又比苹果、山楂、葡萄高 4～5 倍，还含有蛋白质、糖、磷、胡萝卜素及维生素 C 等。主治脾虚泄泻，肾虚腰腿疼痛，活动不灵，遗精。

6. **核桃仁**　甘、涩，温。有补肾益精、温肺定喘、润肠通便等功效。含蛋白质、脂类（主要为亚油酸及油酸）、糖类、多种游离的必需氨基酸。另含钾、钙、铁、锰、锌、铜、锶等多种微量元素。未成熟果实富含维生素 C。主治肺肾两虚，久咳痰喘，阳痿遗精，小便频数，神经衰弱，失眠多梦，肠燥便秘，妇女痛经，崩漏，乳汁不通。

三、蔬菜

蔬菜可分为瓜茄类、根茎类、茎花叶类、食用菌类。根据其种类和食用部位不同，其性能方面也略有不同。少数蔬菜性偏温如辣椒，其他多数性质偏寒凉。蔬菜类食物主要有和中健脾、消食开胃、清热生津、通利二便的作用，可助人体预防或改善脾胃健运功能失常所致食少、食积、胀满、四肢倦怠等症。

（一）性质寒凉的蔬菜

1. **苦瓜** 苦，寒。有祛暑涤热、明目、解毒等功效。含苦瓜混苷，还含 5-羟色胺和谷氨酸、丙氨酸、苯丙氨酸、脯氨酸、氨基丁酸、瓜氨酸等多种氨基酸以及半乳糖醛酸、果胶。又含类脂，其中脂肪酸为棕榈酸、硬脂酸、油酸、亚油酸、亚麻酸、桐酸。主治暑热烦渴，消渴，赤眼疼痛，痢疾，疮痈肿毒。

2. **冬瓜** 甘、淡，微寒。有利尿、清热、生津、化痰、解毒等功效。含蛋白质、糖、粗纤维、灰分、钙、磷、铁、胡萝卜素、硫胺素、核黄素、烟酸、维生素 C。主治水肿胀满，淋证，脚气，痰喘，暑热烦闷，消渴，痈肿，痔漏，并解丹石毒、鱼毒、酒毒。

3. **莲藕** 甘，寒。有清热生津、凉血、散瘀、止血等功效。含淀粉、蛋白质、天门冬素、维生素 C。还含焦性儿茶酚、右旋没食子儿茶精、新氯原酸、无色矢车菊素、无色飞燕草素等多酚化合物，以及过氧化物酶。主治热病烦渴，吐衄，下血。

4. **黄瓜** 甘，凉。有清热止渴、利水、解毒等功效。含苷类成分、糖成分。又含咖啡酸、绿原酸以及天冬氨酸、组氨酸、缬氨酸、亮氨酸等氨基酸。尚含维生素 B_2、维生素 C。另含挥发成分壬二烯醇、壬二烯醛等。黄瓜头部的苦味成分是葫芦苦素 A、葫芦苦素 B、葫芦苦素 C、葫芦苦素 D。主治胸中烦热，口渴喜饮，水肿尿水，水火烫伤，汗斑，痱疮。

5. **萝卜** 辛、甘，凉；熟煮甘，平。有消食、下气、化痰、止血、解渴、利尿等功效。含糖分主要是葡萄糖、蔗糖和果糖。各部分还测得香豆酸、咖啡酸、阿魏酸、苯丙酮酸、龙胆酸、羟基苯甲酸和多种氨基酸，含甲硫醇、维生素 C，含锰、硼、莱菔苷。因不含草酸，是钙的良好来源。主治消化不良，食积胀满，吞酸，吐食，腹泻，痢疾，便秘，痰热咳嗽，咽喉不利，咳血，吐血，衄血，便血，消渴，淋浊。外治疮疡，损伤瘀肿，烫伤及冻疮。

6. **百合** 甘、微苦，微寒。有养阴润肺、清心安神等功效。鳞茎含秋水仙碱等多种生物碱及淀粉、蛋白质、脂肪等。卷丹的花含灰分、蛋白质、脂肪、淀粉、还原糖、维生素 B_1、维生素 B_2、维生素 C、泛酸、胡萝卜素等。主治阴虚久咳，痰中带血，热病后期，余热未清；或情志不遂所致的虚烦惊悸、失眠多梦、精神恍惚，痈肿，湿疮。

7. **芹菜** 甘、辛、微苦，凉。有平肝、清热、祛风、利水、止血、解毒等功效。茎叶含芹菜苷、佛手柑内脂、挥发油、有机酸、胡萝卜素、维生素 C、糖类等。主治肝阳眩晕，风热头痛，咳嗽，黄疸，小便淋痛，尿血，崩漏，带下，疮疡肿毒。

8. 野芹菜 辛、甘，凉。有清热解毒、利尿、止血等功效。含挥发油、酞酸脂等，还含有多种游离氨基酸。主治暴热烦渴，小便不利，淋痛，尿血，便血，吐血，衄血，崩漏，经多，目赤，咽痛，喉肿，口疮，牙疳，乳痈，瘰疬，疰腮，带状疱疹，跌打伤肿，感冒，吐泻，浮肿。

9. 丝瓜 甘，凉。有清热化痰、凉血解毒等功效。含三萜皂苷成分，还含丙二酸、枸橼酸、甲氨甲酸萘酯、瓜氨酸等。主治热病身热烦渴，咳嗽痰喘，肠风下血，痔疮出血，乳汁不通，无名肿痛，水肿，血淋，崩漏，痈疽疮疡。

10. 莴苣 苦、甘，凉。有利尿、通乳、清热解毒等功效。含蛋白质、脂肪、碳水化合物、钙、磷、铁，还含有多种维生素。其叶的营养价值更高，其中含钙、胡萝卜素、维生素C。主治小便不利，尿血，乳汁不通，虫蛇咬伤，肿毒。

11. 毛笋 甘，寒。有清热化痰、消胀、透疹等功效。含多糖，水解后有木糖、阿拉伯糖和半乳糖。嫩苗还含铁、镁、钙、钠、钾、铜、镉和钴。主治食积腹胀，糖尿病，高血压，心脏病，肝病，肾炎的水肿，痘疹不出。

12. 茼蒿 辛、甘，凉。有调和脾胃、消痰饮、养心安神等功效。含有丝氨酸、天门冬素、苏氨酸、丙氨酸、谷氨酰胺、缬氨酸、亮氨酸、脯氨酸、酪氨酸、天冬氨酸、谷氨酸、丁氨酸、苯丙氨酸等。主治脾胃不和，二便不通，咳嗽痰多，烦热不安。

13. 茭白 甘，寒。有清热解毒、除烦渴、利二便等功效。鲜品含蛋白质、脂肪、碳水化合物、粗纤维、钙、磷、铁、硫胺素、核黄素、尼克酸、维生素C。主治烦热，消渴，二便不通，黄疸，痢疾，热淋，目赤，乳汁不下，疮疡。

14. 马齿苋 酸，寒。有清热解毒、凉血止痢、除湿通淋等功效。含大量去甲肾上腺素和多量钾盐。还含多巴、多巴胺、甜菜素、异甜菜素、甜菜苷、异甜菜苷、草酸、苹果酸、山楂酸、柠檬酸、谷氨酸、天冬氨酸、丙氨酸以及葡萄糖、果糖、蔗糖等。另据报道全草显生物碱、香豆精、黄酮、强心苷和蒽苷的反应。并含大量的聚 ω_3 不饱和脂肪酸。主治热毒泻痢，热淋，尿闭，赤白带下，崩漏，痔血，疮疡痈疖，丹毒，瘰疬，湿癣，白秃。

15. 枸杞叶 苦、甘，凉。有补虚益精、清热利湿等。鲜品含蛋白质、脂肪、碳水化合物、粗纤维、灰分、钙、磷、铁、胡萝卜素、硫胺素、核黄素、尼克酸、抗坏血酸。主治虚劳发热，烦渴，目赤昏痛，障翳夜盲，崩漏带下，热毒疮肿。

16. 荠菜 甘、淡，凉。有凉肝止血、平肝明目、清热利湿等功效。含草酸、酒石酸、苹果酸、山楂酸、丙酮酸、对氨基苯磺酸等有机酸及多种氨基酸，并含乙酰胆碱、山梨醇、甘露醇以及钾、钙、钠、氯、磷、锰等。主治吐血，衄血，咯血，尿血，崩漏，目赤疼痛，眼底出血，高血压病，赤白痢疾，肾炎水肿，乳糜尿。

17. 蕨菜 甘，寒。有清热利湿、降气化痰、止血等功效。含蕨素，乙酰蕨素C、苯甲酰蕨素B、异巴豆酰蕨素B、棕榈酰蕨素、苯乙酰蕨素C、凤尾蕨茚酮苷，丙三基桐甘油酯，苯甲酸，对羟基苯甲酸，香草酸，香草醛，山奈酚，紫云英苷，银椴苷，对香豆酰奎尼酸，谷甾醇，尖叶土杉甾酮A，甾酮苷A，原儿茶醛，蕨根苷，欧蕨苷，延胡索酸，琥珀酸，异槲皮苷。主治感冒发热，黄疸，痢疾，带下，噎膈，肺结核咯血，肠风便血，风湿痹痛。

18. 海带 咸，寒。有消痰软坚、利水退肿等功效。含多糖化合物、脂多糖和3个水溶性含砷糖、氨基酸、甘露醇、牛磺酸、二十碳五烯酸、棕榈酸、油酸、亚油酸、7－亚麻酸、十八碳四烯酸、花生四烯酸、岩藻甾醇等；另含挥发油、胡萝卜素、B族维生素、维生素C、维生素P和硫、钾、镁、钙、磷、铁、锰、钼、碘、铝、磷酸根、碳酸根、硫酸根等。黑昆布含褐藻酸及其钠盐、海带淀粉、甘露醇、维生素、卤化物、硫酸盐、磷酸盐、碘和其他微量元素。还含具抗凝血作用的多糖类成分、抗纤溶酶的二苯双蒽衍生物。裙带菜全藻含多糖化合物、类脂、甾醇类成分，阻抑胰岛素在脂肪组织中的降解作用的成分。主治瘿瘤，瘰疬，脚气水肿，疝，噎膈。

19. 紫菜 甘、咸，寒。有化痰软坚、利咽、止咳、养心除烦、利水除湿等功效。含蛋白质、脂肪、碳水化合物、粗纤维、钙、磷、铁、碘、胡萝卜素、B族维生素、维生素C和多量自由氨基酸等。主治瘿瘤，咽喉肿痛，咳嗽，烦躁失眠，脚气，水肿，小便淋痛，泻痢。

（二）性质温热的蔬菜

1. 香菜 甘、微苦，温。有发表透疹、消食开胃、止痛解毒等功效。含维生素C，以及正癸醛、壬醛和芳樟醇等。地上部分含4个异香豆精类物质。叶子含香柑内酯、欧前胡内酯、伞形花内酯、花椒毒酚和东莨菪素。此外，尚含有槲皮素－3－葡萄糖醛酸苷、异槲皮苷、芸香苷、维生素C和无机元素铝、钡、铜、铁、锂、锰、硅、钛等。主治风寒感冒，麻疹，痘疹透发不畅，食积，脘腹胀痛，呕恶，脱肛，丹毒，疮肿初起，蛇伤。

2. 芥菜 辛，温。具有利肺豁痰、消肿散结等功效。根茎含11种具挥发性的异硫氰酸酯。叶含芸薹抗毒素、环芸薹宁、环芸苔宁亚砜、马兜玲酸。花粉含芥子油苷类。主治寒饮咳嗽，痰滞气逆，胸膈满闷，砂淋、石淋，牙龈肿烂，乳痈，痔肿，冻疮，漆疮。

3. 元葱 辛、甘，温。具有健胃理气、解毒杀虫、降血脂等功效。含有气味物质如硫醇、二甲二硫化物、二烯丙基二硫化物与二烯丙基硫醚、三硫化物、硫代亚磺酸盐和少量柠檬酸盐、苹果酸、山楂酸盐等。根、球茎、叶含邻－羟基桂皮酸、咖啡酸、阿魏酸、芥子酸；球茎、叶还含对－羟基桂皮酸、原儿茶酸、多糖A、多糖B与槲皮素、胸嘧啶及多种氨基酸等；皮中含山奈酚和山奈酚的苷；蓓蕾、花粉、花药均含胡萝卜素。主治食少腹胀，创伤，溃疡，滴虫性阴道炎，高脂血症。

4. 辣椒 辛、热。具有温中健胃、散寒燥湿、下气消食、发汗解表等功效。含辛成分为椒碱、二氢辣椒碱、降二氢辣椒碱、高辣椒碱、酰香荚兰胺、辛酰香荚兰胺。色素为隐黄素、辣椒红素、微量辣椒玉垒含维生素C、柠檬酸、酒石酸、苹果酸、山楂酸、钙、磷等。主治胃寒气滞，脘腹冷痛，肢体酸痛，风寒感冒，冻疮，泻痢，呕吐。

5. 韭菜 辛，温。具有补肾、温中、行气、散瘀、解毒等功效。含硫化物、苷类和苦味质、类胡萝卜素、胡萝卜素、抗坏血酸、大蒜辣素、蒜氨酸、丙氨酸、谷氨酸、天冬氨酸、缬氨酸等。主治肾虚阳痿，胃寒腹痛，噎膈反胃，胸痹疼痛，衄血，吐血，尿血，痢疾，痔疮，痈疮肿毒，漆疮，跌打损伤。

（三）性质平和的蔬菜原料

1. 胡萝卜 甘、辛，平。具有健脾和中、滋肝明目、化痰止咳、清热解毒等功效。含胡萝卜素、番茄烃、六氢番茄烃等多种类胡萝卜素；还含维生素B_1、维生素B_2和花色素；亦含糖、脂肪油、挥发油、伞形花内酯等。根中挥发油的含量随生长而减少，胡萝卜素含量则随生长而增多。主治脾虚食少，体虚乏力，脘腹痛，泄痢，视物昏花，雀目，咳喘，百日咳，咽喉肿痛，麻疹，水痘，汤火伤，痔漏。

2. **菠菜、空心菜** 甘，平。具有养血、止血、平肝、润燥等功效。含蛋白质、脂肪、糖、粗纤维、灰分、钙、磷、铁、胡萝卜素、维生素 B_1、维生素 B_2、尼克酸、维生素 C、叶酸、类胡萝卜素、维生素 B_{12}、生育酚。另还含甾醇及其苷和酯、昆虫变态激素、氨基酸和有机酸。主治衄血，便血，头痛，目眩，目赤，夜盲症，消渴引饮，便闭，痔疮。

3. **黑木耳** 甘，平。具有补气养血、润肺止咳、止血、降压、抗癌等功效。含木耳多糖。菌丝体含外多糖。还含麦角甾醇、前维生素 D_2、黑刺菌素。生长在棉子壳上的木耳含总氨基酸、蛋白质、脂质、糖、纤维素、胡萝卜素、维生素 A、维生素 B_1、维生素 B_2，及各种无机元素钾、钠、钙、镁、铁、铜、锌、磷等。主治气虚血亏，肺虚久咳，咳血，衄血，血痢，痔疮出血，妇女崩漏，高血压，眼底出血，子宫颈癌，阴道癌，跌打伤痛。

4. **香菇** 甘，平。具有扶正补虚、健脾开胃、祛风透疹、化痰理气、解毒、抗癌等功效。含 1 - 辛烯 - 3 - 醇、2 - 辛烯 - 1 - 醇等挥发性物质，谷氨酰基烟草香素、酵母氨酸等肽类化合物及氨基酸、香菇嘌呤、三磷酸腺苷、二磷酸腺苷、5 - 磷酸腺苷等核苷酸类化合物、麦角甾醇、香菇多糖、前维生素 D_2、牛磺酸、甲醛、丁酸、葡聚糖、水溶性杂半乳聚糖。还含多酚氧化酶、葡萄糖苷酶、葡萄糖淀粉酶。主治正气衰弱，神倦乏力，纳呆，消化不良，贫血，佝偻病，高血压，高脂血症，慢性肝炎，盗汗，小便不禁，水肿，麻疹透发不畅，荨麻疹，毒菇中毒，肿瘤。

5. **银耳** 甘、淡，平。具有滋补生津、润肺养胃等功效。含蛋白质、脂肪、碳水化合物、粗纤维。灰分中含硫、磷、铁、镁、钙、钾及钠等。另外，银耳子实体含多种银耳多糖（TP）、甾醇、脂肪酸和磷脂。此外，葡菌丝中含萨尼丹宁。主治虚劳咳嗽，痰中带血，津少口渴，病后体虚，气短乏力。

6. **蘑菇** 甘，平。具有健脾开胃、平肝提神等功效。双孢蘑菇含挥发性成分 3 - 辛酮和 1 - 辛烯 - 3 - 醇，含异硫氰酸苄酯，无机元素有磷、钙、镁、钾、铜、锰、锑、锌、铁、汞及镉，尚含磷脂、甘油酯、亚油酸及甾醇等化合物，并含有前维生素 D_2 等化合物。四孢蘑菇含蘑菇氨酸、维生素 D_2，元素汞、铅、镉、铁、铜、锰、锌、钴、铬、镍、镁、钙、钠、钾及硒、磷、锑，尿素、甲壳质和纤维素，并含蛋白质、非蛋氮、糖类、维生素 C 及无机物等，增强免疫抗肿瘤活性部位为多糖和蛋白质。主饮食不消，纳呆，乳汁不足，高血压病，神倦欲眠。

7. **猴头菌** 甘，平。具有健脾养胃、安神、抗癌等功效。含猴头菌酮、猴头菌碱、植物凝集素。干燥子实体含蛋白质、脂质、纤维及葡聚糖，还含多种麦角甾醇。菌丝体培养物含有猴头菌吡喃酮，猴菇菌素Ⅲ、Ⅳ和多种葡萄糖酯苷。菌丝和子实体中含有多糖。主治体虚乏力，消化不良，失眠，胃与十二指肠溃疡，慢性胃炎，消化道

四、肉食类食物

肉食类是可供食用的动物的肉、脏器。肉食类可分为禽、畜两类。禽肉类是人工饲养或野生的鸟类食物。《本草纲目》中收载禽类食物约有 80 种之多，常作菜肴的有鸡、鸭、鹅、雀、鸽、鹌鹑等。禽肉类食品以甘平性味较多，其次为甘温。甘平益气，甘温助阳，

甘淡渗湿通利。现代研究认为，禽肉类食品禽肉肉质细嫩，营养非常丰富，所含蛋白质多，脂肪少，胆固醇低，结缔组织少，维生素多，食后比畜肉更易消化吸收。病后、产后以及老幼皆宜。为保护野生动物，我们现代人只食用人工饲养牲畜动物的肉及脏器。

常用的畜肉有猪肉、猪肝、猪肾、猪蹄、猪肚、猪血、牛肉、牛鞭、羊肉、羊肾、狗肉、兔肉、鹿肉、鹿鞭、驴肉等。畜肉性味以甘咸、温为多。甘能补，助阳益气；咸入血分、阴分，可益阴血；温以祛寒。因此畜肉营养价值较高，阴阳气血俱补。适用于先天、后天不足或诸虚百损之人。现代研究认为，畜肉是为人类提供动物脂肪和蛋白质的主要来源，为人体正常生理代谢及增强机体免疫力重要的物质基础，含优质蛋白质、丰富脂类物质、碳水化合物、无机盐、B族维生素。其化学成分与人体组织的化学组成相近，尤其是必需氨基酸的组成接近人体的组成，人体对其吸收率和利用率均高，又加之味道鲜美，故是人类生存不可缺少的物质。但过食某些肉类易引起高脂血症、糖尿病的发生，脾虚、脾湿之人慎用。

（一）性质温热的肉食类食物

1. **鸡肉** 甘，温。具有温中益气、补精填髓等功效。含蛋白质、脂肪、钙、磷、铁、硫胺素、核黄素、烟酸、维生素 A（小鸡肉特别多）、胆甾醇、3 - 甲基组氨酸等。主治虚劳羸瘦，病后虚弱，食少，泄泻，水肿，小便频数，崩漏带下，产后乳少，下痢，消渴等。

2. **黄牛肉** 甘，温。具有补脾胃、益气血、强筋骨等功效。因牛的种类、性别、年龄、生长地区、饲养方法、躯体部位等不同，其化学组成差距可很大。含蛋白质、脂肪、维生素 B$_1$、维生素 B$_2$、钙、磷、铁、胆甾醇等。主治气血亏虚，脾运不健，痞满，水肿，腰膝酸软，糖尿病。

3. **猪肚** 甘，温。具有补虚损、健脾胃等功效。含胃泌素、胃蛋白酶、胃膜素及胃蛋白酶稳定因子等。主治虚劳羸瘦，咳嗽，脾虚食少，消渴，小便频数，泄泻，水肿脚气，妇人赤白带下，小儿疳积。

4. **鹿鞭** 甘、咸，温。具有补肾壮阳、填精益髓等功效。含有天冬氨酸、苏氨酸、甘氨酸、缬氨酸、蛋氨酸等多种氨基酸和辛酸、己酸、硬脂酸、亚油酸等脂肪酸，还含有睾丸酮、雌二醇、二氢睾丸酮等甾体成分及钠、钾、锌等。主治肾虚阳痿，遗精，肾虚腰痛，耳聋，耳鸣，妇女宫冷不孕，产后缺乳。

5. **鹿肉** 甘，温。具有补肾助阳、益气养血祛风等功效。含水分、粗蛋白、脂肪等。主治虚劳羸瘦，腰酸膝软，阳痿，中风等。

6. **牛鞭** 甘、咸，温。具有补肾壮阳、固元益精、散寒止痛等功效。含有天冬氨酸、苏氨酸、甘氨酸、缬氨酸、蛋氨酸等多种氨基酸和辛酸、己酸、硬脂酸、亚油酸等脂肪酸，还含有胆固醇、睾丸酮、雌二醇、二氢睾丸酮等甾体成分。主治肾阳虚衰，阳痿遗精，宫寒不孕，耳鸣腰酸，遗尿，疝气。

7. **羊肉** 甘，热。具有健脾温中、补肾壮阳、益气养血等功效。瘦肉含蛋白质、脂肪、碳水化合物、钙、磷、铁、硫胺素、核黄素等。主治脾胃虚寒，纳少反胃，气血亏虚，虚劳羸瘦，肾阳亏虚，腰膝酸软，阳痿，寒疝，产后虚羸少气、缺乳。

（二）性质平和的肉会类食物

1. **乌骨鸡** 甘，平。入肝、肾、肺经。具有补肝益肾、补气养血、退虚热等功效。

含铜、锌、锰等元素，还含胡萝卜素、乌鸡黑素等。主治虚劳羸瘦，骨蒸遗精滑精，消渴，久泻，崩中，带下。

2. **鸭肉** 甘、平，微咸。具有补气益阴、利水消肿等功效。含蛋白质、脂肪、碳水化合物、钙、磷、铁，还含有硫胺素、核黄素、烟酸等。主治虚劳病，骨蒸劳热，咳嗽，水肿。

3. **鹅肉** 甘，平。具有益气补虚、和胃止渴等功效。含蛋白质、脂肪、钙、铁、磷、锰、维生素 A、维生素 C、维生素 B_1、维生素 B_2 等。主治脾胃虚弱，中气不足，倦怠乏力，少食虚羸，消渴等。

4. **鸽肉** 咸，平。具有滋肾、补气、解毒祛风、调经止痛等功效。含水、蛋白质、脂肪等。主治虚劳羸瘦，消渴，妇女血虚经闭，肠风下血，恶疮，疥癣。

5. **鹌鹑** 甘，平。具有补益中气、强壮筋骨、止泻止痢等功效。含蛋白质、脂肪、维生素 A、维生素 B_1、维生素 B_2、维生素 C、维生素 P、维生素 E 等。主治脾胃虚弱，泄泻，下痢，小儿疳积，风湿痹痛，咳嗽。

6. **猪肾** 咸，平。具有补肾益阴、利水等功效。含蛋白质、脂肪、钙、磷、铁、硫胺素和维生素 B_2、尼克酸、维生素 C 等。主治肾虚耳聋，遗精盗汗，腰痛，产后虚羸，身面浮肿。

7. **猪蹄** 甘、咸，平。具有补气血、润肌肤、通乳汁、托疮毒等功效。含蛋白质、脂肪、碳水化合物，并含有钙、镁、磷、铁及维生素 A、维生素 D、维生素 E、维生素 K 等成分，另含多量的胶原蛋白。主治虚伤，羸瘦，气血不足产后乳少，面皱少华，痈疽疮毒。

8. **驴肉** 甘、酸，平。具有益气补血的功效。含蛋白质、脂肪、钙、磷、铁等。主治气血不足，劳损，心烦，风眩。

（三）性质寒凉的肉食类食物

1. **水牛肉** 甘，凉。具有补脾胃、益气血、强筋骨等功效。含蛋白质、脂肪、维生素 B_1、维生素 B_2、钙、磷、铁、胆甾醇等。主治气血亏虚，脾运不健，痞满，水肿，腰膝酸软，糖尿病。

2. **猪肉** 甘、咸，微寒。具有补肾滋阴、润燥、益气养血、消肿等功效。含蛋白质、脂肪、碳水化合物、钙、磷、铁等。主治肾虚羸瘦，血燥津枯，燥咳，消渴，便秘，虚肿。

3. **兔肉** 甘，寒。具有健脾补中、凉血解毒等功效。含蛋白质、脂肪、胆固醇、赖氨酸、烟酸、硫、钾、钙、磷、铁、钠、维生素、卵磷脂等。主治气阴虚有虚热、虚火、阴虚阳亢，脾虚体弱，气血不足，营养不良，疲乏无力，饮食减少，胃热消渴，反胃吐食，便秘，湿热痹痛，丹毒，肌肤干燥。

五、奶蛋类

奶类是指奶类食品和蛋类食品的总称。此类食品营养丰富，含有最优良的蛋白质，易消化吸收，尤其对婴幼儿生长有重要作用。常用的奶有牛奶、羊奶，常用的蛋类食品有鸡蛋、鸭蛋、鹅蛋、鹌鹑蛋、鸽蛋。

（一）性质平和的蛋奶

1. **鸡蛋** 甘，平。具有滋阴润燥、养血安胎等功效。含蛋白质、脂肪、碳水化合物、钙、磷、铁及维生素等。主治胎动不安，产后口渴，热病烦闷，燥咳声哑，目赤咽痛，烫伤，虚人羸弱。

2. **鹌鹑蛋** 甘、淡，平。具有补中益气、健脑等功效。含较高的蛋白质、脑磷脂、卵磷脂、铁、维生素及赖氨酸、胱氨酸等。主治脾胃虚弱，肺痨，失眠，健忘。

3. **鸽蛋** 甘、咸，平。具有益气补肾、解疮痘毒等功效。含蛋白质、脂肪、碳水化合物、钙、磷、铁等。主治肾虚和气虚所致的腰膝酸软，疲乏无力，心悸，头昏，疮疥痘疹。

（二）性质寒凉的蛋奶

1. **牛奶** 甘，微寒，无毒。具有补虚损、益脾胃、生津润燥、解毒等功效。含蛋白质、脂肪、碳水化合物、钙、磷、铁、镁、钾、硫胺素、核黄素、烟酸、维生素C、维生素A、乳清酸等。主治虚弱劳损，反胃噎膈，消渴，血虚便秘，气虚下痢，黄疸。

2. **鸭蛋** 甘，凉。具有滋阴平肝、清肺止咳、止泻等功效。含蛋白质、脂肪、碳水化合物、维生素A、磷、铁、镁、钾、钠、核黄素、烟酸等。主治胸膈结热，所致的咽喉疼痛、齿痛、咳嗽等。

（三）性质偏温的蛋奶

1. **羊奶** 甘，微温。具有补虚润燥、和胃解毒等功效。含蛋白质、脂肪、碳水化合物、钙、磷、铁、硫胺素、核黄素、烟酸、维生素C、维生素A等。主治虚劳羸瘦，消渴，反胃呕逆，口疮。

2. **鹅蛋** 甘，温。具有补五脏、补中气等功效。含蛋白质、脂肪、碳水化合物、钙、磷、铁。主治虚羸、消渴。

3. **雀蛋** 甘、酸，温。具有补肾阳、益精血、调冲任等功效。含蛋白质、脂肪、碳水化合物、钙、磷、铁。主治男子阳痿，疝气，女子血枯，崩漏，带下。

六、水产类食物

水产类包括淡水鱼、海水鱼类和介壳、蛙、蛇等类动物（海参、紫菜、海带等亦属水产品）。一般认为，淡水鱼中的有鳞鱼和鳝鱼性平或略偏温，适于体质偏寒之人服食，疮疖、麻疹及热病后之患者不宜多食。无鳞鱼类性平偏凉，适于体质偏热者食用。海产品类普遍含碘较多，故对于缺碘性疾病有很好的治疗作用。很多海鱼的肝脏又是提取鱼肝油的重要来源。介壳类中的龟鳖更是滋阴佳品，适合于阴虚火旺体质者食用。但因鱼肉中含有嘌呤类物质，故痛风患者不宜食用，结核病人在服用异烟肼期间，亦应慎食。食鱼虾中毒后，姜、紫苏煎服可解。

（一）性质平和的水产类食物

1. **海参** 甘、咸，平。具有补肾益精、养血润燥、止血等功效。绿刺参干皮含23-乙酰氧基-17-去氧-7，8-二氧海参苷元、绿刺参苷及刺参苷、羊毛甾烷型皂苷和海参素等。刺参含酸性黏多糖。主治精血亏损，虚弱劳怯，阳痿，梦遗，小便频数，肠燥便秘，肺虚咳嗽咯血，肠风便血，外伤出血。

2. **鲫鱼**　甘，平。具有健脾和胃、利水消肿、通血脉等功效。含蛋白质、脂肪、钙、磷、铁、维生素 A、维生素 B_1、维生素 B_2、烟酸等。主治脾胃虚弱，纳少反胃，产后乳汁不行，痢疾，便血，水肿，痈肿，瘰疬。

3. **鳖**　甘，平。具有滋阴补肾、清退虚热等功效。含 17 种氨基酸皮及钙、钠、铝、钾、锰、铜、锌、磷、镁等十多种微量元素。主治虚劳羸瘦，骨蒸劳热，久疟，久痢，崩漏，带下，癥瘕，瘰疬。

4. **鲤鱼**　甘，平。具有利水、消肿、下气、通乳等功效。含丰富的谷氨酸、甘氨酸、组氨酸及蛋白质、脂肪、维生素 A、维生素 B_1、维生素 B_2、烟酸、钙、磷、铁，此外尚含组织蛋白酶 A、B 及 C。主治水肿胀满，胎动不安，妊娠水肿，脚气，黄疸，咳嗽气逆，乳汁不通。

5. **海蜇**　咸、平。具有清热平肝、化痰消积、润肠等功效。含蛋白质、脂肪、碳水化合物、维生素 B_1、维生素 B_2 和烟酸、钙、磷、铁。主治肺热咳嗽，痰热哮喘，食积痞胀，大便燥结，高血压病等。

6. **泥鳅**　甘，平。具有补益脾肾、利水、解毒等功效。泥鳅卵含凝集素和细胞毒素。肌肉含天冬氨酸转氨酶、蛋白质、脂肪、糖类、钙、磷、铁，还含多种酶。花鳅皮及黏液含黏多糖、酯酶、乳酸脱氢酶、多种金属离子。皮还含 13－胡萝卜素。大鳞泥鳅含多种游离氨基酸、多种金属和非金属离子。此外，还含肌苷酸、腺苷酸、肌酸酐、丁酸及琥珀酸。主治水肿，小便不利，小儿盗汗，阳事不举，脾虚泻痢，热病口渴，消渴，病毒性肝炎。常与豆腐、胡椒等配合使用。泥鳅补而能清，诸病不忌。

7. **带鱼**　甘，平。具有补虚、解毒、止血等功效。含蛋白质、脂肪、维生素 B_1、维生素 C、烟酸及钙、磷、铁、碘等。主治病后体虚，产后乳汁不足，外伤出血。

8. **乌贼鱼**　咸，平。具有养血滋阴等功效。含蛋白质、脂肪、维生素 B_1、维生素 B_2 和烟酸、钙、磷、铁等。主治血虚乳少，经闭，崩漏，带下。

9. **桂鱼**　甘，平。具有健脾益胃、补养气血等功效。含蛋白质、脂肪、维生素 B_1、维生素 B_2、尼克酸及钙、磷、铁等。主治虚劳羸瘦，脾胃虚弱，肠风便血。

10. **龟**　甘，咸，平。具有益阴补血等功效。含蛋白质、脂肪、糖类、维生素 B_1、维生素 B_2、烟酸。主治劳热骨蒸，久嗽咯血，久疟，血痢，肠风下血，筋骨疼痛，老人尿频尿急。

11. **牡蛎肉**　甘、咸，平。具有养血安神、软坚消肿等功效。含蛋白质、脂肪、肝糖和 10 种必需氨基酸、谷胱甘肽、维生素 A、维生素 B_1、维生素 B_2、维生素 D、维生素 E 及碘、铜、锌、锰、钡、磷、钙等，其中锌的含量为食物之冠。主治烦热失眠，心神不安，瘰疬。急、慢性皮肤病患者忌食。

12. **燕窝**　甘，平。具有养阴润肺、益气补中等功效。天然燕窝含蛋白质、脂肪、纤维、钙、磷、钾、硫等，还含有氨基己糖及类似黏蛋白的物质。主治肺阴虚咳嗽，咳血，脾胃虚弱，身体虚弱。湿痰停滞及有表邪者慎服。

（二）性质寒凉的水产类食物

1. **蟹**　咸、寒。具有清热、散瘀、消肿解毒等功效。含蛋白质、脂肪、肝糖和 10 种必需氨基酸、谷胱甘肽、维生素 A、维生素 B_1、维生素 B_2、维生素 D、维生素 E 及碘、铜、锌、锰、钡、磷、钙等。主治湿热黄疸，产后瘀滞腹痛，筋骨损伤，痈肿疔毒，漆疮，烫伤。

2. **黑鱼** 甘，凉。具有补脾益胃、利水消肿等功效。含蛋白质、脂肪、钙、磷、铁、维生素 B_1、维生素 B_2 和烟酸、组氨酸、3 - 甲基组氨酸。主治身面浮肿，妊娠水肿，湿痹，脚气，产后乳少，习惯性流产，肺痨体虚，胃脘胀满，肠风及痔疮下血，疥癣。脾胃虚寒者食时宜加姜、椒类调味和性。

3. **文蛤肉** 咸，寒。具有润燥止渴、软坚消肿等功效。含蛋白质、脂肪、维生素 A、维生素 B_1、维生素 B_2 和烟酸、碘、钙、磷、铁等成分。主治肺结核，阴虚盗汗，消渴，瘿瘤，瘰疬。阳虚体质和脾胃虚寒腹痛，泻泄者忌用。

（三）性质偏温的水产类食物

1. **对虾** 甘、咸，温。具有补肾壮阳、滋阴息风等功效。含蛋白质、脂肪、碳水化合物、维生素 A、维生素 B_1、维生素 B_2、尼克酸、钙、磷、铁。体肌含原肌球蛋白、副肌球蛋白，肌肉及消化系统含镉、铜、铅、镍、铬，甲壳肌含铜。中国对虾又含锌、铬、锰及氨基酸，还含乙醛、噻唑化合物等。主治肾虚阳痿，阴虚风动，手足搐搦，中风半身不遂，乳疮，乳痈日久不敛。常与黄酒、姜、葱等配合使用。

2. **鳝鱼** 甘，温。入肝、脾、肾经。具有益气血、补肝肾、强筋骨、祛风湿等功效。含蛋白质、脂肪、碳水化合物、维生素 B_1、维生素 B_2 和烟酸、钙、磷、铁。主治虚劳，阳痿，腰痛，腰膝酸软，风寒湿痹，产后淋沥，久痢脓血，痔瘘。常与黄芪、红糖、猪肉等配合使用。

七、植物蛋白

黑豆和黄豆是公认的"植物肉"，其含蛋白质的质与量可与各种肉类媲美。其中黑豆蛋白质含量达到 49%，黄豆蛋白质含量为 36%。蛋白质中氨基酸的成分亦与肉类食品相近。在日常生活中，豆类食品食法很多，可煮食，又可加工成豆腐、豆浆、豆干、腐乳等多种美味食品供作菜肴，是人们不可缺少的食品之一。更重要的是其中所含脂肪主要为不饱和脂肪酸和磷脂，不含胆固醇，为高脂血症、冠心病、动脉硬化、肥胖症等患者的最佳食品。

1. **黄豆** 甘，平，具有宽中导滞、健脾利水、解毒消肿等功效。含蛋白质、脂肪、碳水化合物、钙、磷、铁、胡萝卜素、维生素 B_1、维生素 B_2、烟酸，并含异黄酮类、皂苷、胆碱、叶酸、亚叶酸、泛酸和生物素等物质。主治食积泻痢，腹胀食呆，疮痈肿毒，脾虚水肿，外伤出血。

2. **黑豆** 甘，平。具有活血利水、祛风解毒、健脾益肾等功效。含丰富的蛋白质、脂肪和碳水化合物、胡萝卜素、维生素 B_1、维生素 B_2、烟酸等。并含异黄酮类、皂苷类、胆碱、叶酸、亚叶酸、泛酸、生物素、唾液酸、维生素 B_{12}，水解产物中含乙酰丙酸。主治水肿胀满，风毒脚气，黄疸浮肿，肾虚腰痛，遗尿，风痹筋挛，产后风痉，口噤，痈肿疮毒，药物、食物中毒。常与天花粉、大蒜、鲫鱼、芝麻等配合使用。脾虚腹胀、肠滑泄泻者慎服。小儿不宜多食。根据历代医家经验，凡食物中毒或药物中毒，均可饮黑豆汁以解毒。但经明代李时珍亲自实验，认为黑豆必与甘草煎汤服，才有解毒作用。忌与厚朴、五参、龙胆草、猪肉等同食。

3. **豆腐** 甘，凉。具有泻火解毒、生津润燥、和中益气等功效。含蛋白质、脂肪、碳水化合物、粗纤维、钙、磷、铁。尚含硫胺素、核黄素、尼克酸等。主治肺热咳嗽，目赤肿痛，脾虚腹胀，消渴，尿路感染。痛风病人慎食。

八、调料

调味品是指在加工主、辅食品的过程中使用量较少，但对食品的色、香、味、质等风味特点起着重要调配作用的一类原料。常用的调味品有大蒜、姜、胡椒、茴香、桂皮、蜂蜜、糖、油、酱油、醋、酒等。其中性味辛温的大蒜、姜、茴香、桂皮和偏热的胡椒等，常用于温中散寒、温中止痛等的食疗方及中药复方中。

1. **大蒜** 辛，温。具有温中行滞、解毒、杀虫等功效。含挥发油（其中有多种含硫挥发性化合物）、硫代亚磺酸酯类、S－烷（烯）－L广半胱氨酸衍生物、7－L广谷氨酸多肽、苷类、多糖、脂类、酶等。主治冷痛，痢疾，泄泻，感冒，痈疖肿毒，肠痈，癣疮，蛇虫咬伤，钩虫病，蛲虫病，带下阴痒，疟疾，喉痹，水肿。阴虚火旺及目疾、口喉疾者慎用，胃溃疡及十二指肠溃疡或慢性胃炎者忌食。

2. **姜** 辛，温。具有散寒解表、降逆止呕、化痰止咳等功效。含挥发油，主要为姜醇、姜烯、水芹烯、柠檬醛、芳樟醇等成分。姜还含呋喃大牛儿酮、2－哌啶酸及天冬氨酸、谷氨酸、丝氨酸等多种氨基酸。主治风寒感冒，恶寒发热，头痛鼻塞，呕吐，痰饮喘咳，胀满，泄泻。阴虚内热及实热证禁服。

3. **胡椒** 辛，热。具有温中散寒、下气止痛、止泻、开胃、解毒等功效。含挥发油、多种酰胺类化合物，如胡椒酰胺、次胡椒酰胺、胡椒油碱等。主治胃寒疼痛，食欲不振，呕吐，受寒泄泻，中鱼蟹毒。热病及阴虚有火者禁服，孕妇慎服。

4. **花椒** 辛，温，小毒。具有温中止痛、除湿止泻、杀虫止痒等功效。花椒果皮中含挥发油，其主要成分为柠檬烯、8－桉叶素、月桂烯等。果皮还含香草木宁碱、茵芋碱、单叶芸香品碱等。花椒果实含挥发油，其含量最多的是4－松油I烯醇，还有辣薄荷酮、芳樟醇等。花椒籽含挥发油，其主要成分是芳樟醇，其次是月桂烯和叔丁基苯。青椒果皮中含挥发油，其主要成分为爱草脑；还含月桂烯、柠檬烯等。青椒果实还含香叶木苷、苯甲酸。主治脾胃虚寒之脘腹冷痛，蛔虫腹痛，呕吐泄泻，肺寒咳喘，龋齿牙痛，阴痒带下，湿疹皮肤瘙痒。阴虚火旺者禁服，孕妇慎服。多食易动火、耗气、损目。

5. **茴香** 甘、辛，温。具有温肾暖肝、行气止痛、和胃等功效。含挥发油和脂肪油。挥发油的主要成分为反式－茴香脑，其次为柠檬烯、小茴香酮等。脂肪油主要含碳烯酸、棕榈酸、花生酸等。果实还含豆甾醇、伞形花内酯。主治寒疝腹痛，睾丸偏坠，脘腹冷痛，食少吐泻，胁痛，肾虚腰痛，痛经。阴虚火旺者禁服。

6. **桂皮** 辛、甘，温。具有温脾胃、暖肝肾、祛寒止痛、散瘀消肿等功效。天竺桂的树皮含挥发油（桂皮油），其中含水芹烯、丁香油酚、甲基丁香油酚等。川桂树皮含挥发油，主要成分为丁香油酚、8－桉叶素、桂皮醛等。主治脘腹冷痛，呕吐泄泻，瘀滞痛经，寒疝腹痛，腰膝酸冷，寒湿痹痛，血痢，肠风，跌打肿痛等。阴虚火旺、里有实热、血热妄行者及孕妇忌用。

7. **红糖** 甘，温。具有补脾缓肝、活血散瘀等功效。含蛋白质、碳水化合物、钙、铁，尚含胡萝卜素、维生素 B_2、尼克酸及锰、锌、铬等微量元素。主治妇女痛经，产后恶露不下，虚羸寒热。平素痰湿偏盛、肥胖症、消化不良之人忌食，糖尿病病人及龋齿者忌食。

8. **白糖** 甘，平。具有和中缓急、生津润燥等功效。含糖类、蛋白质、维生素 B_2 及钙、铁。主治口干燥渴，肺燥咳嗽，中虚腹痛。湿重中满者慎服。勿多食。

9. **蜂蜜** 甘，平。具有调补脾胃、缓急止痛、润肺止咳、润肠通便、润肤生肌、解毒等功效。含果糖和葡萄糖（两者约占70%），尚含少量蔗糖、麦芽糖、糊精、树胶及含氮化合物、有机酸、挥发油、色素、酵母、酶类、无机盐、维生素和微量元素等。主治脘腹虚痛，肺燥咳嗽，肠燥便秘，目赤，口疮，溃疡不敛，风疹瘙痒，水火烫伤，手足皲裂。

10. **香油** 甘，凉。具有润肠通便、解毒生肌等功效。含油酸、亚油酸、硬脂酸、棕榈酸、二十四酸、维生素 E、卵磷酸、固醇、蛋白质、烟酸、叶酸等。主治肠燥便秘，蛔虫，食积腹痛，疮肿，溃疡，疥癣，皮肤皲裂等。脾虚便溏者忌食。

11. **花生油** 甘，平。具有润燥、滑肠、去积等功效。含有棕榈酸、硬脂酸、亚油酸、花生酸、山嵛酸、油酸、二十碳烯酸、二十四烷酸等，还含有吡嗪类化合物等芳香成分，另含维生素 E。主治蛔虫性肠梗阻，胎衣不下，烫伤。常用于润下食积。患有菌痢、急性胃肠炎、腹泻之人，由于胃肠功能紊乱不宜多食。

12. **酱油** 咸，寒。具有清热解毒、除烦等功效。含蛋白质、多肽、肽、酪氨酸、胱氨酸、丙氨酸、亮氨酸、脯氨酸、天门冬氨酸、赖氨酸、精氨酸、组氨酸、谷氨酸等，并含有多量的食盐及硫酸盐、磷酸盐、钙、镁、钾、铁等。主治暑热烦满，妊娠尿血，食物及药物中毒。多食则生痰动气。

13. **醋** 酸、甘，温。具有散瘀消积、止血、安蛔、解毒等功效。含乙酸、高级醇类、3－羟基丁酮、二羟基丙酮、酪醇、乙醛、甲醛、乙缩醛、琥珀酸、草酸及山梨糖等。主治产后血晕，癥瘕积聚，吐血，衄血，便血，虫积腹痛，鱼肉菜毒，痈肿疮毒。脾胃湿重、痿痹、筋脉拘挛者慎服。

14. **酒** 甘、苦、辛，温，有毒。具有通血脉、行药势的功效。因原料、酿造、加工、贮藏等条件不同，酒的名色极多，成分也差异很大。在制法上，酒可分为蒸馏酒和非蒸馏酒两大类。凡酒都含乙醇，蒸馏酒除乙醇的含量高于非蒸馏酒外，尚含高级醇类、脂肪酸类、酯类、醛类等，又含少量挥发酸和不挥发酸，糖类常不存在，或只存在少量。非蒸馏酒的成分除水、乙醇之外，还含有葡萄糖、糊精、甘油等物质。主治风寒痹痛，筋脉挛急，胸痹，心痛，脘腹冷痛。白酒常用于浸泡药酒，黄酒常用于调食和药。阴虚、失血及湿热甚者禁服。

人体必需的营养素

1. **氨基酸** 异亮氨酸、亮氨酸、赖氨酸、蛋氨酸、苯丙氨酸、苏氨酸、色氨酸、缬氨酸、组氨酸。

2. **脂肪酸** 亚油酸、亚麻酸。

3. **碳水化合物**

4. **常量元素**　钙、磷、钾、钠、镁、硫、氯。

5. **微量元素**　铁、锌、碘、硒、铜、铬、钼、钴。

6. **维生素**　维生素 A、维生素 D、维生素 E、维生素 C、维生素 K、维生素 B_1、维生素 B_2、维生素 B_6、维生素 B_{12}、烟酸、泛酸、叶酸、生物素、胆碱。

主要食物功能来源

1. **碳水化合物**

功能：供热能，帮助脂肪在体内"燃烧"，帮助蛋白质在体内合成。

缺乏症：生长发育迟缓，体重减轻，容易疲劳。

食物来源：米、面、玉米、高粱、薯、藕、淀粉类及糖制品。

2. **蛋白质**

功能：构成机体组织，调节生理机能，促进生长发育，供热能。

缺乏症：发育迟缓，疲劳贫血，抗力下降，创伤及病后康复迟缓。

食物来源：瘦肉、内脏、鱼虾、鸡鸭、蛋豆类、奶类、谷类。

3. **脂肪**

功能：供给热量，帮助脂溶性维生素吸收，增进膳食的可口、饱腹感。

缺乏症：易患脂溶性维生素缺乏症。

食物来源：动植物油、肥肉、芝麻酱、奶油、巧克力、蛋黄。

含不同维生素的食物

1. **维生素 A**　肝脏、鱼肝油、蛋黄、黄橘色水果和蔬菜。

2. **维生素 B_1**　全谷类、肝脏、豆酵母、小麦胚芽。

3. **维生素 B_2**　牛奶、肝脏、乳酪、蛋、绿色蔬菜、干酵母、小麦胚芽。

4. **烟酸**　肝脏、瘦肉、禽肉、鱼肉、坚果、干果。

5. **维生素 B_6**　肝脏、禽肉、猪肉、鱼、香蕉、马铃薯、豆、多数蔬菜及水果。

6. **维生素 B_{12}**　肝脏、瘦肉、鱼、酵母、蛋及乳制品。

7. **叶酸**　绿色叶菜、坚果及肝脏。

8. **维生素 C**　酸水果、草莓及马铃薯。

9. **维生素 D**　油脂多的鱼、肝脏、蛋、鱼肝油及某些谷类。

10. **维生素 E**　人造奶油、谷类及坚果。

含不同矿物质的食物

1. **钙**　乳制品、绿色叶菜及豆类。

2. **碘**　海水鱼及豆类。

3. **铁**　肉类、鱼、蛋黄、面包，某些绿色菜、谷类、坚果及干豆。

4. **锰**　坚果、黄豆、牛奶、鱼肉、绿色叶菜、谷类。

5. **钾**　面包及各类食品、豆类及香蕉。

6. **硒**　肉类、鱼肉、贝类、谷类及乳制品。

7. **锌** 瘦肉、鱼肉、贝类、豆类、蛋、坚果、谷类及面包。

8. **钠** 加工食品、熏肉及食用盐。

9. **氯** 鱼肉、黄豆、饮用水。

10. **铜** 肝脏、贝类、豌豆、坚果及干豆。

常见糖类食物的血糖生成指数（每100g）

葡萄糖	100	麦芽糖	105	蔗糖	65	绵白糖	84
果糖	23	乳糖	46	馒头	88	白面包	88
大米饭	83	面条	82	烙饼	80	玉米片	79
玉米粉	68	小米粥	71	油条	75	熟红薯	77
生红薯	54	大麦粉	66	土豆	66	荞麦面	59
荞麦	54	苕粉	35	藕粉	33	苏打饼干	72
绿豆	27	大豆	18	花生	14	胡萝卜	71
南瓜	75	扁豆	38	山药	51	四季豆	27
西瓜	72	菠萝	66	香蕉	52	猕猴桃	52
柑橘	43	葡萄	43	梨	36	苹果	36
鲜桃	28	柚子	25	牛奶	28	酸奶	48
可乐	40						

常规检查

1. 体质指数（BMI）

		理想	良好	差
BMI* （kg/m²）	男性	<25	<27	≥27
	女性	<24	<26	≥26

*计算公式：体质指数（BMI）＝体重（kg）/身高（m）的平方

在中国大陆发布的《中国成人超重和肥胖症预防控制指南》中，认定的体重腰围的适宜值及相关疾病的关系为：

分类	BMI值（kg/m²）	腰围（cm）		
		男：<85 女：<80	男：85～95 女：80～90	男：≥95 女：≥90
体重过低	<18.5	—	—	—
体重正常	18.5～23.9	—	增加	危险高
超重	≥24	增加	危险高	极高
肥胖	≥27	危险高	危险极高	危险极高

相关疾病指高血压、糖尿病、血脂异常和危险因素聚集

2. 痛风检查

检查项目	参考值	检查意义
UA 尿酸	男：50～420mmol/L	值↑过高。疑痛风、肾疾病。
	女：90～360mmol/L	值↓过低。见于恶性贫血、范科尼综合征等。

3. 血压常规检查（mmHg）

分类	收缩压	舒张压	注意事项
正常血压	＜120	＜80	1. 充分的睡眠与休息，避免过度劳累与精神紧张。 2. 适度轻松的运动，维持理想的体重。 3. 保持大便通畅，预防便秘。 4. 避免用太冷太热的水洗澡或浸浴。 5. 选择新鲜的食物，避免腌制及加工食品，如咸菜、荫瓜、酱瓜罐头等。 6. 忌食含钠量极高的食品及蔬菜，如面线、蜜饯、饼干、芹菜、胡萝卜、海带、紫菜、发芽蚕豆等不要大量使用。 7. 避免抽烟、喝酒。节制茶叶、咖啡、可乐等含咖啡因的饮料。
高血压前状态	120～139	80～89	
轻度高血压	140～159	90～99	
中度高血压	160～179	100～109	
重度高血压	180～209	110～119	
极严重高血压	≥210	≥120	
低血压	＜90	＜60	

4. 血糖常规检查

检查项目	参考值	检查意义
AC sugar 饭前血糖	3.9～6.1mmol/L	值↑过高。可能有糖尿病、胰脏炎、缺乏维生素 B₁、肝硬化等病症，建议回门诊追踪。
PC sugar 饭后血糖	≤7.8mmol/L	值↓过低。可能有反应性低血糖（胃切除）、糖质代谢异常等病症，建议回门诊追踪。

5. 血脂常规检查

检查项目	参考值	检查意义
TG 血清甘油三酯	0.56～1.7mmol/L	值↑过高。糖尿病、脂血症、高血压、紧张、慢性酒精中毒、脂肪肝、胆道阻塞等病症以及嗜食富含油脂的食物。
TC 血清总胆固醇	≤5.2mmol/L	值↑过高。阻塞性黄疸、肾病、糖尿病、脂血症、甲状腺机能减退等病症，应减少内脏及海鲜类的食物摄取。 值↓过低。甲状腺机能亢进、恶性贫血等病症。
高密度脂蛋白胆固醇	男性：1.14～1.76mmol/L 女性：1.22～1.91mmol/L	值↓过低。缺血性心脏病、脑动脉硬化、中风等病症。
低密度脂蛋白胆固醇	2.1～3.1mmol/L	值↑过高。高脂蛋白血症、肾病综合征、阻塞性肝炎、低甲状腺症等病症。 值↓过低。缺 β 脂蛋白血症、肝细胞衰竭等病症。

6. 血液常规检查

	参考值	检查意义
WBC 白细胞	$4.0 \sim 10 \times 10^9/L$	值↑过高。细菌感染的发炎、白血病等病症。 值↓过低。滤过性病毒感染、肝硬化、血液疾病造血功能障碍等病症。
RBC 红细胞	男：$4.0 - \sim.5 \times 10^{12}/L$ 女：$3.5 \sim 5.0 \times 10^{12}/L$	值↑过高。烧伤、脱水、多血症，亦可能为正常之变异。 值↓过低。怀孕、贫血、白血病、造血机能不良。
Hb 血红蛋白	男：$120 \sim 160g/L$ 女：$110 \sim 150g/L$	值↑过高。烧伤、脱水、多血症。 值↓过低。胃疾病、怀孕、贫血、白血病、营养不良等。
Hct 血细胞比容	男：$0.4 \sim 0.5L/L$ 女：$0.37 \sim 0.48L/L$	同 Hb
MCV 平均红细胞容	$80 \sim 100fl$	值↑过高。胃肠吸收差、肝病、药物、血糖过高等。 值↓过低。缺铁、地中海型贫血、铅中毒、慢性疾病等。
MCH 平均红细胞 血红蛋白量	$27 \sim 34$	值↑过高。恶性贫血。 值↓过低。与 MVC 综合研判贫血之类别。
MCHC 平均血细胞 血浓度	$320 \sim 360g/L$	值↑过高。遗传性球状红细胞症。 值↓过低。与 MVC 综合研判贫血之类别。
PLT 血小板	$100 \sim 300 \times 10^9/L$	值↑过高。结核病、溶血性贫血。 值↓过低。紫斑病、白血病、再生不良性贫血、感染等疾症。

7. 尿液常规检查

检查项目	参考值	检查意义
Sp. Gr. 比重	$1.015 \sim 1.025$	值↑过高。糖尿病、脱水性/发热性疾患、肾病综合征、急性肾功能不全少尿期。 值↓过低。多尿、急性肾功能不全多尿期、肾于肾炎、水肾症、高血钙症。
pH 酸碱值	$4.6 \sim 8$	值↑过高。可能为细菌感染、慢性肾功能不全、呕吐、呼吸性或代谢性碱中毒。 值↓过低。糖尿病性酮酸毒症、脱水、代谢性或呼吸性酸中毒。
Pro 尿蛋白	阴性（－）	非生理性因素。如：激烈运动、过度疲劳、食用过多的肉类/嘌呤类（豆类、高汤），则可能是高血压、肾病变、痛风等引起。
GLU 尿糖	阴性（－）	阳性：疑糖尿病，宜抽血检查血糖。
KET 尿酮体	阴性（－）	阳性：糖尿病酮酸中毒、长期饥饿状态，必要时作血糖检查。
BIL 尿胆红素	阴性（－）	阳性：阻塞性黄疸性疾病，可抽血检查肝功能。
OB 尿潜血	阴性（－）	阳性：疑似尿路结石或感染，女性如非生理期，请至医院做泌尿系统方面检查。鼓励多喝开水。
NIT 硝酸盐	阴性	阳性：尿道感染。
URO 尿胆素原	1：20 阴性	溶血性黄疸性疾病，可抽血检查肝功能。

8. 甲状腺功能检查

检查项目	参考值	检查意义
TT4 血清总甲状腺素	65～155mmol/L	值↑过高。甲状腺机能亢进。
TSH 血清促甲状腺素	<5mU/L	值↓过低。甲状腺机能减退。

9. 肾功能检查

检查项目	参考值	检查意义
BUN 血液尿素氮	1.8～7.1mmol/L	值↑过高。肾炎、泌尿道阻塞（结石、肿瘤）、尿毒症、脱水等病症。 值↓过低。严重肝脏疾患时 BUN 可降低。
CR 血清肌酐	男性：53～106μmol/L 女性：44～97μmol/L	值↑过高。严重肌肉疾病（肌肉萎缩、肥大）、肾功能障碍、服用药物等病症。

10. 肝胆功能检查

检查项目	参考值	检查意义
AST（SGOT）天冬氨酸氨基转移酶	<40U/L	值↑过高。肝、心、脑或血细胞之病变。若器官或组织或肌肉损伤，血液中的 SGOT 就会增加。
ALT（SGPT）丙氨酸氨基转移酶	<40U/L	值↑过高。生活作息不正常、应酬过多、急慢性肝炎、酒精性肝障碍、肝硬化、肝癌等。
TBil 总胆红素	3.4～20μmol/L	值↑过高。溶血性黄疸、新生儿黄疸、阻塞性黄疸、中毒性肝炎、病毒性肝炎等病症。
DBil 直接胆红素	<7.1μmol/L	值↑过高。肝炎、肝硬化、肝萎缩、阻塞性黄疸、良性妊娠性黄疸等病症。
TP 总蛋白质	55～88g/L	值↑过高。肝脏疾病。 值↓过低。营养不良。
ALB 白蛋白	35～50g/L	值↓过低。肾病综合征、传染性肝炎、肝硬化、营养不良、各种消化性疾病等病症。
GLO 球蛋白	20～35g/L	须配合总蛋白质、白蛋白检验值结果来判读。
ALP 碱性磷酸酶	<130U/L	值↑过高。阻塞性黄疸、肝硬变、肝炎、各种骨骼疾病、胆道系疾患、脂肪肝等病症。
γ－GT γ－谷氨酰基转移酶	<50U/L	值↑过高。肝胆疾病、胰脏炎、饮酒、心衰竭、药毒性等。